Interventional Ultrasound
A Practical Guide and Atlas

Christoph F. Dietrich

Dieter Nuernberg

介入性超声

实践指南和图谱

主　　编　〔德〕克里斯托弗·F.迪特里希

　　　　　　　　迪特尔·纽伦伯格

主　　译　尹立雪

副 主 译　陈　琴　李春梅　邓　燕

天津出版传媒集团

天津科技翻译出版有限公司

著作权合同登记号:图字:02-2015-103

图书在版编目(CIP)数据

介入性超声实践指南和图谱/(德)克里斯托弗·F. 迪特里希(Christoph F. Dietrich),(德)迪特尔·纽伦伯格(Dieter Nuernberg)主编;尹立雪主译. —天津:天津科技翻译出版有限公司,2017.8
书名原文:Interventional Ultrasound:A Practical Guide and Atlas
ISBN 978-7-5433-3681-0

Ⅰ. ①介… Ⅱ.①克… ②迪… ③尹… Ⅲ.①超声波诊断 Ⅳ.①R445.1

中国版本图书馆 CIP 数据核字(2017)第 071020 号

授权单位:Georg Thieme Verlag KG.
出　　版:天津科技翻译出版有限公司
出 版 人:刘 庆
地　　址:天津市南开区白堤路 244 号
邮政编码:300192
电　　话:(022)87894896
传　　真:(022)87895650
网　　址:www.tsttpc.com
印　　刷:山东鸿君杰文化发展有限公司
发　　行:全国新华书店
版本记录:889×1194　16 开本　25 印张　500 千字
　　　　　2017 年 8 月第 1 版　2017 年 8 月第 1 次印刷
　　　　　定价:180.00 元

(如发现印装问题,可与出版社调换)

译者名单

主　　译　尹立雪

副 主 译　陈　琴　李春梅　邓　燕

学术秘书　陈玲玲

译　　者　（按姓氏汉语拼音顺序排序）

蔡志清　陈吉东　陈　佳　陈玲玲　陈　琴　邓　燕
付　凯　郭璇妍　黄栎为　李　爽　林　薿　刘　梅
卢　漫　罗　俊　孟庆国　舒庆兰　吴　昊　吴　平
谢盛华　许　婷　叶露薇　张清凤　周　果　周　密
左明良

Thomas Albrecht, MD
Professor
Department of Radiology and Interventional Therapy
Vivantes Hospital Neukölln
Berlin, Germany

Thomas Bernatik, MD
Professor and Director
Department of Internal Medicine, Gastroenterology
Specialist in Internal Medicine and Diabetology
Ebersberg County Hospital
Ebersberg, Germany

Thomas Beyer, MD
Ballenstedt-Harz Lung Clinic GmbH
Ballenstedt, Germany

Wolfgang Blank, MD
Supervising Physician and Deputy Head Physician
Medical Clinic 1
Klinikum am Steinenberg Hospital
Reutlingen, Germany

Hubert Boehrer, MD
Professor
Department of Anesthesiology and Critical
   Care Medicine
Caritas Hospital Bad Mergentheim gGmbH
Bad Mergentheim, Germany

Barbara Braden, MD
Professor
Consultant Gastroenterologist
Translational Gastroenterology Unit
John Radcliffe Hospital
Oxford, UK

Bernd Braun, MD
Professor and former Head Physician
Medical Clinic 1
Klinikum am Steinenberg Hospital
Reutlingen, Germany

David Brix, MD
Department of Urology
Caritas Hospital Bad Mergentheim gGmbH
Bad Mergentheim, Germany

Xin Wu Cui
Medical Clinic 2
Caritas Hospital Bad Mergentheim gGmbH
Bad Mergentheim, Germany

Christoph F. Dietrich, MD
Professor and Head Physician
Medical Clinic 2
Caritas Hospital Bad Mergentheim gGmbH
Bad Mergentheim, Germany

Thomas Glueck, MD
Professor
Department of Internal Medicine
Trostberg District Hospital – Kliniken SO-Bayern
Trostberg, Germany

Uwe Goettmann, MD
Professor
Consultant Nephrologist
Medical Clinic V
University Medical Center Mannheim
Mannheim, Germany

Uwe Gottschalk, MD
Center for Liver Diseases at Checkpoint
Berlin, Germany

Wolfgang Hartung, MD
Department of Rheumatology and Clinical
   Immunology
Asklepios Hospital Bad Abbach
Regensburg University Care Network
Bad Abbach, Germany

Alexander Heinzmann, MD
Chief Physician
Medical Clinic I
Klinikum am Steinenberg Hospital
Reutlingen, Germany

Michael Hocke, MD
Department of Internal Medicine II
Meiningen Hospital GmbH
Meiningen, Germany

Michael Hoepfner, MD
Department of Medicine
Rotes Kreuz Hospital Kassel
Kassel, Germany

Andre Ignee, MD
Medical Clinic 2
Caritas Hospital Bad Mergentheim gGmbH
Bad Mergentheim, Germany

Christian Jenssen, MD
Department of Internal Medicine
Mrkisch-Oderland Hospital GmbH
Strausberg, Germany

Adelheid Jung, MD
Medical Clinic B
Ruppiner Hospitals GmbH
Neuruppin, Germany

Joerg-Carsten Kaemmer, MD
Department of Internal Medicine
St. Hedwig Hospital
Berlin, Germany

Michael Kaeppler, MD
Department of Anesthesiolgy and Critical Care
  Medicine
Caritas Hospital Bad Mergentheim gGmbH
Bad Mergentheim, Germany

Horst Kinkel, MD
Medical Clinic II
Düren Hospital GmbH
Düren, Germany

Bernhard Karl Kraemer, MD
Professor and Head Physician
Medical Clinic V
University Medical Center Mannheim
Mannheim, Germany

Hans-Joerg Linde, MD
Beratzhausen, Germany

Harald Lutz, MD
Professor
Bayreuth, Germany

Heike Martiny, PhD
Technical Hygiene
Benjamin Franklin Campus
Charit Medical University
Berlin, Germany

Thomas Mueller, MD
Medical Clinic I
Klinikum Am Steinenberg Hospital
Reutlingen, Germany

Dieter Nuernberg, MD
Professor and Head Physician
Medical Clinic B
Ruppiner Hospitals GmbH
Neuruppin, Germany

Gudrun Schuessler
Department of Medicine
Caritas Hospital Bad Mergentheim gGmbH
Bad Mergentheim, Germany

Andrea Tannapfel, MD
Professor
Institute of Pathology
Ruhr-University Bochum
Bochum, Germany

Thomas Weigand, MD
Joint Practice in General and Internal Medicine
  and Rheumatology
Bad Abbach, Germany

Hans-Hinrich Wilckens
Department of Anesthesiology
Heidelberg University Hospital
Heidelberg, Germany

中文版前言

介入性超声是超声医学的重要组成部分。通过微创介入性诊断治疗技术与现代超声影像技术的紧密结合,为临床实现精准医疗提供了可靠的技术保障。

通过半个多世纪的发展,超声影像技术已经成为目前唯一能够在临床床旁提供实时动态连续的人体组织器官解剖结构和功能可视化观测及量化评价的医学影像学技术。近年来,随着计算机技术和电子技术的不断进步,超声影像技术得到了更为快速的发展,其所能够提供的精细人体组织器官解剖信息及在此基础上的功能信息的广度和深度得到了极大的拓展,已经能够为临床提供系统性的精确疾病诊断信息。

微创介入治疗技术是未来医学发展的三大主要前沿技术之一。随着材料学和电子技术的不断向前发展,各种经皮或经腔的穿刺和导管诊断治疗技术层出不穷,并在临床得到了广泛的应用。微创介入诊断治疗技术正在取代许多传统的外科手术治疗技术,成为临床疾病非药物治疗技术的重要组成部分。

众所周知,任何精准有效的微创介入诊断和治疗都离不开系统完整的精准医学影像学技术的引导、监控和评价。在超声影像技术环境中实现的微创介入诊断和治疗技术通常具有高效便捷、费用低廉、无放射性危害和准确可靠的特点,有助于在临床切实实现"point of care(即时检测)"的疾病诊治核心价值理念。充分应用超声影像技术所能够提供的人体组织器官正常和病理状态下的可视化观测和量化评价信息,将极大地推进微创介入诊断和治疗技术进一步向前发展。

目前,我国的介入超声专业正处于一个快速发展阶段,大量的新技术和人员开始进入该领域开展工作。在这一特殊时期,急需对介入超声诊断和治疗工作进行规范,对从业人员进行标准化技术培训。在天津科技翻译出版有限公司的支持下,我们组织业内人员对该领域名著《介入性超声实践指南和图谱》进行了翻译。该著作系统、深入地讲解了介入超声的理论基础、相关技术和介入超声在临床特定疾病诊断和治疗中的应用及其技术细节,展望了介入超声的未来发展方向。在翻译和校对过程中我们充分体会到,这本著作是一本难得的理论和临床操作紧密结合的优秀学术著作,对介入超声的临床实际应用和推广具有重要的指导价值。希望通过这本学术译著的出版,能够进一步推动介入超声技术在我国得到广泛应用,更好地服务于广大患者。

序 言

    令人惊讶的是，目前还没有一本全面的关于超声引导介入诊断和治疗过程的教科书出版。可能的原因是超声在各个专业或亚专业被过于广泛和大量地使用，以至于很难独立完成一本关于这个主题的全面和适时的教科书。几乎在每个临床专业，超声都被临床医生应用于引导介入技术，其中包括心脏病学、放射学、重症监护学、麻醉学、胃肠病学及其他学科。正是这个原因，将所有相关的知识和信息收集到一本书中是非常困难的。幸运的是，克里斯托弗·迪特里希和迪特尔·纽伦伯格承担了这项任务。他们融汇了临床医生、教师和作者的技能，出版了这本非常重要的关于超声介入的教科书。每个章节的合著者都是经过精心选择的，在其擅长的特定领域以专业的知识反映了某一学科状况。他们共同完成了一本全面的关于超声引导介入技术传统方法的教科书，该书同时也包含了更新和更先进的在引导其他诊断和治疗技术上的超声应用。书中还回顾了最近介入超声的进展，包括造影剂的应用，它可以帮助鉴别、引导和评估不同介入程序的可靠性。当然，超声已经展现出了相对于其他诊断和治疗模式的许多优点，比如 CT 引导介入程序。超声成像已在内镜检查中得到应用，现在已常规应用于胸腔和胃肠道的活组织检查。因为其实时性、无电离辐射、超声穿刺点精确等特点，许多经皮活体吸引术或引流术现在已用超声替代 CT 完成。此外，各种先进的消融技术也能够用超声引导。 与此同时，现代超声造影的应用还有助于充分评估肿瘤的治疗预后。

    本书作者首先从历史的角度带领我们回顾了介入超声的应用，其次全面阐述了当前的各项先进技术，同时在不同的亚专业带领我们展望了超声应用的未来。

    我非常高兴被邀请撰写这部著作的序言，因为我相信这本关于介入超声的著作在此领域将被当作参考教科书。这本书给我们提供了过去和现在超声引导不同介入技术的应用信息。作者和编辑们完成了这一部重要的著作，他们应得到祝贺。

John P.McGahan, MD

美国加州大学戴维斯分校教授和学术事务副主席

腹部放射影像学主任

前　言

最近几十年,介入超声技术已经彻底改变了临床的实践活动。由于超声的实时显像、简单直接的实用性技术及超声设备的广泛应用,使得超声引导下介入能获得无比清晰的解剖细节,同时具有出色的可控性。更为令人惊讶的是,在此之前还没有一本关于介入超声的参考教科书出版。

编辑们从撰写本书的专家那里获得了丰富的经验,同时这些专家们尽可能具体地提出了本书的主旨,并提供了对该实用性技术的生动描述,重点关注其对于临床的价值和意义。

以实践为导向的诊断和治疗方法可能使得一些超声设备相对于其他一些已被测试和证明的设备显得更重要,其结果是一些很有名望的公司和他们的产品并未得到足够的关注。

这里所介绍的经验已经被证明是高度个性化的。在未来的版本中,我们打算增加来自超声介入医师的专业知识,本书还没有收纳这些超声介入医师的经验,这使得我们有可能得到更为完整和平衡的版本。翔实的章节格式显而易见是这本书的突出优点,编辑们希望看到在医生每天的介入超声实践工作中,这本著作能像"食谱"一样被运用。

本书包括两个主要部分。第一部分是关于介入超声的概述,第二部分是具体的超声引导步骤。第一部分内容始于历史性的回顾,对于理解当前的一些技术是很有必要的。接下来的章节呈现的是关于介入材料、知情同意问题、设备需求、现场材料加工、微生物方面及关于并发症的急救和处理问题等必不可少的信息。辅助人员的重要性常常被忽视,这个问题会在书中的特定章节内具体阐述,这是制订高度专业化和个性化的现代治疗策略必不可少的内容,尤其在肿瘤学、组织细胞学的确诊方面。最新的免疫组织化学、免疫细胞学染色方法和繁殖指数对于指导胃肠道间质肿瘤和其他病变的诊断和治疗是必不可少的。淋巴瘤的血液学分类分为低度、中度、高度恶性病变,每种类型都有其特定的治疗方式。关于禁忌证和并发症的处理,以及怎样评估风险和与之对应的获益等知识将在基础章节中陈述。

第二部分详细描述了肺活检技术和胸部介入诊断和治疗,同时涉及甲状腺、尿道、肌肉骨骼系统的介入诊断和治疗。介入超声内镜检查也有详细描述。其他的主题涉及放射和超声介入,还有一级护理和急诊室介入,包括心脏和麻醉的介入步骤。第二部分还探讨了介入诊断和治疗在儿科中的应用,同时以未来的视角展望了此项新技术。以症状为导向的姑息性介入治疗是一个非常专业的问题,单独以一章的内容来讲述。脓肿治疗中的引流术、介入肿瘤消融技术和寄生虫病的介入治疗[如包虫病的 PAIR(穿刺、吸引、注射、再次抽吸)治疗]使我们的日常工作更为多样化,同时建立了规范化的不同介入治疗流程,例如,经皮经肝胆管造影引流术(PTCD)、肾造瘘术、胰腺假性囊肿引流术。在介入引导和方法方面,应用CT引导或其他在某些情况下用来互相补充和弥补的影像技术,在这两种模式中做决定常常是有必要的。超声造影剂在准备、支持和引导介入流程中的作用也在书中进行了讲述。

这本书是跨学科和多种专业观点的综合表达,其中一些专业性观点代表了不同的技术方法的应用现状,这反映了现实的多样性。"不伤害原则"表达的是促进将好的技术得当地应用于日常实践,而不是迷恋于技术本身。对患者进行介入干预的决定总是个体化的,我们应根据介入诊断和治疗给患者带来的益处进行权衡而做出决策。

克里斯托弗·F.迪特里希

迪特尔·纽伦伯格

致　谢

从编者名单中,我们可以看到许多著名的专家参与了本书的创作。在撰写本书的各个章节时,所有的稿件都经过我们许多同行激烈、严格、批判性的讨论,他们同时也提出了非常重要、有价值的建议并严格复审了某些章节。这些同行中的某些人并不在编者名单中,他们为本书做出了贡献并提供了非常有价值的资料,在此我们列出他们的名字以表达我们的谢意:

Ana Paula Barreiros, MD

Professor Joerg Bleck, MD

Bettina Fiedler, MD

Professor Christian Goerg, MD

Professor Martin Krueger, MD

Birgitt Lucke

Professor Juergen F.Riemann, MD

Christiane Schieferstein, MD

Professor Wolf Burkhardt Schwerk, MD

Professor Hanns M.Seitz, MD

Jochen Selbach,MD

Stephan Wagner, MD

Professor Till Wehrmann, MD

Matthias Woenchkaus, MD

Kriztina Zels

另外,我们还要感谢 Thomas Riebe 博士和 Holger Strunk 博士对德文原版所做的非常有价值的贡献。

我们要真诚地表达对 Kerstin Siehr 女士、Michael Weber 博士、Katrin Gottloeber 博士、Stefanie Eylert 博士和 Tiberius Maros 博士的谢意,每当我们需要帮助时,他们总是不知疲倦地支持我们。感谢 Lilian Chiorean 博士,他为我们提供了校对和非常好的想法。我们同样要感谢 Thieme 出版社 Stuttgart 团队,尤其要感谢 Brands 博士的果断决定,还有 Tegude 博士、Holzer 女士、Joanne Stead、Stephan Konnry 和 Gabriele Kuhn-Giovannini,感谢他们在项目管理和生产中友好和高效率的工作。

5-FU	5-氟尿嘧啶	DES	药物洗脱支架
AASLD	美国肝脏疾病研究协会	DLCL	弥漫性大细胞 B 细胞淋巴瘤
AFP	甲胎蛋白	DPAM	弥漫性腹膜黏液腺瘤
AgNOR	核仁形成区嗜银蛋白	EASL	欧洲肝脏研究协会
AGO	妇科肿瘤学协会	EBUS-TBNA	超声引导下经支气管细针穿刺
APTT	活化部分凝血活酶时间		
ARDMS	美国超声诊断医学注册协会	EBV	EB 病毒(艾普斯登-巴尔病毒)
ASA	乙酰水杨酸;阿司匹林		
ASA	美国麻醉医师协会	ECG	心电图/心电描记法
ATLS	高级创伤生命支持	ECOG PS	美国东部肿瘤合作小组工作情况
BCLC	巴塞罗那临床肝癌(分期系统)		
BP	血压	EDV	舒张末期血流速度
BW	体重	EGFR	表皮生长因子受体
CCC	胆管细胞癌	ELISPOT	酶联免疫斑点技术
CDS	彩色多普勒超声	EMA	上皮细胞膜抗原
CEA	癌胚抗原	ER	雌激素受体
CELMIEUS	低机械指数内镜超声造影	ERC	内镜逆行胆管造影术
CEUS	超声造影检查	ERCP	内镜逆行胰胆管造影术
CIN	宫颈上皮内瘤变	ESA	欧洲麻醉学会
CK	细胞角蛋白	ESBL	超广谱 β-内酰胺酶
CNS	中枢神经系统	ESGE	欧洲胃肠道内镜学会
COPD	慢性阻塞性肺疾病	ESGENA	欧洲胃肠病和内镜护理联合学会
CPB	腹腔神经丛阻滞		
CPN	腹腔神经丛松解术	ESR	红细胞沉降率
CRP	C 反应蛋白	EUS	超声内镜检查
CUP	不明转移癌	EUS-CD	超声内镜引导下胆管造影术和引流术/胆管造影引流术
CVC	中央静脉导管		
DDAVP	1-脱氨-8-D- 精氨酸加压素(去氨加压素)	EUS-CPB	超声内镜引导下腹腔神经丛阻滞术

EUS-CPN	超声内镜引导下腹腔神经丛松解术	HMWK	高分子量激肽原
EUS-FNA	超声内镜引导下细针穿刺	HRPC	激素难治性前列腺癌
EUS-FNB	超声内镜引导下细针穿刺活检	HU	亨氏单位
		HyCoSy	子宫输卵管超声造影
EUS-PD	超声内镜引导下胰管引流术	IGCNU	不能分类的精曲小管内生殖细胞肿瘤
EUS-TCB	超声内镜引导下切割针穿刺活检		
		IHAT	间接红细胞凝集抗体试验
EVCEUS	血管外超声造影	INR	国际标准化比值
FAST	超声重点评估创伤	IP	腹腔内
FFP	新鲜冷冻血浆	LCA	白细胞共同抗原
FISH	荧光原位杂交	LDH	乳酸脱氢酶
FNA	细针穿刺	LDPE	低密度聚乙烯
FNAB	细针穿刺活检	LITT	激光热疗
FNAC	细针穿刺细胞学检查	LLD	左侧卧位
FNB	细针活检	LLDPE	线性低密度聚乙烯
FNC	细针细胞学检查	LMWH	低分子量肝素
FNH	局灶性结节增生	MALT	黏膜相关淋巴组织
fT3	游离三碘甲状腺原氨酸	MCP	掌指的
fT4	游离甲状腺素	MGG	May-Grunwald-Giemsa 染色
GIST	胃肠道间质瘤	MHEMS	移动医院急救医疗系统
GP	糖蛋白	MI	机械指数
HAV, HBV, HCV, HDV, HEV	甲、乙、丙、丁、戊型肝炎病毒	MIB-1	Ki-67 单克隆抗体
		MOTT	非结核分枝杆菌
		MRCP	磁共振胆胰管成像
		MWA	微波消融术
HCC	肝细胞癌	NAPS	护士管理的异丙酚镇静
HCG	人绒毛膜促性腺激素	NASH	非酒精性脂肪肝
HDPE	高密度聚乙烯	NHL	非霍奇金淋巴瘤
Hep Par 1	肝细胞石蜡 1	NOAC	新型口服抗凝剂
HES	羟乙基淀粉	NPV	阴性预测值
HGFR	激素生长因子受体	NSAID	非甾体类抗炎药
HIFU	高强度聚焦超声	NSE	神经元特异性烯醇酶
HIPEC	腹腔内热化疗	NTM	结核分枝杆菌
HIV	人类免疫缺陷病毒	PACS	图像存储和传输系统
HLC	肝脾念珠菌病	PAD	经皮脓肿引流术

PAI	经皮乙酸注射	RFTA	射频热消融
PAIR	穿刺–引流–乙醇注射–再引流	ROSE	快速原位评估
PanIN	胰腺上皮内瘤变	SAPV	专业门诊姑息治疗
PBC	原发性胆汁性肝硬化	SBP	自发性细菌性腹膜炎
PCN	经皮肾造瘘术	SDMS	超声诊断医学学会
PCR	聚合酶链反应	SIRT	选择性体内放射疗法
PCT	姑息治疗团队	SLE	系统性红斑狼疮
PEG	经皮内镜下胃造瘘术	SMA	平滑肌肌动蛋白
PEI	经皮乙醇注射	TACE	动脉化疗栓塞
PFA	血小板功能检测	TB	结核病
PIN	前列腺上皮内瘤	THI	组织谐波成像
PLA	经皮激光消融	TIA	短暂性脑缺血发作
PMCA	侵袭性腹膜黏液癌	TIPS	经颈静脉肝内门体分流术
PNL	经皮肾盂造瘘结石清除术	TIPSS	经颈静脉肝内门体支架分流术
PPD	纯蛋白衍生物(结核菌素)		
PPV	阳性预测值	TPCD	经十二指肠乳头胆道引流术
PRG	经皮X线下胃造瘘术	TPHA	梅毒螺旋体血凝反应
PSA	前列腺特异性抗原	TRUS	经直肠超声
PSAP	前列腺特异性酸性磷酸酶	TSH	促甲状腺激素
PSC	原发性硬化性胆管炎	TTF-1	甲状腺转录因子1
PSG	经皮超声引导下胃造瘘术	TURP	经尿道前列腺切除术
PSV	收缩期峰值血流速度	UCA	超声造影剂
PTA	经皮腔内血管成形术	UICC	国际癌症控制联盟
PTC	经皮经肝胆管造影术	US-FNA	超声引导下细针穿刺
PTCD	经皮经肝胆管造影引流术	VAH	应用卫生协会
PTFE	聚四氟乙烯	VaIN	阴道上皮内瘤变
PTLD	移植后淋巴组织增生性疾病	VDRL	性病研究实验室
PTT	部分凝血活酶时间	VEGFR	血管内皮细胞生长因子受体
PVP	聚乙烯吡咯烷酮	VIN	外阴上皮内瘤变
RCAP	电阻控制自动功率	VKA	维生素K拮抗剂
RCC	肾细胞癌	VRE	耐万古霉素肠球菌
RFA	射频消融术	VTE	静脉血栓栓塞
RFITT	射频热疗	WBC	白细胞计数

目　录

第 **1** 篇

介入超声基本概念

第 1 章

介入超声:简介和历史背景

H.Lutz

1.1 维也纳会议

1969 年在维也纳召开了"第一届世界医学诊断超声大会",标志着始于第二次世界大战之后的超声诊断先驱时代的结束。1969 年超声已经应用于眼科学、神经病学(例如使用 A 型超声检测颅内出血)和心脏病学(TM 型超声心动图诊断瓣膜疾病)。特别是在产科学、妇科学和内科学领域,大会标志着一个迅速发展的临床研究时代的开始。

维也纳会议最初为第三次国家眼科超声诊断讨论会(SIDUO Ⅲ),由维也纳眼科医师 J. Böck 担任主席,K. Ossoinig 担任科学秘书。当人们第一次意识到关于超声诊断有许多来自其他专业的广泛报道时,最初的讨论会变为一次跨学科世界会议。大会收到各学科作者递交的论文共计 190 篇,其中眼科 48 篇,神经科 29 篇,心脏病科 20 篇,产科和妇科 19 篇,内科 23 篇。

其中只有两篇论文提到超声引导穿刺的可行性,二者均描述了完整可行的系统性操作步骤以及未来的诊断应用前景。A. Kratochwil[1]报道了使用特制活检探头进行超声引导的羊膜穿刺术(图 1.1)。

U.W. Blauenstein 使用超声定位肝脏肿瘤结节,在皮肤进行标记,协助经皮穿刺(图 1.2)[2]。

为了认识到这些报道的意义,我们必须回顾在那一时期可用的传统诊断工具。较简单的相对大量积液的经皮穿刺引流是通过解剖标志(如脓肿引流)或叩诊(如胸腔积液引流)引导。但在有少量积液、粘连或分隔的患者,这些方法难以操作或无法应用。对肝脏等较大的器官可以通过叩诊定位的标准技术进行取样,以研究假定为弥漫病变的疾病。1958 年,Menghini 探针的发展使得经皮肝穿活检成为一

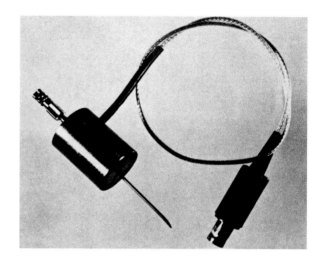

图 1.1 中心有孔的 A 型超声探头用于引导(羊膜穿刺)针,Kratochwil 于 1969 年在维也纳展示。(Source: With kind permission of the Vienna Medical Academy[1].)

项简单操作[3]。但另一方面,可疑存在肿瘤被认为至少是穿刺活检的相对禁忌证,因此,该技术不能应用于肝内肿瘤结节的选择性采样。

在那个时期,对无法触诊的器官和结构进行经皮活检时,唯一可用的显像方式是传统放射学。但这种方法存在问题,原因有几个。首先,拟穿刺靶点(如肾下极)与脊柱等解剖标志的关系是可测量的,但从皮肤到靶点的距离(即第二切面)无法测量。其次,肾脏必须有足够的残余功能才能通过静脉注射造影药物显影。此外,放射显像还需要为患者和工作人员提供昂贵的放射防护措施。

在论文中,Kratochwil 描述了即使在不寻常的情况下,超声引导如何使得标准穿刺程序更加简单和安全(在该例中安全避开了胎盘)。超声获取的切面图像能够显示靶点并在全部三个维度定位靶点。早在 1961 年,G.M. Berlyne[4]就建议经皮肾

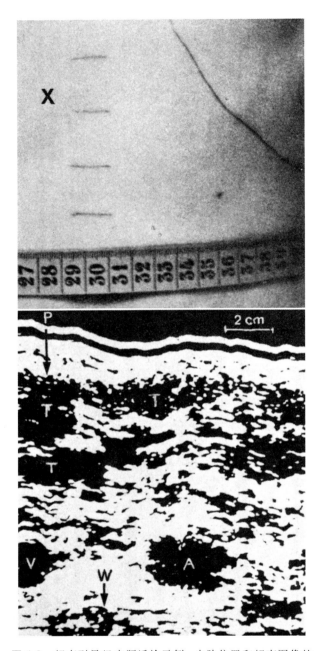

图 1.2　超声引导经皮肝活检示例。皮肤位置和超声图像的等比例视图，由 Blauenstein 于 1969 年在维也纳展示。X 标记皮肤进针点，位于增大的肝左叶前方。(Source: With kind permission of the Vienna Medical Academy[2].)

穿活检前使用 A 型超声扫描测量皮肤到靶点的距离，作为二维 X 线肾盂造影的补充。1970 年，G. Rettenmaier 特别提到二维实时超声的优越性，可用于追踪肾脏随呼吸运动并提供第三个定位维度[5]。

　　Martin 和 Ellis[6]最早报道了对可疑新生物的针吸活检。然而，传统上靶点针吸活检只能被用于

可触诊团块、放射引导可显示的胸腔肿瘤，或用在剖腹(探查)术中。

　　Blauenstein 第一个报道了超声可用于引导特定病变区活检，进行深入鉴别诊断，而不仅仅是检出器官中的可疑病变区。由此开创发展了相对简单的诊断方法，可用于小的、不可触诊的肿瘤的检出及鉴别诊断。那时已经报道了在细胞学分析方面一些富有建设性的经验，其分析材料来源于经皮针吸活检取得的样本(如来自淋巴结、甲状腺、乳腺或肺肿瘤)或术中穿刺活检取得的肿瘤病变组织(如来自胰腺)。

　　同时，Kratochwil 和 Blauenstein 展示了超声引导穿刺的两种主要的可行方法。Blauenstein 使用徒手技术，他首先测量目的靶标，并在皮肤进行标志，然后在不直接观察到靶标的情况下根据皮肤标志进针(图 1.2)。Kratochwil 使用特制活检探头(图 1.1)，探头显示了之前已用慢速 B 型扫描确认的结构(在该例中为胎盘)的 A 型超声图像。

1.2　超声进入临床常规应用

1.2.1　超声显像技术革命

　　此后 10~15 年间，超声二维切面显像逐渐应用于几乎所有医学专业。最初，双稳态复合扫描仍然作为(国际)标准，由 A 型扫描提供"结构性"分析作为补充。1974 年，灰阶技术的应用显著提高了此类系统生成的图像质量。即使如此，慢速复合扫描还是逐渐被快速(实时)B 型扫描取代。到 1980 年，B 型扫描完全取代了慢速扫描。早在 1965 年，西门子公司的 R. Soldner[7]就研制出了第一台快速 B 型机械扫描仪 Vidoson 635。从 1970 年开始，该设备获得广泛应用，在内科学和产科学中尤其受欢迎。1974 年 ADR 生产了一台电子线阵扫描仪。最晚到1980 年，所有主要的超声公司都生产出了器械或电子实时扫描仪。实时 B 型显像是这一时期诊断超声快速发展普及的先决技术条件。

　　另外一些偏重理论导向的科学家相信，超声影像学的技术进步终将使得用超声鉴别不同组织类型成为可能，从而实现可靠的良恶性鉴别诊断。因

此,"组织定征"成为定期召开的国际会议讨论的关键议题之一。同时,由各诊断超声中心带头,超声引导活检技术获得进一步发展。临床超声专家中意该技术是因为它能通过简单、低风险的方法提供形态学诊断。Hans Henrick Holm 在他的著作《介入性超声》中简明阐述了这一观点[8]:当考虑到传统显微镜检查经常遇到的困难时,看似不可能的使用超声或其他显像模式呈现组织特征将成为可能,它还可提供临床可接受的准确度,如区分腹腔病变的良性、恶性。

1.2.2 超声引导活检的技术革命

从技术角度看,Kratochwil 的概念,即使用中心开孔的复合扫描单探头,很容易从设计阶段进入实际应用(图 1.3)。维也纳会议后不久,复合扫描活检探头已经可以从市场上买到[9,10]。这些设备应用于很多早期研究中。

另一方面,该技术用于穿刺活检时在某种程度上仍然是费力的。首先,双稳态复合扫描获取目标靶点图像非常缓慢(至少需要好几秒钟),图像存储在储存器中。在皮肤做好选定穿刺点的标记后,将一个消毒过的活检探头绑在扫描器杆上,并放置到皮肤标记点。然后,活检探头做扇形弧面移行以再次确定目标切面。标记点之外唯一可用的方向引导工具是静止(冻结)B 型图像。在活检过程中,只有通过 A 型显像才能直接观察到靶点和进针路径(图 1.4)。

快速 B 型 Vidoson 系统引导细针穿刺是通过手动技术进行。首先用 B 型显像定位目标靶点,放置一个小木刺于皮肤和探头之间形成声影,在第二个切面标记声影,定位最佳进针点并在皮肤做记号(图 1.5),在动态扫描上测量皮肤到靶点的深度,使用设置旋钮预设进针深度,尽可能把笨重的 Vidoson(探头放在一个水囊中!)放置在紧挨进针点处,以便在 B 型图像上直接监测目的靶点和针[11]。其他作者使用安装在 Vidoson 旁的进针导轨。大约在 1974 年,西门子公司制造出了这样设计的样机[12]。使用者也可以创造他们自己的方法[13](图 1.6)。

这一原则也应用于后来研发的更容易操作(直

接接触皮肤)的手动扇面扫描仪。1978 年,Saitoh 和 Watanabe 联合阿洛卡公司研发了当时已经进入商业市场的扇面扫描仪的适配器(图 1.7)[14]。大约在同一时期,Kretz 超声也研发了在欧洲广泛应用的 Combison 100 的适配器。

1974 年,H.H. Holm 首先使用了一个相对简单的自制中心留孔线阵扫描探头(图 1.8),应用于羊膜穿刺术。在理想状态下,可以在图像上识别穿刺针。1976 年,Pedersen 发明了另一种线阵扫描探头,进针引导器放置在探头侧面[15],从而可以调节进针角度(图 1.9)。1980 年,东芝公司发明了配置

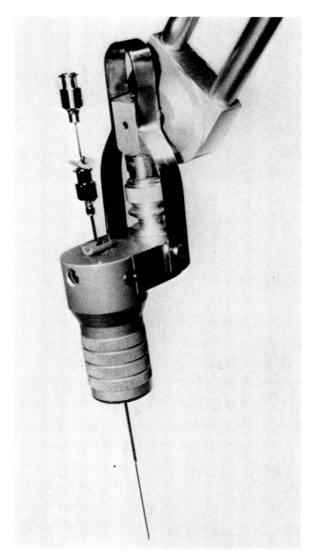

图 1.3　1972 年市售中心开孔活检探头(A 型扫描),探头安装在复合扫描器杆上。

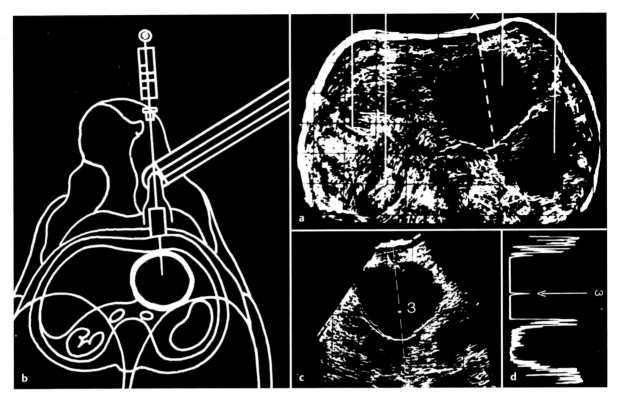

图 1.4   使用复合扫描探头的活检技术。(a)慢速 B 型扫描在阴极射线管存储器上显示目标靶点。(b)把探头替换为(消毒了的)活检探头(示意图)(图 1.3)。(c)在扇形扫描切面上再次显示目标靶点(3=针尖)。(d)在 A 型超声图上直接观察活检针(箭头:针尖的信号)。

三角形针轨的取样活检探头(图 1.10),用于其 SAL 20 线阵扫描仪。针轨一侧开口,用于置入进针引导器和针,进针方向可以与声束方向成斜夹角[16]。一次性塑料进针引导器的发展促进了其性能的进一步改善。探头可以放置于一个无菌外鞘中,无菌进针引导器可以从侧面安置。在两个系统中,进针引导器预设好的进针路径都用电子线的形式显示在图像上(图 1.11)。

随着取样活检探头的发展和应用,许多检查者不断在经皮活检中使用手动技术(很多人如今仍然在这样做)。可以放置在穿刺点旁边的更小、更轻的探头的发展使得操作更为便利。轻便小探头可以和侧边安置适配器的探头一样清晰观察到穿刺针[17]。手动技术也简化了卫生程序(探头不再总是需要消毒或放置在无菌包装中),很多时候还可以使用短一些和便宜一些的穿刺针。

最初用于细胞学分析的材料是细小(≤0.7mm)、灵活的 Chiba 穿刺针,按照 Franzen 描述的技术从实体肿瘤中吸取[18]。经常使用的是一种可以单手操作进行吸取的特制注射器(Cameco,瑞典)。北欧的研究者特别报道了对针吸获取的完好细胞进行细胞学分析的早期积极经验[19-22]。早期研究(如 Sheila Sherlock 发表于 1967 年的肝活检研究)已经证实吸入细胞学和组织活检价值基本等同[23]。之后的对照研究证实了这些早期结果,甚至显示针吸活检具有轻微优越性,例如在活检未获得诊断率(失败率)方面[24]。

随着实质性肿瘤的超声引导针吸应用越来越广泛,获取细针核心组织样本进行组织学检查的需求日益增长。该需求主要来自病理学家,他们通常更倾向于使用组织材料,或至少认为组织样本更容易鉴别恶性肿瘤类型。Isler 等随后于 1981 年发明了 22 量规(G)切割针[25]。第二年,名为 Surecut 针[26]的改进版 Menghini 针就可以在市场购买到,并开始广泛使用。其在针尖的切割缘开槽,获取针吸后留存在针管中的组织芯。此后,Trucut 针也得到广

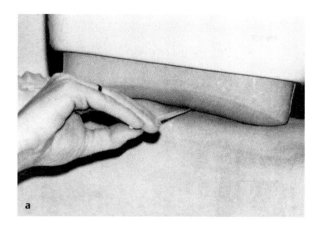

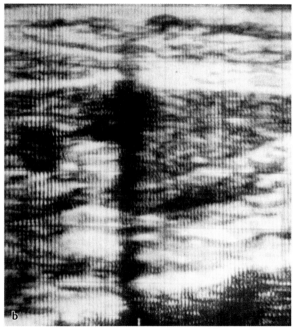

图 1.5　使用快速 B 型超声的进针引导器（西门子 Vidonson）。于皮肤和探头之间放置一个小木刺(a)形成声影(b)，声影协助在第二个切面定位，在图像上测量皮肤到靶点的深度。(Source: With kind permission from Springer Science+ Business Media B. V.[77])

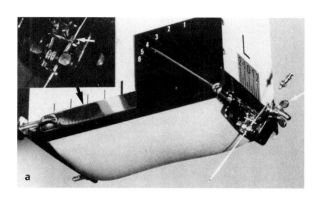

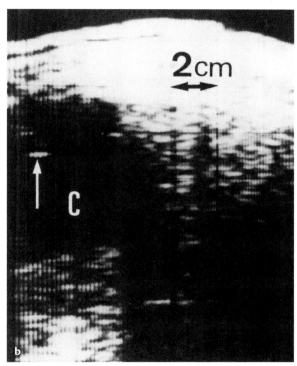

图 1.6　(a)设有进针导轨的 Vidoson(快速 B 型扫描)。(b)肾囊肿中间的针的回声（箭头）。(Source: Presented by Afschrift at the World Congress of Ultrasound in San Francisco in 1975. With kind permission from Springer Science + Business Media B.V.[13])

泛应用。该针通过侧面槽口将组织样本一片片切下来，使得组织核心可以在封闭空间内被移出。后来发展起来的活检枪简化了切割针活检技术。这些弹簧动力器械有自动化切割装置，在扣动扳机前要先设置好个体化的活检深度。

　　超声显示组织中的针尖可能很困难，特别是使用线阵探头时。超声波走行平行于针轴，不被光滑的针面反射，导致显示屏上定位针尖的回声缺失。

这推动了尖端有反射沟的特殊针的发展。这些沟槽能产生足够的声学（背向）散射，类似自行车反光灯，产生明显的回声。但这些针相对昂贵，并且对组织的损伤比表面光滑的针大。技术熟练的检查者可以自己用小锉刀在针尖划痕，获得类似的效果。带塑料鞘的针有更好的声学特性，但刺入时(摩擦)阻力更高。1982 年，Heckemann 报道了对不同穿刺针被检出能力进行对照研究的结果[27]。

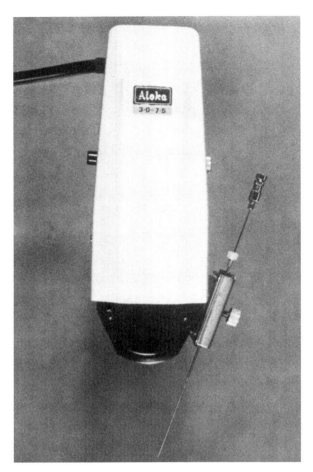

图 1.7   阿洛卡公司制造的侧方安装控针器的探头。1978 年 Saitho 在日本发明[14]。

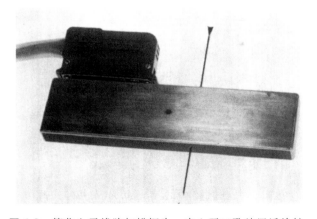

图 1.8   简化电子线阵扫描探头，中心开口孔放置活检针。Gentofte 医院超声实验室"自制"（H.H. Holm;1974 年开始使用）。

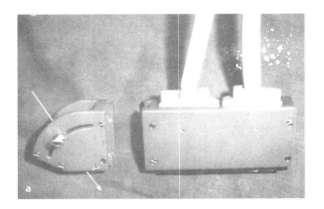

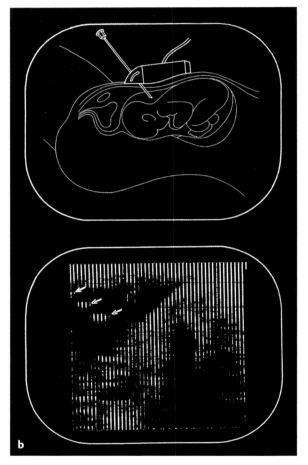

图 1.9   (a)侧边安装进针引导器的电子线阵扫描器，Gentofte 医院超声实验室"自制"。(b)羊膜穿刺术中获得的原始图像，其上为相应的示意图，箭头所指为针的回声。

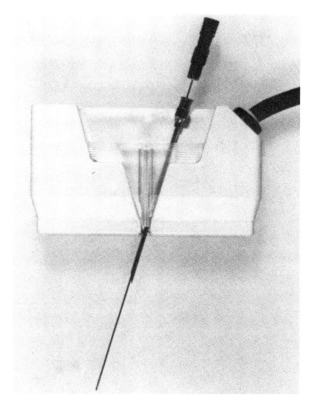

图 1.10　线阵探头。东芝公司活检探头原型,用于 SAL 20 仪器,1978 年开始使用。

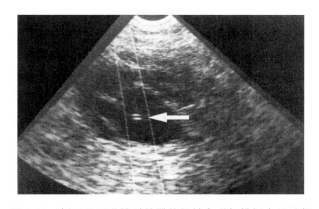

图 1.11　侧面配置进针引导器的机械扇形扫描探头显示肾和肾盂。进针路径在图像上用电子线标示。囊肿中的针尖(箭头)清晰可见。

1.2.3 临床应用

　　超声引导经皮穿刺活检的临床应用领先于技术发展。也就是说,正是这项(原始)简单诊断技术迅速被接受和应用,促进了特制针、引导器和活检探头的发展。同时,超声引导活检要拓展应用于新

的更小的靶点位置,依赖于图像质量的提高,例如,超声扫描仪分辨率的提高。

　　一开始,最受关注的器官是肝脏和肾脏。从 1972 年开始,基于小样本的初期研究已经揭示了对可疑肝脏病变区进行超声引导细针活检的益处:未能诊断活检比例最高仅 10%,没有假阳性或系统误差[11,28]。1972 年,Kristensen 等[29]报道了实质肾肿瘤细针活检。1973 年,Goldberg[30]描述了肾囊肿的针吸诊断。1974 年,Pedersen[31]报道了超声引导经皮穿刺(梗阻的)肾盂,用于细胞学和微生物学分析及顺行肾盂造影术和肾切除术(图 1.11)。

　　1975 年,Hancke[32]和 Smith[33]报道了使用配备活检探头的复合扫描仪对可疑实质胰腺病变做细针活检。1976 年,Hancke[34]进一步报道了胰腺假性囊肿穿刺(该操作最初是为了诊断而进行的)。1977 年,Makuuchi 后续报道了扩张的胰腺导管穿刺(图 1.12)和顺行胆管造影。每个病例随后都进行了胆管系统放射显像[16,35]。最终,超声设备和分辨率的进步带来了大量报道和个案研究,截至 1985 年,对可疑新生物的超声引导穿刺活检已经应用于所有腹部区域。

　　在心脏领域,Goldberg[36]早在 1972 年就实施了首例超声引导心包囊肿经皮抽吸。他使用复合扫描系统的活检探头,通过 A 型超声显示心包积液,TM 模式显示心脏搏动。1982 年,Schwerk 描述了实时超声引导下的外周肺病变细针活检[37]。

　　超声引导血管穿刺进行造影的研究最初是在 1973 年使用 Doppler 探头进行的尝试[38]。1975 年报道了在超声引导下放置导管到锁骨下静脉或颈内静脉[39]。B 型显像的图像质量不断提高,并在后来的研究中被推荐用于血管定位[40]。

　　正如维也纳大会报道的,妇产科的超声引导最初是用于提高羊膜穿刺术的安全性[41]。另一方面,妇科肿瘤经皮活检并未被提倡,这是因为缺乏指征及考虑到肿瘤细胞腹腔种植的危险。针刺活检主要局限于手术后协助操作[42],例如可疑腹膜后淋巴结的针吸活检[43]。直到 1990 年之后才开始乳腺可疑病变的超声引导活检[44]。

　　这一时期国际超声发展的"中心"是 H.H. Holm 领导的超声实验室,位于丹麦哥本哈根的

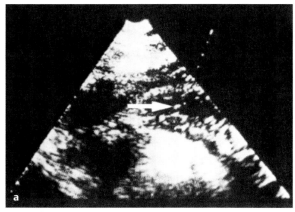

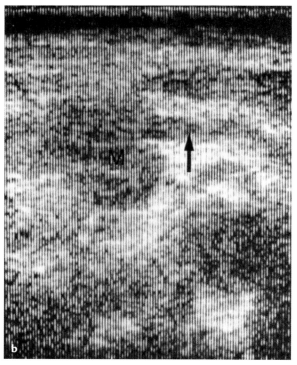

图 1.12 超声引导穿刺扩张的胰腺导管，胰头癌并发了胰腺导管扩张。(a)复合扫描显示的针尖。(b)电子线阵探头显示的实时图(类似图 1.10 所示)。注意那时设备质量的差异，以及高分辨率穿刺技术的可行性。

Gentofte 医院(后来的 Herlev 医院)。从 1978 年开始，这家医院召开了一系列国际介入超声会议。1980 年,Holm 和 Kristensen 出版了他们的第一本关于超声引导穿刺技术的书。此后又于 1985 年出版了《介入超声》[8],回顾了维也纳会议后介入超声 15 年的发展历程。这并不意味着其他许多中心或其他许多临床医生没有取得重要的研究和发现。相反,诊断超声的这一分支的发展可以被称为"多中

心"发展。1980 年以后,介入超声在德语系国家得到广泛应用,一些作者得以报道他们基于非常大样本量研究的经验[45]。超声引导穿刺活检经常被当做超声分析可疑肿瘤时不可缺少的组成部分,足以媲美内镜检查中的钳夹活检。然而应当注意到,活检将非侵入性超声检查变为侵入性操作,会产生相应的风险。虽然风险小,但也要考虑到风险的存在。

1.2.4 介入超声的风险

远在介入超声时代之前,人们已经知晓经皮穿刺活检的风险并进行了规范表述[46]。今天,这一风险仍然是介入超声发展和实践中的重要关注点。

虽然早期的研究显示使用直径小于 1mm 的穿刺针不会发生严重的副作用,但多年来发表的文献中,反复出现严重并发症甚至死亡的病例,绝大多数为个案报道[47,48]。报道包括:与肝活检相关的显著出血和胆漏,胰腺活检后出现坏死性胰腺炎,不经意的感染物质转移引起脓毒血症。随后的医生调查和文献回顾显示,死亡率为 0.001%~0.096%,并发症发生率则达到 0.9%[47-52]。

肿瘤细胞沿针道种植的风险是个潜在的严重问题。甚至早在超声引导活检时代之前,已经有关于不同肿瘤的接种转移的报道发表[47,48,50]。为了预防针道种植,Holm 推荐将一个外鞘针置于活检位点或靶器官,再把实际活检针套入其中。引导针也可用于多点取样[8]。Holm 相信 Trucut 针在这点上具有优势,因为它在拔出针之前可将组织芯"密封"。在一些有细节分析的独立案例报道发表的同时,来自非常大样本量的统计数据显示,接种转移的风险小于 0.017%。尽管这些数字很小,但关于针道种植的争议始终存在, 甚至受到一些冲动的指控。Grundamann 在此问题上第一个表明立场, 发表于 1979 年的 *Deutsches Ärzteblatt* 杂志[53]。一年以后,德国内科医生协会的科学咨询委员会发布了正式声明确认,穿刺活检并不增加肿瘤细胞的传播[54]。

1.3 后续发展:超声引导介入治疗技术

在 20 世纪 80 年代中期,即 H.H. Holm 出版其

专著的时候,超声引导穿刺活检已成为可接受的并广泛使用的方法,以较低的风险获得快速明确的诊断[8]。随着超声图像分辨率的提高,新的靶点不断加入。在大临床系统中,细胞学和组织学活检的争议持续存在[55],任何一种方法都没有绝对优势。关于针道种植风险的讨论也一直持续。

许多野心勃勃的技术创意被提出,但并没有被广泛接受,例如,在 B 型图像上叠加一个磁性区域以"动态"追踪针的位置,或在针尖上装置一个超声发射器。

但有一个很重要的创新被用于实践中,应用范围日益广泛,这就是与超声内镜结合的活检设备的发展。最早的超声内镜技术之一是经直肠前列腺显像。超声引导使得经腹腔途径的前列腺经皮活检成为可能[56]。然而,用于消化道等位置的可弯曲超声内镜需要将活检针整合在内镜中,该技术直到大约 1990 年才实现。

后期的标志是介入治疗的发展,意大利作者成为领军人物,特别是在实性肿瘤治疗方面。事实上,从一开始治疗措施就已经是介入超声的一部分。例如,超声引导羊膜腔穿刺可以提供进行宫内输血的安全途径,由 Hansmann 在 1972 年首先阐述[57],他使用了实时图像引导。这为宫内介入治疗的进一步发展奠定了基础。

从一开始,超声引导穿刺就不仅仅用于检出和评估积液,也在必要时排空液体。超声引导使得单纯积液(如腹水或胸水)的治疗性经皮抽吸更为便利,在一些情况下,如并发粘连的病例,超声甚至成为基本工具。早在 20 世纪 70 年代,超声引导"治疗"的价值就已经被认识到,它被用于心包穿刺术[36]、肾盂切开术[31],以及术后积液(如淋巴管囊肿)引流[58],经皮胆道显像后如果需要也可进行超声引导引流[35]。

腹内脓肿的诊断性抽吸已经被证实是低风险操作,类似一般的细针活检。符合逻辑的做法是一次性操作:接着通过该针进行脓肿排空和脓腔冲洗,也可以留置经皮引流管,一般使用 Seldinger 技术[59-62]。大约在 1974 年,最大的挑战是说服外科医生,让他们相信这些操作是安全有效的。

介入超声发展的早年间,在特定的病例中,细针抽吸囊肿仍然用于诊断目的,以明确排除恶性或确诊脓肿。此外,也经常试图应用于治疗性操作。在选定的胰腺假性囊肿患者中成功完成了治疗操作[34]。假性囊肿经常与导管系统相连,清空之后容易再发。这促使 Hancke 研发了一个操作程序,用于进行胰腺假性囊肿的胃内引流,联合运用胃镜和超声引导进行经皮胃切口。他于 1985 年发表了这一技术[63]。几乎在同一时期,一种用于治疗细粒棘球蚴囊肿的特殊经皮技术在突尼斯和意大利开始发展起来[64,65]。在绵羊身上进行早期试验之后,被称为 PAIR("穿刺-引流-乙醇注射-再引流"的缩写)的该治疗方案,终于在 1996 年被 WHO 制定的细粒棘球蚴囊肿治疗指南采纳[66]。

尝试通过单次抽吸彻底治疗囊肿经常会失望,因为囊肿的定义性特征之一就是存在具有分泌功能的内皮。由此提示可用浓缩乙醇或其他硬化性物质破坏内皮。关于这种治疗方法的报道首先发表于 1981 年和 1989 年,分别用于肾囊肿[67]和肝囊肿[68,69]。

1985 年,Solbiati 报道了经皮注射乙醇 (PEI) 对二度甲状旁腺肥大症患者肿大甲状旁腺的成功消融[70]。该技术后来应用于毒性甲状腺结节的治疗[71,72]。

Livraghi 于 1986 年开始用 PEI 治疗肝细胞癌和转移癌[73],截至 1995 年报道了 746 例患者的长期随访结果[74]。Buscarini 和他的团队于 1991 年首先报道了肝肿瘤的射频消融术(RFA)[75],并于 2001 年发表了长期结果[76]。这些治疗方法从那时开始被许多肿瘤中心接受,并尝试应用于其他器官的恶性肿瘤。

1.4　展望

无论如何,超声引导介入治疗的发展还远没有结束。其中一个例子就是在腕管综合征和其他骨科问题中,用超声引导定位穿刺进行局部麻醉取得了积极有效的经验。

细针抽吸和活检已经成为许多专业的诊断性医疗设备中一个完善的工具。在这一章节前面部分谈到的 H.H. Holm 的表述如今仍然适用。即使在今日的技术发展水平上,诊断性超声也不能取代显微镜组织分析,因为超声图像仅仅显示组织的声学特性。但另一方面,超声模式本身取得的显著进步,使得在一些病例中,通过超声做出某一器官病变是良性或恶性的临床诊断(非病理诊断)已成为可能,这是通过仔细审查 B 型图像、彩色多普勒评价血管层次结构、对比增强超声(造影)分析血流动力学、弹性成像分析组织应变实现的。在越来越多的患者中,这一进步减少了对侵入性穿刺的需要,虽然其风险性非常小。迄今仍然不清楚,特殊标记的靶向微泡的应用是否(或在什么程度上)能够和超声引导穿刺互补,甚至取代穿刺。

(李爽 译)

参考文献

[1] Kratochwil A, Lim-Rachmat F. Ultraschallplazentalokalisation. In: Böck J, Ossoinig K, eds. Ultrasonographia Medica. Vol. III. Vienna: Verlag der Wiener Medizinischen Akademie; 1969:275–284

[2] Blauenstein W, Engelhart GJ, Müller HR. Sonographie und stereotaktische Biopsie von Lebertumoren. In: Böck J, Ossoinig K, eds. Ultrasonographia Medica. Vol. III. Vienna: Verlag der Wiener Medizinischen Akademie; 1969:93–99

[3] Menghini G. One-second needle biopsy of the liver. Gastroenterology 1958; 35: 190–199

[4] Berlyne GM. Ultrasonics in renal biopsy: an aid to determination of kidney position. Lancet 1961; 2: 750–751 (preliminary communication)

[5] Rettenmaier G. Tiefenortung der Niere und Bestimmung der Parenchymstärke mit einem Ultraschall-schnittbildverfahren vor der perkutanen Nierenbiopsie. In: Otto P, ed. Fortschritte auf dem Gebiet der Röntgenstrahlen und der Nuklearmedizin. Stuttgart: Thieme; 1970:76–77

[6] Martin HE, Ellis EB. Biopsy by needle puncture and aspiration. Ann Surg 1930; 92: 169–181

[7] Krause W, Soldner R. Ultraschallbildverfahren (B-scan) mit hoher Bildfrequenz für medizinische Diagnostik. Electro-medica 1967; 4: 8–12

[8] Holm HH, Kristensen JK, eds. Interventional Ultrasound. Copenhagen: Munksgaard; 1985

[9] Goldberg BB, Pollack HM. Ultrasonic aspiration transducer. Radiology 1972; 102: 187–189

[10] Holm HH, Kristensen JK, Rasmussen SN, Northeved A, Barlebo H. Ultrasound as a guide in percutaneous puncture technique. Ultrasonics 1972; 10: 83–86

[11] Lutz H, Weidenhiller S, Rettenmaier G. Ultrasonically guided fine-needle biopsy of the liver [Article in German]. Schweiz Med Wochenschr 1973; 103: 1030–1033

[12] Soldner R. Personal communication

[13] Afschrift M, Colardyn F, Verdonk G. Ultrasonic guidance of percutaneous punctures by means of real time echography. In: White D, Brown RE, eds. Ultrasound in Medicine. 3rd ed. New York: Plenum; 1977:363–370

[14] Saitoh M, Watanabe H, Ohe H, Tanaka S, Itakura Y, Date S. Ultrasonic real-time guidance for percutaneous puncture. J Clin Ultrasound 1979; 7: 269–272

[15] Pedersen JF. Percutaneous puncture guided by ultrasonic multitransducer scanning. J Clin Ultrasound 1977; 5: 175–177

[16] Makuuchi M, Bandai Y, Ito T, Wada T. Ultrasonically guided percutaneous transhepatic cholangiography and percutaneous pancreatography. Radiology 1980; 134: 767–772

[17] Jakobeit C. Ultrasound-controlled puncture procedures: free-hand puncture versus transducer biopsy puncture. 5 years' experience [Article in German]. Ultraschall Med 1986; 7: 290–292

[18] Franzén S, Giertz G, Zajicek J. Cytological diagnosis of prostatic tumours by transrectal aspiration biopsy: a preliminary report. Br J Urol 1960; 32: 193–196

[19] Conn HO, Yesner R. A re-evaluation of needle biopsy in the diagnosis of metastatic cancer of the liver. Ann Intern Med 1963; 59: 53–61

[20] Esposti PL, Franzén S, Zajicek J. The aspiration biopsy smear. In: Koss G, ed. Diagnostic Cytology and Its Histopathologic Basis. 2nd ed. Philadelphia: JB Lippincott; 1968

[21] Lundquist A. Fine-needle aspiration biopsy for cytodiagnosis of malignant tumour in the liver. Acta Med Scand 1970; 188: 465–470

[22] Soderstrom N. Fine Needle Aspiration Biopsy. Orlando: Grune & Stratton; 1966

[23] Sherlock P, Kim YS, Koss LG. Cytologic diagnosis of cancer from aspirated material obtained at liver biopsy. Am J Dig Dis 1967; 12: 396–402

[24] Torp-Pedersen S, Vyberg M, Juul N, Sehested M. Fine needle histological sampling. In: Holm HH, Kristensen JK, eds. Interventional Ultrasound. Copenhagen: Munksgaard; 1985

[25] Isler RJ, Ferrucci JT, Jr, Wittenberg J et al. Tissue core biopsy of abdominal tumors with a 22 gauge cutting needle. AJR Am J Roentgenol 1981; 136: 725–728

[26] Torp-Pedersen S, Juul N, Vyberg M. Histological sampling with a 23 gauge modified Menghini needle. Br J Radiol 1984; 57: 151–154

[27] Heckemann R, Seidel KJ. In vitro and in vivo imaging of puncture instruments in the real-time ultrasound image. 1. Puncture needles [Article in German]. Ultraschall Med 1982; 3: 18–23

[28] Rasmussen SN, Holm HH, Kristensen JK, Barlebo H. Ultrasonically-guided liver biopsy. BMJ 1972; 2: 500–502

[29] Kristensen JK, Holm HH, Rasmussen SN, Barlebo H. Ultrasonically guided percutaneous puncture of renal masses. Scand J Urol Nephrol 1972; 6: 49–56

[30] Goldberg BB, Pollack HM. Ultrasonically guided renal cyst aspiration. J Urol 1973; 109: 5–7

[31] Pedersen JF. Percutaneous nephrostomy guided by ultrasound. J Urol 1974; 112: 157–159

[32] Hancke S, Holm HH, Koch F. Ultrasonically guided percutaneous fine needle biopsy of the pancreas. Surg Gynecol Obstet 1975; 140: 361–364

[33] Smith EH, Bartrum RJ, Jr, Chang YC et al. Percutaneous aspiration biopsy of the pancreas under ultrasonic guidance. N Engl J Med 1975; 292: 825–828

[34] Hancke S, Pedersen JF. Percutaneous puncture of pancreatic cysts guided by ultrasound. Surg Gynecol Obstet 1976; 142: 551–552

[35] Makuuchi M, Kamiya K, Beppu T. Percutaneous transhepatic cholangiography under ultrasonic guidance. Acta Hepat Jpn 1977; 18: 435–440

[36] Goldberg BB, Pollack HM. Ultrasonically guided pericardiocentesis. Am J Cardiol 1973; 31: 490–493

[37] Schwerk WB, Dombrowski H, Kalbfleisch H. Ultrasound tomography and guided fine needle biopsy of intrathoracic space occupying lesions [Article in German]. Ultraschall Med 1982; 3: 212–218

[38] Mozersky DJ, Olson RM, Coons HG, Hagood CO, Jr. Doppler-controlled needle director: a useful adjunct to angiography. Radiology 1973; 109: 221–222

[39] Petzoldt R, Kresse H. Punktion von Venen und Arterien mittels Ultraschall. Biomedizinische Technik 1975; 20: 345–346

[40] Metz S, Horrow JC, Balcar I. A controlled comparison of techniques for locating the internal jugular vein using ultrasonography. Anesth Analg 1984; 63: 673–679

[41] Bang J, Northeved A. A new ultrasonic method for transabdominal amniocentesis. Am J Obstet Gynecol 1972; 114: 599–601

[42] Jensen F. Puncture of gynecological masses. In: Holm HH, Kristensen JK, eds. Interventional Ultrasound. Copenhagen: Munksgaard; 1985

[43] Berkowitz RS, Leavitt T, Jr, Knapp RC. Ultrasound-directed percutaneous aspiration biopsy of periaortic lymph nodes in recurrence of cervical carcinoma. Am J Obstet Gynecol 1978; 131: 906–908

[44] Parker SH, Jobe WE, Dennis MA et al. US-guided automated large-core breast biopsy. Radiology 1993; 187: 507–511

[45] Otto R. Ultraschallgeführte Biopsie. Berlin: Springer; 1985

[46] Lindner H. Limitations and hazards of percutaneous liver biopsy with the Menghini needle. Experiences with 80,000 liver biopsies [Article in German]. Dtsch Med Wochenschr 1967; 92: 1751–1757

[47] Buscarini E, Di Stasi M. Complications of Abdominal Interventional Ultrasound. Milan: Poletto Edizione; 1996

[48] Smith EH. Fine-needle aspiration biopsy: are there any risks? In: Holm HH, Kristensen JK, eds. Copenhagen: Munksgaard; 1985

[49] Gebel M, Horstkotte H, Köster C, Brunkhorst R, Brandt M, Atay Z. Ultrasound-guided fine needle puncture of the abdominal organs: indications, results, risks [Article in German]. Ultraschall Med 1986; 7: 198–202

[50] Livraghi T, Damascelli B, Lombardi C, Spagnoli I. Risk in fine-needle abdominal biopsy. J Clin Ultrasound 1983; 11: 77–81

[51] Weiss H, Düntsch U, Weiss A. Risks of fine needle puncture—results of a survey in West Germany (German Society of Ultrasound in Medicine survey) [Article in German]. Ultraschall Med 1988; 9: 121–127

[52] Weiss H, Düntsch U. Complications of fine needle puncture. DEGUM survey II [Article in German]. Ultraschall Med 1996; 17: 118–130

[53] Grundmann E. Keine Metastasenförderung durch Biopsien. Dtsch Arzteblatt 1979; 7; 9: 699–702

[54] Wissenschaftlicher Beirat der Bundesärztekammer. Metastasenförderung durch diagnostische Gewebsentnahme (Biopsie)? Dtsch Arztebl 1980; 22: 1460–1467

[55] Buscarini L, Fornari F, Bolondi L et al. Ultrasound-guided fine-needle biopsy of focal liver lesions: techniques, diagnostic accuracy and complications. A retrospective study on 2091 biopsies. J Hepatol 1990; 11: 344–348

[56] Holm HH, Gammelgaard J. Ultrasonically guided precise needle placement in the prostate and the seminal vesicles. J Urol 1981; 125: 385–387

[57] Hansmann M, Lang N. Intrauterine transfusion controlled by ultrasound [Article in German]. Klin Wochenschr 1972; 50: 930–932

[58] Spigos D, Capek V. Ultrasonically guided percutaneous aspiration of lymphoceles following renal transplantation: a diagnostic and therapeutic method. J Clin Ultrasound 1976; 4: 45–46

[59] Braun B, Dormeyer HH. Ultrasonically guided fine needle aspiration biopsy of hepatic and pancreatic space-occupying lesions and percutaneous abscess drainage. Klin Wochenschr 1981; 59: 707–712

[60] Grønvall S, Gammelgaard J, Haubek A, Holm HH. Drainage of abdominal abscesses guided by sonography. AJR Am J Roentgenol 1982; 138: 527–529

[61] Smith EH, Bartrum RJ, Jr. Ultrasonically guided percutaneous aspiration of abscesses. Am J Roentgenol Radium Ther Nucl Med 1974; 122: 308–312

[62] vanSonnenberg E, Mueller PR, Ferrucci JT, Jr. Percutaneous drainage of 250 abdominal abscesses and fluid collections. Part I: Results, failures, and complications. Radiology 1984; 151: 337–341

[63] Hancke S, Henriksen FW. Percutaneous pancreatic cystogastrostomy guided by ultrasound scanning and gastroscopy. Br J Surg 1985; 72: 916–917

[64] Ben Amor N, Gargouri M, Gharbi HA, Golvan YJ, Ayachi K, Kchouck H. Trial therapy of inoperable abdominal hydatid cysts by puncture [Article in German]. Ann Parasitol Hum Comp 1986; 61: 689–692

[65] Filice C, Pirola F, Brunetti E, Dughetti S, Strosselli M, Foglieni CS. A new therapeutic approach for hydatid liver cysts. Aspiration and alcohol injection under sonographic guidance. Gastroenterology 1990; 98: 1366–1368

[66] WHO informal Working Group on Echinococcosis. Guidelines for treatment of cystic and alveolar echinococcosis in humans. Bull World Health Organ 1996; 74: 213–242

[67] Bean WJ. Renal cysts: treatment with alcohol. Radiology 1981; 138: 329–331

[68] Andersson R, Jeppsson B, Lunderquist A, Bengmark S. Alcohol sclerotherapy of non-parasitic cysts of the liver. Br J Surg 1989; 76: 254–255

[69] vanSonnenberg E, Wroblicka JT, D'Agostino HB et al. Symptomatic hepatic cysts: percutaneous drainage and sclerosis. Radiology 1994; 190: 387–392

[70] Solbiati L, Giangrande A, De Pra L, Bellotti E, Cantù P, Ravetto C. Percutaneous ethanol injection of parathyroid tumors under US guidance: treatment for secondary hyperparathyroidism. Radiology 1985; 155: 607–610

[71] Braun B, Blank W. Color Doppler sonography-guided percutaneous alcohol instillation in the therapy of functionally autonomous thyroid nodules [Article in German]. Dtsch Med Wochenschr 1994; 119: 1607–1612

[72] Livraghi T, Paracchi A, Ferrari C et al. Treatment of autonomous thyroid nodules with percutaneous ethanol injection: preliminary results. Work in progress. Radiology 1990; 175: 827–829

[73] Livraghi T, Festi D, Monti F, Salmi A, Vettori C. US-guided percutaneous alcohol injection of small hepatic and abdominal tumors. Radiology 1986; 161: 309–312

[74] Livraghi T, Giorgio A, Marin G et al. Hepatocellular carcinoma and cirrhosis in 746 patients: long-term results of percutaneous ethanol injection. Radiology 1995; 197: 101–108

[75] Buscarini L, Fornari F. Rossi P. Interstitial radiofrequency hyperthermia in the treatment of small hepatocellular carcinoma: percutaneous sonography-guidance of electrode needle. In: Anderegg A, Despland PA, Otto R, Henner H, eds. Ultraschall Diagnostik 1992;91:218–222

[76] Buscarini L, Buscarini E, Di Stasi M, Vallisa D, Quaretti P, Rocca A. Percutaneous radiofrequency ablation of small hepatocellular carcinoma: long-term results. Eur Radiol 2001; 11: 914–921

[77] Lutz H. Ultraschalldiagnostik (B-scan) in der Inneren Medizin. Berlin, Heidelberg, New York: Springer; 1978

第 2 章

介入材料和设备

U. Gottschalk, C. F. Dietrich

2.1 介入操作的一般认识

2.1.1 历史简介

超声引导的介入操作能够帮助诊断和提供治疗依据。以诊断为目的的介入操作是使用不同尺寸和设计的经皮穿刺针为分析获取组织和体液样本。使用大直径针的一个局限性已经在 60 年前的论著中记录过 [1]:"当我们认为需要限制引流速度的时候,最好不要使用大的针和套管,因为要经常夹住导管,从而使引流不会太快。"在影像技术还不发达的时候,只能通过经皮抽吸确定有效引流尺寸,以至于人们认为在进行针吸之前不能尝试经皮引流[2]。比如脓胸,需要放置直径约 15~20mm 的引流管。表 2.1 为迈尔斯通总结的活检技术的发展。

2.1.2 活检的原则和技术

徒手穿刺活检,引导针和活检探头

应用最广泛的超声引导活组织检查技术是在超声定位皮肤标记位置进行"盲"穿,徒手穿刺技术是,一只手要固定换能器,而另一只手要引导穿刺针,还有针导穿刺和特殊的活检探头的应用(表 2.2)。

在徒手穿刺活检中,操作者可以自由操纵穿刺针,难点是要在镜像平面保持合适的角度让针一直可视。这个技术最大的优点是它的灵活性,使穿刺更容易。比如,在病灶的浅面与肝包膜之间沿正常肝

表 2.1 活检针的发展历程

年份	操作	定位	第一作者	参考文献
1851	经皮肿瘤穿刺	触诊、叩诊	Lebert	3
1853	乳腺肿瘤穿刺	触诊、叩诊	Paget	4
1883	肺活检、鉴别肺炎感染菌	触诊、叩诊	Leyerden	5
1883	肝穿刺	触诊、叩诊	Ehrlich	6,7
1925	细针穿刺活检术的特殊技术	触诊、叩诊	Martin, Ellis	8
1930/1931	骨髓穿刺活检	触诊、叩诊	Martin, Coley	9
1935	椎体穿刺活检	触诊、叩诊	Robertson, Ball	10
1939	肺肿瘤穿刺	造影	Blady	11
1951	经皮穿刺活检	造影	Kistland	12
1952	甲状腺穿刺	触诊	Söderström	13
1952	经皮肾穿刺	造影	Lindblom	14
1958	快速肝活检	叩诊	Menghini	15
1967/1977	淋巴结活检,经腹腔	射线引导	Nordenström, Zornoza	16
1972	经皮肝活检	超声	Rasmusen	14
1975	经皮胰腺穿刺	超声	Hancke	16

表 2.2　不同活检技术的比较

技术	优点	缺点
徒手穿刺	角度灵活，导向自由	针可能移出图像平面
针穿刺	可以使用常规探头，更好引导，针尖可视化良好	针可能偏离预期穿刺途径，穿刺途径较长，最初 2~4cm 为穿刺盲点常规探头
活检探头	靶组织路径短	由于与声束平行，针尖更难观察并且不能反射声波，局部麻醉可能使图像模糊

组织边缘插入可以减少出血。使用侧悬挂式引导针的优点是没有活检附件也可以获取好的图像质量。大多数的引导针可调节为两种不同的角度（图 2.1 和图 2.2）。活检可以通过交替装置从左边或右边进行。

活检探头

应用活检探头，引导针可以通过传感器不同角度消毒插入。通常由插入通道来决定穿刺插入的角度，并且预期穿刺途径呈线状显示在超声屏幕上。这条线也可以显示在附有螺丝钉的传感器上。这个方法中穿刺针的活动范围限定了穿刺角度。只有活检穿刺物和可拆卸的穿刺针需要消毒。活检探头的优点是具有整体引导途径，即使声窗很小或穿刺途径较长也能够准确显示针。缺点是活检插入没有压

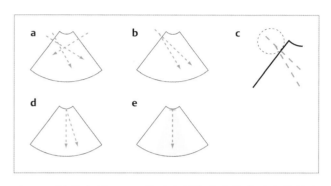

图 2.1　活检穿刺。(a) 徒手穿刺技术允许多重变化的穿刺途径。(b) 将引导针安装在探头上可用于调整插入角度。(c) 该技术初始 2~4cm 不能显示。(d) 通过活检探头引导针。(e) 有时局部麻醉会使图像模糊。(Source: reference[17].)

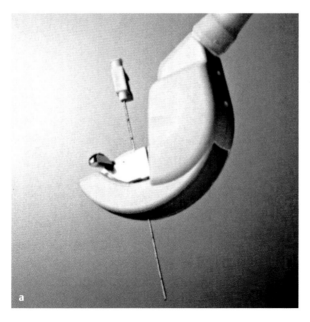
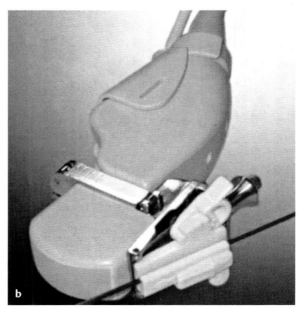

图 2.2　日立公司生产的装置。(a) 活检探头。(b) 附属活检针的超声探头。(Source: reference[17].)

表 2.3　德国威斯巴登日立医疗系统生产的活检探头(举例)

名称	频率范围	THI 和 CHI	备注
EUP B514	2~5 MHz	是	针通过正常大小凸阵探头的无菌附件插入
EUP B512	2~5 MHz	是	无菌针通过附属小型凸阵探头插入

缩写词:THI,组织谐波成像。CHI,对比谐波成像。

电晶体,图像分辨率会稍降低。侧悬挂式引导针可以定位皮肤的盲穿点,但是很难让活检组织接近探头。在实际应用中这并不是问题,因为高频探头应用于表浅组织,由于引导针穿刺途径较短,接近探头相对没那么难。但是高频探头较昂贵,我们通常使用低频探头(表 2.3)。

2.1.3 引导针

针的技术

现在的针具有能切割组织的呈斜角的锋利针尖。比起具有锋利针尖但没有锐利边缘的针,它穿刺更容易,并且前者可能会损伤组织,感觉更疼。"细"针外径<1mm,"粗"针直径更大,外径约 1mm 或更大[18]。活检穿刺针是用医学许可的含有铁、铬、镍、钼或锰的不锈钢合金制造的,具有抗腐蚀性、抗酸性和抗碱性。铬(至少 13%)可以防锈,而镍可以使合金抗酸。比如,名为铬-镍钢 18/10 意味着这个合金含有 18%铬、10%镍和 72%钢。一些针表面会涂上一层材料从而使插入尽可能无痛。常用的生物相容性涂层材料是硅。磁共振(MRI)应用的普及促使与之适合的针的发展,它是由碳-纤强化塑料制造的。这些针具有组成材料的高硬度,不易弯折,还有相当强的化学稳定性。现在这些针长度可达 20cm,直径通常为 1.2mm。它们比金属针更硬,更强。一个外部直径约 1.2mm 和表面涂有生物兼容

物质的三腔针可能有三个通道,内部直径分别为 272μm、312μm 和 612μm。

针的大小可以用不同的系统标注。针的直径通常以毫米或量规为单位。其他的有法国整形医生查尔斯·G.普拉沃滋(1791~1853)介绍的普拉沃滋系统(Gr)和 Charrière 系统(Ch)及 French 系统(F)。应用最广泛的标注针的外径的单位是量规,它是以美国线规(AWG)为基础。美国线规最初用来标注导线的厚度,并指示图纸施工者需减少导线的数目从而得到他们想要的直径(表 2.4)。量规越大,针的直径越小。比如,被定义为"粗"的针量规为 19,典型的"细"针量规可为 22。渐变的针之间没有固定的线性关系,但下面这个公式可提供粗略估计:

$$D_{mm}=25.4 \times 10^{-(AWG+96954)/19.8578} \tag{2.1}$$

在日常应用中,毫米和量规的使用都很普遍。

量规系统是 J.R.布朗在 1957 年开发的,最早以布朗和夏普(B&S)量规命名。按照国际标准和德国标准,将活检针连接到以颜色编码的手柄和注射器的中心以清晰标注针的大小(表 2.4)。

针的制造是将钢片缠绕在机器的轴心焊接,抽出细的壁薄的管状结构,然后切成需要的长度和打造成想要的针尖结构。

针的长度和尺寸

针的长度取决于到靶点的长度,当使用活检探头时,取决于需要留在体外的必要长度。同样的标

表 2.4　活检针的大小和颜色代码

规格大小	14	15	16	17	18	19	20	21	22	23	25
外径(mm)基于 ISO/DIN9626	2.1	1.8	1.6	1.4	1.2	1.1	0.9	0.8	0.7	0.6	0.5
Charrière/French 系统(Ch,F)	6.3	5.4	4.8	4.2	3.6	3.3	2.7	2.4	2.1	1.8	1.5
普拉沃滋系统(Gr)							1	2	12	16	23
颜色代码基于 ISO6009 或 DIN13095	浅绿	蓝灰	白色	紫色	粉色	乳白色	黄色	深绿	黑色	深蓝	橙色

准也适用于穿刺引导针，它也与穿刺途径长度有关。最常用的针长范围是 10~20cm[19]。原则上，针太长是不利的，如果穿刺靶点只有 1~2cm 深，长针会不稳固。在所有病例中，最好加上预留长度以确保针足够长。

针的尺寸的选择通常是一个权衡的过程。在实质器官活检中，病理学家需要足够的组织样本，意味着需要使用尺寸大的针。比如，在肝组织活检中，最好能获取 8~15 处肝门组织。虽然有文献报道针越大并发症的发生率越高[20]，但其结论是矛盾的并具有不确定性[21,22]。然而，在肝脏局灶性病变的病例中，有效数据表明细针(<1mm)的风险小于粗针[23,24]。另一方面，实际经验表明，1.2mm(18G)的粗针活检或 Trucut 活检针在最低程度出血时能提供准确的诊断。这与我们的技术是一致的，即使是罕见的实体瘤我们也能做出准确的诊断。

取出样本的长度同样与诊断准确性相关。比如，肝组织活检病例中，已经发现核心组织<1cm 时不支持病毒性肝炎的诊断(分级和分期)，缺乏核心组织的分析会低估疾病的严重程度[25]。

多组织取样提高了获取具有代表性组织的机会，但是也会增加并发症的发生率，这需要合理权衡。这种权衡取决于活检器官和获取的途径，这也是器官活检中一个重要考虑因素。局限性肝脏病变

的活检中，应从病灶的边缘和中心取样。使用超声造影剂的活检很容易区分血管化组织和坏死组织，这点很重要，因为不具代表性的组织来源于坏死组织。

随着针的轨迹是否会播种的问题现在还不清楚，并且由于样本量极小很可能短时间内还不能确定。同样，并发症的发生率是否与不同类型的穿刺针相关也不确定。

22G 的针可用于液性分泌物或渗出液，而 18G 或更大的针用于积脓[26,27]。组织取样可以通过抽吸、切片或核心活检技术[28,29]。

针尖的形状

千叶型针的短斜角针尖用于液体的抽吸。管径的大小和针的外径要符合液体的稠度。其他针尖的形状见图 2.3 和表 2.5。

应用最广泛的活检针尖的形状是短斜角针尖和套管针尖。无论是本身的优越性还是技术上的优势，都会影响特定几何形状针尖的选择。抽吸活检和核心活检应用套管，套管中心可以保持均匀圆周锐利度。用针提取细胞学组织，Trucut 针的短斜角针尖技术上更容易生产，很锋利，在外部套管和内部管芯之间可以滑动。如果在活检时针沿长轴旋转，中心点有利于针尖的固定。用于髂骨活检的三

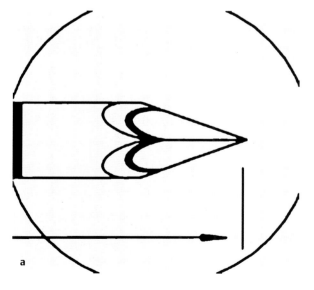
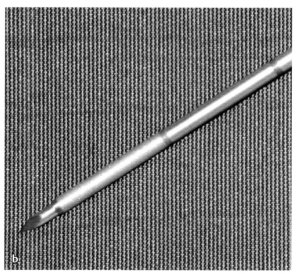

图 2.3 活检针。(a) 套管针管芯的冠点。(b)针尖呈斜角，末端喷砂，厘米深度标记。(Source: reference[17].)

表 2.5 各种针尖的选择和使用推荐

针尖形状	特点	使用推荐	
套管针	三面点	几乎适用所有应用	
单斜面(刻面、US 斜面、MS 斜面)	尖部有管芯的斜面	几乎适用所有应用	
V 型斜面	无核心,五个切割面	腰麻	
铅笔尖	无核心,通过侧孔流入或流出	腰麻	
胡贝尔尖	背后跟成角(10%)	用于充填样本	
昆克点	尖端类似柳叶刀	腰麻	
三尖点	防止损伤	骨髓活检	

冠针(贾姆什迪针)展示了这个原理。

制造商用不同的方法使针轴的末端粗糙化,有助于超声图像追踪针尖。大多数情况是在针末端 10~15mm 处喷砂,但是否有利于针的可视化还不确定。针与图像平面成角的时候通常可以清晰显示,当针与声束不成角时,可视化会有难度,这样会使医生需要间接信息来判断针的位置,比如相关组织的移动。针表面粗糙化的缺点是有潜在增加沿针的轨迹播种的风险,但尚无有利证据支持这个观点。

一般情况,只有具有管芯的针可用来获取常规组织活检(比如经皮肾或肝活检),这可以预防组织在针管污染时可能导致的错误诊断。鲁尔连接锁已经成为所有空心针的标准配置。

如果治疗剂是通过留置针来控制的,应使用带有螺旋钮的注射器防止针芯意外脱离造成腐蚀性物质喷向患者和医务人员。鲁尔连接锁已经成为所有空心针的标准配置。完整的配置见图 2.4。经皮向肝癌注射乙醇为例,用 20~22G 的针注射药剂,尾端密封,而在针的末梢有长 1~2cm 的侧孔,这些侧孔能使乙醇更均匀、有效地分布在肿瘤组织中。

活检的抽吸

没有管芯的抽吸针

如果病灶表浅并在进针点有吸入异物的危险,可使用没有管芯的套管。这主要适用于甲状腺和淋巴结活检。不建议出于卫生或其他原因在到达活检部位轻轻向前推进注射柄。因为有可能造成细胞污染,影响病理医生的评估,也可能会降低图像的质量。最好让病理医生知道穿刺途径,这样能辨别外来组织,通常是一些皮肤颗粒,附属注射器可用来抽吸残留在套管中的组织(图 2.5)。

通常用带有锁定装置的注射器保持抽吸。另一种选择是用带有手柄的注射器,可以允许操作者用一只手控制负压(如英国赫尔穆特公司的对枪)。

注意	
当从穿刺处移除穿刺针时,应停止抽吸。不然会有抽吸组织被吸到注射器里面,这会很难处理,而且针移除时沿穿刺途径会有附带组织吸入。	

Menghini 针和具有管芯的吸针

具有代表性的活检吸针是 Menghini 针(Surecut 针[30,31])。Menghini 针里面装满生理盐水,防止进针时吸入其他异物。组织被吸入锋利的针管,轻度的负压使组织保存在针管里("快速肝组织活检"[32])。操作者可以手动回抽注射器活塞产生负压保留组织。这个技术不能完全防止组织流失,但是,随针的

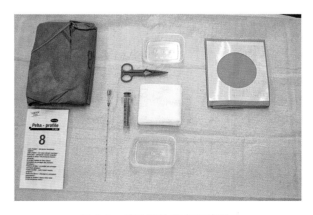

图 2.4 千叶细针的桌面陈列。

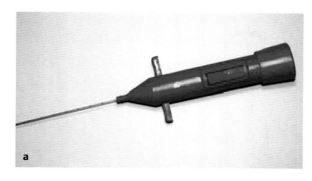

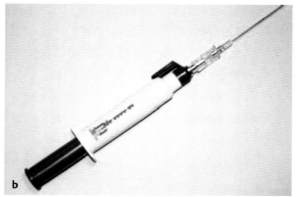

图 2.5 (a) 全自动活检针(Autovac, Bard GmbH)。(b)半自动真空针(Biomol, Pflugbeil GmbH)。(Source: reference[17].)

轨迹传播的风险很小。"Menghini 活检"的原理包括让针向活检部位推进，应用带锁注射器的负压，然后插入并迅速用腕力抽回。

由于手动技术需要操作者具有相关的经验，并且病灶穿刺深度不确定，因此具有自动压力活检装置的 Vim-Silverman 针出现了[33]。有自动压力活检功能的 Vim-Silverman 针曾经应用广泛，但现在用得很少。所有的病例在针插入后需要转动针芯，这有助于从病灶处分离组织。保留装置被开发出来，它能封闭针的远端，防止组织流失。这种装置通常具有一个小弹簧片来确保组织保留在针管内。Peter Pflugbeil GmbH 制作的 BioPince 针，有弹簧片自动勾在邻近针尖处，在非真空系统中可获取组织[34,35]。样本可以在封闭系统中安全提取。日常经验表明，保存组织的标准自动和半自动系统并不需要复杂的设计。

针从身体移除之后，将管芯推出，收集样本。操作结束后，注射器也可以通过针管排除空气回收残留在针管的样本。更多关于细胞分析中的样本处理

和难点，可以参考 Jenssen 等发表的文章，其中提供了很多细节[36,37]。穿刺针不能用氯化钠溶液或水冲洗，因为可能会造成蜂窝组织的破坏。

活检切割系统

切割针活检用切头或侧切口(Trucut)技术取样。

顶切针

以 Franseen 针和 Otto 针为例，其区别在于套管顶部的切割边缘的几何形状。第一款顶切针为 Otto 针，粗细型号在尖端均有双刃[38]。由于这种针进入活检区域须同时旋转，操作者们现在很少使用，在此不再进行讨论。

Trucut 针

尽管 Trucut 针收集的组织样本是半圆柱形的，但这个技术有决定性的优势(图 2.6 至图 2.8)。内部管芯有一个长约 10~20mm 的侧缺口，先进入病灶，当组织进入缺口时，外切套管先进针切下样本并确保样本在套管内。这个机制可以保护样本并防止肿瘤细胞沿针迹播种。主要的缺点是与其他技术相比，获取相同质量的样本，Trucut 针的尺寸更大。20 世纪 80 年代初，Lindgren 提出了侧切技术[39]。市场上

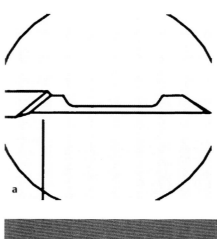

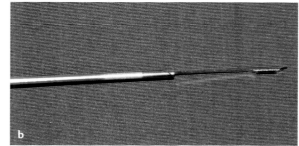

图 2.6 Trucut 针内部管芯侧缺口。(a)示意图。(b)照片。

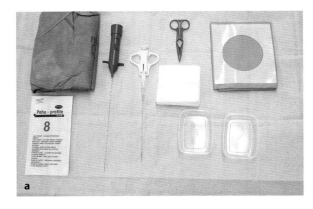

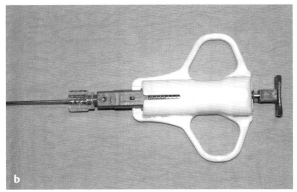

图 2.7　经皮活检针的桌面陈列。(a)有自动活检针和 Tru-cut 针。(b)半自动同轴装置的锁定状态。

有手动控制套管和针芯的设备,可以完全手动控制穿刺与取样。以单活检针为例(14~21G,11.5~20cm长)。首先将针插入病灶区,手动推进管芯到病灶,然后手动滑动套管跨过管芯,切割获取样本。其缺点是需要两只手来操作,因此需要另一个检查者固定

超声探头。半自动系统中,管芯是手动推进,但是套管是弹簧驱动的,按下按钮后自动释放,在取样缺口获取样本(图 2.6)。仪器在使用前是扳住的。市场上有不同类型的一次性针具。由于容易清洗和消毒,金属制造的活检枪可以长期重复使用。只有针是一次性使用的。活检的预期弹入深度是预先设置好的。

如果在同一病灶多组织核心取样,可使用套管留置于体内而管芯取出的活检装置。取样之后,空的管芯可以再次插入(同轴技术)。尽管理论上是具有优势的,但是由于穿刺途径中组织脆弱只能穿一次。这个技术需要尺寸大的针,这会增加并发症发生率和治疗费用。

根据诊断样本量,没有证据表明全自动系统更好。事实上,数据表明半自动系统比全自动系统装置更有优势[40]。有研究表明,高速活检装置(1.3mm)比手动活检获取样本量更多,不分段组织核心获取更频繁[41]。

全自动系统理论上的优势是套针能快速进入,有利于有活动度的靶组织,比如像乳腺这种质地较软的组织内的外生性肿瘤或质地硬的肿瘤。这一类型的活检,经验丰富的操作者使用半自动针同样安全和有效。

前面提到的 Trucut 技术特别适合进入并充填样本缺口的软组织。抽吸注射器末端的切割针适用于质地很硬的组织。

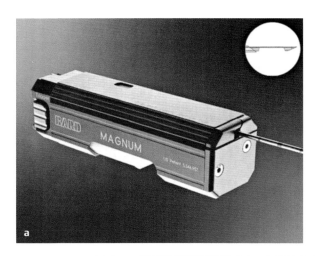

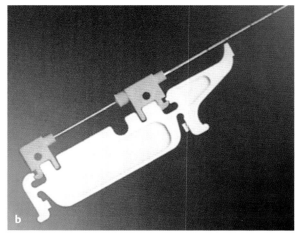

图 2.8　美国新泽西州默里山 Bard 公司生产的活检装置。(a)全自动针。(b)Trucut 针。

2.2 介入治疗学

2.2.1 引言

超声引导介入治疗应用于临床实践中已经有很多年了。诊断程序[17]和介入治疗[42]有明显区别。例如,经皮脓肿引流术(PAD)已经成为一种不可或缺的治疗手段。在日常实践中,许多医院和诊所常规进行。通常一根套管用于排出液体取样,并且必要时灌输治疗剂。也可能需要放置一根或多根引流管建立持续引流或规律冲洗。这些介入可能是大型操作的一部分,例如联合经皮内镜手术。近年来,微创技术取得了较大成就。本章重点讨论介入材料和与特定器官有关的问题[42]。

2.2.2 历史简介

从古代起,人们就进行过人体体液的引流。不过,在古代材料是非常有限的。如铅经常作为导管材料,因为它容易弯曲成想要的形状。根据经典原则——哪里有脓就引流哪里,切开引流在医学史上很早就有介绍。医生还发现,腹腔脓肿先进行内科保守治疗后可以顺利进行外科引流[43]。新材料的发展对有效引流系统在体内延长留置时间具有重要意义。如聚乙烯由化学家 Hans von Pechlmann 在 1898 年发现,但直到 1933 年 Reginald Gibson 和 Eric Fawcett 在英国的实验室才开始聚乙烯的工业生产。从那以后,聚乙烯成为世界上应用最广泛的塑料,占所有塑料生产的 29%。关于经皮治疗的详细方法在很早以前就已出现,甚至出现在德国 1830 年出版的《外科教科书手册》中[44]。这项操作包括一些关键的评估,如经皮引流腹腔引流积液量:"大多数情况下,这仅是一项缓解措施,因为引流后不久常需要再次经皮引流。"随着技术的发展,禁忌证的考虑逐渐显得不那么重要。H. Kalk 在 1943 年提出了更谨慎的策略:"只能手术进行针吸[19]。"从那时起,经皮引流脓肿诊断正确率接近 100%,引流成功率为 98%,治疗成功率为 88%[45]。

2.2.3 患者的准备

因为所有的经皮介入治疗都是有创的,需要患者术前知情同意,包括充分说明治疗的优点和可能存在的并发症(风险),并书面签署。在紧急情况下,如脓毒血症患者,可能会不遵循这个原则。检查表上的知情同意是不充分的,患者可能无法完全理解介入治疗的需要。因此,需要给予时间签署术前协议。

2.2.4 穿刺方式

介入治疗开始时需确定穿刺靶目标 (脓肿、肿瘤等)方式。有两种不同的方法:套管针技术(直接穿刺)和 Seldinger 技术。技术的选择取决于穿刺脆弱组织结构的困难程度、穿刺途径的长度、操作者的经验和放置引流的必需直径。将来,应用导航装置可以实现精确穿刺,但目前在实际应用中仍太昂贵[46]。与单独针吸相比较,引流的放置使得选择穿刺方式更困难, 因为引流管的留置需要更大的装置,并且要避免伤害邻近器官。基于这个原因,从腹膜后穿刺要注意腹膜后感染[47]。多发性肝脓肿可能需要多点引流[48,49],并结合经皮方法。脓肿腔是否需要反复穿刺或长期置管引流须依具体病例而定[50-52]。关键的考虑因素除了脓肿的大小还有靶器官的敏感度,比如乳房[53]。

同时,各种超声内镜技术已经有可能通过消化道及阴道途径进行穿刺或引流[54]。这些方法超出了我们目前的范围,但应该指出的是,跨学科的操作将来会很常见。以后会有更多的结合技术,比如经皮穿刺和内镜检查[55]。

经皮减压术可用于罕见病例中。腹腔自发性穿孔或内镜术后引起的腹腔间室综合征可能会危及生命,需要紧急处理。腹腔有多个不同的穿刺点,操作者应选择风险最低的。当然,这种评估包括腹部超声检查腹壁可能的侧支血管[56]。

2.2.5 适应证和禁忌证

适应证

典型的适应证如下。
- 脓肿(穿孔后、吻合口瘘、克罗恩病、肺结核等)。
- 脓胸。
- 积液。
- 血肿

- 胆道结石和胆道梗阻。
- 寄生虫。
- 肿瘤消融。
- 尿路分流术。

禁忌证

在禁忌证列表中，应明确区分经皮穿刺和放置引流。而用穿刺针经皮穿刺可以通过脆弱的器官结构如胃肠道，但不能放置引流。经皮穿刺禁忌证如下。

- 不愿合作的患者。
- 快速测值<50%。
- 血小板计数<50×10⁹/L(50 000/μL)。

此外，部分凝血酶原时间不宜延长。

混凝实验

快速测值测的是凝血酶原时间，以百分比来表示正常人的凝血时间。凝血酶原时间是指加入组织因子之后血浆凝固的时间。经皮穿刺之前快速测值>50%的原则是基于多个风险因素的评估。正常范围为70%~120%。在50%~70%的范围，可认为血液有正常APTT(活化部分凝血活酶时间)和正常凝血酶原时间，具有止血能力。应注意其他因素的缺陷或肝脏中的凝血因子合成障碍。不过，如果快速测值在30%~50%之间，患者APTT正常，只要外在的凝血机制未受影响，就不会有自发性出血的高风险。另一方面，快速测值在30%~50%不宜行实质脏器穿刺或手术穿刺，因而禁忌[57]。在多个风险因素存在的情况下，快速测值会自我调节[21,58]。这也意味着快速测值在临界值时应进一步诊断。

部分凝血活酶时间(PTT)和活化部分凝血活酶时间(APTT)可整体评估内源性凝血系统。因此可检测到95%的先天性凝血功能障碍[59]。凝血因子Ⅶ除外。鉴于变量多且重要程度不同，APTT不能单独考虑，当其出现异常时，需要进行详细的分析。进行干预前不应出现APTT延长(正常范围是18~40秒)。凝血因子Ⅷ下降：活性因子C和凝血因子Ⅸ在0.3~0.5U/mL之间被证明可导致APTT延长并导致介入治疗围术期出血倾向。因此，在决定是否执行介入操作时，正常上限应被视为临界值。除了有生命危险的病例，这些发现还应进一步证实[60]。

APTT>50秒表明已经存在严重的凝血障碍。先天缺乏凝血因子Ⅻ、激肽释放酶原和高分子量激肽原的患者，被认为尽管APTT延长也可正常止血。肝素治疗时也要慎重考虑。血小板计数一般不影响APTT，这种情况与肝素化血液不同。

经验值也是原则的依据，当血小板功能正常时，血小板计数高于50×10⁹/L(50 000/μL)，出血倾向不会增加，并且参考现有指南，介入手术前可不对血小板进行管理[61]。如果血小板计数在20×10⁹/L~50×10⁹/L之间，只有压迫可止血时才能进行介入手术。如果血小板计数低于20×10⁹/L，介入手术前应给予血小板。在高风险情况下，如中枢神经系统的手术，血小板计数应高于70×10⁹/L[62]。另外，还应考虑到尿毒症或抗血小板药物治疗引起的血小板功能障碍。

由于引流管的放置需要扩大通道，还应注意以下禁忌证。

- 引流管不显影。
- 沿受损组织通道不明确。

如果介入治疗目的是药物阻塞(如PAIR)，需另外注意以下禁忌证。

- 与胆道相通的囊肿。
- 在中枢系统，肺或泌尿生殖道的囊肿。
- 钙化的囊肿。

2.2.6 并发症

在所有侵入性操作中，有可能出现出血、穿孔、胸腔和结肠损伤、继发性脓肿、脓胸等并发症，良好的术后护理方案是必不可少的。并发症分早期和晚期。大血管损伤造成的出血和空腔脏器受损造成的气体渗出可立刻通过超声成像检测[63]。另一方面，超声很难发现渗血和腹膜后损伤，直到出现临床症状或实验室检查异常(血红蛋白、红细胞比容、白细胞计数、C反应蛋白等)。除了放置引流管直接造成的损伤，不当术后护理也会导致出现并发症。良好的护理应包括定期冲洗引流管。应用生理盐水冲洗直到回吸清亮。可能每天需冲洗数次，根据引流浓度和引流位置而定。因为脓肿通常含有黏性内容物，连续冲洗不能产生足够的液体流量来稀释和引流物质。人工冲洗可以取得更好的效果。这些病例中，放置单个内径较大的单腔引流管比内径较小的多腔引流效果要好。

如果不确定引流管位置是否正确，可以通过 B 超评估它的位置。注入一点空气有助于准确定位导管顶部。注入少量液体可通过彩色多普勒超声(CDS)清晰显像。如果仍然不能确定引流管的位置，可注入对比剂在荧光对比下提供补充信息。最近一项研究表明使用稀释的造影剂效果好（1:10, 1mL)[64]。

除了准确放置引流、冲洗导管、监测抽吸引流和排出，伤口护理也是操作成功的一个关键因素。如果没有正确处理，即使是成功操作也可能会失败。医生或经训练的助手要每天检查导管的位置。

2.2.7 针的技术

外径为 0.7~0.9mm 的针一般能在治疗区域注入黏度低的药物。最典型的是千叶针。尖端附近有侧孔的针可用于经皮注射无水乙醇治疗肝细胞癌或较少见的甲状腺腺瘤。侧孔能使乙醇在组织中更好地分散。如果抽吸组织具有黏度，抽吸针的大小应与预计黏度相匹配。有坏死组织的情况，针至少要 18G(1.2mm)。针尖形状多样，可根据治疗区域和技术来选择。针的多种形态设计在本章已介绍[17]。最好使用双针组件(包括外管和内芯)来减少沿针剂种植。

单纯针吸大多数情况是不用切开的。但放置引流管是需要切开的。放置引流管应在适量局部麻醉下进行。患者在检查台上保持安静有助于在固定前防止引流管错位或移动。常用局部麻醉药为 1%利多卡因或 2%甲哌卡因。焦虑症患者可能需要镇静异丙酚、咪达唑仑等(注意使用指征)。除了缓解患者疼痛，衡量镇静的风险与焦虑患者造成导管错位的风险也很重要。

2.2.8 特殊针型

注射高浓度乙醇是特定肿瘤的简单治疗方式(图 2.9)。有报道显示结果良好，尤其是在治疗肝细胞癌(第 18 章)。令人担忧的并发症是沿针迹的恶性播种[65]。

2.2.9 套管针技术

套管针技术中，引流导管安装在针组件上，二

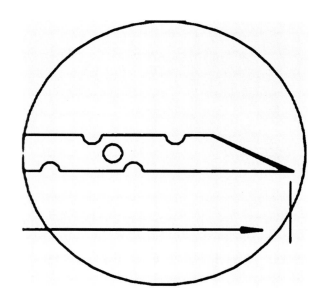

图 2.9　经皮乙醇注射的针尖呈斜角，并且末端有侧孔。

者共同推入治疗区域。这样可以直接进行或使用 18~22G 的导针建立通道(双套管技术，串联针活检技术[66])。报道显示技术效果优良。成功率为 100%，放置引流管为 98%。放置引流管通常比单纯针吸活检风险高。因此要与血管、神经、肠道、输尿管边缘保持 5~10mm 的距离[67]。已证实经皮脓肿引流可避免手术或至少可让患者得到改善而行择期手术。近年来，一个令人印象深刻的病例是急性憩室炎进行经皮引流[68]。腹壁脓肿经手术治疗后复发也可行穿刺置管引流成功治疗。波士顿有一项研究表明，经皮脓肿引流使 56%的病例避免二次手术[50]。

引流管有各种样式。将它们滑入套管增加硬度有助于插入(图 2.10 和图 2.11)。

双腔系统中，由防弯折材料制造的导管直接固定在探针上，当到达腔时，推入导管。而探针作为引导保留在原位直到操作结束。更常用的是三腔引流装置，其套管包含可拆卸套管针，针撤回后，导管

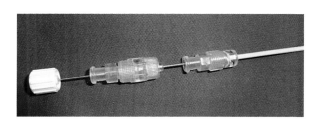

图 2.10　套管和管芯使导管变硬用于直接穿刺。

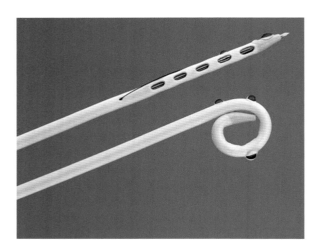

图 2.11 套管针使尾部弯曲的导管变硬用于直接穿刺。

穿过套管推进到靶区域。

2.2.10 Seldinger 技术

　　Seldinger 技术是由瑞典放射学家 Sven-Ivar Seldinger(1921~1998)于 1953 年发明的。该技术最初设计理念是在血管中引入血管造影导管[69]。在初始穿刺后导丝进入靶区域，通过导丝进一步操作。该技术的优势是可通过细针定位靶区域，为扩大而放置引流建立安全通道。和其他技术一样，样式多样。在大多数情况下，初始穿刺用千叶针(图 2.12)，以及与之相匹配的能够通过针推进的导丝。例如 0.7mm 的针能容纳直径为 0.018 英寸(1 英寸=25.4mm)的导丝而不能承受更大的应力。密闭装置用于粗细导丝的交换。它包括两部分，由金属或聚四氟乙烯制造的硬度高的内套管和较软的外导管。硬的内套管，其远端边缘较钝，能穿过薄导丝。套管硬度可以使

操作者控制它的方向，避免导丝打结。然后推进外部导管，取出内套管。目前可通过导管放置粗导丝(如，0.035 英寸)。通过扩大通道，经粗导丝推进引流管。

　　改进后，和穿过导丝一样，引流导管可直接通过长的细穿刺针推进。这需要具有管芯、导管和套管三部分的引导装置。到达靶组织时，取出管芯，通过长套管放置导丝(0.018~0.038 英寸，根据套管内径)，引流导管安在套管外 1/2。最后，套管保留或稍回退，直接通过套管和导丝推进引流导管。

> **方法**
>
> 　　套管针技术优于经验穿刺，主要由于其速度、操作简单和适当的物质设备[70]。Seldinger 技术在难以穿刺的部位具有优势，可用于引流量大的病例。

2.2.11 Peel-Away 鞘

　　如果要放置相对大尺寸的软引流管，建议使用 Peel-Away 鞘。套管针技术和 Seldinger 技术需提前放置硬的导管扩张器到靶组织。在其上面安装薄壁导管，然后通过扩张器进入。当鞘到位，取回扩张器，实际引流管进入靶组织。沿着引流导管取出鞘，并像打开拉链一样取下它(图 2.13)。

2.2.12 锚系统和缝合技术

　　使用大尺寸针时，比如在超声引导下经皮穿刺胃壁，针更容易穿到靶组织旁边，因此制作了专门的固定系统。这些装置中最简单的是用缝合线连接

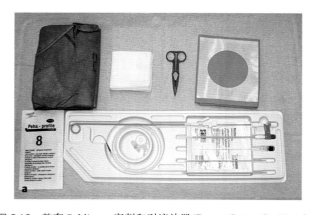
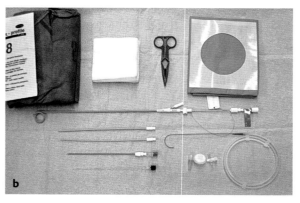

图 2.12　整套 Seldinger 穿刺和引流放置(Boston Scientific, Natick, Massachusetts, USA)。(a)所提供的装置。(b)准备使用时的陈列。

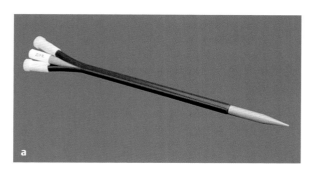
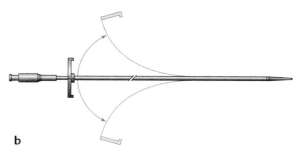

图 2.13　Peel-Away 鞘。(a) 完整的鞘。(b) 示意图。

的小金属棒组织锚,用特定的针引入腔内,并释放。金属棒置于引导针远端的侧边,缝线沿针外引入金属锚(图 2.14 和图 2.15)。

当所有金属锚放好,在胃腹壁侧可将缝线尾部绑在一起,或分别固定在皮肤的小锁盘上(图 2.14b)。

更复杂的解决方法是 Freka Pexact 系统(Fresenius Kabi AG),它由两个针组成。缝线穿过其中一针进入胃,然后与穿过另一针的金属丝绑定以固定。这种类型的胃固定术通常需要胃镜。这个技术

的优点是有利于随后的清除缝合。

2.2.13 导丝

导丝可由各种材料制成,常见的有简单的钢合金和镍钛合金。镍钛合金是有形状记忆功能的镍钛。这种材料是 1958 年美国海军军械实验室研发的。镍钛合金是海军军械实验室的缩写。这种材料耐腐蚀,能承受高达 8% 的变形(记忆效应)。通常导丝直径是 0.018~0.035 英寸(表 2.6)。直径 0.025 英

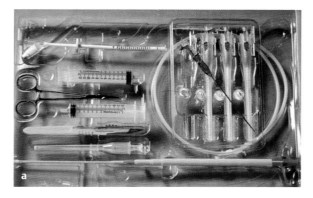
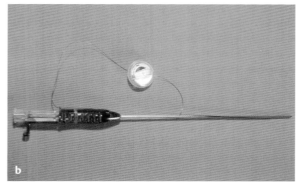
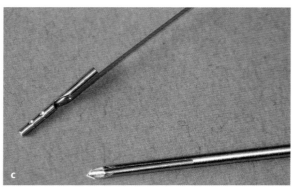
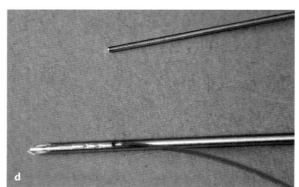

图 2.14　美国佐治亚州罗斯韦尔 Kimberly-Clark 公司生产的锚系统 (a,b) 和德国莱茵施泰腾 MTW Medizintechnik 公司生产的锁盘 (c,d)。

表 2.6　导丝的毫米直径和英寸直径

测量单位	对应值					
毫米直径	0.25	0.41	0.46	0.64	0.89	0.97
英寸直径	0.011	0.016	0.018	0.025	0.035	0.038

寸和 0.038 英寸等也可用,但不常用。直径 0.018 英寸的细导丝可通过 0.7mm 的千叶针,并可安全通过困难的通道,如肝穿刺胆道引流。

　　导丝末端结构灵活,可为直线形、直角形、J 形(Schüller 导管交换丝),或弯曲(猪尾)。小把手可以使导丝末端成角,有利于通过细窄的通道。事实上,所有导丝都有转矩稳定的设计。尖端镀金或白金镀金可在放置困难位置减少摩擦。如果导丝仅仅是扩张引导和放置引流,没必要用贵金属镀层,可以使用普通钢丝或钢丝线圈(图 2.16)。

　　但是,通过如经皮经肝胆管造影引流术(PTCD)时的狭窄通道时,导丝需要高度灵活的尖端和最小的表面摩擦。这样可为精确操作提供良好触感并通过细窄通道。制造商为这些应用开发了各种导丝。比如 Terumo 导丝,其具有弹性的镍钛合金芯,与末端 M-聚亚安酯涂层形成与软尖端的光滑过渡。这个尖端高度灵活,具有无创性圆锥形状。这一设计允许良好的推进和转矩控制。如果导丝需要重要的横向侧力,供应商会提供更稳定的导丝。被覆聚四氟乙烯(PTFE)是导丝的另一个共同特点。

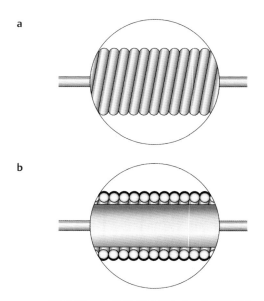

图 2.16　导丝缠绕成卷(a),纵向观(b)。

但是表面涂层并不总是有利的。放置较长引流管时,引流管和导丝的涂层可能会增加摩擦,因此不得不在放置引流管时取出导丝。导丝的稳定性是由导丝本身的厚度和特殊设计决定的。"旋转立柱"移动标记有助于指示相对位置,以便可以快速识别任

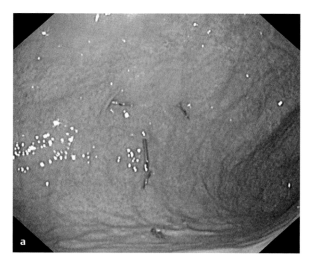

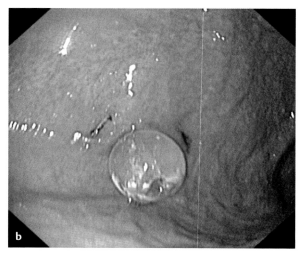

图 2.15　经胃镜观。(a) 金属锚固定在胃壁。(b) 经皮胃镜穿刺球状保留。

意的滑动和放置。导丝选择的重要标准是灵活尖端和硬轴之间的光滑锥度。关于是在距导丝尖端 5cm 还是 10cm 处涂层、锥形部分是长 17cm 还是21cm、柔软部分是长 3cm 还是仅 1cm,搞清这些问题肯定有助于病例成功放置,但不视为质量标准(比较 Boston Scientific 的 Dreamwire 和 Jagwire)。

同时,已开发出结合先进功能的具有软性亲水尖端的特殊导丝,如透视长度标记、氟涂层减少摩擦、接近 1:1 转矩控制的专用导丝(如,VisiGlide,Olympus, Medical Systems Europe GmbH,Hamburg, Germany)。然而,选择特殊导丝时成本是重要的考虑因素。

Lunderquist 导丝由于硬度高,现在已很少使用。Spannguide 导丝具有保持形状的简单设备,有利于设备传送。然而,由于目前市场上其他导丝都已具备抗弯曲性能,现在基本不使用这种导丝了。

2.2.14 扩张器

扩张器应具有硬度,常用的首选材料是聚四氟乙烯(TFE 或 PTFE)。这种材料是抗弯曲的,并能提供良好的传递力。市场上有各种长度、直径和材料特性。大多数供应商提供的长度范围为 17~60cm,外径范围为 4~16F(表 2.7)。长度为 35cm 的扩张器已被证明最适用于经皮胆道扩张。最常用于胆道扩张的是外径 4~6F 的扩张器,用 0.018 英寸无涂层导丝引入。典型的扩张器包括由金属制造的空心针(套管)和聚四氟乙烯制造的外径为 6F 的导管。这样的配置可通过 0.018 英寸的导丝,当内部套管取出,0.035 英寸的导丝可通过导管引入(如 Peter Pflugbeil GmbH 的 Di Plus 扩张器)。更大的扩张器允许通过 0.035~0.038 英寸的导丝。近端应有鲁尔锁连接器,可间歇性注入造影剂以评估扩张的进度[71]。

通常也使用聚氨酯,如 Nimura 扩张器。由于胆道扩张需考虑扩张器扩张长度,应配置外部厘米刻度。狭窄处可通过标有刻度的导管(如 Peter Pflugbeil GmbH 的 Plus-Step 扩张器)。该技术节约时间并降低成本。

2.2.15 引流管

市场上有不同制造商制造的各种引流管。它们可单独出售,也可作为一个完整装置的一部分。单腔或多腔的使用依赖于需要引流的结构。采用单腔导管,可交替灌吸。多腔导管允许同时或连续灌入。大多数导管系统由聚氨酯或聚乙烯制造(软聚乙烯抗堵塞)。聚乙烯具有较高的硬度,而聚氨酯具有更好的灵活性。聚乙烯是聚烯烃类的热塑性聚合物,它是乙烯的聚合($CH_2=CH_2$)。根据制造工艺,聚乙烯分为三种:低密度聚乙烯(LDPE)、高密度聚乙烯(HDPE)和线性低密度聚乙烯(LLDPE)。它们具有不同的结晶度、弹性系数和耐久性。

Ultrathane,一种特殊类型的聚氨酯,具有高度耐药性、耐化学性及耐热性。最新的研发品有 C-Flex (Concept Polymer Technologies Inc.)、硅基聚合物 Silitec(Medical Engineering Corporation)和烯族共聚物 Percuflex(Boston Scientific)。

导管可用同类物质制造,也可用混合材料制造。后者主要用于需留置一段时间的病例,其需要有形态的稳定性,例如与软组织亲和的表面。聚酰胺芯导管体现了这个原则,它提供了出色的硬度和平滑的通道,被覆软质聚氨酯,具有良好的血液相容性,在体内能软化。Raumedic 医疗公司是生产和销售这些产品的公司之一。

因为大多数的引流导管末端卷曲,所以良好的形状记忆必不可少。抗弯折和光滑通道是另外的重要性能。由于薄壁可以优化外径与内腔的比值,特殊结构的壁已被制造。Navarre 通用引流导管是镍钛合金制造并且壁薄,仍然具有抗弯折性和抗压性。

表 2.7 扩张器的选择标准

属性	类型
材料	具有良好传输力和剪切力,抗弯折性好的刚性材料
长度	取决于靶点,例如肝脓肿为 17cm,十二指肠乳头扩张为 60cm
直径	取决于相对应的引流导管,通常比导管大 2F
导丝	主要为未涂层 0.018 英寸导丝通过 0.7mm 的千叶针或标准的 0.035 英寸导丝

通常使用影像学检查导管位置,因此导管通过射线应可见。导管材料中添加硫酸钡可实现这个功能。另一个方法是将不透射线的长丝嵌入末端管壁或金属环。这些标记不能充分评估导管的位置。有时通过注入造影剂可确定影像学的范围并局部引流。广泛胰腺假性囊肿时有必要使用,目的是确定是否所有的囊肿都被抽干[72-75]。

引流选择中一个重要的因素是引流孔的布置。经皮脓肿引流术,所有的引流孔应在导管的尾部。另一方面,胆道引流中,沿导管应有侧孔,这有利于引流液的收集[32]。弯曲的导管应在推进的时候用硬板帮助其变直。当导管末端进入到引流空腔,除去硬板,引流管恢复其弯曲形态。一些导管有紧绳锁帮助稳定弯曲并防止脱落。有趣的是,引流孔的大小与它的性能并不直接相关。另一方面,引流液需要与相应最小引流管尺寸匹配。一般不用大导管,与小导管相比,前者更难放置[76]。亲水导管涂层有利于其通过组织并有可能同时扩张通道。导管尖端通常是锥形,锥尖可短可长。如果导管同时具有扩张功能最好应用长锥尖(如 Peter Pflugbeil GmbH 的胆道引流管)。

为使管道平滑,导管远端也可被覆亲水性涂层,目的是在推进过程中减少摩擦力。"AQ"亲水材料具有光滑的导管表面,大大降低了摩擦阻力。

许多导管在其外表面有厘米的刻度标记。这在放置位置较深的时候有利,并可使超声图像上评估插入深度更加容易。由于引流管放置的房间通常较黑,漏斗状的鲁尔锁连接器有利于插入。

弯曲导管可以直接通过针芯进入,也可以安装在金属引导装置上以保持预想的形状而不会使导丝卷曲。当导管安装在引导装置上时,通常有套筒套入导管使导管变直并防止损伤内壁(图 2.17)。

篮状头导管和 Malecot 导管一样不太常用,销量也不大。Malecot 导管插入时需安装引导装置使其变直。当取出篮状扩展,创造大的远端开口面积有利于有效引流并允许 360° 冲洗。导管本身保留篮状扩展装置,放置方法同上。

引流导管可单独使用也可成套使用。我们更倾向于使用单独包装,这样可以按具体步骤组装自己的套装并避免在需要时打开新的套装。我们的标准

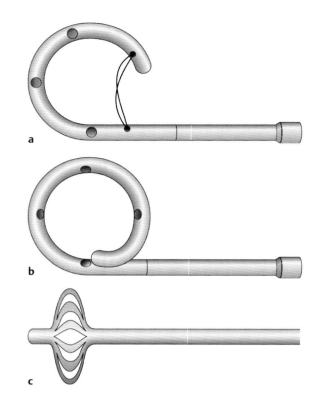

图 2.17 引流系统。(a)有拉带的弯曲导管。(b)弯曲导管。(c) 篮状导管。

系列包括外径 6~16F 的引流导管。

原则上,几乎所有的空心针都可用于腹水和胸腔积液引流。应用 Schlottmann 穿刺针(Peter Pflugbeil GmbH)可避免因弯曲导致的引流梗阻,它通过保持板固定于皮肤。针直径为 6F,长 7~15cm,并具有可变侧孔长度,以防止闭塞。针使用中应用了套管针技术。

经皮穿刺胰腺假性囊肿引流往往是其晚期并发症。引流系统被设计为穿刺针经胃引流假性囊肿,通过放置双尾引流支架,一端连于假性囊肿,一端连于胃[77]。从那以后,该技术基本放弃经胃引流假性囊肿,因为经超声内镜更容易操作。

2.2.16 其他引流系统

市场上各种已经成熟的引流系统已可跨学科应用这些装置。例如 Cystofix 系统(耻骨上膀胱造瘘术)和 Pneumocath 装置(胸腔引流)也可用于浅表和大口径引流的放置(图 2.18),即使这种指征是不被允许使用的。

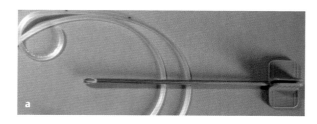

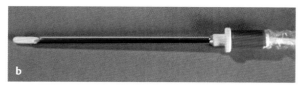

图 2.18　(a) Cystofix 导管 (Braun Melsungen AG. Germany)。(b) Pneumocath 导管 (Intra Special Gatheters GmbH, Germany)。(Source: reference[42].)

特别是慢性脓肿患者，从脓腔使用大口径导管系统冲洗坏死物质和碎片很有必要[78]。这种系统在大口径套管之间穿刺，引流导管通过它进入。然而对更深的结构，这种技术可能有损伤的高风险。

2.2.17 附件

引流管都安有 2~3 种活塞阻塞。此外还有各种设计。可有 3 种高速活塞和止血阀。引流管配有不同长度、不同尺寸的引流袋。如果有鲁尔锁配件，不可放置在导管的近端，需要配置适配器（旋转适配器）。厂家提供不同长度、不同尺寸的适配器，引流袋也一样，且必须消毒。负压系统用于较小的积液或用于引流后再积液。

（舒庆兰 译）

参考文献

[1] Stursberg H. Technik der wichtigsten Eingriffe in der Behandlung innerer Krankheiten. Berlin: A. Marcus & E. Weber's Verlag; 1949

[2] Kalk H. Die Therapie an den Berliner Universitäts-Kliniken. Berlin Vienna: Urban & Schwarzenberg; 1943

[3] Lebert H. Traite pracique des maladies cancereuses et des affections eurables confondues avec le caner. Paris: Baillière; 1935

[4] Bocking A. Perkutane diagnostische Punktion: Aspekte der Zytologie und Histologie. In: Günther RW, Thelen M, eds. Stuttgart: Thieme; 1996: 596–605

[5] Vogel H, Renk C. Punktion der Hals- und Brustorgane: Risiken der Röntgendiagnostik. Munich: Urban & Schwarzenberg; 1986

[6] Frerichs FT. Über den Diabetes. Berlin: Hirschwald; 1884

[7] Baron E. Aspiration for removal of biopsy material from the liver. Arch Intern Med 1939; 63: 276–289

[8] Martin HE, Ellis EB. Biopsy by needle puncture and aspiration. Ann Surg 1930; 92: 169–181

[9] Coley B, Sharp G, Ellis E. Diagnosis of bone tumors by aspiration. Am J Surg 193 1; 13: 21: 4–224

[10] Robertson R, Ball R. Destructive spine lesions: diagnosis by needle biopsy. J Bone Joint Surg 1935; 17: 749–75–8

[11] Blady J. Aspiration biopsy of tumors in obscure or difficult location under roentgenoscopic guidance. AJR Am J Roentgenol 1939; 42: 515–524

[12] Kirtland HB. A safe method of pancreatic biopsy; a preliminary report. Am J Surg 1951; 82: 451–457

[13] Soderstrom N. Puncture of goiters for aspiration biopsy. Acta Med Scand 1952; 144: 237–244

[14] Rasmussen SN, Holm HH, Kristensen JK, Barlebo H. Ultrasonically-guided liver biopsy. BMJ 1972; 2: 500–502

[15] Menghini G. One-second needle biopsy of the liver. Gastroenterology 1958; 35: 190–199

[16] Gebel M, Horstkotte H, Köster C, Brunkhorst R, Brandt M, Atay Z. Ultrasound-guided fine needle puncture of the abdominal organs: indications, results, risks [Article in German]. Ultraschall Med 1986; 7: 198–202

[17] Gottschalk U, Ignee A, Dietrich CF. Ultrasound guided interventions, part 1, diagnostic procedures [Article in German]. Z Gastroenterol 2009; 47: 682–690

[18] Swobodnik W, Janowitz P, Kratzer W et al. Comparison of ultrasound-controlled fine needle and coarse needle puncture of defined lesions in the abdomen [Article in German]. Ultraschall Med 1990; 11: 287–289

[19] Jakobeit C. Ultrasound-controlled puncture procedures: free-hand puncture versus transducer biopsy puncture. 5 years' experience [Article in German]. Ultraschall Med 1986; 7: 290–292

[20] Mathis G, Bitschnau R, Gehmacher O, Dirschmid K. Ultrasound-guided transthoracic puncture [Article in German]. Ultraschall Med 1999; 20: 226–235

[21] Glaser J, Mann O, Siegmüller M, Pausch J. Prospective study of the incidence of ultrasound-detected hepatic hematomas due to percutaneous Menghini needle liver biopsy and laparoscopy-guided Silverman needle biopsy. Ital J Gastroenterol 1994; 26: 338–341

[22] Haage P, Piroth W, Staatz G, Adam G, Günther RW. CT-guided percutaneous biopsies for the classification of focal liver lesions: a comparison between 14 G and 18 G puncture biopsy needles [Article in German]. Rofo 1999; 171: 44–48

[23] Piccinino F, Sagnelli E, Pasquale G, Giusti G. Complications following percutaneous liver biopsy. A multicentre retrospective study on 68,276 biopsies. J Hepatol 1986; 2: 165–173

[24] Weiss H, Düntsch U, Weiss A. Risks of fine needle puncture: results of a survey in West Germany (German Society of Ultrasound in Medicine survey) [Article in German]. Ultraschall Med 1988; 9: 121–127

[25] Colloredo G, Guido M, Sonzogni A, Leandro G. Impact of liver biopsy size on histological evaluation of chronic viral hepatitis: the smaller the sample, the milder the disease. J Hepatol 2003; 39: 239–244

[26] Schaeberle W. Interventionelle Sonographie. Berlin, Heidelberg, New York: Springer Verlag; 2000

[27] Giorgio A, de Stefano G, Di Sarno A, Liorre G, Ferraioli G. Percutaneous needle aspiration of multiple pyogenic abscesses of the liver: 13-year single-center experience. AJR Am J Roentgenol 2006; 187: 1585–1590

[28] Nürnberg D. Ultrasound of adrenal gland tumours and indications for fine needle biopsy (uFNB) [Article in German]. Ultraschall Med 2005; 26: 458–469

[29] Ojalehto M, Tikkakoski T, Rissanen T, Apaja-Sarkkinen M. Ultrasound-guided percutaneous thoracoabdominal biopsy. Acta Radiol 2002; 43: 152–158

[30] Rigamonti C, Fraquelli M, Francesca Donato M, Colombo M. Liver biopsy techniques: automated aspiration needles provide adequate tissue samples. Am J Gastroenterol 2007; 102: 2608–2609

[31] Menghini G. The needle biopsy of the liver, an effective technical progress. Sci Med Ital (Engl Ed) 1957; 6: 212–229

[32] Roschlau G. Patho-histological liver diagnostics-yesterday and today [Article in German]. Zentralbl Allg Pathol 1985; 130: 477–480

[33] Riemann B, Menzel J, Schiemann U, Domschke W, Konturek JW. Ultrasound-guided biopsies of abdominal organs with an automatic biopsy system. A retrospective analysis of the quality of biopsies and of hemorrhagic complications. Scand J Gastroenterol 2000; 35: 102–

107

[34] Diederich S, Padge B, Vossas U, Hake R, Eidt S. Application of a single needle type for all image-guided biopsies: results of 100 consecutive core biopsies in various organs using a novel tri-axial, end-cut needle. Cancer Imaging 2006; 6: 43–50

[35] Diederich S, Padge B, Hake R, Vossas U, Eidt S. Ergebnisse der perkutanen Schneidbiopsie mit einem neuartigen vollautomatischen triaxialen Biopsiesystem in verschiedenen Organen. Fortschr Roentgenstr 2005; 177: PO-176

[36] Jenssen C, Dietrich CF. Endoscopic ultrasound in chronic pancreatitis [Article in German]. Z Gastroenterol 2005; 43: 737–749

[37] Dumonceau J-M, Polkowski M, Larghi A et al. European Society of Gastrointestinal Endoscopy. Indications, results, and clinical impact of endoscopic ultrasound (EUS)-guided sampling in gastroenterology: European Society of Gastrointestinal Endoscopy (ESGE) Clinical Guideline. Endoscopy 2011; 43: 897–912

[38] Otto RC, Wellauer J. Ultraschallgeführte Biopsie. Berlin: Springer; 1985

[39] Lindgren PG. Percutaneous needle biopsy. A new technique. Acta Radiol Diagn (Stockh) 1982; 23: 653–656

[40] Sittek H, Schneider P, Perlet C, Baudrexel C, Reiser M. Minimally invasive surgical procedures of the breast: comparison of different biopsy systems in a breast parenchymal model [Article in German]. Radiologe 2002; 42: 6–10

[41] Becker D, Strobel D, Niedobitek G, Steininger H, Kirchner T, Hahn EG. Sonographisch gezielte Leberparenchympunktion: Vergleich von zwei verschiedenen Nadeltypen, erste Ergebnisse. 22. Dreiländertreffen, 1998

[42] Gottschalk U, Ignee A, Dietrich CF. Ultrasound-guided interventions and description of the equipment [Article in German]. Z Gastroenterol 2010; 48: 1305–1316

[43] Nather K, Ochsner A. Der linksseitige Abszeß bei Appendicitis. Langenbecks Arch Surg 1924; 188: 114–123

[44] Chelius MJ. Handbuch der Chirurgie. Stuttgart: Bei Eberhard Friedrich Wolters; 1830

[45] Gray R, Leekam R, Mackenzie R, St Louis EL, Grosman H. Percutaneous abscess drainage. Gastrointest Radiol 1985; 10: 79–84

[46] Birth M, Iblher P, Hildebrand P, Nolde J, Bruch HP. Ultrasound-guided interventions using magnetic field navigation. First experiences with Ultra-Guide 2000 under operative conditions [Article in German]. Ultraschall Med 2003; 24: 90–95

[47] Dahami Z, Sarf I, Dakir M et al. Treatment of primary pyogenic abscess of the psoas: retrospective study of 18 cases [Article in French]. Ann Urol (Paris) 2001; 35: 329–334

[48] Men S, Akhan O, Köroğlu M. Percutaneous drainage of abdominal abcess. Eur J Radiol 2002; 43: 204–218

[49] Liu CH, Gervais DA, Hahn PF, Arellano RS, Uppot RN, Mueller PR. Percutaneous hepatic abscess drainage: do multiple abscesses or multiloculated abscesses preclude drainage or affect outcome? J Vasc Interv Radiol 2009; 20: 1059–1065

[50] Gervais DA, Ho CH, O'Neill MJ, Arellano RS, Hahn PF, Mueller PR. Recurrent abdominal and pelvic abscesses: incidence, results of repeated percutaneous drainage, and underlying causes in 956 drainages. AJR Am J Roentgenol 2004; 182: 463–466

[51] Zerem E, Hadzic A. Sonographically guided percutaneous catheter drainage versus needle aspiration in the management of pyogenic liver abscess. AJR Am J Roentgenol 2007; 189: W138–W142

[52] Tan YM, Chung AY, Chow PK et al. An appraisal of surgical and percutaneous drainage for pyogenic liver abscesses larger than 5 cm. Ann Surg 2005; 241: 485–490

[53] Rageth CJ, Ricklin ES, Scholl B, Saurenmann E. Conservative treatment of puerperal breast abscesses with repeated sonographically guided aspirations and oral antibiotic administrations [Article in German]. Z Geburtshilfe Neonatol 2004; 208: 170–173

[54] vanSonnenberg E, D'Agostino HB, Casola G, Goodacre BW, Sanchez RB, Taylor B. US-guided transvaginal drainage of pelvic abscesses and fluid collections. Radiology 1991; 181: 53–56

[55] Chung YF, Tan YM, Lui HF et al. Management of pyogenic liver abscesses - percutaneous or open drainage? Singapore Med J 2007; 48: 1158–1165, quiz 1165

[56] Vikrama KS, Shyamkumar NK, Vinu M, Joseph P, Vyas F, Venkatramani S. Percutaneous catheter drainage in the treatment of abdominal compartment syndrome. Can J Surg 2009; 52: E19–E20

[57] Barthels M, von Epka M. Hämostaseologische Therapie – Plasmatisches System. In: Barthels M, von Depka M, eds. Das Gerinnungskompendium. Stuttgart, New York: Thieme; 2003

[58] Glaser J, Pausch J. The risk of liver biopsy [Article in German]. Z Gastroenterol 1995; 33: 673–676

[59] Suchman AL, Griner PF. Diagnostic uses of the activated partial thromboplastin time and prothrombin time. Ann Intern Med 1986; 104: 810–816

[60] Hellstern P, Oberfrank K, Kohler M, Heinkel K, Wenzel E. Die aktivierte partielle Thromboplastinzeit als Screeningtest für leichte Gerinnungsfaktorenmängel – Untersuchungen zur Sensitivität von verschiedener Reagenzien. Lab Med 1989; 13: 83–86

[61] Contreras M. Final statement from the consensus conference on platelet transfusion. Transfusion 1998; 38: 796–797

[62] García-Erce JA, Muñoz M, Bisbe E et al. Predeposit autologous donation in spinal surgery: a multicentre study. Eur Spine J 2004; 13 Suppl 1: S34–S39

[63] Dietrich CF, Muller G, Ignee A. Acute abdomen, gastroenterologists view [Article in German]. Praxis (Bern 1994) 2007; 96: 645–659

[64] Ignee A, Baum U, Schuessler G, Dietrich CF. Contrast-enhanced ultrasound-guided percutaneous cholangiography and cholangiodrainage (CEUS-PTCD). Endoscopy 2009; 41: 725–726

[65] Almeida J, Mesquita M, Ferraz J et al. Hepatocellular carcinoma developing at the puncture site after percutaneous ethanol injection. J Clin Ultrasound 2008; 36: 105–107

[66] Schäberle W, Eisele R. Percutaneous ultrasound controlled drainage of large splenic abscesses [Article in German]. Chirurg 1997; 68: 744–748

[67] Kos S, Jacob L. Perkutane Abszessdrainagen. Radiologie up2date 2008; 8: 107–131

[68] Seitz K. Sonographic diagnosis of diverticulitis: the burdensome way to acceptance [Article in German]. Ultraschall Med 2004; 25: 335–336

[69] Seldinger SI. Catheter replacement of the needle in percutaneous arteriography; a new technique. Acta Radiol 1953; 39: 368–376

[70] Moll R, Knupffer J, Fruhwald P, Range R, Schindler G. Vergleich der Trokar- und der Seldingertechnik bei CT-gesteuerten Abszessdrainagen. Ro Fo 2003: VO60.3

[71] Overdeck DL, Lynch JL, Gervais DA. Percutaneous abdominal and pelvic abscess drainage techniques. Part I: Tools of the trade. Semin Intervent Radiol 2003; 20: 177–184

[72] Habashi S, Draganov PV. Pancreatic pseudocyst. World J Gastroenterol 2009; 15: 38–47

[73] Seifert H, Biermer M, Schmitt W et al. Transluminal endoscopic necrosectomy after acute pancreatitis: a multicentre study with long-term follow-up (the GEPARD Study). Gut 2009; 58: 1260–1266

[74] Seifert H, Faust D, Schmitt T, Dietrich C, Caspary W, Wehrmann T. Transmural drainage of cystic peripancreatic lesions with a new large-channel echo endoscope. Endoscopy 2001; 33: 1022–1026

[75] Seifert H, Dietrich C, Schmitt T, Caspary W, Wehrmann T. Endoscopic ultrasound-guided one-step transmural drainage of cystic abdominal lesions with a large-channel echo endoscope. Endoscopy 2000; 32: 255–259

[76] Bruennler T, Langgartner J, Lang S et al. Outcome of patients with acute, necrotizing pancreatitis requiring drainage-does drainage size matter? World J Gastroenterol 2008; 14: 725–730

[77] Bilbao JI, Alejandre PL, Longo JM et al. Percutaneous transgastric cystoduodenostomy in the treatment of a pancreatic pseudocyst: a new approach. Cardiovasc Intervent Radiol 1995; 18: 422–425

[78] vanSonnenberg E, Wittich GR, Casola G, Cabrera OA, Gosink BB, Resnick DL. Sonography of thigh abscess: detection, diagnosis, and drainage. AJR Am J Roentgenol 1987; 149: 769–772

第 3 章

知情同意

D. Nuernberg, A. Jung

当医生出于诊断或治疗一种疾病的目的而决定需要进行某项操作时,只有当获得患者知情同意后方能进行该操作[1]。在获得患者同意前,要进行充分的告知。因此在进行操作前,医生必须采用全面、易懂、省时的方式向患者解释该项诊断或治疗性操作。告知必须以单独的、面对面的讨论形式在医生和患者之间进行。

3.1 应该告知哪些内容?

在提交书面的知情同意书之前,患者应该被全面地告知操作的目的和必要性,这项操作可能引发的问题、潜在的风险、并发症及可能的替代方案。患者必须被告知这项实验或治疗的特性、意义和范围。

3.1.1 指征

如果某项操作是诊断或治疗这个疾病的最好方法,同时具有可以接受的风险-获益比,那么它是应当被推荐的。可能没有其他合理的替代方案,但如果存在替代方案,应充分向患者说明。操作的任何治疗性价值,也应该充分告知患者。

3.1.2 如何解释

医生应当列出检查或治疗性操作的主要步骤,如果需要还可作图帮助说明。如果存在替代方案,也应进行简要的说明。患者应被告知在操作中所使用的全部药物,如镇静剂、局麻药、止痛药。必要的初次检查和随访也应该向患者进行解释。

3.1.3 风险和并发症

无论风险和并发症发生的可能性如何,都应向患者告知。告知并发症和风险,是知情同意中最重要的一部分。

应该注意的是,如果某项操作越紧急,那么对知情同意的严格要求就越少。同样,操作的风险越大,应向患者告知越多细节[2]。

风险因人而异、因操作而异,根据病史、实验室检查指标(如凝血功能),以及其他可能的一些线索决定操作的风险。患者的状态也影响了操作的风险。充分的准备可减少操作相关的并发症(详见第9章),这取决于操作所用的耗材、设备及操作者的能力。关注指南,学习操作技术,操作后进行密切的随访,同样可以减少并发症的发生。

对于典型的并发症,无论并发症的风险大小,都应向患者告知操作的风险。对于不典型的并发症,根据其风险的大小,决定是否告知患者。如果罕见的风险可能会影响患者的生命质量,才将其告知患者[3]。

3.2 告知的意义

没有法律规定采用何种方式告知患者所要进行的操作,但是对于所有的患者,医师和患者之间的交流中应告知患者必要的信息,并就此展开充分的讨论。

3.2.1 知情同意书的格式

在大多数国家,医师被强制采用某种文书形式的知情同意书,这意味着医师可以下载知情同意书的模板。以德国为例:

www.perimed.de (点击 Innere Medizin,Gastroenterologie)

www.diomed.de (点击 Innere Medizin,Gastroenterologie)

www.thieme-compliance.com

3.2.2 就知情同意书进行的讨论

知情同意书能够指导医师就将要进行的诊断或治疗性操作在与患者展开讨论前进行充分准备。但知情同意书不能替代医师和患者之间面对面的交谈(图3.1)。医师应该使用非专业人士可以理解的语言向患者描述操作步骤。根据操作的特点、紧迫性、范围、后果、患者的受教育程度决定知情同意讨论的范围程度。患者应该有机会提出其存在的问题。医师必须采用易懂的语言对这些问题做出全面可信的解答。面对面的讨论中,医师可以在知情同意模板中增加绘制的示意图或手写的注释,这是我们强烈推荐的。患者应有足够的时间做出他们的决定,然后签署知情同意书以表明他们明白并同意上述操作。

3.2.3 知情同意的责任

对患者进行告知应由医师,而不是非医务人员进行。相反,就知情同意书向患者解释的医师不一定是进行操作的医师。例如,该医师可以是家庭医师,也可以是病房管床医师。但是,进行该操作的医师应该知道患者已经由具有相应能力的医师进行了充分的告知。病房主管或指导医师有责任采取必要的方法向普通医师告知操作的风险,以保证他们能够充分全面地向患者介绍知情同意书[3,4]。

3.3   文件

打印的格式化的知情同意书,如果仅仅证明患

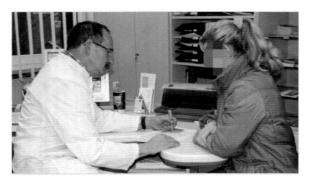

图3.1   在签署知情同意书前,医师在平静放松的氛围中向患者做出解释。

者获得了有关操作的必要信息,但是没有反映签署知情同意前应对患者告知的一些细节,是没有法律效应的。因此,即使采用标准化的知情同意书,以手写的形式补充有关知情同意的讨论过程,患者签名的时间,以及就问题做出解释的图表(事后无相关记录!),是作为法律文件的知情同意书的必要内容。

3.4   知情同意的时限

签字前,患者应该有足够的时间权衡检查或治疗操作的利弊。患者应该在没有压力和强迫的情况下根据其自由意志做出决定,并由医师提供必要的帮助。对于简单的诊断性操作,如腹水穿刺、胸水穿刺、甲状腺的细针穿刺活检,在操作当天进行知情同意是可以接受的[2]。对于复杂的门诊操作,如经皮的肝脏或胰腺活检,应在操作当天前进行知情同意[2-6]。对于住院的患者,也应该在操作当天前进行知情同意。以德国为例,在操作前一天晚上进行知情同意,法律认为时间是不够的。对于操作当天前执行知情同意的规定,当遇到紧急或危及生命的情况下可变通执行,但是这种紧急的情况应进行详细的记录。未治疗的患者参加知情同意的过程是不合理的。

3.5   特殊情况

3.5.1 默认同意

患者所提供的知情同意仅仅包含讨论所涉及的内容,当医生认为此操作将要扩大的时候,对患者讨论知情同意时,需要强调上述内容(例如当肿瘤导致经皮吸引器阻塞的时候,需要安置引流管)。当操作过程中发现需要改变或扩大操作过程,医师需要权衡终止操作、择期再次操作与即刻扩大操作的利弊。默认知情同意是假设一个理智的患者在该种情况下进行告知以后会同意此项扩大操作。就法律而言,只有当认为停止操作会对患者的生命或健康产生明显的损害时(如脓肿扩大),才认为默认知情同意是合理的。

3.5.2 患者不具备知情同意的能力

如果患者没有能力确认知情同意,将采取进一步措施以保证患者的意愿以提前指令、委托律师、预先嘱咐的形式进行表达。若某人作为决策者(如父母、监护人、健康代理人)签字,其所做的决定将被视为最终的决定。

3.5.3 儿童

患者未达到提供知情同意的法定年龄,应由其父母作为代表[7]。当父母中的一方带患儿就医并签署知情同意,可视作父母双方均提供知情同意。涉及复杂的操作,其所导致的并发症可能严重影响患儿的生命质量时,应尽可能获得父母双方的知情同意。

当患儿有能力理解操作的意义及并发症时,他们具有提供知情同意的权利。当患者年龄接近提供知情同意的法定年龄时,不能强迫患者进行违背其意愿的医疗操作(见第 32 章)。

3.5.4 语言障碍

当从说外语的患者处获得知情同意时,确保患者明白医师所讲的内容很重要。应尽可能安排懂得患者语言的人(患者的家庭成员、翻译、涉外医院的工作人员)翻译。以患者母语所写的资料和知情同意书模板也是有助于患者理解的,同时上述资料也能从网上下载。

对语言的理解能力受损的患者,如中风的患者,以及听力受损的患者也应考虑到相同问题。

3.5.5 放弃知情同意

若患者在医生未做出知情告知即签署同意书,通常这种知情同意将视作自动放弃。此时应确认这些患者对于他们的医师基于其职业经验做出诊断和治疗的决定具有充分信心,患者自动放弃知情同意将被记录在案。

当医师就将进行的操作对患者进行细致的讲解后,患者仍拒绝该操作,此时医师必须尊重患者的决定[4]。

（黄栎为　译）

参考文献

[1] Lutz H. Patient Information and Informed Consent. Paper presented at the Interventional Ultrasound Conference in Berlin, May 27–20, 2010

[2] Teubel A. Aufklären, aber richtig. Deutsches Ärzteblatt 2010; 107: A951–A952

[3] Arbeitshilfen der DKG. Empfehlungen zur Aufklärung der Krankenhauspatienten über vorgesehene ärztliche Maßnahmen. 6th ed. Deutsche Krankenhaus Verlagsgesellschaft: 2012

[4] Schara J, Brandt L. Provision of information to patients - legal and humanitarian requirements [Article in German]. Schmerz 2008; 22: 91–98

[5] Baur U. Aufklärung und Einwilligung des Patienten. Arzt Krankenhaus 1991; 64: 222–226

[6] Schreiber H-L. Patient education from the legal viewpoint [Article in German]. Internist (Berl) 1983; 24: 185–189

[7] Laum HD, Smentkowski U. Ärztliche Behandlungsfehler – Statut der Gutachterkommission, ÄK NR. Köln: Deutscher Ärzteverlag; 2006

第 4 章

药物、设备和设置要求

D.Nuernberg，A.Jung

4.1 药物

关于预防心内膜炎的药物治疗方法，以及在介入治疗之前处理和纠正凝血障碍的相关内容可参考第 7、8、9 章。

4.1.1 麻醉前用药

镇静

介入治疗常常需要镇静和充分的病患监护。严重不良反应的风险取决于选择的介入治疗类型、患者的个体风险预测和镇静剂的不良反应范围。是否使用镇静（和止痛）常常建立在个性化的基础上。个性化的标准是患者本身、操作者或检验员，以及流程计划。因此，微创（如胸腔穿刺术、穿刺抽液术、经皮肝组织活检术）和需要患者配合的操作（如深呼吸来协助病变显示）在没有镇静下也可以成功实施。另一方面，镇静在时间较长和可能痛苦的操作中则是必需的（如脓肿引流、PTCD、肾造瘘、局灶肿瘤治疗）（见第 11 章）。

危险因素

风险预测取决于操作类型和患者健康状态。患者的个体风险应在干预治疗之前进行评估，美国麻醉医师协会（ASA）的分类可能对评估患者风险有帮助[1-4]。

以下因素与增加风险有关（ASA 分类为 Ⅲ～Ⅴ）。

- 失代偿性心力衰竭。
- NYHA Ⅲ～Ⅳ。
- 冠状动脉心脏病。
- 心脏瓣膜病。
- 肝脏和肾脏衰竭。
- 肺部疾病。
- 凝血病。

因此，应该在介入治疗之前进行详细的病史和临床体格检查。医师在实施介入操作时也需要警惕任何可能的并发症，进行预防性的护理措施（如心内膜炎的预防）而避免并发症。

当介入治疗带来不适或疼痛感，患者会表达镇静的要求，医生也可能会在介入治疗前建议使用。尤其在部分操作比较困难的治疗中[如经皮经肝胆管造影引流术（PTCD）、脓肿引流、超声内镜引导下细针穿刺活检（EUS-FNB）]，需要患者保持不动。镇静有利于尽快达到目的，同时获得更高的患者满意度[5]。

4.1.2 止痛

以下介入治疗常常需要止痛剂镇静。

- 脓肿引流（见第 15 章）。
- 经皮肝脏肿瘤治疗（见第 18、19 章）。
- PTCD（见第 20 章）。
- 胰腺介入治疗（见第 12、22 章）。

如果操作过程需要患者的主动配合，如深呼吸或者短暂屏住呼吸以帮助定位，镇静可以保留。丙泊酚适用于不需要患者配合的病例，如患者非常焦虑，并表达了对镇静的需求，或者对其他镇静剂有不良反应的病史（表 4.1）。

苯二氮䓬类和阿片类拮抗剂应随时备用（表 4.2）。但也不建议常规使用拮抗剂。

静脉镇静需要在整个操作和恢复过程中拥有安全的静脉通路，静脉通路在不接受基础镇静的患者中也是必要的，因为它可以快速地处理出现的并

表 4.1　镇静剂和止痛剂在介入治疗中的使用

药剂	商品名	用量
苯二氮䓬类		
咪达唑仑	多美康	2~5mg 静推，在很少的情况下用到 10mg（给药量 30~80μg/kg 体重）
丙泊酚	双异丙酚	间歇性快速注射[1]：40/60mg 的剂量（体重小于 70kg，40mg；体重大于 70kg，60mg），10~20mg 给药量时，观察麻醉深度）
止痛药		
哌替啶	杜冷丁	25~50mg 静推

表 4.2　镇静拮抗剂

药剂	商品名	用量
苯二氮䓬类		
氟马西尼	安易醒	0.2~0.5 mg 静推
阿片类拮抗剂		
纳洛酮	纳洛酮	0.4~2mg 静推

表 4.3　介入操作过程中关于镇静和监护的推荐[1]

操作	推荐
1.监护	由有资质的人监护 监测血氧饱和度 适合的房间，操作完成后监护仪可使用
2.镇静	不同的个体适用于不同的镇静剂量，需准备镇静拮抗剂 在使用丙泊酚时需要更加严格的监护：血氧饱和度监测、血压监测，最好有心电监护仪；如果需要，可提供供氧装置[13-16] 静脉镇静需要安全的静脉通道、患者监护、随时可用的复苏药物及仪器。操作过程中使用丙泊酚能减轻患者的痛感
3.个体风险评估	不同患者个体风险评估按照美国麻醉医师协会（ASA）制定的标准执行

发症。药物的剂量以个体的体重和反应量而定。复苏的药物和仪器要随时备用。需要常规监测血氧饱和度，氧气鼻导管除了在使用丙泊酚中是必要的，除此以外可选择性准备[1,9-12]（表 4.3）。

4.1.3 凝血

在做介入操作前，需要监测红细胞计数和凝血。医源性出血风险是无时不在的。有多种方法可评估出血风险。一方面，它是由患者自身因素决定的，如先天性、获得性或药物诱发凝血障碍。另一方面也主要取决于操作的性质（见第 9 章）。

在介入操作前，我们建议了解患者有无出血史，以及患者的部分凝血活酶时间（PTT）和凝血酶原时间（快速值）。同时需要了解有无口服相关药物的病史（如抗凝药物、抗血小板药物及肝素）（见第 3 章）。

停止抗血小板治疗（抗凝）

通过以下三个问题来决定是否在术前停止抗血小板治疗：

1.需要进行的操作是否紧急？

2.抗血小板治疗是否重要？

3.需要进行的操作的出血风险是什么？

最终是由内科医师决定是否继续或中断抗血小板治疗。越来越多的内科医师愿意对正在口服阿司匹林或氯吡格雷的患者进行手术。然而，在进行肝肾穿刺时需要更加谨慎，经皮肝脏和肾脏穿刺的介入是被纳入高出血风险的操作，而其他器官的活检和内镜活检并不认为有很高的出血风险。对于口服替罗非班（欣维宁，一种可逆的 GPⅡb/Ⅲa 抑制剂，德国默克）的这类患者，由于其抗血小板聚集，容易导致中风。在停用阿司匹林或氯吡格雷（如术前 5 天）后，需要在介入治疗前 3 天静脉给予替罗非班。虽然替罗非班的使用还未被临床实验所认可，但我们把它作为一个常规操作。术后再根据出血的风险评估决定是否重新开始抗血小板聚集治疗。

4.1.4 局部麻醉

介入治疗往往需要局部麻醉。通过超声定位及标记穿刺部位,备皮后局部行浸润麻醉。最常用的麻醉药物是 1%或 2%的利多卡因或普鲁卡因。取决于病变的部位,局部麻醉可能渗透到表面和深层组织,甚至达到腹膜。腹膜浸润应在超声引导下完成。局部麻醉一般使用最小的针头(如 23G 一次性使用注射器)。对于表浅的组织(如甲状腺活检或淋巴结活检),2~3mL 的 2%利多卡因就足够了。对于较深的组织(如肾脏、肝脏、胰腺、器官脓肿)需要较大剂量(8~10mL)。因此,药物必要剂量取决于病变的位置和深度。有效的局部麻醉可以不需要镇静。在不知道操作过程是否会有多点进针时,初始的局部麻醉需要监护。

4.2 设备和设置要求

4.2.1 活检仪器

主要的先决条件是有一个拥有适合传感器的超声波扫描仪。定位方法在第 2 章和第 14 章中有详细描述。

4.2.2 介入材料

各种活检针和导管在第 2 章和文中的某些特定标题中有描述。助手需布置好操作需要的器械,由于这些器械都是一次性物品,所以要先核对它们的有效日期。不同的外科医生可能有着不同的操作步骤。有时需要快速地取得额外的材料,因此导管应存放在离操作室较近的地方。

4.2.3 定位、操作前检查和标记

好的患者定位是穿刺成功必不可少的条件,并且能让患者良好地耐受。正确的定位包括以下几点。

- 提供合理的穿刺通道。
- 确保患者舒适和耐受,考虑预期操作的时间。
- 允许最优的监视,这通常是由助手处理。

定位操作在某些情况下是非常有效的工具。彻底的操作前检查不仅能决定最佳的穿刺位置,还能再次确定病变的位置(以十字准线标记)、评估病变随呼吸运动的改变、显示皮肤标记的位置、明确穿刺的整体范围 (以备需多点穿刺或改变穿刺的路径)。皮肤标记需用非水溶性墨水,以防备皮时被消除掉。同样需要标记出皮肤局部浸润麻醉的范围。而皮肤标记需要在患者摆好操作体位后定位。

4.2.4 操作过程中的监护

监护主要由助手和内科医生负责。监护仪器仅仅是对患者简单的监测。因为要专注于快速和准确的操作,所以操作者只是一个间接监护者。这种情况下要一名有资格的护士全程出现在操作过程中。监测建议在表 4.3 中列出[1]。

使用丙泊酚时需要有另外一个具有急诊医学知识的有经验的内科医师在场,或者是受过专门训练的、合格的人负责监测患者[1]。

4.2.5 操作后的监护

镇静剂会在操作完成后仍保持一定药效,因此操作完成后仍需要一段时间的监护,最好是在有监护仪和氧饱和度监测的恢复室。流动患者需有同伴陪护并观察几小时后才能离开, 并且患者 24 小时内不能饮酒和开车。因为拮抗剂的药效比镇静剂短,所以对于那些使用拮抗剂后恢复的患者也应该遵循以上要求。较好的方法是在患者离开时,给予患者一张显示使用镇静剂和列出可能出现的并发症的卡片(见第 3 章)。科室电话也应给予患者,以方便患者咨询问题,或观察患者穿刺后并发症的出现。有些操作还要求一些特殊的随访检查,如超声检查、实验室检查等。

4.2.6 设备(操作室)

不同的介入操作要求不一样的设备。高要求和复杂的介入操作需要空间更大的操作室。同样,简单和一般的操作只需要常规的操作室即可。对于那些不能移动的患者,在做一些穿刺时(比如积液的穿刺)可以在床旁操作。但对在 ICU 不能转运的患者进行操作是一个很大的挑战,考虑到院内转运的

高风险(如机械通气的患者),淋巴结细针和排液定位是可以的。而给患者带来的风险和收益需要个体化衡量。

但对于具有挑战的操作,比如复杂的排液穿刺或经皮肿瘤治疗就需要在操作室完成。这些操作室必须具备良好的技术条件和卫生标准(见第8章)。

侵入性操作根据其大小和患者的风险级别分为以下三组。

- 手术。
- 小侵入性操作。
- 侵入性检查和类似措施。

4.2.7 功能和设计要求

检查室

检查和治疗的房间应该设计为能让这些操作在这些地方可以娴熟地进行。这些房间不能被用于手术操作和其他侵入性的操作。并且这些房间应该配备洗手台。相关人员在进行检查、换药或相关活动时应该穿防护衣、戴手套。

"小侵入性操作"操作室

以下房间或区域对于进行(小)侵入性操作是必要的,这些(小)侵入性操作包括内科和放疗科的介入操作,以及超声定位介入治疗等这些可能需要联合进行的操作。

- 操作间。
- 员工更衣间(包括手消毒区和废物容器)。
- 包括存储、废弃物、物品和仪器准备的区域。
- 患者更衣间。
- 患者等待操作的等候区域。

一般来说,侵入性操作也是需要在操作室进行。侵入性操作包括,彻底的临床查体、身体自身和人工孔道的探查、内镜检查、注射、大范围换药、大血管置管、超声引导下的介入治疗。

设备

治疗和恢复室的布置及设备必须满足患者出现并发症时的需要。因此,治疗室需配备监护设备(血氧饱和度、血压和心电监护)、适当的应急药物、

氧气、吸引器、复苏设备(应急工具包)及电动病床。

4.2.8 操作和组织要求

进入操作间前,相关人员应该脱去病房的衣服,并且在洗手间清洁洗手。然后,在操作间戴上手套,必要时戴无菌手套。另外,对于有感染风险的小手术操作,相关人员需要戴口罩和帽子遮住鼻子和嘴巴。同样的,在外科洗手后,穿上无菌手术衣和戴上无菌手套。每个操作结束后都要更换手套、口罩和手术衣(见第8章)。

门诊操作

门诊操作不应该造成患者感染率的增高。门诊的侵入性操作和住院患者要求是一样的,分为手术和微小侵入性操作,具有同样的操作空间、技术及操作流程要求。门诊患者超声引导下的操作包括经皮肝活检和胰腺活检。

(张清凤 译)

参考文献

[1] Riphaus A, Wehrmann T, Weber B et al. Sektion Enoskopie im Auftrag der Deutschen Gesellschaft für Verdauungs- und Stoffwechselerkrankungen e.V. (DGVS). Bundesverband Niedergelassener Gastroenterologen Deuschlands e. V. (Bng). Chirurgische Arbeitsgemeinschaft für Endoskopie und Sonographie der Deutschen Gesellschaft für Allgemein- und Viszeralchirurgie (DGAV). Deutsche Morbus Crohn/Colitis ulcerosa Vereinigung e. V. (DCCV). Deutsche Gesellschaft für Endoskopie-Assistenzpersonal (DEGEA). Deutsche Gesellschaft für Anästhesie und Intensivmedizin (DGAI). Gesellschaft für Recht und Politik im Gesundheitswesen (GPRG). S3-guidelines—sedation in gastrointestinal endoscopy [Article in German]. Z Gastroenterol 2008; 46: 1298–1330

[2] Practice guidelines for sedation and analgesia by non-anesthesiologists. A report by the American Society of Anesthesiologists Task Force on Sedation and Analgesia by Non-Anesthesiologists. Anesthesiology 1996; 84: 459–471

[3] American Society of Anesthesiologists Task Force on Sedation and Analgesia by Non-Anesthesiologists. Practice guidelines for sedation and analgesia by non-anesthesiologists. Anesthesiology 2002; 96: 1004–1017

[4] Cohen LB, Delegge MH, Aisenberg J et al. AGA Institute. AGA Institute review of endoscopic sedation. Gastroenterology 2007; 133: 675–701

[5] Jung M, Hofmann C, Kiesslich R, Brackertz A. Improved sedation in diagnostic and therapeutic ERCP: propofol is an alternative to midazolam. Endoscopy 2000; 32: 233–238

[6] Carlsson U, Grattidge P. Sedation for upper gastrointestinal endoscopy: a comparative study of propofol and midazolam. Endoscopy 1995; 27: 240–243

[7] Christe C, Janssens JP, Armenian B, Herrmann F, Vogt N. Midazolam sedation for upper gastrointestinal endoscopy in older persons: a randomized, double-blind, placebo-controlled study. J Am Geriatr

Soc 2000; 48: 1398–1403

[8] Patterson KW, Casey PB, Murray JP, O'Boyle CA, Cunningham AJ. Propofol sedation for outpatient upper gastrointestinal endoscopy: comparison with midazolam. Br J Anaesth 1991; 67: 108–111

[9] Dumonceau JM, Riphaus A, Aparicio JR et al. NAAP Task Force Members. European Society of Gastrointestinal Endoscopy, European Society of Gastroenterology and Endoscopy Nurses and Associates, and the European Society of Anaesthesiology Guideline: Non-anesthesiologist administration of propofol for GI endoscopy. Endoscopy 2010; 42: 960–974

[10] Riphaus A, Wehrmann T. Sedation, surveillance and preparation. Endoscopy 2007; 39: 2–6

[11] Riphaus A, Lechowicz I, Frenz MB, Wehrmann T. Propofol sedation for upper gastrointestinal endoscopy in patients with liver cirrhosis as an alternative to midazolam to avoid acute deterioration of minimal encephalopathy: a randomized, controlled study. Scand J Gastroenterol 2009; 44: 1244–1251

[12] Wehrmann T, Riphaus A. Sedation with propofol for interventional endoscopic procedures: a risk factor analysis. Scand J Gastroenterol 2008; 43: 368–374

[13] Practice guidelines for sedation and analgesia by non-anesthesiologists. A report by the American Society of Anesthesiologists Task Force on Sedation and Analgesia by Non-Anesthesiologists. Anesthesiology 1996; 84: 459–471

[14] Society of Gastroenterology Nurses and Associates, Inc. SGNA position statement: Statement on the use of sedation and analgesia in the gastrointestinal endoscopy setting. Gastroenterol Nurs 2003; 26: 209–211

[15] Society of Gastroenterology Nurses and Associates. SGNA position statement. Statement on the use of sedation and analgesia in the gastrointestinal endoscopy setting. Gastroenterol Nurs 2004; 27: 142–144

[16] SGNA Practice Committee. Statement on the use of sedation and analgesia in the gastrointestinal endoscopy setting. Gastroenterol Nurs 2008; 31: 249–251

第 5 章

病理与细胞学

A. Tannapfel, C. F. Dietrich

5.1 病理学

病理学主要用于器官和组织病理变化的诊断和分类。

病理已成为活体诊断的必备工具。病理学家检查活检、手术切除标本和术中冰冻切片。他们的服务包括从黏膜和体液中收集细胞涂片并对其进行细胞病理学评估。相关内容在第 6 章中将进行更充分的阐述。

5.2 活检

尽管现代影像学、介入技术和生化方法在疾病的诊断中起着重要的作用,但根据活检组织学对疑似恶性肿瘤建立一个精确的诊断仍然是最快、最安全、最可靠、最划算的方法。肿瘤的组织学评估不仅在初步诊断中起着至关重要的作用,而且关系着患者出现复发或转移时的后续治疗。

5.2.1 活检的类型

切除活检

切除活检是指将整个病灶取出的一个大的组织标本。在完全切除的情况下,活检由相邻结缔组织、肌肉、神经组织、血管所包围。黑素细胞病变或皮肤肿瘤的活检建议进行切除活检,完全切除整个病变。

切开活检

切开活检,即只对可疑病灶进行部分切除。

内镜活检

内镜活检,即在内镜检查中经内镜的工作通道使用引出的仪器来进行组织样本的采集。胃或膀胱的溃疡性病变的采样可使用小镊子(打孔活检)。凸出的病灶可以通过电灼环路被完全切除。

涂片细胞活检(脱落细胞)

个别的、松散的黏附细胞可用小刷子收集,并转移到载玻片用于细胞学评价。该过程完全无痛,但如果病理学家发现异常细胞涂片,小组织样本可能还是要被切除。

刮除活检

即用勺子状仪器从黏膜表层中仔细刮取组织样本。

细针活检

即使用外径 1.0mm 或更小的细针进行"局部活检"。细针活检(针直径<1mm)收集的主要细胞学材料在日常实践中被冠以不同的名称,细针活检(FNB)常见同义词有以下几种。

- 细针穿刺(FNA)。
- 细针穿刺活检(FNAB)。
- 细针穿刺细胞学检查(FNAC)。
- 细针细胞学检查(FNC)。

这是可以理解的,细针活检具有一个固有的高的"抽样误差",尤其是在局灶病变的情况下。因此,在肝脏局灶性病变,细针活检大约有 40% 的错误率,但在诊断弥漫性组织病变时其准确性超过 90%[1]。

出于这个原因,盲目活检应当在只有怀疑存在病灶扩散的情况下采用（如肝炎或自身免疫性疾病）。在实践中我们应尽量避免"盲目活检"，不过现实中大多数"盲目活检"是在超声引导下进行的(如Menghini 肝活检)。局灶病变应当始终在影像(超声波、X 线透视检查、CT、MRI)引导下进行，以减少假阴性诊断率[2,3]。

细针穿刺活检是一个特殊的方法，细针经皮穿刺或剖腹手术或开胸手术后引入，收集材料，然后像血液标本一样涂于玻片上[4](见第 6 章)。

5.3　组织学或细胞学

一般来说，相同的基本原则均适用于组织学和细胞学分析:加强临床医生和病理学家之间的合作对建立一个精确的诊断至关重要。细胞学检查不能代替组织学检查。精确诊断需要这两种技术的并行应用。因此，对于"组织学或细胞学"这个问题，我们应该回答"细胞学和组织学"，因为细胞学检查提供的可信度较低。例如，细胞学检查通常不能区分原位癌和晚期癌症。因此，完善的治疗计划需要组织学检查[1,5]。我们无法提供一个权威的建议，如何时运用细胞学是足够的，或更重要的，何时使用可以

得到一个准确的结果。细胞学并不能有效地诊断某些肿瘤实体，如霍奇金和非霍奇金淋巴瘤。虽然免疫细胞学检测可以做到小细胞和非小细胞肺癌区分，但标本量一般不足以允许附带测试[表皮生长因子受体(EGFR)突变、ALK-EML4 易位]。

5.3.1 误差来源

潜在的错误来源包括获取标本量不足，这可能会导致误差。此外，从坏死区域获取的标本组织不能进行组织分类。组织加工和挤压的不足也是阻碍组织病理学评价的可能因素。当然，活检应从病灶本身获取，而不是想当然认为炎症周围即是肿瘤(表 5.1)。

5.4　分型、分级、分期

组织学与确定肿瘤的组织类型(分型)和恶性肿瘤的组织学分级(分级)有关。这两个也可以应用于临床上进行生物学评估和(或)预后评估。而细胞学标本并不能始终如一地或者可靠地测定这些信息[6]。通过提供这些信息，病理学在肿瘤诊断中发挥着关键作用。组织学评价即基于肿瘤的分型、分级、

表 5.1　组织学检查误差的可能原因

程序步骤	目的	可能的错误
步骤 1:标本采集	穿刺活检、切除、摘除:收集足够数量的状况良好的有代表性的组织	组织没有从"病理"本身抽样，而是来自它的周围(如从肝脏结节取样)
步骤 2:标本固定	组织保存(自溶和分解的中断)，准备做进一步处理;通常固定在甲醛溶液中(4%水甲醛溶液)	未能履行固定或使用不当的固定液 固定时间过长或过短，甲醛溶液浓度太高或太低 固定液量不足(推荐:组织与溶液的比例为1:10) 受损的扩散(厚的纤维包膜的器官、厚肌层的空腔脏器)
步骤 3:样品提交给病理学家	每个手术切除标本符合提交要求的必须全部提交	提交延迟或错误 提交容器或标本标注不当
步骤 4:由病理学家粗略制备进行大体检查	评估所提交的组织样本的大小、形状、浓度、外观、重量等,对有代表性的样本进行组织学检查	去除不合适的、不具代表性的组织样品 制备不完整和(或)抽样不足
步骤 5:微观评估和病理报告	结合大体检查和临床表现进行分型、分级、分期、R 分类(切除情况)	没有经验的病理学家 粗心的操作方法 不考虑全部发现导致误解和不完全分类

分期。在器官中心,病理结果往往与临床和影像学检查结合共同明确肿瘤的阶段,这可以帮助指导下一步的治疗决策。这里的组织学评价就是基于分型和分级。

5.4.1 分类(分型)

分类是基于对临床行为(良性或恶性)及肿瘤的组织来源(组织发生)的评价。基于病理解剖的发现,可以对大多数肿瘤进行一个明确的良、恶性分化分型。恶性肿瘤转移的能力相对于原来的组织,常常表现出"非典型性"。这些变化在显微镜下表现为细胞大小、形状多样性和核形态异常。后者的特点是大范围核形状的改变、核多形性、核与核染色质增加引起的核深染、非典型核分裂和转变维持细胞大小的核质比率,所有这一切都反映了一个更具有侵袭性的生物学行为。良性肿瘤有可推动的边缘和发生局部、局限的、呈非转移型生长。与之相对比的,恶性肿瘤可能发生转移,具有破坏性,呈侵袭性生长。

除了侵入性肿瘤,还应识别和分类癌前病变。已有癌前病变的研究揭示了从潜在的病变到专性的癌前病变,然后到(微)浸润性癌这一非典型进程。

与病变进展的不同阶段相关联的遗传变化已经在一些恶性肿瘤,例如结肠直肠癌中有了很好的研究。这些变化遵循一个序列即从正常上皮细胞到小腺瘤(<10mm 的微妙体系结构的变化和轻微的细胞及核的非典型性)。接下来是大腺瘤(>10mm),往往表现为中度非典型性,其次是高度的非典型性腺瘤。序列终点是浸润性腺瘤,其也可以转移。与这变化类似的一个进程已经在子宫颈的鳞状上皮增生中被描述。例如,宫颈上皮轻度、中度和重度不典型增生可能进展为原位癌、早期浸润癌,最后发展为极可能会发生转移的浸润性癌。在子宫内膜,简单无异型性增生意味着一个潜在的癌前变化,而复杂的异型性增生表明专性癌前病变。在两者之间的不同等级的原位肿瘤的不典型增生,称为上皮内瘤变(低级别相当于轻度或中度非典型增生,高级别相当于重度非典型增生)。宫颈形态称为宫颈上皮内瘤变(CIN,分级Ⅰ~Ⅲ),类似形态存在于外阴即外阴上皮内瘤变(VIN),存在于阴道即阴道上皮内瘤变(VaIN),存在于前列腺即前列腺上皮内瘤变(PIN),存在于胰腺即胰腺上皮内瘤变(PanIN)。睾丸原位癌被世界卫生组织称为不能分类的精曲小管内生殖细胞肿瘤(IGCNU)。

组织学诊断提供了可能发生在同一组织的不同类型肿瘤的第一个细分。将肿瘤的外观与正常组织相比较来就细胞的类型和结构的相似之处与不同之处进行鉴别。仅通过肿瘤的原发部位不足以对肿瘤进行分类,例如原发部位在胃、结肠、支气管的肿瘤,一些神经内分泌肿瘤和其他许多不常见的肿瘤也可能发生在这些位置。一旦肿瘤的良、恶性确定,就要确定其组织的起源。单靠光学显微镜,大多数肿瘤可归类为上皮、间质、神经外胚层、胚胎,或生殖细胞肿瘤。上皮细胞和间质成分不同的混合瘤十分独特少见。

良性上皮性肿瘤被分为乳头状瘤(鳞状上皮细胞、移行上皮细胞,或泌尿道上皮细胞构成)和腺瘤(柱状上皮细胞构成);恶性上皮性肿瘤即称为癌(鳞状细胞、膀胱上皮、腺管上皮等)。这些术语通过描述性形容词或指示其独特结构特征的前缀来进一步描述肿瘤的特征。例如,绒毛状、管状、结肠绒毛管状腺瘤、甲状腺滤泡腺瘤。实质器官被描述为肝细胞癌、胆管上皮细胞癌、肾细胞癌和甲状腺癌。如果没有发现形态学和免疫组织化学的差异化特点,这被描述为未分化癌(未分化)的增长模式。上皮性肿瘤的另一个类别是神经内分泌肿瘤,其中,像内分泌器官的多数肿瘤,表现出与他们的良、恶性分化相关的鲜明特点。明确的恶性肿瘤被称为神经内分泌癌。

> **注意**
>
> 恶性上皮性肿瘤与正常组织的比较,"鳞状细胞癌""腺癌"和"移行细胞癌",占所有恶性肿瘤的 90% 以上。

间质肿瘤通过在分化组织表现的不同特征进行分类。后缀"-oma"表示良性肿瘤,而"-sarcoma"(来自希腊语"肉")表示恶性肿瘤。就命名仅举几个例子。例如,脂肪瘤、脂肪肉瘤、平滑肌肉瘤的区别,以及血管瘤与血管肉瘤的区别。如果没有发现区分特性,那么肿瘤是一种未分化肉瘤,分类由它的细胞形态,如圆形细胞、梭形细胞,或多形性(具有可变形状的细胞)决定。

造血细胞肿瘤和淋巴细胞肿瘤,包括白血病和淋巴瘤,也有间充质来源的肿瘤,但单独分类。

神经外胚层肿瘤包括中枢神经系统(CNS)的支持细胞肿瘤——神经胶质瘤、星形细胞瘤、少突神经胶质瘤等,以及中枢神经系统的覆盖物肿瘤如脑膜瘤。

神经外胚层肿瘤还包括黑色素肿瘤,如黑色素细胞痣和恶性黑色素瘤。

胚胎性肿瘤表现出的组织模式类似于那些器官的形成。这些肿瘤通常命名中有后缀"母细胞瘤",表示他们起源于原始器官细胞,如肾母细胞瘤、神经母细胞瘤、视网膜母细胞瘤、成神经管细胞瘤、肺母细胞瘤和肝母细胞癌。

生殖细胞肿瘤是另一个实体,可能存在各种表现方式,可以表现出生殖细胞的特定功能,也可以表现出来自所有三个胚层衍生的胚外组织特征。患者的性别、年龄、组织的成熟度是决定肿瘤良性或恶性的重要因素。

当肿瘤显示几种不同的结构特点及其组织起源不能被识别时,分类可能出现困难。有各种各样的规则应用于这些肿瘤的分类。他们被分为以下几种。

1.结构主要存在于肿瘤。

2.最高度分化的结构,与它们的数量无关。

3.最少的分化(大多数恶性)结构,与他们的数量无关。

然而,一般规则却无法说明,所以有必要应用明确的定义和详细的分类原则建立关于每个器官肿瘤的组织学分类。世界卫生组织定义了发生在不同器官系统的个体肿瘤,并用彩色板来说明。为了国际合作的利益和可比性,一般建议世界卫生组织分类适用于所有肿瘤的诊断[6]。当严格遵循该系统的分类原则时,他们将确保高度的再现性诊断和在不同的病理学家之间高度的一致性。大部分差异源于肿瘤的异质性。由于肿瘤在不同的部位,可能存在不同的组织学类型,因此有一种危险,即单一的、小

组织样本不能代表存在于肿瘤的所有结构。

5.4.2 分级

肿瘤组织的分化是指其形态和功能与正常组织的相似性。肿瘤的定级是审查者利用特定的半定量法,基于特定的组织学和细胞学的标准,以及比较肿瘤组织的起源来进行评估。每高倍视野核分裂数、腺体形成的突起(在乳腺癌和结直肠癌),以及细胞核的大小和染色能力都可以用来评估肿瘤的分化程度。

世界卫生组织采用三层分级系统。一些学者为完全未分化肿瘤增加了第四级。对一些器官肿瘤,尤其是胃肠道,G1 和 G2 病变(分化良好和中度分化)都放在低级类别,而 G3、G4 病变(低分化或未分化)都被认为是高级类别。注意,恶性肿瘤的分化程度和恶性程度是成反比的:分化越差,恶性肿瘤越具侵犯性且增长速度越快。例如,如果一个结直肠腺癌与正常黏膜相似,它被归类为高分化肿瘤(G1)。但如果肿瘤组织相似性不超过模糊的起源组织,它可被归类为低分化(G3)。肿瘤表现为中间特性即诊断为中度分化(G2)。G4 肿瘤即未分化。

对许多器官肿瘤,平均而言,G3、G4 肿瘤比 G1 和 G2 病变的诊断时间更早一些。

在组织细胞学的检查中,良性肿瘤的细胞与完全分化的组织起源细胞非常相似,有相同的尺寸和核质比率,而恶性肿瘤表现出相当程度的核异型性。通过检查肿瘤组织来对肿瘤进行分级,肿瘤组织有时会显示分化异构模式,评估这些元素偏离组织起源的最大幅度,从而显示了最高等级的去分化。

在组织学分类(分型)中,分级是受制于器官特异性差异,因此应该应用在一个普遍有效的和有可比性的方法。有了这个目标,UICC(国际癌症控制联盟,前身为国际抗癌联盟)已发布了指南,每个器官肿瘤根据上述四部分的评分系统(G1~G4)进行分级。这些指南应该遵循的是肿瘤分级的标准[7]。例如,前列腺癌分级是基于 Gleason 评分系统中定义的正常腺体组织结构的损失。同样,乳腺癌有自己的评分系统,Elson-Ellis 评分,即导管的分化程度、核发育不全的程度,以及每 10 个高倍镜下有丝分裂数相加得到总分。其他器官的肿瘤,如甲状腺癌

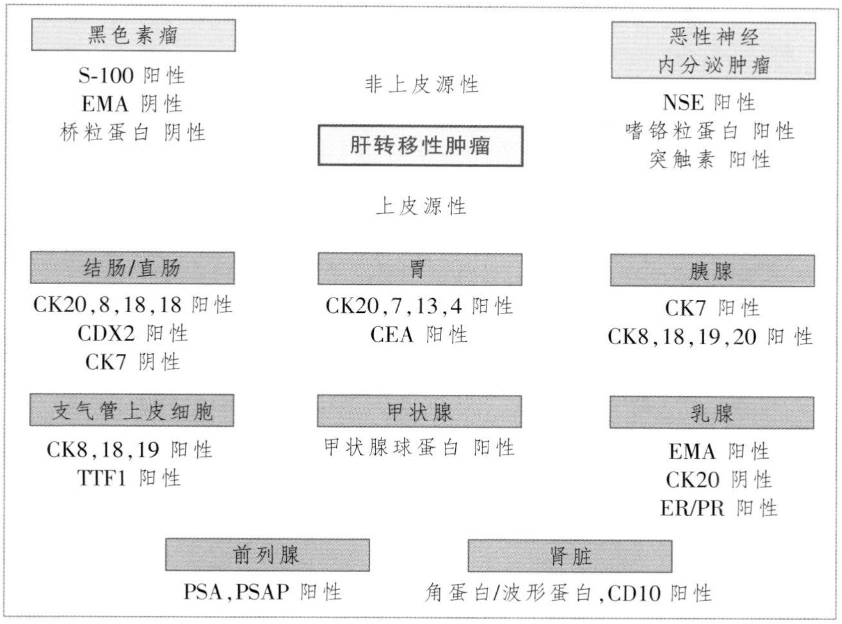

图 5.1　免疫组化检测不定性肝癌研究。NSE，神经元特异性烯醇酶；CEA，癌胚抗原；CK，细胞角蛋白；EMA，上皮细胞膜抗原；ER，雌激素受体；PR，前列腺特异性抗原；PSAP，前列腺特异性酸性磷酸酶；TTF-1，甲状腺转录因子 1。

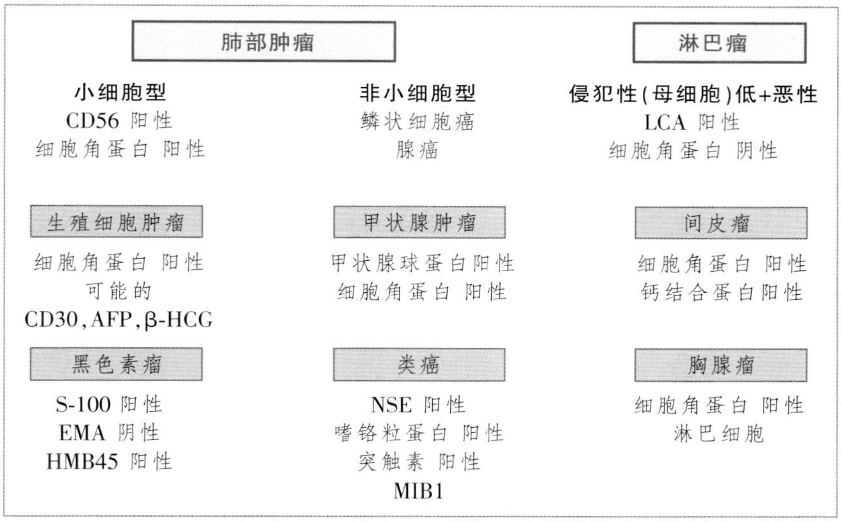

图 5.1 内容：

肝转移性肿瘤

非上皮源性

黑色素瘤
S-100 阳性
EMA 阴性
桥粒蛋白 阴性

恶性神经内分泌肿瘤
NSE 阳性
嗜铬粒蛋白 阳性
突触素 阳性

上皮源性

结肠/直肠
CK20,8,18,18 阳性
CDX2 阳性
CK7 阴性

胃
CK20,7,13,4 阳性
CEA 阳性

胰腺
CK7 阳性
CK8,18,19,20 阳性

支气管上皮细胞
CK8,18,19 阳性
TTF1 阳性

甲状腺
甲状腺球蛋白 阳性

乳腺
EMA 阳性
CK20 阴性
ER/PR 阳性

前列腺
PSA,PSAP 阳性

肾脏
角蛋白/波形蛋白,CD10 阳性

图 5.2　免疫组化检测不确定性（未分化型）肺肿瘤研究。AFP，甲胎蛋白；β-HCG，β 人绒毛膜促性腺激素；EMA，上皮细胞膜抗原；LCA，白细胞共同抗原；MIB-1，Ki-67 单克隆抗体；NSE，神经元特异性烯醇酶。

图 5.2 内容：

肺部肿瘤

小细胞型
CD56 阳性
细胞角蛋白 阳性

非小细胞型
鳞状细胞癌
腺癌

淋巴瘤
侵犯性（母细胞）低+恶性
LCA 阳性
细胞角蛋白 阴性

生殖细胞肿瘤
细胞角蛋白 阳性
可能的
CD30,AFP,β-HCG

甲状腺肿瘤
甲状腺球蛋白 阳性
细胞角蛋白 阳性

间皮瘤
细胞角蛋白 阳性
钙结合蛋白 阳性

黑色素瘤
S-100 阳性
EMA 阴性
HMB45 阳性

类癌
NSE 阳性
嗜铬粒蛋白 阳性
突触素 阳性
MIB1

胸腺瘤
细胞角蛋白 阳性
淋巴细胞

大体上被细分为高分化癌（滤泡和乳头）、低分化癌和未分化癌，但没有具体的滤泡和乳头状癌的分级。睾丸恶性肿瘤分级也通过他们的组织成分，而无需使用更具体的分级标准（图 5.1 和图 5.2）。

肿瘤及其标记抗体在表 5.2 中进行了总结。研究未分化的恶性肿瘤和免疫反应性模式的抗体选择总结在表 5.3。

5.5　具体分析

5.5.1　淋巴结

检查淋巴结，来判断淋巴结肿大是由于反应性炎性改变引起，还是由肿瘤引起（图 5.3）。

如果肿瘤存在，它可能代表一个初级淋巴肿瘤

表5.2　肿瘤及其标记抗体

肿瘤类型	抗体
上皮性肿瘤	细胞角蛋白(角蛋白)、EMA(上皮膜抗原)、CEA(癌胚抗原)、丝聚合
淋巴和造血肿瘤	LCA(白细胞共同抗原、CD45)、B细胞分化抗原、免疫球蛋白、组织细胞/粒细胞分化抗原(例如,溶菌酶)、波形蛋白
黑色素瘤	波形蛋白、S-100、黑素瘤特异性抗原(MSA)、HMB-45
肉瘤	波形蛋白、结蛋白、肌动蛋白、肌红蛋白、S-100
胃肠道间质瘤(GIST)	c-Kit(CD117)、CD34
生殖细胞瘤	角蛋白(除外:精原细胞瘤、无性细胞瘤)、β-HCG(β人绒毛膜促性腺激素)、α甲胎蛋白、CD30、碱性磷酸酶
神经内分泌源性肿瘤	NSE(神经元特异性烯醇化酶)、嗜铬粒蛋白、突触素
神经胶质组织肿瘤	GFAP(胶质纤维酸性蛋白)、S-100

表5.3　研究"未分化的恶性肿瘤"及其免疫反应性模式的抗体选择

肿瘤	角蛋白	LCA	S-100	波形蛋白	结蛋白
癌	+	−	±	±	−
淋巴瘤	−	+	−	±	−
肉瘤	±	−	±	+	±
黑色素瘤	−	−	+	+	−

(非霍奇金淋巴瘤)或淋巴结的转移。鉴别诊断是参照临床和组织学发现,微生物的辅助检查。

原则上,任何淋巴结肿大,其存在超过3周,抗生素使用无效,并且缺乏可辨别原因时需要进行组织学评估。可以通过寻找(罕见)致病微生物(弓形体病、布氏杆菌病)排除感染性原因,尤其是对儿童、农民工,以及有接触病史可能(农民、猎人)的患者。

在解剖学上,一个"正常"的淋巴结由淋巴滤泡构成,而后者又由生发中心构成,在某些情况下超声可见。淋巴结转移开始表现为向外浸润和(中央)坏死或其他结构的不规则性。而淋巴瘤有明显的淋巴结肿大,临床上可能有时会表现出相对均匀的内部回声模式。随着疾病的进一步发展,淋巴结架构可能发生破坏。

当对诊断、治疗或预后产生影响,或者患者要参加一个研究时,淋巴结切除对于淋巴瘤的诊断是合理的。核心穿刺活检就可能足够对高恶性度淋巴

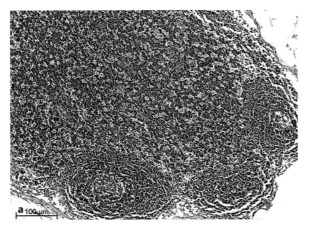
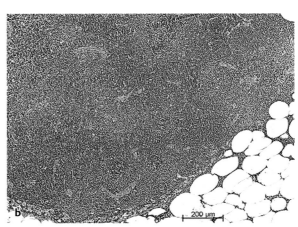

图5.3　比较正常淋巴结组织与非霍奇金淋巴瘤(NHL)浸润的淋巴结组织。(a)正常的淋巴结淋巴滤泡。(b)非霍奇金淋巴瘤已经浸润到淋巴结并广泛传播到淋巴结脂肪组织。淋巴滤泡不能被识别(H&E;原始放大倍数为20倍)。

瘤进行诊断。淋巴瘤的抽吸细胞检查通常会发现不超过一个"可疑"的单形或未成熟的淋巴细胞,这些细胞也可以在正常的生发中心发现。

当淋巴结被肿瘤细胞浸润引起淋巴结转移,可以通过核心穿刺活检来诊断。但如果转移很小,限制或局限于淋巴结的边缘窦,则可能躲避活检,导致假阴性报告(例如,早期滤泡性淋巴瘤)。超声引导下活检局限性淋巴结改变的弹性成像对检测这些微小转移灶及配套辅助治疗的应用有帮助。这尤其适用于食管、胃和直肠肿瘤的超声内镜检查。

淋巴瘤的主要类型在下文进行描述。

5.5.2 淋巴瘤

非霍奇金淋巴瘤(NHL)分为淋巴结型或结外型,主要取决于肿瘤起源在淋巴结内还是结外结构。结外淋巴瘤,指需要治疗的主要肿瘤位于淋巴结外。注意,这种严格的定义不能明确区分原发性非霍奇金淋巴瘤引起的淋巴结外淋巴瘤及继发器官受累,这种情况的发生率大约为 25%(表 5.4)。

对原发性结外淋巴瘤的发病机制的研究表明,这些肿瘤与黏膜相关淋巴组织(MALT)密切相关。与环境有直接接触的渗透性黏膜,如胃,作为一种可能的致病因素的防御,是最有可能产生这个专门的淋巴组织的部位。黏膜相关淋巴组织与淋巴结的不同之处在于其毗邻腺上皮表面和其相对宽的边缘区。

边缘区细胞分化成为后生发中心的记忆 B 细胞,是中小型的淋巴细胞。在黏膜相关淋巴组织,这

些细胞可能延伸到黏膜表面的上皮细胞,并穿插其中,表现为 B 细胞上皮内集群形成"淋巴上皮病变"。他们表达典型的 B 细胞抗原(CD20,CD21,CD79α)和免疫球蛋白(IgM 抗体)。

约 40%的非霍奇金淋巴瘤发生在结外部位,即淋巴结以外。最常见的非霍奇金淋巴瘤淋巴结外受累部位是胃肠道。据估计,在欧美,大约 4%~18%的非霍奇金淋巴瘤及在中东 25%的非霍奇金淋巴瘤病例涉及胃肠道。在西方国家,大多数胃肠道相关非霍奇金淋巴瘤发生在胃。在中东,小肠则是最常见的受累部位。大约有 10%的胃恶性肿瘤是非霍奇金淋巴瘤,这种疾病的总发病率似乎呈上升趋势。

黏膜相关淋巴组织淋巴瘤属于小细胞、结外边缘区淋巴瘤。它是由幽门螺杆菌感染诱导增殖产生的低恶性度 B 细胞淋巴瘤。

黏膜相关淋巴组织淋巴瘤有其颇具特色的组织学特征。活检通常表现为一个密集的、弥漫性淋巴浸润,有时也发生在反应性次级滤泡之间。如果样品足够大的话,可在黏膜下层,甚至在更深的壁层发现淋巴细胞(图 5.4)。从概念上,肿瘤浸润淋巴细胞先前存在的淋巴滤泡,并初步进入边缘区即滤泡外套层之外的区域。随着肿瘤的发展,肿瘤 B 细胞在淋巴滤泡形成弥漫性淋巴细胞浸润。通常,这种肿瘤细胞是中等大小的,并具有薄的细胞质和不规则形状的核。他们被称为"中心细胞样细胞",因为其具有相似的中心细胞,并且通常存在单核细胞或浆细胞的分化。该中心细胞样细胞破坏胃腺体,

表 5.4　B 细胞淋巴瘤免疫组化

实体	ICD-0-M	CD20	CD79α	CD5	CD43	CD10	BCL6	BCL2	Ki-67	细胞周期蛋白 D1
黏膜相关淋巴组织淋巴瘤	9699/3	+	+	−	±	−	−	+	5~20	−
滤泡性淋巴瘤	9690/3	+	+	−	−	+	+	+	15~50	−
套细胞淋巴瘤	9673/3	+	+	+	+	−	−	+	15~50	+
弥漫性大细胞 B 细胞淋巴瘤	9680/3	+	+	−	−	±	±	±	>50	−
Burkitt 淋巴瘤	9687/3	+	+	−	+	+	+	−	100	−
滤泡发育不良的生发中心(反应性)		+	+	−	−	+	+	−	>60	−

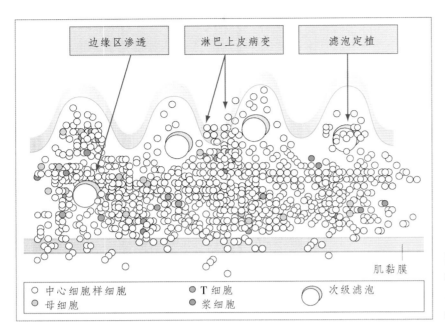

图 5.4　图解表示非霍奇金淋巴瘤的增长模式，显示为黏膜相关淋巴组织淋巴瘤。(Source: reference[8], with kind permission of Springer Science + Business Media.)

产生典型的淋巴上皮病变。诊断淋巴上皮病变应采用严格的标准。通过集群形成肿瘤性淋巴细胞浸润胃上皮应与腺体的结构破坏明显相关。该中心细胞样细胞与边缘区 B 细胞具有相似的免疫表型（表5.1）。因此，他们表达 B 细胞标记，以及淋巴瘤细胞 CD10 阴性。Bcl-2 也经常可以检测。通过轻链单克隆表达（轻链限制）的免疫球蛋白，通常为 IgM，偶尔也可以检测出 IgA 或 IgG。角蛋白是诊断低分化或未分化癌有用的免疫组化标记。

套细胞淋巴瘤显示扩散的、单调的浸润 B 细胞，这些 B 细胞通常有一个薄的细胞质边缘和形状不规则的核。这些 B 细胞除了通常的 B 细胞标记物外，还表达 CD5 和细胞周期蛋白 D1。套细胞淋巴瘤侵犯胃肠道时可表现为"淋巴瘤性息肉病。"

弥漫性大细胞 B 细胞淋巴瘤（DLCL）导致淋巴结结构彻底破坏。这种肿瘤细胞体积大，有泡状核且核仁明显。免疫表型分析显示 B 细胞标记物（CD19，CD20，CD22，CD79α）。增殖分数［定义为MIB-1（Ki67）阳性细胞的百分比］大于 50%。

滤泡性淋巴瘤（以前称为中心母细胞–中心细胞非霍奇金淋巴瘤）表现为滤泡生长模式，也就是说，肿瘤细胞分布在滤泡中。其结果是，这些肿瘤可能很难与反应性滤泡增生区分。滤泡性淋巴瘤免疫组化表达 CD10 阳性。

原发性 T 细胞淋巴瘤比较少见，需要组织学诊断（而不是细胞学的）。

侵袭性淋巴瘤和小细胞未分化淋巴瘤很难区分（图 5.5）。通过免疫组织化学方法可辅助鉴别诊断。

霍奇金淋巴瘤的特点是（通常）CD30 阳性，CD15 表达的 H/RS 样细胞。淋巴结结构可能是完整的，所以不能进行细胞学诊断。世界卫生组织定义的六个不同亚型的霍奇金淋巴瘤很难区分，它们各有其自身的治疗意义。霍奇金淋巴瘤与由于弓形体病、猫抓病，或鼠疫感染引起的反应性淋巴结肿大，即使应用免疫组织化学和分子生物学方法，有时也是很难区分的。在这些情况下，病理学家的意见建议可以作为第二种参考。

5.6　激素生长因子受体分析

这个响应激素治疗的肿瘤谱包括乳腺癌、前列腺癌、子宫癌和甲状腺癌。许多肿瘤，如结肠癌和肝癌，有雌激素或孕激素受体，但激素疗法无效。激素与受体结合，而受体复合物进入细胞发挥其影响。受体激素效应的关键作用是导致这些受体在肿瘤组织中能被检测出来。近年来，病理学家一直用免疫组化方法进行受体的测定。这些方法的优点是，

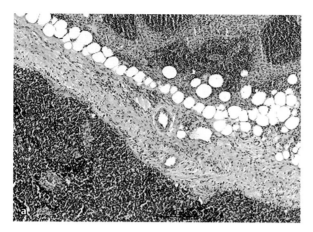

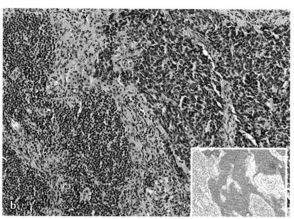

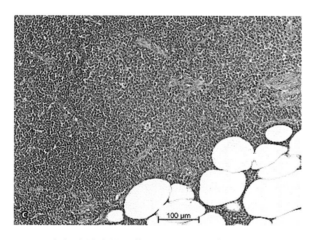

图 5.5　小细胞肿瘤的比较。(a,b)CD56 表达的小细胞癌淋巴结转移(插图)。(c)非霍奇金淋巴瘤已经浸润到淋巴结并广泛传播到淋巴结脂肪组织。淋巴滤泡不能被识别(H&E;原始放大倍数为 20 倍)。

他们可以确定免疫阳性反应在组织中的特定部位。

受体的检测可预测更高的激素治疗反应率。受体的测量现在在乳腺癌患者中常规执行,同时对雌激素受体(ER)和孕激素受体(PR)状态进行检测。这些检测,以及那些 c-erbB2(HER2/neu)、表皮生长因子受体(EGFR)和血管内皮生长因子(VEGF)及其受体的检测,在原发肿瘤和转移性肿瘤中均可以进行。

受体的相关研究促进了相关药物的开发,从而与高亲和力的受体结合,但不施加任何影响。这种药物受体阻止剂,如三苯氧胺(他莫昔芬),被发现可提高 75%阳性受体状态的女性 5 年生存率。新药物如曲妥珠单抗(赫赛汀)通过绑定 c-erbB2 受体产生抗增殖的效果。

(付锴 译)

参考文献

[1] Caturelli E, Ghittoni G, Roselli P, De Palo M, Anti M. Fine needle biopsy of focal liver lesions: the hepatologist's point of view. Liver Transpl 2004; 10 suppl 1: S26–S29

[2] Stölzel U, Tannapfel A. Indications for liver biopsy in liver tumors [Article in German]. Zentralbl Chir 2000; 125: 606–609

[3] Tannapfel A, Dienes HP, Lohse AW. The indications for liver biopsy. Dtsch Arztebl Int 2012; 109: 477–483

[4] Wittekind C, Tannapfel A. Prinzipien der Pathologie in der Onkologie. In: Schmoll HJ, Hoeffken K, Possinger K, eds. Kompendium Internistische Onkologie. Berlin, Heidelberg, New York: Springer Verlag; 2002:307–337

[5] Friedman LS. Controversies in liver biopsy: who, where, when, how, why? Curr Gastroenterol Rep 2004; 6: 30–36

[6] Hamilton SR, Aaltonen LA, eds. World Health Organization Classification of Tumours. Pathology and Genetics of Tumours of the Digestive System. Lyon: IARC Press; 2000

[7] Wittekind C, Meyer HJ. TNM Klassifikation maligner Tumore. Weinheim: Wiley-Blackwell; 2010

[8] Dallenbach FE, Coupland SE, Stein H. Marginal zone lymphomas: extranodal MALT type, nodal and splenic [Article in German]. Pathologe 2000; 21: 162–177

第 6 章

细针穿刺细胞学

C.Jenssen, T.Beyer

肿瘤细针穿刺细胞学检查(FNAC)是在 1931 年由德国病理学家 Ernst Mannheim 首先提出。在诊断 43 例乳腺和腹部肿瘤患者中,他是第一位使用小规格针(直径在 1mm)的医生[1]。在 20 世纪 50 年代到 70 年代,荷兰的 Lopes-Cardozo,以及瑞典的 Söderström、Eneroth、Franzen、Zjicek 发表了第一个综合的案例系列。直到超声引导下细针穿刺(US-FNA)成为可行的方法,传统病理学所遇到的障碍才被打破,20 世纪 80 年代该技术开始得到广泛的实践(FNAC 的历史见参考文献[2]及回顾性文献[3,4])。1982 年超声内镜引导下细针穿刺(EUS- FNA)和 2004 年超声引导下经支气管细针穿刺(EBUS-TBNA)为该技术带来了新的推动[5,6]。

理想的情况是最好有一位操作者来决定服务的需求、收集标本,然后进行细胞学的评价(临床细胞学)。在德国一些中心,标本是由临床医生收集分析;然而在美国、英国、瑞典及意大利一些中心,标本的收集是由介入细胞病理学家完成的,但这些是例外。大多数超声诊断医生与细胞病理学家在他们自己的机构合作,或者越来越多地出现提交给外界的实验室来进行细胞学评价这种合约式的合作。在这种模式里,良好的沟通和标准化是决定细胞学诊断质量的关键因素。

在本章中,运用 US-FNA、EUS-FNA 及 EBUS-TBNA 来收集、准备和获得细胞材料的过程将通过超声诊断医生到临床细胞学家的观点来描述。快速原位评估(ROSE)、常见的伪影、误差的来源及局限性也将会讨论到。

6.1 标本收集

6.1.1 超声引导的活组织检查

超声引导的活组织检查技术在很多专著[2,7-10]及 Papanicolaou 细胞病理协会网站(http://www.pap-society.org/fna.html)的视频专栏中都有全面的描述,该技术在最近有了更详细的描述[11]。活检细针使用的尺寸范围为 27~22G。它们的长度和设计取决于病变的深度和具体的取样步骤(US-FNA,EUS-FNA,EBUS-TBNA)。

6.1.2 针的移动和穿刺

在固体靶病变的取样过程中,针被插入到肿块中,然后迅速地多次移动进出、短暂的停留来使取样误差最小化(http://www.papsociety.org/Needle%20Movement/index.html)。在细针穿刺甲状腺和淋巴结节及超声内镜引导下穿刺中显示,抽吸的穿刺和无抽吸的针刺(毛细管法)在取样细胞材料过程中同等有效[7,12-14]。如果穿刺的过程产生出血,进一步取样应该实施无抽吸针刺。固体病变穿刺结束后,当在透明的针中心看到细胞材料或者血液时就可以从病变上移除针。在针从病变退出之前,抽吸应该释放掉。只要可行,囊肿病变就应该被完全抽吸掉。

6.2 标本准备

6.2.1 液体穿刺抽吸

黏液或者黏滞性的抽吸液可以用传统的载玻

片法来检测。来自渗透液或囊肿病变的细胞减少的液体,可以被离心浓缩成细胞材料。如果细胞病理学实验室能快速运输和处理,液体穿刺抽吸可以直接提交。此外,依照细胞学实验室的要求,液体应该用固定溶剂封存在坚固的、密闭的容器内(比如最高1:1 含 50%乙醇,不含甲醛！)。对于血类液体,推荐添加 3.8%的枸橼酸钠(每 20mL 穿刺液添加 2mL)或者肝素(5000IU 标准肝素)来阻止其凝血。

6.2.2 离心渗出液

使用临床离心机,转速在 2500rpm,将大容量的穿刺渗出液离心大约 10 分钟。上层液体被小心地抽吸掉,沉淀物的上层准备用来涂片。血液沉淀物的收集需要通过密度梯度离心法。为了以后标准的组织学程序,凝血块和纤维蛋白颗粒应固定在甲醛和嵌入石蜡中。对于大量渗出液(大于50mL)的检查能否增加诊断获益及渗出液细胞学检查的敏感性,这一问题已经在一项回顾性研究和两项前瞻性研究中进行了调查,但是结果是不确定的[15-17]。

细胞离心分离(旋转)

使用细胞离心涂片机可以将少量的穿刺液(比如来自囊性病变)直接离心旋转到一个特殊的切片上(图 6.1)。细胞离心涂片机内部可以容纳 250~300μL 的样本。切片沉积物区域用一个过滤卡装边,这样可以吸收在离心时(2 分钟 750rpm)的残留物。应避免过高的转速,因为这可能导致对沉积区细胞的机械破坏。作为结果的薄层准备应该被风干或者固湿,各种污渍也应该被处理掉。

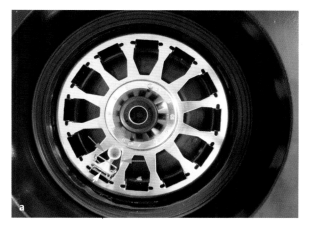

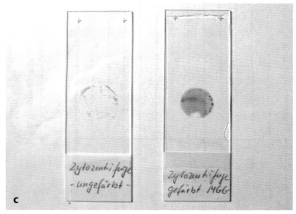

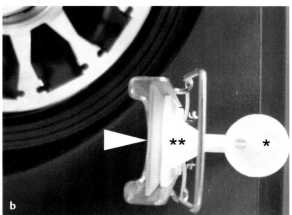

图 6.1　(a)俯视离心涂片机,它有一个装细胞的漏斗装置、一个样本容器(红色箭头)及载玻片(白色箭头)。(b)放大的细胞漏斗装置(＊)、样本容器(＊＊)和载玻片(箭头)均由一个金属夹固定。(c)载玻片中心标本是通过离心涂片机获得。左边:未固定;右边:May-Grünwald-Giemsa(MGG)固定。(Source: Images a and b reproduced with kind permission of B. Lucke, Wriezen, Germany. Image c with kind permission of B. Fiedler, Berlin, Germany.)

6.2.3 固体病变穿刺

可以采用多种方式对固体病变进行穿刺来获取标本并进行细胞学评价。在许多病例中,以并行的方式采取多种样本的准备技术是有利的。技术的选择取决于细胞病理学家和医生的经验、标本收集的地点与细胞病理实验室之间的距离、现场评估的能力、材料的类型及临床推定的诊断。因此,细胞病理学家应该参与协商技术的选择。一些可行的准备方法可供固体病变穿刺材料参考[2,8,9]。

- 传统涂片(风干或湿固定)。
- 液基薄层技术(薄片准备)。
- 细胞块。

此外,使用生理盐水冲刷穿刺残留物后,通过微孔过滤或者细胞离心后进行细胞形态学评估。

传统涂片

最佳的涂片准备对于准确的细胞形态学评估至关重要。目标是制出均匀、无伪影的薄层涂片,同时避免标本的损失。连贯的细胞簇无论何时都应该尽可能地完善保存,这样在细胞形态学评价时可以评估它们具体的聚集类型。涂片的质量取决于涂片技术、样品本质和稳定性。血液或液体的混合物是伪影常见的原因。各种涂片技术已经在一些著作中描述过[9,18]。在 Papanicolaou 细胞病理协会网站的教学视频中讲述了最佳的涂片技术和常见错误(http://www.papsociety.org/Basic%20Smearing%20Technique/index.html)。

将材料转移到切片

通过 FNA 使样本标本沉积到切片上,针尖接触切片的区域与末端角度呈近似45°,用一个探针或者慢慢地推注射器(2~10mL),使少量获得的标本滴到另一个切片上(图 6.2a)(http://www.papsociety.org/Expulsion%20Onto%20Slide/index.html)。标本量越小,准备薄的涂片越容易。如果在一个薄层切片上出现太多的标本,运用第二张切片覆盖在原始切片上就很容易分开标本(http://www.papsociety.org/Dividing%20Material/index.html)。标本绝不能以一段距离喷射到切片上,因为这样有可能分散切片

上的微小液滴,这样在涂片准备好之前切片会干燥。

残余的标本首先应留在针头内,这样可以避免干燥。一旦涂片完成,多余的标本可以从针头内滴到第二张切片上。随着在一些切片上的练习,一次操作标本可以被沉积到多达三个切片上,然后连续快速涂片。使用"轻弹技术"将陷在针芯内的标本沉积到切片上,比如用两根手指固定针管然后重复轻弹针芯,排出残余标本在切片上(http://www.papsociety.org/Flip%20Technique/index.html)。

涂片技术

左手的拇指和示指握住切片的磨砂面,然后右手放置在另一个切片透明的一端,清洁切片底部,以防含有样本,然后放置顶部切片,一边交叉或平行于底部切片。顶部切片首先倾斜30°~45°角,然后旋转朝下直到平行于底部切片。实施轻轻地按压,取决于标本的一致性,在切片之间液滴表面的张力促使标本材料充分地扩散,形成一个圆形薄膜。如果标本是薄的且一致,则不需要进一步涂片材料。所有的切片都是可提起分开且固定的("撕开法",图 6.2d)。

如果没有获取到一个薄的、一致的标本,轻轻施加压力,使顶部切片沿着底部切片滑离开磨砂边缘,在涂片过程中,保持两切片间平行(图 6.2b,c)。顶部切片移除后,留下一个薄的、椭圆形涂片在底部切片上(图 6.3)。大部分孤立的细胞被发现在涂片的边缘,然而细胞簇被发现在中心。一些标本材料顺带转移到顶部切片上,但是那种切片通常质量较低。

如果获得的固体标本材料混合着明显的液体,由于细胞的肿胀可能会产生伪影。在涂片之前,可以稍稍倾斜切片,使液体沿着底部收集到另一边,然后用另一个切片刮掉一些固体材料,这样就涂到另一个切片上。另一个技术是在诊断材料被涂片之前使用滤纸或者网垫吸干体液的混合物和来自倾斜切片一边边缘的新鲜血液。如果在涂片上仍有微小的组织粒子,可以用针获取,并准备石蜡块以固定住(http://www.papsociety.org/Problem%20Material%201/index.html)。

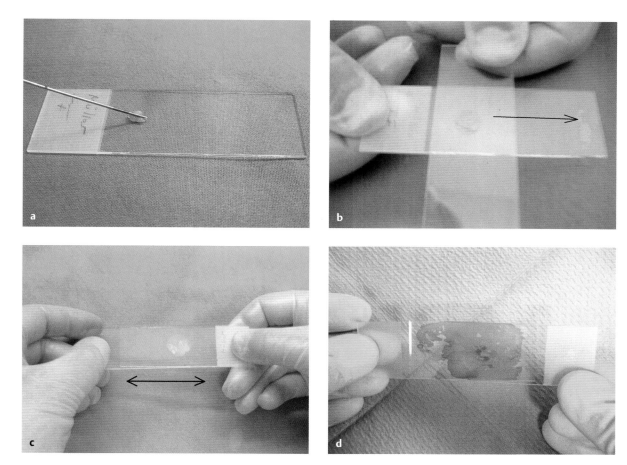

图6.2 涂片技术。(a)穿刺针与载玻片呈一定角度,然后慢慢地把标本材料推送到载玻片上。(b,c)利用第二张玻片可以使标本变成薄的涂片,顶部玻片可以垂直(b)或者平行(c)于底部玻片,然后稍微用力在底部玻片上滑动。(d)另一种技术是使两张玻片轻轻接触,然后直接分离来达到标本分离的结果。(Figures a, b, c from Beyer T. Tips and tricks for fine-needle puncture. In: Dietrich CF, ed. Endoscopic Ultrasound. An Introductory Manual and Atlas. Stuttgart, New York: Thieme; 2011:168–175.)

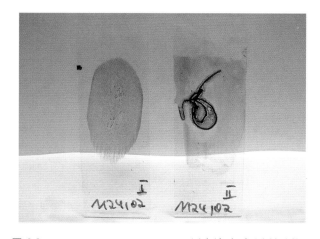

图6.3 May-Grünwald-Giemsa(MGG)固定涂片:如图所示的两张切片。左边:高质量染色的切片;右边:严重压碎和人工干燥的切片。(Beyer T. Tips and tricks for fine-needle puncture. In: Dietrich CF, ed. Endoscopic Ultrasound. An Introductory Manual and Atlas. Stuttgart, New York: Thieme; 2011:168–175.)

注意

穿刺操作应该轻柔地制作成薄且一致的切片。涂片之前应该快速地完成操作以防止标本的空气干燥(涂片:少即好)。组织粒子或细胞簇不应被粉碎或丢弃,而是固定放置,以便于后续的组织细胞学检查(组织粒子:多即好)。

可能的错误

在准备涂片的过程中可能会发生各种各样的技术性错误,有时会导致显著的伪影。在这样的案例中,尽管收集了充足的标本,但仍可能会影响正确的判断。这些常见的错误如下。

● 切片上沉淀材料过多(厚层伪影,图6.3和图6.4a,b)。

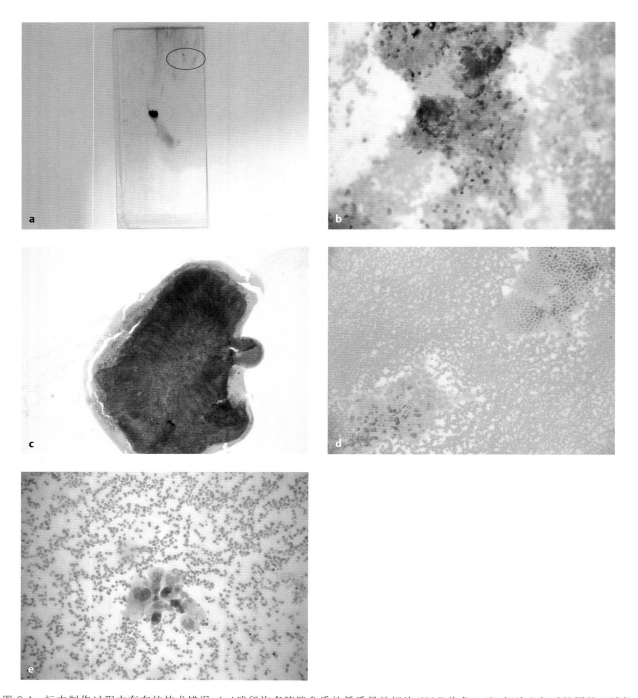

图 6.4　标本制作过程中存在的技术错误。(a)残留许多胰腺杂质的低质量的切片(H&E 染色)。(b)切片上相对较厚的区域仅有少量的标本细胞,大部分被红细胞占据(a 图的黑色区域,×100)。(c)小的、干燥凝固处没有可见的细胞(a 图的红色区域,×200)。(d)涂片上相对薄的区域(a 图的绿色区域,×200):占主导地位的红细胞和腺上皮细胞在右上角,肿瘤细胞在左下角,符合腺癌的诊断。(e)d 涂片上的部分细节(×400)。细胞学的诊断:低分化腺癌。(Source: All pictures courtesy of B. Fiedler, Berlin, Germany.)

- 在切片上留有太多液体(肿胀伪影)。
- 诊断材料上涂有血液(血液伪影,图 6.4c)。
- 由一段距离喷涂材料到切片上(空气干燥伪影)。
- 操作太慢(空气干燥伪影)。
- 涂片时压力过大(挤压伪影)。

●在涂片时两张切片没能平行(擦伤伪影)。

标记

不同位置的标本材料之间必须小心地分开并清楚标记。切片末端的磨砂层必须在标本收集之前或即刻标记。通常应该使用铅笔,因为使用其他标记工具(如钢笔或签字笔)会影响固定剂和染色液。

细胞离心分离

当传统的涂片准备好后,针管被基本置空之后仍有残留材料陷在其中,这时用大约 1mL 的生理盐水、Hank 平衡盐溶液、稀释 Bouin 固定剂冲洗探针和(或)空气充填的注射器后,将其转运到特定的容器中,然后进一步在细胞病理实验室中离心[2,8,9,19]。如果涂片技术操作不够专业,整个穿刺样本应仅放置于转送溶液中,在细胞病理实验室中离心[20]。

薄层准备

基于液体薄层的准备是可供选择的,可以附加传统的涂片,或用部分自动化系统 [如 PapSpin (Thermo Scientific)]、ThinPrep、Sure Path (Becton Dickinson)来制作。穿刺获得材料,或者残余材料不能用传统涂片的方法,应放置在一个特定的转运和固定媒介[细胞清洗液(Gytyc Corpcration)]中。超离心后,在自动化程序中细胞材料被转运到玻璃切片作为一个单层准备[2,8,19]。这种方法的主要优点是它们不需要依赖于临床检查者的涂片技术。其他的优点包括去除了红细胞、黏液及蛋白沉淀物,集中了诊断相关材料,提高了单个细胞的评价能力,增强了辅助实验能力(如免疫细胞化学、分子生物学)。因此,细胞病理学家的筛选和解释也会更快、更容易。薄层技术的缺点是涂片的细胞结构相对较低,相对细胞外背景的诊断缺失(如黏蛋白、坏死),小细胞簇构筑整合的破坏,以及明显高的花费(表 6.1)[21]。

细胞块技术

细胞块技术材料准备是从液体穿刺中获得的(囊性内容物、腹水、胸腔积液),或者离心后在固定液中产生沉淀物的针冲洗液 (如 50%~96%乙醇、10%甲醛,或者细胞红色防腐剂)。常用来制作薄层准备的来自固定液的材料和转运媒介也可以用在

表 6.1　FNA 标本不同固定方法的优点和缺点

标准	风干	湿法固定	薄层制作
即刻固定和细胞学分析	+++	+	−
涂片技术的依赖性	+++	++	−
耗时	−	+	+
细胞化学、免疫细胞学	++	+	++
罗氏染色(如 MGG)	+++	+	−
巴氏染色	++	+++	+++
伪影	扩大的细胞和细胞核,多形性和染色质凝聚增加	细胞变圆缩小	最适宜保存细胞,但是细胞结构将会改变
细胞外背景	用背景来区分较为显著的细胞外物质	模糊	清晰的背景使得细胞外物质(黏蛋白)几乎看不见
细胞质细节	MGG 的颜色等级非常明显;角质化作用明显	不利于区分;透明细胞质;角质化作用可见	利于保存
核染色质的细节和质量	限制性;非常好的 MGG 颜色等级	清晰可视化	易碎的细胞核细节,突出的核仁
细胞基质元素	很好区分	不利于区分	不利于区分
坏死组织	模糊的细胞核细节	内部单个细胞拥有良好视野	内部单个细胞拥有良好视野

Source: Compiled from sources cited in the text.

细胞块中。可能需要多次离心来获得一致的沉淀物或小球，这样可以嵌入到石蜡活检盒子中。有多种技术用来聚合单个细胞，比如通过加入血浆和（或）凝血酶诱导人工血凝块，这被用在细胞块准备中[2,8,9,19]。纤维蛋白和血凝块在穿刺细针中形成，可以将其置于甲醛和嵌入石蜡中制作出"天然"的细胞块。"天然"细胞块与用 22G 针在组织学中提取的小组织核心物之间没有特别定义的区别。

一个穿刺样本可以制作多个石蜡切片且可以长期储存，用于以后可能的分析。重要的是所有组化和免疫组化技术都可以用在细胞块上作为组织学的准备。这在评价固体肿瘤、诊断恶性淋巴瘤和肝癌及来自原发癌的肺转移瘤中尤其重要。由于这些原因，许多机构将细胞块技术作为传统涂片的常规附加准备[2,8,9,11,22]。

6.3　固定和染色

6.3.1 基本原则

固定技术可以稳定细胞结构，并使细胞长久黏附于显微镜切片上，是后续细胞学评估的关键一步。结构和功能蛋白的脱水和（或）变性终止了收集标本后迅速开始的细胞自溶。

涂片可以被固湿或者风干。固定方法的选择决定了后续的染色方法。期望的染色方法反过来取决于细胞病理学实验室的偏好和经验。MGG（May-Grünwald-Giemsa）是已风干涂片的标准染色法，而巴氏染色和 H&E 染色倾向于固湿涂片。各种固定和染色方法的优点和缺点列在表 6.1 中[2,8,9,19-21,23]。典型的染色类型在图 6.5 和图 6.6 中说明。

6.3.2 风干和罗氏染色

涂片应足够薄，以达到在 5 分钟内出现视觉上的干燥。在干燥程序完成之前，涂片绝不应放置在密闭的转运容器中。干燥伪影，比如模糊的细胞边界、增大的细胞核、改变的染色质结构，可能会导致假阴性和假阳性诊断。用一个小型的手提式风扇干燥涂片，以使需要评估的涂片快速风干。与平常的空气干燥相比，这缩短了近 2/3 的干燥时间，并且

不会降低涂片的质量[24]。

空气干燥涂片可以被各种罗氏染色方法很好地染色 [Diff-Quick （LT-SYS Diagnostika LABOR + TECHNIK），Hemacolor （Merck Millipore），May-Grünwald，Giemsa，May-Grünwald-Giemsa =Pappenheim；图 6.3、图 6.5a 和图 6.6a]。罗氏染色包含亚甲蓝和伊红，因 pH 值不同可以将细胞核和细胞质分开。这些染色为（免疫）细胞化学带来好处，因为轻微的蛋白变性使免疫细胞化学中的酶和抗原结构非常好的保存。巴氏染色（图 6.6c）和 H&E 染色（图 6.4、图 6.5b 和图 6.6e）也能使风干的涂片很好地保存[25-27]。

然而传统的 MGG 染色需要近 4 分钟，市面上的 Diff-Quick 和 Hemacolor 染色则少于 1 分钟。

风干涂片的 MGG 染色是采用来自于血液细胞学的一种方法，被许多临床细胞学家所推荐，尤其是当使用风扇干燥和快速染色时，它可以在 2 分钟内进行快速在位评估（ROSE）。风干涂片拥有实质上无限制的保存期。

> **注意**
>
> 风干涂片几乎兼容所有的染色方法和细胞化学、免疫细胞学技术。

6.3.3 湿法固定和巴氏染色

湿法固定是有优势的，因为其可以迅速地完成，以及给予胞质和胞核很好的形态学保存。减少了伪影，它提供给细胞学经验较少的病理学家更多类似组织学部分的熟悉图像 （图 6.5c 和图 6.6d）。免疫细胞化学受到某种限制，因为湿法固定使细胞膜的结构蛋白变性，使得某种表位不再和使用的单克隆抗体配对。细胞质的细节丢失（表 6.1）。

采用将涂片浸泡在特殊的溶液中 （纯乙醇、乙醇和乙醚或丙酮的混合液、甲醛、甲醇、异丙醇）或使用喷雾固定剂[Cyto-Fix （BD Bio Sciences），Cyto-toRAL （RAL Diagnostics），Merckofix （Merck Millipore）]来准备湿法固定。除乙醇或丙酮及偶尔的异丙醇外，大多数喷雾固定剂包含聚乙烯乙二醇，充当着密封剂角色。在细胞病理实验室染色之前，这个保护性薄膜被浸泡在 96% 乙醇中从而移除掉。在

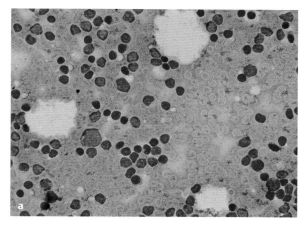

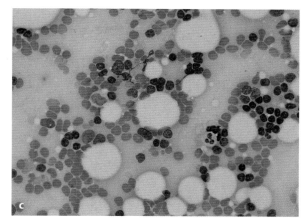

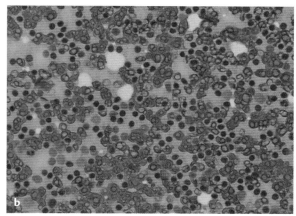

图 6.5　在女性的腹股沟淋巴结处通过经皮 FNA 采集肛门鳞状细胞癌的标本。细胞病理诊断结果为良性(只有淋巴细胞和巨噬细胞,没有肿瘤细胞)。×400 视野下,薄层涂片上通过 MGG 和 H&E 染色固定的细胞要比巴氏染色的细胞大。细胞核和细胞基质的染色固定是不同的。在 H&E 染色时,红细胞的染色背景总会给它带来一些麻烦。(a)MGG 染色。(b)H&E 染色。(c)巴氏染色。(With kind permission of S. Wagner, Königs Wusterhausen, Germany.)

样本涂上切片后,湿法固定必须马上完成(5 秒钟之内)。这对阻止组织空气干燥伪影而严重影响形态学评估很有必要。涂片越薄其含湿越少,必须快速地被固定[2,9,19,21,23]。如果已经发生了一些干燥,可以将标本再水合于生理盐水中(30 秒钟)进行湿法固定,这样不会影响标本质量[25]。

　　喷雾固定准备在近 10~20 分钟完成。只要可能,浸泡固定准备都应在充满固定溶液的带旋帽塑料容器中进行。

　　湿法固定大多数用于将细胞学样本提交给外部实验室时。巴氏染色通常在湿法固定后运用。巴氏染色引人注目的一个特点就是其能描述核染色质的结构。薄涂片的细胞评价不易受细胞外黏蛋白、黏液或血液影响。湿法固定的缺点是其相对高的时间和劳

动力花费及准备时的光敏感度(表 6.1)[2,9,19,20,23]。

注意
湿法固定应在涂片准备后迅速完成。

6.3.4　辅助测试

　　辅助测试已在组织学中建立了良好的基础[细胞化学,图 6.7;免疫细胞化学(ICC);分子基因],某种修饰或限制 (特别是关于抗体浓度和培育技术)通常能够运用到细胞学的准备中(表 6.2 和表 6.3;在参考文献[8]和其他细胞病理学书籍中有更多细节)。尤其是应用到风干涂片及有限制的湿法固定的预染色涂片中。由于较少的胞外背景和细胞层

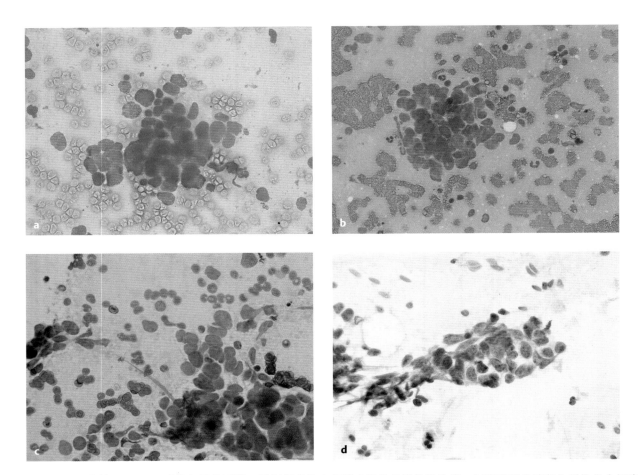

图 6.6　通过经食管 EUS-FNA 采集与锁骨下淋巴结相邻的肿大的形态异常的原发性肿瘤。细胞病理学诊断为恶性的小细胞癌。五种不同的固定染色法如下所示(a~e)。在五种方法中,诊断都是显而易见的,但是五种不同的方法在个体上是存在着差异的,如风干(a~c)的细胞明显大于湿法固定(d),细胞质和核染色在 MGG(a)和 H&E(b,e)之间是存在差异性的,观察细胞细节和核结构使用巴氏染色更好,观察细胞簇的结果最好是使用细胞块(e)。在细胞块(f~h)上的免疫细胞化学显示通过淋巴结转移的小细胞肺癌具有高增殖能力(所有图片×400)。(a)MGG 染色,风干。(b)H&E 染色,风干。(c)巴氏染色,风干。(d)巴氏染色,湿法固定。(待续)

薄,细胞旋转和薄层准备对于辅助实验非常好。喷雾固定涂片在转运过程中易出现温度的波动,不适合做辅助实验。通常来讲,进行免疫细胞化学染色的涂片应具备薄和一致性。

　　大的、标准化的免疫板通常不能用于涂片,因为可提供的代表性涂片数量很有限。出于这个原因,任何时候怀疑有恶性肿瘤,最少应准备 10~12 张涂片。如果只有少数具有代表性的涂片可提供,基于临床信息应完成一个可能的分析。在这些主要成分上选择免疫细胞化学标记物,然后可以选择性和秩序性地运用。如果涂片的数量仍然不够,在一张切片上可以进行多种反应。此时可以使用一个特殊的切片标记(免疫组化笔)勾画出两个或四个区域,然后培育不同的抗体。细胞块通常可提供充足数量的分区用于更复杂的多步骤免疫表型实验。适合免疫细胞化学的免疫板可提供具体的诊断环境(渗透液、肝病变、胰腺病变、纵隔和肺的病变、淋巴结、上皮下肿瘤)[8,19,28-35]。当使用标准化技术时,85% 的主要肿瘤位点可以在渗透细胞学中被免疫细胞化学法辨别出,近 90%可以用细针穿刺肝和淋巴结辨别出[32-35](图 6.6f~h,图 6.8)。

注意

　　为了使 FNAC 达到最大程度的诊断正确性,我们推荐对额外获得的材料进行特殊染色(尤其是细胞块材料)。

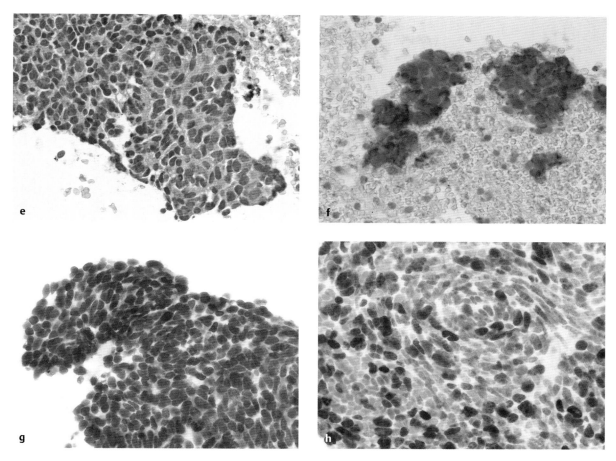

图 6.6(续)   通过经食管 EUS-FNA 采集与锁骨下淋巴结相邻的肿大的形态异常的原发性肿瘤。(e)H&E 染色,甲醛固定后的"自然"细胞块。(f)细胞质染色 AE1/AE3 阳性=上皮源性。(g)TTF-1 阳性=肺源性。(LCA 阴性=排除淋巴源性;CK34β12 阴性=区分基地细胞和鳞状细胞癌;LCA 和 CK34β12 不表达)。(h)Ki-67 在 70%肿瘤细胞表达=大部分都含有平滑肌细胞。(With kind permission of S. Wagner, Königs Wusterhausen, Germany.)

由于完整的细胞核条件,细胞学准备非常容易被分子基因测试[流式细胞、荧光原位杂交(FISH)、聚合酶链反应(PCR)、基因芯片分析]接受[8,19]。通过适当的专业技术,如分析使用 PCR 技术（克隆）、CD20 和 CD3 表位的特殊染色（分型细胞学）、MIB-1(增生性活动)、FISH 法分子基因探测易位(B 细胞淋巴-2、cycln D1）能够完成对恶性淋巴瘤的诊断和分类[36-38]。

6.4   细胞形态学评价

6.4.1 快速原位评价

对比在美国的情况,快速原位评估(ROSE)协议只在欧洲少数几个中心设置,主要由于日益增长的分散化的细胞病理实验室。当同一名操作者(临床细胞学)实施标本收集和细胞形态学评价时则常规练习使用 ROSE。

快速固定和染色

已有多种技术能够实现快速固定和染色,这对快速原位评估很有必要。最常见的技术是风干(风扇协助)后快速染色法(Diffquick,Hemacolor),该方法源自于血液细胞学。另一个选择是结合快速乙醇固定和改良后的超快巴氏染色。快速亚甲蓝和 H&E 染色也可以。这些技术确保了穿刺后 2~3 分钟内可读的涂片能够原位评估。远程病理快速评估提供了可供选择的原位呈现给细胞形态学家[39,40](图 6.9)。

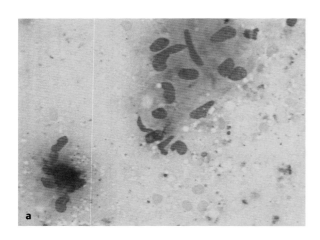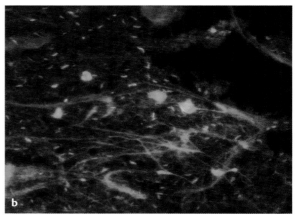

图6.7　经皮FNA从纵隔淋巴结采集标本。(a)MGG染色显示坏死的上皮细胞。(b)吖啶橙荧光染色法诊断淋巴结结核,在绿色的背景下分枝杆菌表达略带红色的橙色荧光。(Source:Beyer T. Tips and tricks for fine-needle puncture. In: Dietrich CF, ed. Endoscopic Ultrasound. An Introductory Manual and Atlas. Stuttgart, New York: Thieme; 2011:168–175.)

表6.2　典型细胞化学反应和特殊细胞染色

细胞化学反应	表达物
过碘酸-希夫染色(PAS)	糖原
PAS淀粉糖化酵素(PAS-d)	糖蛋白
阿尔新蓝	糖蛋白
革兰	不同类型细菌
姜-尼氏染色液	抗酸(肺结核)
罗丹明	抗酸(肺结核)
吖啶橙荧光染色法	质酸,抗酸(肺结核)
富尔根	DNA
普鲁士蓝	铁
苏丹红	脂肪
硝酸银	核仁形成区嗜银蛋白(AgNOR)

Source: reference[8].

目标

原位细胞学有一些目标。包括扩大FNAC诊断的范围、优化需要细针传递的数量、优化资源的利用及减少危险。此外,快速初步诊断使快速的决定做出进一步行动[41]。

原位细胞病理学应回答以下问题。

- 样本材料对穿刺病变是否具有代表性?
- 穿刺是否充足以用来做细胞形态学评价?
- 发现是良性或恶性?能否做一个初步的诊断?
- 有必要做额外的穿刺用于特殊的准备吗(细胞块、特殊染色)?
- FNA需要用核心针活检进行补充吗?

重要性

关于FNA细胞学的快速原位评估的重要性已经发表了许多重要的研究结果。通过分析发现,因为缺乏细胞结构和不良的准备,多达32%(平均20%)的FNA是没有诊断的。在宾夕法尼亚医学中心一个超过5年涉及5688例经皮FNA病例的研究中,原位评估FNA的未诊断率只有0.98%。原位细胞学使每个FNA平均花费($3096)增加了约7%($231)。

假设未诊断的FNA必须要重复,在报告中心ROSE将带来明确的成本收益[42]。另一项来自同一中心的报告显示,65%的组织学对照病例,通过甲状腺FNA获得了快速风干和染色的涂片,然后分别有88%和91%进行了正确的巴氏染色乙醇固定涂片和微孔过滤准备[43]。在美国另一个中心的一项883例甲状腺FNA对照性研究中,原位评估的FNA未诊断率明显低于未使用原位评估的未诊断率(5.9%对31.8%)。此外,相比于使用原位评估的零漏诊,未使用原位评估的FNA漏掉了8个恶性案例[44]。

各项研究显示,原位评估能够显著降低诊断所

表 6.3 重要、常用的免疫细胞化学因子在不同疾病中的表达

免疫细胞化学法染色	不同疾病诊断
上皮因子	
EMA	上皮膜抗原(上皮肿瘤筛选标记物)
细胞角蛋白(AE1/AE3,MNF116)	上皮源性(阳性)对非上皮源性(阴性)
CK5/6	腺癌(阴性)对鳞状细胞癌(阳性)和间质瘤(阳性)
p63,CD56	不同分型的肺癌(腺癌:p63⁻,CD56⁻;鳞状细胞癌:p63⁺,CD56⁻;小细胞癌:p63⁻,CD56⁺)
CK7/CK20	区分不同起源的腺癌。例如,肺腺癌(CD20⁻,CD7⁺)对转移性结直肠癌(CK20⁺,CK7⁻)
特殊上皮肿瘤标志物	
CEA	腺癌的筛选抗原和表达因子
CA125	糖抗原 125,卵巢癌和胰腺癌的标记物
TTF-1	甲状腺转录因子1,对甲状腺和某些特定肺腺癌具有高度表达
CDX2	肠源性腺癌的表达因子
Hep Par 1	肝细胞因子1,对肝细胞癌具有高度表达
HMB-45	对恶性黑素瘤具有高度特异性
PSA	前列腺癌的一种特异性抗原
NSE(神经特异性烯醇)、嗜铬颗粒、突触素、CD56	不同的神经内分泌表达因子
间叶细胞癌标志物	
Vimentin	间叶细胞肿瘤和黑色素瘤的筛选因子
CD34	间叶细胞和内皮细胞癌的筛选因子
SMA(平滑肌肌动蛋白)	平滑肌瘤的表达因子(平滑肌瘤、平滑肌肉瘤)
Desmin	平滑肌瘤的表达因子(平滑肌瘤、平滑肌肉瘤)
CD117(c-kit)	胃肠道间质瘤(GIST)的表达因子
受体	
雌激素、黄体酮	乳腺和子宫内膜癌的标记物,用于筛选受体封闭治疗
HER2-neu	人类表皮生长受体2,用于筛选用赫赛汀治疗的乳腺癌和胃癌患者
恶性淋巴瘤的诊断和分化因子	
LCA(CD45)	白细胞共同抗原用于筛选造血系统和淋巴系统肿瘤,能区别于小细胞癌
CD3	T 细胞因子
CD20	B 细胞因子
CD5,CD10,CD15,CD30,cyclin D1,bcl-6,bcl-2…	特殊类型的恶性淋巴瘤
增殖因子	
Ki67(MIB-1)	与恶性肿瘤的增殖能力存在相关性,同时也是间叶细胞癌和淋巴瘤的预后指标

Source: Compiled from sources cited in the text.

需必要穿刺的数量[44-46]。

在肝脏包块[47-49]、肾包块[50]、腹膜后腹部病变[4851-53]、触诊阴性的乳腺肿瘤[54,55]、头部和颈部的肿块[56]使用 ROSE 诊断的细针穿刺被记录有相似的结果。原位细胞学用于 EUS-FNA (尤其是在胰腺病变和淋巴结穿刺中)[57-63]和(EBUS-)FBNA 也发表了积极的评价[64-66]。在一项荟萃分析中,EUS-FNA 在分期肺癌时的累积敏感度,没有 ROSE 时为 80%,而有

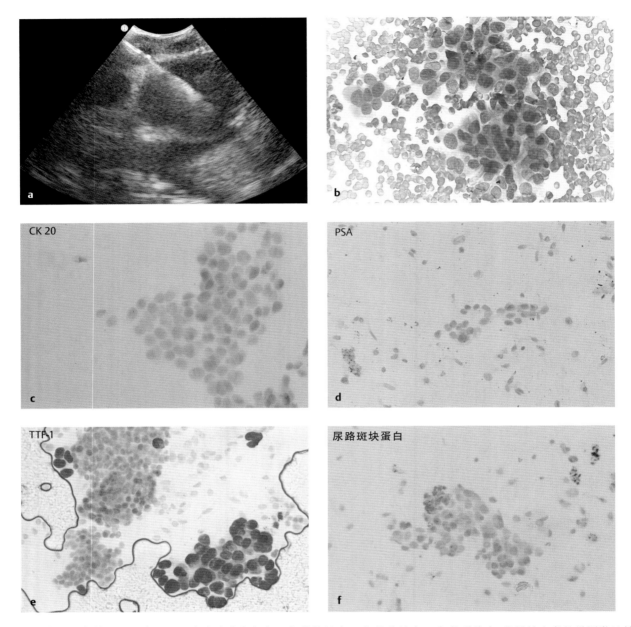

图 6.8　使用经气管 FNA(a)在已经三次成功治疗癌症(9 年前结肠癌,7 年前膀胱癌,3 年前列腺癌)的男性患者的纵隔淋巴结中采集标本。细胞学显示(b~h)非小细胞肿瘤,最有可能是腺癌。不能很好地区分到底是支气管腺癌还是前面三种疾病的末期转移。免疫细胞化学鉴定为第四种恶性肿瘤:肺腺癌。(a)EBUS-TBNA。(b)Hemacolor 快速染色。(c)免疫细胞化学:CD20 阴性。(d)免疫细胞化学:PSA 阴性。(e)免疫细胞化学:TTF-1 阳性(CD7 阳性未呈现)。(f)免疫细胞化学:尿路斑块蛋白阴性。

ROSE 时为 88%[67]。

　　在另一方面,需要注意到评估成本效率是一个有争议的话题。一个差异化分析得出结论,原位细胞学在美国的普遍情况是只有当标本的收集和解释由同一个细胞病理学家实施才是成本效益较高的[68]。由于临床医生或病理学家操作的时间平均在 35 到 44 分钟,在临床医生实施超声成像或

EUS 指导的 FNA 时,细胞病理学家等在旁边是一种耗时的方法[68,69]。在大型系列研究中,也应该考虑到初步的现场诊断和最终的细胞学判读之间的差异在 5.8%[70]~8.4%[71]。这种差异诊断的主要原因是一个显性正常局部细胞群中细胞减少的涂片被针束污染,以及诊断性上具有挑战性的实体与细胞形态学特点重叠[70-72]。

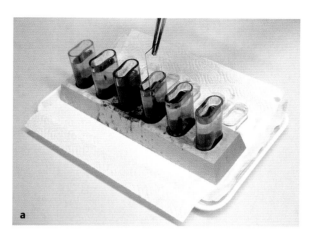
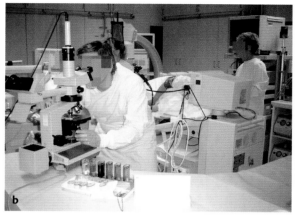

图 6.9　ROSE(快速原位评估)。快速染色是细胞学原位评估的重要基础。(a)Hemacolor 快速染色试剂盒。(Source: from Beyer T. Tips and tricks for fine-needle puncture. In: Dietrich CF, ed. Endoscopic Ultra-sound. An Introductory Manual and Atlas. Stuttgart, New York: Thieme; 2011:168–175.)(b)在治疗结束前(这里是 EUS-FNA),(临床)细胞学家在现场对标本进行微观评价,并评估样本的充分性。

> **注意**
>
> 　　通过原位细胞学,可以在介入的时候评估是否需额外的穿刺或粗针活检。

无 ROSE 的操作

　　如果原位细胞学不能实现,多位作者推荐进行预定数量的针穿过(取决于穿刺的病变,表 6.4)的一个标准协议和传统涂片[空气干燥和(或)湿法固定]的平行准备,以及辅助实验(细胞块、微孔过滤、薄层准备)的集中准备(如果需要)[58,61,73–76]。将细胞学涂片和细胞块结合可增强细针穿刺的诊断实施[47,77–83]。

> **注意**
>
> 　　当样本被送到外面的细胞病理学实验室,应永远在临床医生和实验室之间准确协调材料处理过程的细节。
>
> 　　按照一般经验法则,当不能提供原位细胞学时,则应准备好约 10~12 个涂片。

6.4.2 最终细胞学诊断

临床数据

　　最终细胞形态学诊断不仅要基于涂片形态学

表 6.4　FNA 在各种目标病变区达到高灵敏度所需的细针数量

靶区	采集方式	穿过的细针数量	来源
甲状腺结节	经皮 FNA	4	46,76
肾癌	经皮 FNA	3	50
乳腺癌	经皮 FNA	3 或 4	55,99
肝癌	经皮 FNA	1 或 2	49,100
纵隔淋巴结	EUS-FNA	3	101
纵隔淋巴结	EBUS-TBNA	2 或 3	74
胰腺肿瘤	EUS-FNA	5~7[a]	73,102

[a] 几项研究指出,胰腺肿瘤达到 80% 的高灵敏度时需要限制穿过的细针数量。

的评价和辅助测试的结果(尤其是免疫细胞化学),还要基于临床数据。出于这个原因,申请格式应包含以下信息。

　　1.材料的类型。

　　2. 收集后的准备 (湿法固定或风干、转运溶液)。

　　3.标本收集的位置。

　　4.针的路线(如经皮、经支气管、经胃)。

　　5.患者病史:

● 以前的肿瘤疾病(有组织学诊断);

● 临床诊断(尤其是活检器官的疾病);

● 相关实验室发现(如肿瘤标记物)。

6.指示。

细胞病理学报告

FNA 准备的判读是多层面的过程，包括细胞形态学评价、细胞间的互动、细胞簇的构筑及细胞外矩阵,伴随着患者病史和临床数据、成像结果和当时能提供的组织学材料[84,85]。细胞形态学判读的标准和原则、器官和病变具体的诊断算法、诊断陷阱及方法的局限性在一些专著和细胞病理学图谱上有详细解释[2,7-9,13],已超出本章范围。细胞病理学报告应包括基本的信息有患者数据、标本收集的数据和方法、准备的类型和数量,并应回答以下问题。

- 材料是否具有代表性和诊断性？
- 材料样本来自于什么器官或组织？
- 正常细胞表现、炎症或肿瘤？
- 如果是肿瘤,良性还是恶性？
- 肿瘤或炎症可以分类吗？
- 诊断有某种局限性吗(可能鉴别诊断)？

尤其是关于良、恶性的差异,临床医生希望拿到一份清楚的、不含糊的报告及尽可能具体的诊断。如果不能做出确定的诊断,报告应包含鉴别诊断和推荐进一步调查[84]。诊断(不)确定的程度一定要反应在报告中[86]。

对于在报告中使用一些已发表在指南上的术语,临床医生和细胞病理学家在这点上应取得一致意见。操作者可使用甲状腺[87,88]和乳腺[89](TBS 诊断系统)的 FNAC 细胞学术语,德国病理协会和德国细胞学协会发布的 "性器官外细胞学的标准化报告"的共识命名(表 6.5),以及细胞病理学巴氏协会通用命名[91]。美国病理学院的指南,借鉴组织病理学操作,倾向于描述性诊断和陈述,标准诊断范畴应永远用描述性诊断补充[84]。

注意

"阴性恶性"和"良性"的范畴不能排除恶性！永远可能存在潜在的采样错误。

表 6.5　德国病理协会和细胞学协会发布的基于 "性器官外细胞学的标准化报告"的恶性肿瘤的细胞学分级[90]

诊断种类	说明
阴性	恶性肿瘤细胞未被发现
疑似	恶性肿瘤细胞并不能被完全排除
非常疑似	可能存在恶性肿瘤细胞
阳性	恶性肿瘤细胞被检测出
不充分的	不充分的标本(坏死、自溶、取样标本里面缺少细胞形态)

Source：Boöcking A.Standardisierte Befunderstellung in der extragenitalen Zytologie. Pathologe 1998; 19(3):236–241, with kind permission from Springer Science + Business Media.

FNAC 的诊断确定性

FNAC 的未诊断率和假阴性发现在已发表的研究中变化很大,并且取决于靶器官、靶病变的性质和大小、穿刺方法(US-FNA, EUS-FNA 等)、穿刺针数量、穿刺时细胞病理学家的存在及使用的准备方法等因素。最多的假阴性发现来自于采样错误,这是临床诊断医生的责任。另一方面,假阳性发现大多数是细胞病理学过度解释良性病变所导致的解释性错误[11,22,23,92,93]。

在多数单中心回顾性研究中,FNAC 的假阳性非常罕见,报道的发生率只有大概 0%~1%。这些数字结果可能是由于外科或尸体解剖组织学对照的金标准低估了真正的假阳性。最近发表的 5667 例 EUS-FNA 前瞻性研究分析中,377 例患者先前没有行新辅助治疗,随后手术切除(组织学)后出现假阳性率。EUS-FNA 在 20 例恶性患者(5.3%)出现假阳性。当怀疑假阳性率的结果被包括进去后,假阳性率增加到 27/377(7.2%)。

与 EUS-FNA 胰腺病变(2.2%)相比,假阳性发现的风险在非胰腺 FNA 中(15%)显著增高。2/3 的非胰腺假阳性 FNA 包含采样 Barrett 食管或腔的肿瘤患者食管周或肛肠周淋巴结,提示肿瘤细胞污染了针是最可能原因。然而,由 3 位病理学家共同再回顾的假阳性和假可疑案例中一半不一致的发现(377 例 EUS-FNA 中 13 例,占 3.4%)是由于细胞病理学家解译错误[94]。

来自美国病理学院标记管理系统非妇产细胞学的解读准确性数据揭示出,来自肾脏(60%)、肝脏(37%)、胰腺(10%)、唾液腺(6%)的良性细针穿刺的大量不正确的良恶性诊断发生率[95]。11%来自肉芽肿或特定炎症肺病变[96]的 FNA 标本和 22%来自肺错构瘤[97]的 FNA 标本被误诊为癌或良性肿瘤。唾液腺 FNA 切片的假阳性率是 8%[98]。然而应该注意到, 细胞病理学家和细胞技术员参与到实验间研究时仅仅收到每例一张涂片。无法进行辅助测试,并且没有提供临床信息。虽然如此, 这些数据仍清楚地揭示了细胞形态学解读的潜在错误,尤其是当样本提交给外部实验室和被非专业细胞学病理学家解读的时候。这些数据也可以对意想不到的事件进行具体分析[95]。最重要的,虽然如此,我们仍觉得这些结果强调了病史和临床信息及特殊染色和准备建立对于准确细胞学诊断的重要性。

注意

没有病史和临床信息,不能做出一个可信赖的细胞病理学诊断。

6.5　结论

超声成像和内镜超声成像指导细针穿刺细胞学非常重要,其在多数器官病变和实质改变的组织诊断中是最低程度的无侵入性的过程。从患者的选择到标本收集的每一步,以及从标本的准备到解读,全过程需要良好的知识、熟练的操作技巧和批判性反思。细胞形态学分析加上病史和临床信息一定要集中,以得出一个准确的诊断。当所有的步骤均由一位操作者(临床细胞学家)完成和(或)进行一个快速的原位穿刺评价,则可以获得最理想的结果。

(叶露薇　译)

参考文献

[1] Mannheim E. Die Bedeutung der Tumorpunktion für die Tumordiagnose. Z Krebsforsch 1931; 34: 572–593
[2] Kocjan G. Fine Needle Aspiration Cytology. Diagnostic Principles and Dilemmas. Berlin, Heidelberg: Springer-Verlag; 2006
[3] Ansari NA, Derias NW. Fine needle aspiration cytology. J Clin Pathol 1997; 50: 541–543
[4] Diamantis A, Magiorkinis E, Koutselini H. Fine-needle aspiration (FNA) biopsy: historical aspects. Folia Histochem Cytobiol 2009; 47: 191–197
[5] Vilmann P, Jacobsen GK, Henriksen FW, Hancke S. Endoscopic ultrasonography with guided fine needle aspiration biopsy in pancreatic disease. Gastrointest Endosc 1992; 38: 172–173
[6] Yasufuku K, Chiyo M, Sekine Y et al. Real-time endobronchial ultrasound-guided transbronchial needle aspiration of mediastinal and hilar lymph nodes. Chest 2004; 126: 122–128
[7] Lopes Cardozo P. Atlas of Clinical Cytology. A Contribution to Precise Cytodiagnosis and Cytological Differential Diagnosis. Leiden: Paul Lopes Cardozo; 1976
[8] Bubendorf L, Feichter GE, Obermann EC, Dalquen P. Zytopathologie. Berlin, Heidelberg: Springer-Verlag; 2011
[9] Gherardi G. Fine-Needle Biopsy of Superficial and Deep Masses. Dordrecht, Heidelberg, London, Milan, New York: Springer Italia; 2009
[10] Pothier DD, Narula AA. Should we apply suction during fine needle cytology of thyroid lesions? A systematic review and meta-analysis. Ann R Coll Surg Engl 2006; 88: 643–645
[11] Jenssen C, Dietrich CF. Endoscopic ultrasound-guided fine-needle aspiration biopsy and trucut biopsy in gastroenterology – an overview. Best Pract Res Clin Gastroenterol 2009; 23: 743–759
[12] Sajeev S, Siddaraju N. A comparative analysis of fine-needle capillary cytology vs. fine-needle aspiration cytology in superficial lymph node lesions. Diagn Cytopathol 2009; 37: 787–791
[13] Sidawy MK, Ali SZ, eds. Fine Needle Aspiration Cytology. Philadelphia: Churchill Livingstone-Elsevier; 2007
[14] Storch IM, Sussman DA, Jorda M, Ribeiro A. Evaluation of fine needle aspiration vs. fine needle capillary sampling on specimen quality and diagnostic accuracy in endoscopic ultrasound-guided biopsy. Acta Cytol 2007; 51: 837–842
[15] Abouzgheib W, Bartter T, Dagher H, Pratter M, Klump W. A prospective study of the volume of pleural fluid required for accurate diagnosis of malignant pleural effusion. Chest 2009; 135: 999–1001
[16] Sallach SM, Sallach JA, Vasquez E, Schultz L, Kvale P. Volume of pleural fluid required for diagnosis of pleural malignancy. Chest 2002; 122: 1913–1917
[17] Swiderek J, Morcos S, Donthireddy V et al. Prospective study to determine the volume of pleural fluid required to diagnose malignancy. Chest 2010; 137: 68–73
[18] Abele JS, Miller TR, King EB, Lowhagen T. Smearing techniques for the concentration of particles from fine needle aspiration biopsy. Diagn Cytopathol 1985; 1: 59–65
[19] Bales CE. Laboratory techniques. In: Koss LG, Melamed MR, eds. Koss' Diagnostic Cytology and its Histopathologic Bases. 5th ed. Philadelphia, Baltimore: Lippincott, Williams & Wilkins; 2006:1569–1634
[20] Crystal BS, Wang HH, Ducatman BS. Comparison of different preparation techniques for fine needle aspiration specimens. A semiquantitative and statistical analysis. Acta Cytol 1993; 37: 24–28
[21] Dey P, Luthra UK, George J, Zuhairy F, George SS, Haji BI. Comparison of ThinPrep and conventional preparations on fine needle aspiration cytology material. Acta Cytol 2000; 44: 46–50
[22] Jenssen C, Möller K, Sarbia M, Wagner S. EUS-guided biopsy – indications, problems, pitfalls, troubleshooting, and clinical impact. In: Dietrich CF, ed. Endoscopic Ultrasound. An Introductory Manual and Atlas. Stuttgart, New York: Thieme; 2011:91–167
[23] Beyer T. Tips and tricks for fine-needle puncture. In: Dietrich CF, ed. Endoscopic Ultrasound. An Introductory Manual and Atlas. Stuttgart, New York: Thieme; 2011:168–175
[24] Baig MA, Fathallah L, Feng J, Husain M, Grignon DG, Al-Abbadi MA.

Fast drying of fine needle aspiration slides using a hand held fan: impact on turn around time and staining quality. Cytojournal 2006; 3: 12

[25] Chan JK, Kung IT. Rehydration of air-dried smears with normal saline. Application in fine-needle aspiration cytologic examination. Am J Clin Pathol 1988; 89: 30–34

[26] Yang GC. Ultrafast Papanicolaou stain is not limited to rapid assessments: application to permanent fine-needle aspiration smears. Diagn Cytopathol 1995; 13: 160–162

[27] Yang GC, Alvarez II. Ultrafast Papanicolaou stain. An alternative preparation for fine needle aspiration cytology. Acta Cytol 1995; 39: 55–60

[28] Fowler LJ, Lachar WA. Application of immunohistochemistry to cytology. Arch Pathol Lab Med 2008; 132: 373–383

[29] Kakar S, Gown AM, Goodman ZD, Ferrell LD. Best practices in diagnostic immunohistochemistry: hepatocellular carcinoma versus metastatic neoplasms. Arch Pathol Lab Med 2007; 131: 1648–1654

[30] Stelow EB, Murad FM, Debol SM et al. A limited immunocytochemical panel for the distinction of subepithelial gastrointestinal mesenchymal neoplasms sampled by endoscopic ultrasound-guided fine-needle aspiration. Am J Clin Pathol 2008; 129: 219–225

[31] Turner MS, Goldsmith JD. Best practices in diagnostic immunohistochemistry: spindle cell neoplasms of the gastrointestinal tract. Arch Pathol Lab Med 2009; 133: 1370–1374

[32] Böcking A, Pomjansky N, Buckstegge B, Onofre A. Immunocytochemical identification of carcinomas of unknown primaries on fine-needle-aspiration-biopsies [Article in German]. Pathologe 2009; 30 Suppl 2: 158–160

[33] Onofre AS, Pomjanski N, Buckstegge B, Böcking A. Immunocytochemical diagnosis of hepatocellular carcinoma and identification of carcinomas of unknown primary metastatic to the liver on fine-needle aspiration cytologies. Cancer 2007; 111: 259–268

[34] Pomjanski N, Grote HJ, Doganay P, Schmiemann V, Buckstegge B, Böcking A. Immunocytochemical identification of carcinomas of unknown primary in serous effusions. Diagn Cytopathol 2005; 33: 309–315

[35] Casimiro Onofre AS, Pomjanski N, Buckstegge B, Böcking A. Immunocytochemical typing of primary tumors on fine-needle aspiration cytologies of lymph nodes. Diagn Cytopathol 2008; 36: 207–215

[36] Garcia CF, Swerdlow SH. Best practices in contemporary diagnostic immunohistochemistry: panel approach to hematolymphoid proliferations. Arch Pathol Lab Med 2009; 133: 756–765

[37] Kaleem Z. Flow cytometric analysis of lymphomas: current status and usefulness. Arch Pathol Lab Med 2006; 130: 1850–1858

[38] Safley AM, Buckley PJ, Creager AJ et al. The value of fluorescence in situ hybridization and polymerase chain reaction in the diagnosis of B-cell non-Hodgkin lymphoma by fine-needle aspiration. Arch Pathol Lab Med 2004; 128: 1395–1403

[39] Alsharif M, Carlo-Demovich J, Massey C et al. Telecytopathology for immediate evaluation of fine-needle aspiration specimens. Cancer Cytopathol 2010; 118: 119–126

[40] Kim B, Chhieng DC, Crowe DR et al. Dynamic telecytopathology of on site rapid cytology diagnoses for pancreatic carcinoma. Cytojournal 2006; 3: 27

[41] Silverman JF, Finley JL, O'Brien KF et al. Diagnostic accuracy and role of immediate interpretation of fine needle aspiration biopsy specimens from various sites. Acta Cytol 1989; 33: 791–796

[42] Nasuti JF, Gupta PK, Baloch ZW. Diagnostic value and cost-effectiveness of on-site evaluation of fine-needle aspiration specimens: review of 5,688 cases. Diagn Cytopathol 2002; 27: 1–4

[43] Baloch ZW, Tam D, Langer J, Mandel S, LiVolsi VA, Gupta PK. Ultrasound-guided fine-needle aspiration biopsy of the thyroid: role of on-site assessment and multiple cytologic preparations. Diagn Cytopathol 2000; 23: 425–429

[44] Zhu W, Michael CW. How important is on-site adequacy assessment for thyroid FNA? An evaluation of 883 cases. Diagn Cytopathol 2007; 35: 183–186

[45] Lachman MF, Cellura K, Schofield K, Mitra A. On-site adequacy assessments for image-directed fine needle aspirations: a study of 341 cases. Conn Med 1995; 59: 657–660

[46] Redman R, Zalaznick H, Mazzaferri EL, Massoll NA. The impact of assessing specimen adequacy and number of needle passes for fine-needle aspiration biopsy of thyroid nodules. Thyroid 2006; 16: 55–60

[47] Ceyhan K, Kupana SA, Bektaş M et al. The diagnostic value of on-site cytopathological evaluation and cell block preparation in fine-needle aspiration cytology of liver masses. Cytopathology 2006; 17: 267–274

[48] Fornari F, Civardi G, Cavanna L et al. Ultrasonically guided fine-needle aspiration biopsy: a highly diagnostic procedure for hepatic tumors. Am J Gastroenterol 1990; 85: 1009–1013

[49] Pupulim LF, Felce-Dachez M, Paradis V et al. Algorithm for immediate cytologic diagnosis of hepatic tumors. AJR Am J Roentgenol 2008; 190: W208–W212

[50] Andonian S, Okeke Z, Okeke DA, Sugrue C, Wasserman PG, Lee BR. Number of needle passes does not correlate with the diagnostic yield of renal fine needle aspiration cytology. J Endourol 2008; 22: 2377–2380

[51] Azabdaftari G, Goldberg SN, Wang HH. Efficacy of on-site specimen adequacy evaluation of image-guided fine and core needle biopsies. Acta Cytol 2010; 54: 132–137

[52] Saleh HA, Masood S, Khatib G. Percutaneous and intraoperative aspiration biopsy cytology of pancreatic neuroendocrine tumors: cytomorphologic study with an immunocytochemical contribution. Acta Cytol 1996; 40: 182–190

[53] Stewart CJ, Coldewey J, Stewart IS. Comparison of fine needle aspiration cytology and needle core biopsy in the diagnosis of radiologically detected abdominal lesions. J Clin Pathol 2002; 55: 93–97

[54] Buchbinder SS, Gurell DS, Tarlow MM, Salvatore M, Suhrland MJ, Kader K. Role of US-guided fine-needle aspiration with on-site cytopathologic evaluation in management of nonpalpable breast lesions. Acad Radiol 2001; 8: 322–327

[55] Pennes DR, Naylor B, Rebner M. Fine needle aspiration biopsy of the breast. Influence of the number of passes and the sample size on the diagnostic yield. Acta Cytol 1990; 34: 673–676

[56] Eisele DW, Sherman ME, Koch WM, Richtsmeier WJ, Wu AY, Erozan YS. Utility of immediate on-site cytopathological procurement and evaluation in fine needle aspiration biopsy of head and neck masses. Laryngoscope 1992; 102: 1328–1330

[57] Cleveland P, Gill KR, Coe SG et al. An evaluation of risk factors for inadequate cytology in EUS-guided FNA of pancreatic tumors and lymph nodes. Gastrointest Endosc 2010; 71: 1194–1199

[58] Erickson RA, Sayage-Rabie L, Beissner RS. Factors predicting the number of EUS-guided fine-needle passes for diagnosis of pancreatic malignancies. Gastrointest Endosc 2000; 51: 184–190

[59] Jhala NC, Eltoum IA, Eloubeidi MA et al. Providing on-site diagnosis of malignancy on endoscopic-ultrasound-guided fine-needle aspirates: should it be done? Ann Diagn Pathol 2007; 11: 176–181

[60] Klapman JB, Logrono R, Dye CE, Waxman I. Clinical impact of on-site cytopathology interpretation on endoscopic ultrasound-guided fine needle aspiration. Am J Gastroenterol 2003; 98: 1289–1294

[61] LeBlanc JK, Emerson RE, Dewitt J et al. A prospective study comparing rapid assessment of smears and ThinPrep for endoscopic ultrasound-guided fine-needle aspirates. Endoscopy 2010; 42: 389–394

[62] Turner BG, Cizginer S, Agarwal D, Yang J, Pitman MB, Brugge WR. Diagnosis of pancreatic neoplasia with EUS and FNA: a report of accuracy. Gastrointest Endosc 2010; 71: 91–98

[63] Iglesias-Garcia J, Dominguez-Munoz JE, Abdulkader I et al. Influence of on-site cytopathology evaluation on the diagnostic accuracy of endoscopic ultrasound-guided fine needle aspiration (EUS-FNA) of solid pancreatic masses. Am J Gastroenterol 2011; 106: 1705–1710

[64] Baram D, Garcia RB, Richman PS. Impact of rapid on-site cytologic evaluation during transbronchial needle aspiration. Chest 2005; 128: 869–875

[65] Cameron SE, Andrade RS, Pambuccian SE. Endobronchial ultrasound-guided transbronchial needle aspiration cytology: a state of the art review. Cytopathology 2010; 21: 6–26

[66] Trisolini R, Cancellieri A, Tinelli C et al. Rapid on-site evaluation of transbronchial aspirates in the diagnosis of hilar and mediastinal adenopathy: a randomized trial. Chest 2011; 139: 395–401

[67] Micames CG, McCrory DC, Pavey DA, Jowell PS, Gress FG. Endoscopic ultrasound-guided fine-needle aspiration for non-small cell lung cancer staging: a systematic review and metaanalysis. Chest 2007; 131: 539–548

[68] Layfield LJ, Bentz JS, Gopez EV. Immediate on-site interpretation of

fine-needle aspiration smears: a cost and compensation analysis. Cancer 2001; 93: 319–322

[69] Alsharif M, Andrade RS, Groth SS, Stelow EB, Pambuccian SE. Endobronchial ultrasound-guided transbronchial fine-needle aspiration: the University of Minnesota experience, with emphasis on usefulness, adequacy assessment, and diagnostic difficulties. Am J Clin Pathol 2008; 130: 434–443

[70] Woon C, Bardales RH, Stanley MW, Stelow EB. Rapid assessment of fine needle aspiration and the final diagnosis—how often and why the diagnoses are changed. Cytojournal 2006; 3: 25

[71] Eloubeidi MA, Tamhane A, Jhala N et al. Agreement between rapid onsite and final cytologic interpretations of EUS-guided FNA specimens: implications for the endosonographer and patient management. Am J Gastroenterol 2006; 101: 2841–2847

[72] Monaco SE, Schuchert MJ, Khalbuss WE. Diagnostic difficulties and pitfalls in rapid on-site evaluation of endobronchial ultrasound guided fine needle aspiration. Cytojournal 2010; 7: 9

[73] Jhala NC, Jhala D, Eltoum I et al. Endoscopic ultrasound-guided fine-needle aspiration biopsy: a powerful tool to obtain samples from small lesions. Cancer 2004; 102: 239–246

[74] Lee HS, Lee GK, Lee HS et al. Real-time endobronchial ultrasound-guided transbronchial needle aspiration in mediastinal staging of non-small cell lung cancer: how many aspirations per target lymph node station? Chest 2008; 134: 368–374

[75] Pellisé Urquiza M, Fernández-Esparrach G, Solé M et al. Endoscopic ultrasound-guided fine needle aspiration: predictive factors of accurate diagnosis and cost-minimization analysis of on-site pathologist. Gastroenterol Hepatol 2007; 30: 319–324

[76] Sidiropoulos N, Dumont LJ, Golding AC, Quinlisk FL, Gonzalez JL, Padmanabhan V. Quality improvement by standardization of procurement and processing of thyroid fine-needle aspirates in the absence of on-site cytological evaluation. Thyroid 2009; 19: 1049–1052

[77] Ardengh JC, Lopes CV, de Lima LF et al. Cell block technique and cytological smears for the differential diagnosis of pancreatic neoplasms after endosonography-guided fine-needle aspiration. Acta Gastroenterol Latinoam 2008; 38: 246–251

[78] Khurana U, Handa U, Mohan H, Sachdev A. Evaluation of aspiration cytology of the liver space occupying lesions by simultaneous examination of smears and cell blocks. Diagn Cytopathol 2009; 37: 557–563

[79] Kopelman Y, Marmor S, Ashkenazi I, Fireman Z. Value of EUS-FNA cytological preparations compared with cell block sections in the diagnosis of pancreatic solid tumours. Cytopathology 2011; 22: 174–178

[80] Liu K, Dodge R, Glasgow BJ, Layfield LJ. Fine-needle aspiration: comparison of smear, cytospin, and cell block preparations in diagnostic and cost effectiveness. Diagn Cytopathol 1998; 19: 70–74

[81] Nassar A, Cohen C, Siddiqui MT. Utility of millipore filter and cell block in thyroid needle aspirates: which method is superior? Diagn Cytopathol 2007; 35: 34–38

[82] Nathan NA, Narayan E, Smith MM, Horn MJ. Cell block cytology. Improved preparation and its efficacy in diagnostic cytology. Am J Clin Pathol 2000; 114: 599–606

[83] Noda Y, Fujita N, Kobayashi G et al. Diagnostic efficacy of the cell block method in comparison with smear cytology of tissue samples obtained by endoscopic ultrasound-guided fine-needle aspiration. J Gastroenterol 2010; 45: 868–875

[84] Crothers BA, Tench WD, Schwartz MR et al. Guidelines for the reporting of nongynecologic cytopathology specimens. Arch Pathol Lab Med 2009; 133: 1743–1756

[85] Kocjan G, Chandra A, Cross P et al. BSCC Code of Practice—fine needle aspiration cytology. Cytopathology 2009; 20: 283–296

[86] Skoumal SM, Florell SR, Bydalek MK, Hunter WJ. Malpractice protection: communication of diagnostic uncertainty. Diagn Cytopathol 1996; 14: 385–389

[87] Baloch ZW, LiVolsi VA, Asa SL et al. Diagnostic terminology and morphologic criteria for cytologic diagnosis of thyroid lesions: a synopsis of the National Cancer Institute Thyroid Fine-Needle Aspiration State of the Science Conference. Diagn Cytopathol 2008; 36: 425–437

[88] Cibas ES, Ali SZ. The Bethesda System for Reporting Thyroid Cytopathology. Thyroid 2009; 19: 1159–1165

[89] The uniform approach to breast fine needle aspiration biopsy. A synopsis. Acta Cytol 1996; 40: 1120–1126, discussion 1119

[90] Böcking A. Standardization of cytopathologic diagnosis [Article in German]. Pathologe 1998; 19: 236–241

[91] The Papanicolaou Society of Cytopathology Task Force on Standards of Practice. Guidelines of the Papanicolaou Society of Cytopathology for fine-needle aspiration procedure and reporting. Diagn Cytopathol 1997; 17: 239–247

[92] Jenssen C, Möller K, Wagner S, Sarbia M. Endoscopic ultrasound-guided biopsy: diagnostic yield, pitfalls, quality management part 1: optimizing specimen collection and diagnostic efficiency [Article in German]. Z Gastroenterol 2008; 46: 590–600

[93] Jenssen C, Möller K, Wagner S, Sarbia M. Endoscopic ultrasound-guided biopsy: diagnostic yield, pitfalls, quality management [Article in German]. Z Gastroenterol 2008; 46: 897–908

[94] Gleeson FC, Kipp BR, Caudill JL et al. False positive endoscopic ultrasound fine needle aspiration cytology: incidence and risk factors. Gut 2010; 59: 586–593

[95] Young NA, Mody DR, Davey DD. Misinterpretation of normal cellular elements in fine-needle aspiration biopsy specimens: observations from the College of American Pathologists Interlaboratory Comparison Program in Non-Gynecologic Cytopathology. Arch Pathol Lab Med 2002; 126: 670–675

[96] Auger M, Moriarty AT, Laucirica R et al. Granulomatous inflammation–an underestimated cause of false-positive diagnoses in lung fine-needle aspirates: observations from the College of American Pathologists Nongynecologic Cytopathology Interlaboratory Comparison Program. Arch Pathol Lab Med 2010; 134: 1793–1796

[97] Hughes JH, Young NA, Wilbur DC, Renshaw AA, Mody DR; Cytopathology Resource Committee, College of American Pathologists. Fine-needle aspiration of pulmonary hamartoma: a common source of false-positive diagnoses in the College of American Pathologists Interlaboratory Comparison Program in Nongynecologic Cytology. Arch Pathol Lab Med 2005; 129: 19–22

[98] Hughes JH, Volk EE, Wilbur DC; Cytopathology Resource Committee, College of American Pathologists. Pitfalls in salivary gland fine-needle aspiration cytology: lessons from the College of American Pathologists Interlaboratory Comparison Program in Nongynecologic Cytology. Arch Pathol Lab Med 2005; 129: 26–31

[99] Abati A, Simsir A. Breast fine needle aspiration biopsy: prevailing recommendations and contemporary practices. Clin Lab Med 2005; 25: 631–654, v

[100] Civardi G, Fornari F, Cavanna L, Di Stasi M, Sbolli G, Buscarini L. Value of rapid staining and assessment of ultrasound-guided fine needle aspiration biopsies. Acta Cytol 1988; 32: 552–554

[101] Wallace MB, Kennedy T, Durkalski V et al. Randomized controlled trial of EUS-guided fine needle aspiration techniques for the detection of malignant lymphadenopathy. Gastrointest Endosc 2001; 54: 441–447

[102] LeBlanc JK, Ciaccia D, Al-Assi MT et al. Optimal number of EUS-guided fine needle passes needed to obtain a correct diagnosis. Gastrointest Endosc 2004; 59: 475–481

第 7 章

感染及微生物诊断学

T. Glueck, H. J. Linde, C. F. Dietrich

7.1 微生物检测的一般原则

7.1.1 微生物样本

用于检测的微生物样本是从不同的器官和组织中通过超声引导下穿刺活检收集得来。

- 腹水。
- 囊液。
- 脓肿内容物。
- 胸腔积液。
- 心包积液。
- 滑液。
- 肝组织。
- 肾组织。
- 淋巴结组织。

7.1.2 微生物检测的先决条件

皮肤准备

当样本经皮穿刺采集时,应采取严格的预防措施,以避免将病原体从皮肤表面转移到皮下深层组织,并确保样本未被皮肤上的菌群污染。所以皮肤准备是必不可少的。最常用的消毒液是 10% 聚维酮碘和醇类。以乙醇为基础的溶液似乎比含碘水溶液、醇类和碘的混合物或者氯已定更有效[1,2]。皮肤准备包括用无菌纱布擦净的器械。有毛发的皮肤在穿刺前不应剃光,因为剃刀造成的皮肤微小刮伤会导致局部感染。穿刺部位的少许毛发可用剪刀小心除去。必须注意防腐剂的照射时间。大多数专家推荐 60~180 秒的照射时间。然而,皮脂腺丰富的皮肤区域(如腹股沟)可能需要更长的照射时间(最多

10 分钟)以适当减少微生物。

样本采集和体积量

收集尽可能多的有足够化学、细胞学、微生物检验的样本是较好的做法。样本量少会降低灵敏度和增加采样误差。表 7.1 列出了对不同诊断测试所需的最小样本量的建议。在不同的实验室中这些数字可能会有所不同,这取决于所使用的具体方法。微生物学家讨论后认为,特别是在样本量缺乏时,这是最好的培养方法。

如果收集用于微生物检测的病理学组织,应该特别注意不要让微生物样本接触甲醛溶液,不然会阻止进一步的微生物分析。

微生物实验室的样本提交

在一个样品被送到微生物检测之前,需要放置在一个适合样本和所需检测的运输容器中。应该依据预定的运输时间长短和假定的组织类型来选择不同的容器。如果运输条件不适合,可能会由于微生物

表 7.1 各种微生物检测方法所需的样本量(每次测试所需的近似样本量)

测试	绝对最小体积	理想体积
革兰染色	0.2mL	0.5mL
需氧培养	0.2mL	2mL
厌氧培养	0.2mL	2mL
真菌培养	0.2mL	2mL
分枝杆菌培养	3mL	10mL
血培养 [a]	2~10mL	10mL
伯氏疏螺旋体—聚合酶链反应	2mL	5mL
聚合酶链反应	0.2mL	1mL
血清学检查(血液)	3mL	10mL

[a] 重要的是要遵循制造商的建议。

的消亡和组织过度生长而导致培养结果不准确。

如果标本可以在 2 个小时内运送到微生物学实验室,完全能够在无菌管中提取到新鲜标本(如在注射器中)。

如果运输时间达到或超过 2 小时,必须使用合适的传输工具。血培养基适合培养液体标本。在微观制剂、抗原检测、分枝杆菌或真菌培养和其他特殊微生物培养中,经常把水性物质放入血培养基中。如果不使用血培养基,上述试验是不可能进行的,培养结果也会出现瑕疵。另一种方法是在有运输容器的条件下使用一种半固体(如 Port-A-Cul 系统,或类似的)。微生物学实验室通常会提供必要用品(图 7.1)。

如果有临床证据表明病变已经引起了全身性感染,还应同时提交血培养瓶(至少两对好氧和厌氧血培养瓶)。在现代血培养系统中,采用的是有氧血培养瓶,而非"暴露于空气中"(污染的风险)。无需额外措施,这些系统可以提供最佳的有氧培养条件。标本应尽可能迅速地运输到微生物实验室。如果收集的标本不能立即提交,应将血培养物存放于35℃的环境中,其他培养物存放于 4℃的环境中,以防止培养物被污染或出现快速生长的有机物。

标本必须标有患者的名字、提交人和样本信息,并提交到相应的实验室。标本相关性质的信息、临床信息和假定的病原体是必须标明的,以便微生物学家可以选择最适宜的培养技术和检测方法。

迅速检验标本

标本的粗略检验应该在收集后迅速完成。如果实验设施适合,可以取部分标本在显微镜下进行革兰染色检验。革兰染色(见下文)可快速提供致病微生物有价值的信息,特别是标本不能及时被送到微生物学实验室的时候。

7.2　微生物技术

7.2.1 染色

染色是微生物检测的第一步。染色可以在微生物实验室进行,甚至在病房里进行,可以为微生物检测提供早期有价值的信息来源。染色可以弥补培养方法的不足,并常常可以用于解释培养中的现象。这特别适用于革兰染色。此外,显微镜检查可半定量评价样本的病原菌分布和评估反应中炎症程度(样本中的白细胞计数)。寄生虫(变形虫、棘球绦虫等)也可以通过显微镜来检测。

革兰染色

革兰染色是微生物学最重要的染色剂。它根据革兰阳性杆菌和革兰阴性杆菌细胞壁结构的不同区分这两种细菌。革兰染色的另一个优点是,它可

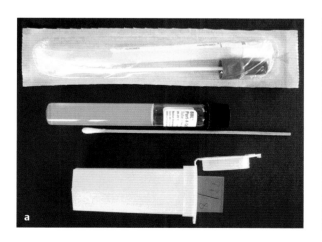
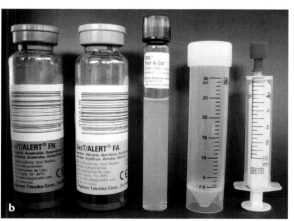

图 7.1　运输容器。(a)内含玻片的运输容器(底部),内装半固体的运输容器[例如,Port-A-Cul 系统(Becton Dickinson)](中间),以及含棉棒的凝胶试剂盒(顶部)。(b)液体试样的容器(从左到右):两个好氧/厌氧血培养瓶,内装半固体的运输容器(如 Port-A-Cul 系统),无菌管,注射器。

以快速进行,甚至在微生物学实验室外。

革兰染色所需的用品见图 7.2,主要包括以下几方面。

- 显微镜(×10,×40,×100/油)。
- 玻片。
- 乙醇灯或煤油灯。
- 丙酮或甲醇。
- 0.25%的结晶紫。
- 1%的碘剂(碘和碘化钾)。
- 96%的乙醇。
- 0.1%的番红(品红)。

表 7.2 和图 7.3 描述了革兰染色程序的概要;图 7.4 为革兰染色的制备。

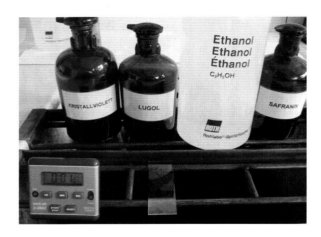

图 7.2　革兰染色的工作站。

最重要的革兰阳性和革兰阴性病原体见表 7.3。

齐-尼染色、金胺染色

齐-尼染色、金胺染色几乎专门用于微生物实验室对抗酸杆菌的检测(分枝杆菌、诺卡菌、放线菌属)。由于样本的细菌数通常较少,荧光染色(金胺

表 7.2 革兰染色程序概要	
程序的步骤	**方法**
1	用笔在玻片底部磨砂位置做标记
2	涂抹吸气材料(如有必要可用无菌生理盐水进行稀释)
3	风干的涂片
4	固定:用丙酮或浓甲基乙醇浸润 3 分钟,或通过酒精灯火焰 3 次
5	用结晶紫浸润 1 分钟,倒出
6	用碘剂(碘-钾、碘)浸润,倒出
7	用 96%乙醇脱色(直到所有的蓝色都褪去)
8	用水冲洗
9	番红浸润
10	用水冲洗干净
提示	充分的脱色是必不可少的,所以需要薄的玻片
	检查:所有的体细胞都要被染成红色;蓝色存在说明没有充分脱色
	检测下限约为 10^4 生物量/mL

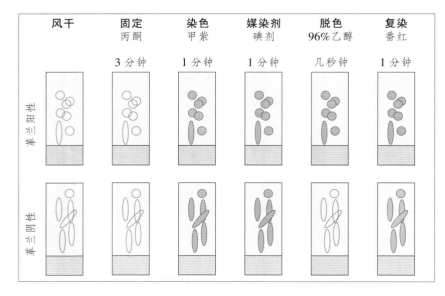

图 7.3　革兰染色过程的示意图。

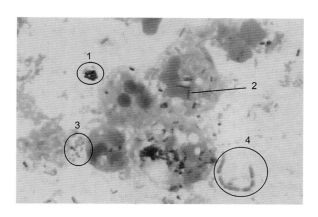

图 7.4　多核形白细胞在革兰染色的脓肿中发展的不同阶段。①革兰阳性球菌;②革兰阳性杆菌;③革兰阴性球菌;④革兰阴性杆菌(放大 1000 倍)。

图 7.5　碱性嫩黄染色作用于抗酸杆菌脓肿。

表 7.3　最重要的革兰阳性和革兰阴性细菌

革兰阳性球菌	革兰阳性杆菌	革兰阴性球菌	革兰阴性杆菌
葡萄状球菌	梭状芽孢杆菌	奈瑟球菌	肠杆菌
肠球菌	椿状杆菌	不动杆菌	假单胞杆菌
链球菌	芽孢杆菌		拟杆菌

染色,图 7.5)常用于提高微生物检测的灵敏度[见表"关于淋巴结肿大鉴别诊断的关键问题"(第 71 页)]。

其他的荧光染色可用于实验室里微生物的微观检测。这些染色可以辨别真菌或细菌,这是其他染色方法很难做到的。

寄生虫检测

在抽吸时很难发现变形虫和其他寄生虫,所以容易与白细胞混淆。对于微生物学家而言,寄生虫的检测很重要。另一方面,这是对血清中疑似寄生虫存在的患者的重要辅助检查手段,如阿米巴肝脓肿或肝包虫病, 特别是要避免对肝包虫囊肿的穿刺,因为这可能导致蠕虫的幼虫(原虫)在腹膜腔内扩散。几乎所有感染细粒棘球绦虫属的病例都是通过血清学检测被发现的。只有在极少数情况下,血清学检查无法确定细粒棘球绦虫(犬绦虫)囊肿。

7.2.2 培养技术

从样本中对微生物的分离都是在液体和固体

营养培养基中不同生长条件下进行的。对于快速生长的样本,初步分化只需 24 小时。对细菌分离物做出明确的鉴定和进行药敏试验一般需要 48 小时。在现代微生物学实验室,这个过程通常是在标准化的自动养殖孵化器中完成的。

7.2.3 核酸扩增技术

目前许多特异性和非特异性核酸扩增技术可以用来检测微生物的核酸。在扩增产物测序中进一步分化是可能的。特别是在对缓慢增长或难以培养的病原体检测中,这些技术尤其有用,如病毒(脱氧核糖核酸、核糖核酸),病原菌检测还可以用于抗菌药物治疗的患者。肺结核患者被感染的组织中,多年后仍然可以检测到完整的结核分枝杆菌脱氧核糖核酸。

在专门的微生物实验室,具体的检测可用于辨别复杂的结核分枝杆菌、非典型分枝杆菌、曲霉菌、立克次体、弓形虫病和许多其他病原体。

细菌 16S 核糖体脱氧核糖核酸显示变量和高度保守区域。利用引物对保守区域的作用,位于高度保守区域下方的可变序列可以被放大,测序后与基因库中的条目相比, 可以用于分辨不同的物种。16S 核糖体脱氧核糖核酸通常是一个高度敏感的基因,但它可能会受到样本中非特异性抑制物的损害。只有在无菌样本的条件下,测试才是可行的,高灵敏度很容易受到污染的影响。至目前为止,核酸扩增技术对基因型耐药性分析只能发现某些免疫机制,并且只在少数微生物中发现(例如,耐甲氧西林金黄色葡萄球菌)。研究人员目前还无法找到更省时省力的方法。

7.2.4 血清学

对于急性感染的诊断,血清学检测的价值是有限的，因为只能在短暂的潜伏期里检测到抗体反应。只有在有诊断结果或治疗意义的情况下,血清学检测才有意义。病毒感染的血清学检查通常在1~2周进行二次采样时会呈现出抗体滴度显著上升。只有在少数血清学检测中以血清 IgG 或 IgM 滴度升高来诊断是否感染。在本书中,这些疾病包括包虫病、阿米巴病、血吸虫病、乙型/丙型肝炎与HIV 感染。血清学分析需要经验。医生应该反对随意的血清学检测。另一个问题是对 IgM 抗体滴度的过度解释,尤其是当滴度低时,这通常是一个非特异性的表现。

7.2.5 什么时候可以得到微生物检测的结果

获得微生物样本最终报告的周转时间通常为快速生长的 48 小时。初步检测结果可以帮助优化治疗,并可以简单地通过打电话给实验室获得。平均周转时间见表 7.4。确切时间会根据样品数量和不同生物类型有所不同。

7.2.6 微生物检测的局限性

微生物检测的准确性直接依赖于样本提交前所需的测试范围。应该强调的是,例如,肺结核分枝杆菌可能会在提交测试的"病原微生物"或"存在的生物体"的样本中被漏诊,即使样本中含有大量的分枝杆菌。因此,要求测试与临床信息相一致。这个特定的要求也有助于控制成本。在模棱两可的情况下,有利于微生物学家或传染病专家对检测范围的讨论。此外,检测结果在很大程度上依赖于收集和提交的用于分析的样本质量。

微生物检测结果不理想的常见原因如下:
- 由于样本数量不足引起的抽样误差。
- 由于细菌数量少而引起的抽样误差。
- 运输时间长或被延误、不适当的运输容器、由于其他微生物过度生长而导致对要求苛刻的病

表 7.4　微生物需要的平均周转时间

结果	检测
1~3 小时	革兰染色、抗原检测、特异性 PCR[如 Light-Cycler(Roche Applied Science)]
3~5 小时	抗酸杆菌检测、其他特殊染色
24 小时	快速生长细菌的初步分化。患者样本的药敏(如显微镜阳性检查结果)。血培养中的生长(是/否,革兰染色)
48 小时	快速增长的需氧菌分化与易感性的测试
>72 小时	厌氧菌的分化
大约 14 天	液体培养基中的分枝杆菌、非典型性快速生长的结核分枝杆菌(MOTT, NTM[a])
4~6 周	固体培养基中的分枝杆菌、慢速生长细菌

[a] MOTT,非结核分枝杆菌。NTM,结核分枝杆菌。

原体培养的失败(如厌氧菌)。

- 检测普遍存在的生物,典型的(皮肤)共生体或污染物(例如,凝固酶阴性葡萄球菌、棒状杆菌等),特别是在液体培养基中,血培养或聚合酶链反应(PCR)分析中,只需要有少量生物体就能产生阳性结果。特别是当检测结果与临床信息和(或)革兰染色结果不匹配时,检测结果必须受到质疑。与不同的微生物相匹配的革兰染色或重复检测这些微生物,可以避免结果被污染和更符合检测结果。
- 以前的抗菌治疗。
- 化脓性样本(如样本含有大量白细胞),抗菌物质退化的粒细胞释放可能产生假阴性结果。因此,化脓性样本应被放入稀释的运输介质(如用血培养瓶)用于检测。
- 不足或不合理的微生物检测要求,如分枝杆菌在普通血培养瓶生长,在细菌培养基中培养寄生虫等。
- 在短时间内希望得到培养结果。
- 不可培养的微生物(如寄生虫)。

7.2.7 在非工作时间标本的接收(夜间、周末、节假日)

在非工作时间接受微生物检测的标本并不少见。在这种情况下,样品应被存储在最有利于在稍后的时间里进行微生物测试的条件中。应该注意的

是,在一段时间内一种或多种微生物的过度生长可能会在标本中产生多种微生物菌群,其结果是不能再检测到原始的病原体。应当避免冷藏标本,这将不利于对极冷敏感的微生物的检测, 如肺炎球菌。如果能满足微生物所需要的容积,液体材料应该单独分开。标本的一部分可以被冷藏,用于革兰染色、经典培养,以及用于寄生虫、病毒或分枝杆菌可能的检测。另一部分标本应当接种到血液培养瓶(需氧和厌氧),并立即在 35℃的环境中进行培养。该预培养的结果报告应送交微生物测试的实验室。

7.3 微生物检测的具体准则和器官系统及综合征的鉴别诊断

详尽的微生物检测是合理的抗生素治疗的重要依据。对于急性或危及生命的感染,应根据经验强制性开始合理的广谱抗生素治疗, 而不是等待24~48 小时后的微生物检测结果报告。等报告出结果后,可以从最初的广谱治疗变成较窄抗菌谱,这样可以更有效降低成本。因此,本章中给出了在某种情况下的治疗建议,但仅作为经验性治疗指南。应该经常在微生物检测结果的基础上对其进行修改。

7.3.1 肿大淋巴结的研究

淋巴结肿大的研究目的是确定肿大是由于反应性炎性改变还是肿瘤引起,例如,原发性淋巴肿瘤(非霍奇金或霍奇金淋巴瘤)或者实体肿瘤转移。鉴别诊断要基于临床的组合评估、微生物和组织学检查结果。

在淋巴结肿大的研究中,进行任何侵入性测试之前,列出的关键问题应得到回答。作为一般规律,任何淋巴结肿大持续时间超过 3 周,即使进行抗生素治疗也没有出现明显改善时, 就需要进一步调查,包括组织学。

感染原因的鉴别诊断(见下面方框)还应该包括不常见的病原体,如艾滋病毒、弓形虫、布鲁菌和分枝杆菌,特别是儿童、移民人群和有特殊暴露风险的群体(农民、猎人)。

"年龄典型"的淋巴结肿大的相关临床研究结果及必要的实验室检查直接影响进一步的诊断(表7.5、表 7.6 和表 7.7)。

对局部的淋巴结肿大应该及时进行腹部、头部和颈部、腋窝及腹股沟的超声诊断。

进一步检查应该包括血细胞计数、LDH、CRP 和 ESR(尿酸、肌酐和尿素可选试验)。根据临床表现进行适当的伯氏疏螺旋体、弓形体病、HIV、乙型肝炎/丙型肝炎血清学检测, 怀疑分枝杆菌感染应查看胸片、痰培养和结核病的干扰素释放试验[例如,QuantiFERON-TB 经典血液学检测(Cellestis Ltd)]。

如果这些测试不能诊断, 应考虑其他实体:淋巴瘤、结节病、感染与非典型表现和罕见的病原体感染。

如果淋巴结肿大随着时间的推移渐进,可以通过组织学、免疫组化和微生物测试(PCR)建立一个明确的诊断,把可疑点完全根除。

关于淋巴结肿大鉴别诊断的关键问题

- 患者的年龄(儿童和成人之间有显著差异)。
- 肿大是否肯定是不正常的 (取决于年龄、位置)。
- 留意"年龄典型"的淋巴结肿大:尺寸<1cm (在下颌角<1.5~2cm);淋巴结一般质地柔软,可移动; 通常不痛, 无炎症反应; 典型部位(颈),在学龄前儿童和学龄儿童中。
- 随着时间的推移,淋巴结是否继续肿大? 任何显著淋巴结肿大持续超过 2~6 周,都需要组织学诊断。
- 淋巴结肿大的位置在哪里?往往是腹股沟和颈部淋巴结肿大,锁骨、腹主动脉旁、髂淋巴结肿大很可能是恶性肿瘤。
- 是否有感染原因的证据? 基本特点:淋巴结肿大很痛苦,尤其是在儿童与"年龄典型"(感染后)的淋巴结肿大。
- 怀疑恶性原因是什么? 主要特征:无痛性淋巴结肿大、体重减轻、在身体其他部位的恶性肿瘤。
- 是否有任何关联的提示性临床表现(脾大等)?
- 医源性条件:免疫抑制[如移植后淋巴组织增生性疾病(PTLD)]或其他显著免疫抑制、药物治疗(如苯妥英钠、别嘌呤醇、肼屈嗪、普鲁卡因胺、异烟肼、氨苯砜)。

淋巴结肿大的感染原因及鉴别诊断

- 寻找基础病灶(鼻咽部、扁桃体、任何类型的皮肤病灶)。
- 全身性疾病 (如单核细胞增多;巨细胞病毒感染;所有的儿童疾病,如流行性腮腺炎和风疹)。
- 在该区域的引流过程中是否因受影响的节点累及器官?
- 旅游既往史。
- 饮食的既往史:未经高温消毒的牛奶?外国的"特产"? "未加工"的食物?
- 动物接触:叮咬? 划伤皮肤? 动物唾液接触?

7.3.2 微生物测试和疑似肺结核的抗菌治疗

结核病(TB)是世界上最常见的传染病之一。最近几年,在工业化国家不断增长的移民中它已变得更加普遍,一个特殊的问题是耐药结核分枝杆菌的发病率与地区耐药率相关联。由于结核病常呈现非特异性症状,往往已经发展到了一个严重阶段,在进行淋巴结肿大、腹内肿块、脓肿的检查时才被注意到。除了淋巴结活检和染色、结核分枝杆菌聚合酶链反应(PCR)检测和结核菌培养,每一个这样的患者还应做肺结核检测。

随着结核聚合酶链反应(PCR)检测的可行性,即使在显微镜下阴性病例范围在 60%~90% 的水平,结核病的诊断也可以在 24 小时内被确诊[3]。测试 PCR 的特异性也可以用于调查疑似感染的非结核分枝杆菌(NTM、MOTT)。这些"非典型分枝杆菌"的临床怀疑必须明确向微生物学家报告,然而,用于"结核病的 PCR"的结核分枝杆菌复合体特异的引物将不能够检测到非典型分枝杆菌。

表 7.5　提示性临床表现和淋巴结肿大相关的典型情况

相关临床表现 淋巴结肿大和……	提示
脓疱或红斑引流区域的淋巴结肿大	细菌淋巴管炎
	猫抓病(是否接触猫的唾液?)
皮肤表现	许多细菌和病毒感染
	还有:真菌感染和系统性红斑狼疮(SLE)、皮肌炎
复发性皮肤感染	免疫缺陷、hyper-IgE 综合征、产生杀白细胞毒素及金黄色葡萄球菌
皮疹、唇皲裂、儿童发热	川崎综合征
特应性皮炎的相关历史和可能性	过敏
蜱虫叮咬史、游走性红斑	莱姆病
关节肿胀、骨和软组织疼痛	风湿性疾病、反应性关节炎、脓毒性关节炎
肠炎和关节肿胀	感染流行病、弯曲杆菌(反应性关节炎)
腹股沟淋巴结肿大	性传播疾病(淋病、衣原体、嗜血杆菌)
	寻找与关节疼痛相关症状、结膜炎、关节病(Reiter 综合征!)
	感染涉及下肢或会阴部
淋巴结肿大明显	淋巴组织疾病
	Rosai-Dorfman 疾病(=窦组织细胞增生伴淋巴结肿大)
脾大及神经系统症状	贮积症
肿大、浅黄扁桃体、有无淋巴结肿大	高密度脂蛋白缺乏症

表 7.6　推荐诊断研究

淋巴结类型	主要测试、血清学	注释
单独或局限性淋巴结病	显微镜、微分血细胞计数、ESR、CRP、LDH 可选：尿酸、肌酐、尿素 弓形虫病血清学 腹部超声 头颈超声 腋窝及腹股沟淋巴结 胸片 有病史或临床指标： ●血清学 HIV、乙肝/丙肝、伯氏疏螺旋体 ●可能指标：肺结核检测、肺结核干扰素释放和（或）器官特异性肺结核检测	排除炎性原因或可能性很高的已知（或假设）原发肿瘤的转移淋巴结活检或淋巴结清扫 淋巴瘤诊断需要彻底切除可疑淋巴结
颈部淋巴结病	弓形虫病的血清学检查是强制性的	在头和颈部区域、牙齿、儿童鼻窦寻找感染病灶：非典型分枝杆菌；考虑结节病或淋巴瘤
纵隔淋巴结病	肺结核检测是必需的！ 食管和支气管内超声检查！ 结节病参数、评估淋巴瘤（微分血涂片）	寻找细菌感染。肺结核是一种纵隔淋巴结肿大特别常见的原因
腋淋巴结病		上肢和乳房寻找感染病灶 鉴别诊断：乳腺恶性肿瘤
腹部淋巴结病	淋巴结肿大患者需测试乙肝、丙肝病毒 在肠系膜淋巴结肿大及在回肠末端下层有淋巴斑块的患者应进行耶尔森菌属检测（培养和血清学）	考虑腹腔结核病和（或）非典型分枝杆菌（移民患者可能共存艾滋病）
腹股沟淋巴结病	TPHA、VDRL 血清学 沙眼衣原体 生殖器涂片，如果需要（沙眼衣原体聚合酶链反应、淋球菌培养或聚合酶链反应）	在下肢和会阴寻找传染性病灶 性传播疾病
多病灶的淋巴结病、脾大相关可能性	EBV、CMV 和 HIV 血清学 淋巴瘤试验！ 考虑 Rosai-Dorfmann 疾病	

缩写：CMV，巨细胞病毒；CRP，C 反应蛋白；EBV，EB 病毒；ESR：红细胞沉降率；HIV，人类免疫缺陷病毒；LDH，乳酸脱氢酶；TPHA，梅毒螺旋体血凝反应；VDRL，性病研究实验室（测试梅毒）。

检测培养分枝杆菌应在营养的介质和液体中进行。阳性的培养要求每毫升固体培养基上的细菌数为 $10^2{\sim}10^3$，液体培养基中的细菌数为 $10^1{\sim}10^2$ [4]。如果因为样品中的细菌太少导致培养检测失败，对干酪样肉芽肿进行阳性干扰素释放试验的组织病理学检查可以排除结核病。

阳性干扰素释放试验已经在很大程度上取代了近年来经典的孟德尔结核菌素皮试。它是一种体外测定法，可测量由抗原接触后 24 小时内的外周血单个核细胞产生的 TB- 抗原特异性阳性干扰素。这可以通过 ELISA（QuantiFERON-TB 经典测试）或酶联免疫斑点法[T-Spot-TB（Oxford Immunotec）]完成。阳性干扰素检测对结核的诊断有 76%~100% 的灵敏度，它比孟德尔结核菌素试验具有更高的特异性。在大多数情况下，结合病史、放射学表现、阳性干扰素释放试验和微生物的结果（显微镜/培养，痰

表 7.7　血清学检查及其他微生物检测中淋巴结肿大的调查值(结合历史、临床研究结果和可能的脾大)

实验	注释
艾滋病毒检测	对原因不明的多发性淋巴结病强制执行
弓浆虫病血清学	原因不明的淋巴结病与孤立的宫颈癌介入
EB 病毒血清学	原因不明伴有严重不适的淋巴结肿大、扁桃体炎、脾肿大
	单核细胞增多症的快速测试((Paul-Bunnel 试验)是非特异性的,不是很敏感;更好地执行完整的 EB 病毒血清学检查
	抗 EB 病毒 IgM 阳性提示急性感染。激活可能产生低 IgM 抗体滴度
	阳性的抗 EB 病毒 EBNA-1 表示过去感染过和有免疫,并不能充分说明淋巴结肿大
	常见共存型肝炎
巨细胞病毒血清学	急性、严重不适的脾大
甲肝病毒、乙肝病毒、丙肝病毒、戊肝病毒、可能的丁肝病毒血清学	患者门户淋巴结肿大
	病毒浓度在血液中的定量测定
	丙型肝炎和乙型肝炎的多个肝外表现的检查
巴尔通体血清学	猫接触(抓挠或舔)
	严重的巴尔通体病、非典型免疫抑制患者(皮肤表现)
	淋巴巴尔通体 DNA 的 PCR 检测
	病原菌通过 Warthin-Starry 染色法显示
风疹血清学	儿童粉红色的小斑点状典型皮疹;典型耳后淋巴结炎
	慎重:在怀孕期间感染
麻疹血清学	寻找皮疹和黏膜疹的共存性和融合性(!)
细小病毒 B19 血清学	"脸颊"皮疹的特点可能提示弥漫性淋巴结大
链球菌溶血素滴度	患者(过去/复发)扁桃体炎检测免疫 A 组溶血性链球菌 β-反应。可能是抗生素治疗开始后颈部淋巴结大时重要鉴别诊断方法
	其他丹毒患者(复发)淋巴结部位
布鲁菌病血清学	患者感染布鲁菌可有不同程度的淋巴结肿大和脾肿大
	疑似布鲁菌病,应询问详细的旅游和饮食历史 (是否食用过未经高温消毒的奶制品?)
包柔螺旋体血清学	游走性红斑可能的相关淋巴结肿大的检查
兔热病血清学	化脓性淋巴结病(鉴别诊断:巴尔通体病),患者通常重病
	非常罕见的疾病,很大程度上仅限于风险群体(猎人、农民、屠夫)
衣原体感染血清学(沙眼衣原体)	腹股沟淋巴结病,生殖器症状往往是不存在的
	可能与呼吸道衣原体有交叉反应
	涂片 PCR 检测推荐使用
淋球菌的血清学 (淋病奈瑟菌)	腹股沟淋巴结病患者可能没有生殖器的症状
	涂片 PCR 测试(与衣原体 PCR 相结合)
梅毒血清学(梅毒螺旋体)	TPHA 筛查
	FTA-ABS IgM 和 VDRL 检测活动性感染
耶尔森菌血清学	患者的胃肠道检测为肠病原体感染,血清学阳性仅 2 周左右症状发作,而此时粪便培养通常是阴性
肺结核测试	2~5IU PPD 结核菌素皮试,TB 非特异性干扰素释放试验 (QuantiFERON-TB 经典测试,ELISPOT 测试)特异性更高,但不能区分潜在的和活动性的肺结核(见正文)

(待续)

表 7.7(续)

实验	注释
非典型分枝杆菌	只有儿童或免抑制患者会引起淋巴肿大/淋巴结炎 只能通过 PCR 活检/脓肿确诊,血清学不可用
放射菌病	血清学不可用,咨询微生物学家后可以尝试培养或 PCR(详细而具体的请求!)
真菌 ● 组织胞浆菌病 ● 芽生菌 ● 球孢子菌病	特殊血清学 询问旅行史!
寄生虫 ● 利什曼原虫 ● 锥虫 ● 微丝蚴	特殊血清学 询问旅行史!
从淋巴结或皮肤损害处行细菌涂片,也可进行血液培养	疑似细菌感染

缩写:PPD,纯蛋白衍生物(结核菌素),见表 7.6。

或其他材料的 PCR,可能包括通过侵入性技术获得的样本)可以对结核病进行诊断。

推荐治疗

收集到足够数量的结核病的样本后 (3 份痰液、尿液、可能的抽出物),药物疗法是目前结核的首选方法, 此方案通常是利福平 10mg/kg 的剂量(一般为 600mg,口服或静脉滴注 1 天 1 次),异烟肼 5mg/kg (通常 300mg, 口服或静脉滴注 1 天 1 次),结合维生素 B_6(50~100mg,口服或静脉滴注 1 天 1 次),乙胺丁醇 20mg/kg(通常 1200mg,口服或静脉滴注 1 天 1 次),以及吡嗪酰胺 30mg/kg(通常 1500~2000mg,口服 1 天 1 次)。该治疗方案可能需要根据培养的灵敏度测试进行修改。

7.3.3 可疑肝脓肿(包括阿米巴脓肿)

发热患者的囊性肝占位常常怀疑是脓肿。肝脓肿是经门静脉由血行播散引起的,微生物的频谱包括好氧/厌氧和革兰阳性/革兰阴性肠道菌群,混合型感染最常见。

肠阿米巴感染血源性传播最终的结果是阿米巴性肝脓肿,可能会在被发现前几个月出现不明显的一些症状。当阿米巴肝脓肿表现出症状时,一般都早已出现肠阿米巴病症状。因为这个原因,应详细采集旅行史,确定可能的肝脓肿原因。囊性肝脓瘤的鉴别诊断应包括包虫囊肿,但这些病变导致的急性疾病少于细菌性或阿米巴肝脓肿。肝包虫病将在第 17 章中讨论。

细菌性肝脓肿

诊断

菌群包括厌氧菌, 通过肝穿刺抽到脓液后,应立即送细菌培养以及厌氧菌培养,并进行药物敏感试验。同时还应将脓液做涂片染色。合适的运输介质是需氧/厌氧血培养瓶或利于厌氧菌培养的特殊输送管。

治疗

使用有效抗生素治疗细菌性肝脓肿,选用对需氧菌和厌氧菌均有效的药物, 包括氨基/β 内酰胺酶抑制剂的组合 (氨苄西林/舒巴坦 3g 静脉滴注 1 天 3 次, 或氨苄西林/克拉维酸 2.2g 静脉滴注 1 天 3 次),例如,氟喹诺酮如环丙沙星(400mg 静脉滴注 1 天 2 次,或 500mg 口服 1 天 2 次)加上甲硝唑(400~500mg 口服 1 天 2 次, 或 500mg 静脉滴注 1 天 3 次)。严重者可用脲基类青霉素/β 内酰胺酶抑制剂联合进行治疗 (哌拉西林/他唑巴坦 4.5g 静脉滴注 1 天 3 次）。治疗的一个重要方法是脓肿引流，这会使临床症状得到改善。

阿米巴肝脓肿

诊断

阿米巴脓肿通常呈现巧克力色物质，具有一定黏性。在抽吸阿米巴进行显微检测时成功率不到20%，因为这些生物几乎完全在脓肿周围。阿米巴脓肿的诊断很大程度是通过抽吸液体的外观形态及患者的旅行史，这足以进行初步诊断和开始经验治疗。化学实验室检测通常表现为白细胞非特异性炎症反应，血沉增快和 CRP、碱性磷酸酶（AP）或转氨酶升高。通常没有嗜酸性粒细胞。

阿米巴明确的诊断是通过粪便检测到阿米巴。粪便抗原检测已被证明优于显微鉴别，灵敏度分别为 94% 和 37%，特异性为 94% 和 99%。血清学也可进行诊断，阳性滴度可以诊断 92%~97% 的患者，阴性者基本上可排除本病。

治疗

首选的阿米巴肝脓肿治疗剂是甲硝唑（400~500mg 1 天 3 次；儿童 35~50mg/kg 体重）给予口服10 天。一种替代甲硝唑的药物是四环素 250mg，1天 4 次口服 10 天。去氢依米丁 [1.5mg/kg 体重（90mg 为最大剂量）] 或依米丁 [每天 1mg/kg 体重（最大剂量为 60mg）]和磷酸氯喹[500mg（=600mg 基础）每天口服两次，共 2 天，随后口服 250mg1 天 2次共 2 周]也可使用，但不易耐受。

由于上述治疗药物不会根除阿米巴，应辅以肠内杀阿米巴药以根治，可使用巴龙霉素（500mg，口服 1 天 3 次，共 10 天）或二氯尼特（500mg，1 天 3次，或儿童 20mg/kg 体重，共 10 天）。

不同的细菌性肝脓肿、阿米巴肝脓肿应早期选用有效药物治疗，不少肝脓肿已无穿刺的必要，虽然阿米巴脓肿通常不会通过药物治疗完全解决。没有理由延长治疗，残余脓肿通常在数周被重吸收。通过临床和超声对治疗反应进行评估。超声波探查定位下进行穿刺，脓腔大者经抽吸可加速康复。手术治疗仅在特殊情况下使用。

胸腔积液

胸腔积液可能由一个普通感染或肺感染扩散引起，最常见的病原菌是从胸腔积液中分离的胸腔积液革兰阳性微生物，如肺炎球菌、链球菌和葡萄球菌，几乎所有的肺部细菌感染，包括军团菌都可能引起胸膜的炎症。

结核性胸膜炎是结核病的特征性表现，不能用任何疾病解释的胸腔积液应被视为可疑结核病。然而，在新鲜标本中发现病原体也并不少见。当出现分泌物时，在试剂或细菌培养中未检测出病原体本身就应怀疑分枝杆菌感染。

鉴别诊断应包括罕见的病原体，如诺卡菌、放线菌，以及那些与胸膜渗出物有关的非感染性疾病，如肿瘤和严重充血性心脏衰竭。

诊断

当白细胞计数>5×10⁹/L(5000/μL)和吸入液中蛋白质含量> 25g/L(2.5g /dL)可确定有感染出现。一种细菌感染通常与脓性渗出有关（脓胸），细胞学检查时几乎完全是中性粒细胞。胸腔积液需要微生物检测后再使用抗生素治疗(革兰染色、培养化脓性生物；一般不需要厌氧培养)，根据肺部的研究结果、"高发期"和旅行既往史，尿液中的军团菌抗原具体定量研究是有帮助的。

结核性胸膜炎胸腔积液显示较高的蛋白质含量和适度的高细胞结构。除了粒细胞，单核细胞也非常丰富。胸腔穿刺分枝杆菌齐-尼染色是低灵敏度的，PCR 通过胸腔穿刺对诊断结核性胸膜炎更高的灵敏度，一般敏感性和特异性>80%。胸腔穿刺干扰素伽玛法也被认为对结核分枝杆菌有敏感性和特异性，并已证明是有用的，虽然该测试的申请还未被批准。

应该补充的是，在没有临床或其他证据的感染或炎症过程的胸腔穿刺中，微生物检测不是必须的（如充血性心力衰竭伴胸腔积液的患者）。在这些情况下，微生物检测价值是很低的[8]。

治疗

如果有从肺部引起胸膜感染的临床依据，可使用头孢菌素类抗生素（头孢唑啉 2g 静脉注射 1 天

3 次或头孢呋辛 1.5g 静脉滴注 1 天 3 次)结合使用大环内酯（克拉霉素 500mg 静脉滴注或口服每天两次），除非所述感染是医院内的过程或已知有定植多重耐药性感染，例如 MRSA。此时应该考虑选择抗生素治疗方案。

心包积液

在心包和(或)心肌感染的早期阶段，表现为非特异性症状。超声心动图很重要，它能检测少量心包积液，甚至轻微的收缩功能障碍，可能表明出现了心肌炎。病原学鉴别诊断很广，应该包括病毒(例如，柯萨奇病毒或其他肠道病毒)、莱姆病(这通常会导致传导障碍，例如心脏传导阻滞)、分枝杆菌或在胸膜炎中发现的典型细菌性病原体。结核性心包炎一度被认为是结核病的一种常见表现，但近年来很少在欧洲和北美被诊断(最常见于移民)。

感染性心包炎或心肌炎心包积液总是出现在恶性分化和自身免疫过程中。心包炎与积液可能是一个孤立的表现，也可能发生在多浆膜炎、结缔组织病、血管炎或结节病中(很少在类风湿性关节炎中发生)。

诊断

在很多情况下，大量心包积液的治疗不仅要通过细针穿刺将积液排出，还可通过临时安置心包引流管进行引流。心包穿刺可确定细胞计数和细胞分化，可通过乳酸脱氢酶、胆固醇和总蛋白进行临床化学评估。细胞学检查在大多数情况下是可行的。化脓性心包穿刺应提交微生物测试，类似于胸腔积液，血培养瓶非常适合心包积液的鉴别。新鲜的抽出物应被提交进行革兰染色涂片。微生物检测分枝杆菌(染色、PCR 和培养)也应被考虑。特定的 PCR 和血清学也可用于病毒和莱姆病的诊断(很少见的心包积液病因)。在这些病原血清学试验中，高 IgM 抗体滴度提示其在心包炎发病机制中的作用。在后续的血清学试验中，滴度的明显上升将确定诊断。

治疗

病因疗法不适用于病毒性心包炎和心肌炎，推荐进行身体休息和支持措施。

治疗化脓性心包积液应采用广谱抗生素，如头孢菌素类(头孢呋辛 1.5g 静脉滴注 1 天 3 次或头孢曲松 2g 静脉滴注 1 天 1 次）或脲基类青霉素/β 内酰胺酶抑制剂的组合，例如哌拉西林/三唑巴坦(4.5g 静脉滴注 1 天 3 次)，建议治疗持续至少 2~3 周。

非常罕见的莱姆心包炎或心肌炎心包积液治疗首选头孢曲松钠。

肺结核的治疗遵循上述抗结核联合治疗的原则。

腹水、腹膜炎

腹水的病因有广泛的鉴别诊断。细菌性、分枝杆菌或腹腔腹水形成的真菌感染，分类如下。

- 原发性腹膜炎(无空腔脏器穿孔)：
  - 自发性细菌性腹膜炎的肝硬化患者；
  - 结核性腹膜炎；
  - 腹膜透析相关性感染；
  - 女性生殖器感染。
- 继发性腹膜炎：
  - 由于在腹部的内脏穿孔引起的腹膜炎；
  - 传染性腹膜炎。
- 三级腹膜炎：
  - 继发性腹膜炎的发展，例如，由于吻合口瘘，通常伴随败血症。

此外，有许多非感染的过程与腹水的形成有关，最值得注意的是肝硬化或门静脉高压的起因（如门静脉血栓形成），严重的充血性心力衰竭，由于腹腔恶性肿瘤导致的腹膜转移癌，最后少见的原因包括自身炎症疾病的多发性浆膜炎或家族性地中海热。

诊断

腹水细胞计数很重要。当每升腹水中出现>0.25×10^9 中性粒细胞(250/μL)[有帮助但不精确：>0.5×10^9 白细胞/ L(500/μL)]，表示腹水感染。另一方面，蛋白质含量的测定对于区分无菌性和感染性腹水不太重要，葡萄糖和 LDH 有利于区分自发性细菌性腹膜炎和继发性腹膜炎。继发性腹膜炎，葡萄糖通常远低于 2.77mmol/L(50mg/dL)，LDH 通常远高于 3.76μkat/L(225U/L)，胆固醇值>1.17mmol/L(45mg/dL)增加了腹水为恶性的可能性。这是由腹水恶性细胞的细胞学检查和测量癌胚抗原(CEA)来确定的。

对于疑似腹水感染的微生物测试，吸出液体应在收集后(在床边)立即转移到配对的需氧/厌氧血培养瓶,新鲜的样本应放入革兰染色无菌管和可选的特殊检测(如 PCR)。自发性细菌性腹膜炎的病原密度仅为约 1 微生物/mL,这就是为什么革兰染色的结果通常是阴性的。此外,90%的自发细菌腹膜炎病例仅涉及一种微生物感染。一种革兰阳性染色和多个细菌种类的检测对继发性腹膜炎的诊断有辅助作用。

治疗

自发性细菌性腹膜炎的最常见治疗方案是 3a 的头孢菌素,如头孢噻肟(2g 静脉滴注 1 天 3 次)或头孢曲松(2g 静脉滴注 1 天 1 次)。肠杆菌科细菌(如大肠杆菌)是最常见的病原体,在这种情况下,目前这些病原体对环丙沙星和氨基青霉素/β内酰胺酶抑制剂组合的耐药率显著高于 3a 头孢菌素。因此,以前的药物不再被推荐为一线治疗。如自发性细菌性腹膜炎是由院内感染引起,病原体耐药谱可以假设包括耐万古霉素肠球菌(VRE)、MRSA,或耐药株革兰阴性杆菌(如产 ESBL 大肠杆菌)。在这种情况下,抗生素治疗应单独针对特定的临床情况。

继发性腹膜炎在选择抗生素治疗(由于空腔脏器穿孔)之前,必须对总体风险水平进行分层评估。

● 低风险:引起的局部感染由外科治疗容易治愈。低风险的情况下,结合一组 2 代头孢菌素反应更良好(例如,头孢呋辛 1.5g 静脉滴注 1 天 3 次),或 3a 头孢菌素(头孢曲松 2g 静脉滴注 1 天 1 次)、甲硝唑(400~500mg1 天 3 次)或氨基青霉素/β内酰胺酶抑制剂的组合 (例如,氨苄西林 2g/舒巴坦钠 1g 静脉滴注 1 天 3 次)。

● 高风险:抗生素治疗前一个长期的过程,包括延误诊断、四象限腹膜炎、败血症和(或)医院内的情况,如吻合口瘘。这个高风险需要更广泛的治疗,例如,与酰脲/β内酰胺酶抑制剂的组合,如哌拉西林/他唑巴坦(4.5g 静脉滴注 1 天 3 次)或碳青霉烯类(例如,美罗培南 1g 静脉滴注 1 天 3 次)。

● 在这种情况下,酵母菌感染较常见,抗真菌药物的经验性治疗 (如氟康唑 400mg 1 天 1 次)也应考虑。

脓肿

在皮肤和四肢的脓肿通常是由革兰阳性菌引起的,主要由金黄色葡萄球菌和偶尔的链球菌通过皮肤进入组织。

腹腔内脓肿可导致自发(如憩室炎)或医源性穿孔(如吻合口瘘)空腔脏器。因此,致病微生物是革兰阳性/革兰阴性厌氧菌和需氧菌,甚至可能包括真菌的混合种群。如同时出现肠球菌,后者可能发挥更重要的作用,特别是在患者与以往的抗生素治疗后穿孔中。

可能在治疗复杂性尿路感染中,由于肾盂肾炎引起肾周脓肿。致病微生物和尿路感染是一样的,主要是肠杆菌科细菌(如大肠杆菌)。

诊断

检测中新鲜的微生物是通过穿刺或引流脓肿收集而来。新鲜标本送检(例如,塑料袋中一个装有脓液的注射器)在许多情况下是足够的。如果运输到实验室的时间预计将超过 2~4 小时,应使用运输介质。

治疗

抗生素治疗的选择取决于位置、临床情况和推定的病原体。

如疑为革兰阳性菌(如皮肤脓肿),基本头孢菌素(头孢唑啉 2g 静脉滴注 1 天 3 次,或头孢呋辛 1.5g 静脉注射 1 天 3 次)或耐酶青霉素(氟氯西林 2g 静脉滴注 1 天 4 次)在局部流行的地区(社区获得性 MRSA)推荐使用。在这样的病原体高患病率国家,经验性治疗脓肿通常包括使用万古霉素。

在未经抗生素治疗的原发性腹腔脓肿的治疗中,合适的药物包括青霉素/β内酰胺酶抑制剂的组合(例如,氨苄西林/克拉维酸 2.2g 静脉滴注 1 天 3 次,阿莫西林/舒巴坦 3g 静脉滴注 1 天 3 次)。在严重的情况下,应优先使用抗生素治疗,如严重脓毒症或免疫抑制的患者。有一个范围广泛的治疗方法,如哌拉西林/他唑巴坦 4.5g 静脉滴注 1 天 3 次。氟康唑抗真菌治疗(400mg 1 天 1 次)也是适当的。

关节积液

关节炎可能是由于细菌感染,或者是风湿性疾

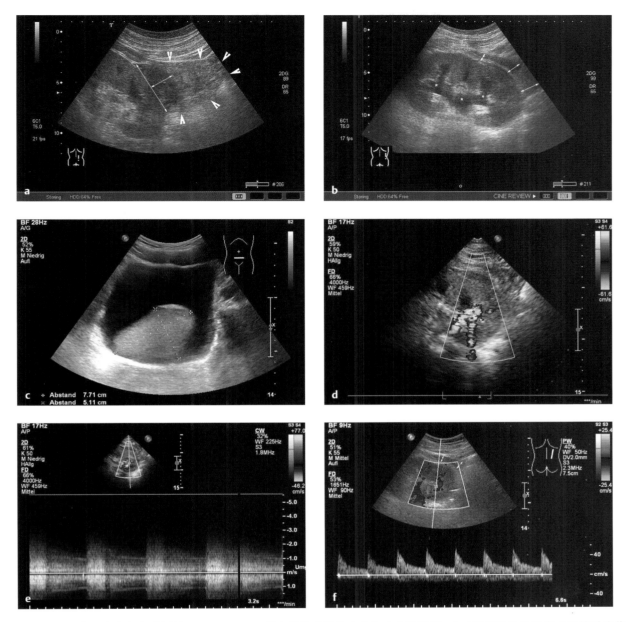

图 9.2　肾病综合征患者肾实质活检(18G BioPince)后出现临床显性出血和小动静脉瘘。(a)患者活检后愿意立即接受成像，图像显示低回声包膜下血肿(标记之间)和活检部位(肾脏下 1/3 处)肾旁血肿(箭头)。(b)在活检 7 小时后，患者出现腰痛、血尿、膀胱排空不全和痛性尿淋漓、肾盂积水(星号)和缓慢发展血肿(箭头)。(c)图为活检 7 小时后，超声显示膨胀膀胱里一个大凝血块(标记之间)。(d)肾脏集合系统出血原因是在肾下 1/3 处的一个动静脉瘘(彩色多普勒)。(e)CW 多普勒取样瘘口血流:收缩期峰值血流速度(PSV)为 3m/s，舒张末期血流速度(EDV)为 1.3m/s。(f)患者治疗(卧床休息、膀胱冲洗、输注两个单位的袋装红细胞)后复查。第 3 天停止出血。出院时患者可正常排尿。出院前超声检查显示一个小的残余血肿(箭头)。用多普勒超声在肾下 1/3 处可获取正常的肾段动脉频谱。

特殊并发症

　　胆道出血 (0.059%~0.2%)、胆汁性腹膜炎(0.03%~0.22%)、气胸或胸腔积液(0.08%~0.28%)、动静脉或肝动脉-门静脉瘘(5.4%)、阻塞性胆汁淤

积、胆囊炎、胆管炎和(或)胆道出血所致的胆道胰腺炎(散在病例)、脓毒症(散在病例)和意外刺伤或穿破邻近器官(零星病例)(发病率都引自表 9.4 和参考文献[49]的统计数据)。

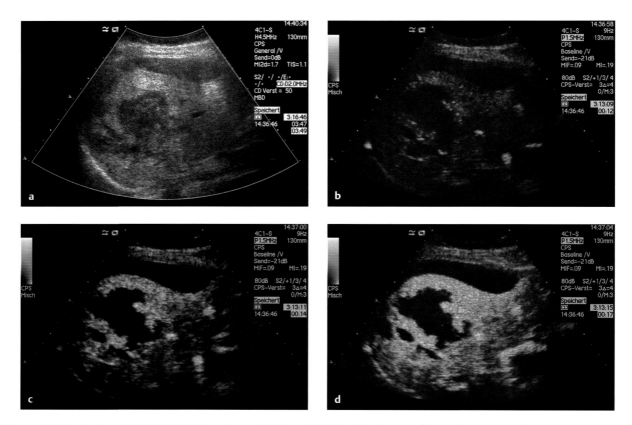

图9.3　肝细胞腺瘤在超声引导下活检后出血。B型图像显示肝周聚集的低回声液体(a)。超声造影图像(b~d)显示出血的真实范围。

表9.4　超声引导下肝活检后并发症的发生率

	死亡率	严重并发症	轻微并发症	出血	针道播散
实质活检	0%~0.25% (0.48%)[a]	0.09%~2.3%	高达 13.6%[b]	严重的,约 0.5% (高达 1.6%)[a] 轻微的,高达 9.9%[a]	——
肝肿瘤活检	0%~0.8%[c]	0.5%~3.5%[d]	0%~8.5%[e]	高达 1.3%[d]	肝细胞癌:2.7%[f] 转移:高达 19%[g]

[a] 数据来源于一项高风险患者大比例(40%)的前瞻性单中心研究[32]。

[b] 数据来源于澳大利亚中心的一项关于肝实质活检研究 20 年回顾(n = 1398)[17]。

[c] 129 例患者肝局灶性病变细针活检后致命性出血致死 1 例[207]。

[d] 391 例可疑肝细胞癌患者活检后 14 例出现严重并发症(肿瘤播散 9 例,出血 5 例)[208]。

[e] 47 例有凝血障碍者肝脏局灶性病变活检后出现 3 例轻微并发症[126]。

[f] 8 项研究的荟萃分析[62]。

[g] 结直肠癌的肝转移灶经皮和术中活检。

特殊禁忌证

经皮肝活检的特殊(相关的)禁忌证是一种未处理的胆道梗阻(胆汁性腹膜炎的危险)、局部靶向病变缺乏实质覆盖及有风险的穿刺路径（重要血管、胆囊、移植段结肠）。此外,出血风险高的病灶（腺瘤、局灶结节性增生、血管瘤）应采用所有的非侵入性诊断选择(如 CEUS),而尽量避免活检。可疑肝细胞癌最好避免活检，而应参照符合美国肝脏疾病研究协会（AASLD）或欧洲肝脏研究协会（EASL）标准的无创性研究——尤其是在计划肝移植前。我们也认为经成像已确定的结直肠癌肝转移禁止活检，例如新辅助化疗来达到根治性切除的目的。

备选方案

推荐的方法如下。

- 超声内镜引导下细针穿刺（EUS-FNA）活检和超声内镜引导下切割针穿刺活检（EUS-TCB）（特别是经皮穿刺很难显示和到达的肝左叶微小肿块；凝血障碍患者进行肝实质活检）[155-158]。
- 经颈静脉肝活检（特别是有高出血风险、大量腹水或病态肥胖症的患者）。
- 腹腔镜活检。

9.6.2 肾活检

数据源

大量单中心和多中心的回顾性研究。

并发症发生率

肾活检并发症率比肝活检更高（表 9.5）。因并发症导致器官丧失的发生率低于 0.1%，然而，仅一项研究中的发生率为 0.4%[159]。移植肾较自体肾的活检并发症发生率更低[159]。

特殊并发症

包膜下或肾周血肿（高达 91%；图 9.2a）、血尿（7.4%~35%；图 9.2c）、动静脉瘘（0.4%~9%；图 9.2d，e）、尿路感染（高达 1%）、尿脓毒症（高达 0.7%）、肾盂积水/膀胱填塞（无有效数据，图 9.2b,c）、肾功能

损害（>0.2mg/dL；2.2%）、气胸（发病率数据来自原始资料和表 9.5[47,90,160-163]中提到的）。

特殊禁忌证

经皮肾活检的特殊禁忌证是不受控制的高血压（>140/90mmHg）、输尿管梗阻引流不畅（尿性囊肿和脓肿的风险）、急性肾盂肾炎、可疑的血管畸形或血管肿瘤和孤立的自体肾[47]。不推荐高转移可能的可疑泌尿道上皮细胞癌进行经皮活检[161,162]。

备选方案

- 经颈静脉活检，尤其是患者有凝血障碍或严重肥胖[47,122]。
- 肥胖患者活检在 CT 引导下活检。
- 腹腔镜手术和开放手术活检。
- 左肾：EUS 引导下细针穿刺（EUS-FNA）[164]。

9.6.3 胰腺活检

数据源

数个单中心和多中心回顾性研究，其研究总人数超过 3500 例。

并发症发生率

总并发症发生率为 1.5%~20%（Zamboni 的综述[165]）。意大利的一项多中心调查研究（n=510）发现总并发症发生率为 4.9%[27]。意大利的一项大规模单中心的回顾研究（n=545）报道了总并发症的发生率为 1.5%，这其中包括轻微的并发症，如疼痛、血管迷走神经性反应或游离的液体[165]。移植的胰腺相对自体胰腺活检后的并发症风险并不高[106]。

一些精心设计的前瞻性研究，由于研究设计不

表 9.5 超声引导下肾活检的并发症发生率

	死亡率	严重并发症	轻微并发症	出血	针道播散
实质活检	0%~0.2%	0%~6.4%	3%~13%	较严重的，高达 35%；较轻的，0%~3.7%	--
肾肿瘤活检	无	0%~0.9%[a]	0%~5.3%		文献中有 7 例[b]

[a] 235 例肾脏偶发小肿瘤经皮肾活检后出现 2 例严重并发症[209]。

[b] 参考文献[90]的调查。

同因而很难测定 EUS-FNA 的并发症发生率。在一项病例数为 355 的前瞻性单中心研究中，胰腺肿瘤 EUS-FNA 后 30 天的严重并发症发生率是 2.5%[166]。

特殊并发症

急性胰腺炎；胰腺假囊肿。

特殊禁忌证

由于腹膜肿瘤有播散的风险，因此若计划手术治疗，胰腺实性肿瘤则应避免经皮活检。即使在内镜超声引导下，也只有在必须提供鉴别诊断原因或明确的组织学时才能对姑息性治疗的胰腺肿块进行活检[120]。

备选方案

● EUS-FNA。

9.6.4 脾脏活检

数据源

多中心回顾性调查分析(n=398)[132]和一些回顾性单中心和多中心研究，病例数总计超过 2000。

并发症发生率

脾活检并发症几乎全为出血和相关器官破裂。并发症相关器官损失的发生率高达 1.6%[133]。两项经超声引导下经皮细针脾活检——意大利（160 例）和印度（95 例）的回顾性研究报道并发症为 0[131,134]。一项意大利多中心研究显示并发症总发生率为 5.2%，严重并发症发生率小于 1%，无死亡病例报道[132]。

并发症总发生率：0%~16.7%；严重并发症：0%~3.2%[131-134]。

特殊并发症

无。

9.6.5 胃肠中空器官活检和肠系膜组织活检

数据源

小样本(n=190)的回顾性病例系列。

并发症发生率

迄今为止，有 7 个病例组中出现了 9 例轻微并发症（疼痛、血肿、腹腔壁感染）和 1 例严重的并发症（胆汁性腹膜炎）[137,139-143,145]

特殊并发症

腹膜炎。

特殊禁忌证

免疫缺陷。

备选方案

● 在超声内镜引导下细针穿刺(EUS-FNA)和超声内镜引导下切割针穿刺活检(EUS-TCB)（直肠和上消化道壁病变）。

9.6.6 肾上腺活检

数据源

小病例组，大部分涉及 CT 和超声引导介入。

并发症发生率

已有报道显示，影像引导下肾上腺活检的并发症发生率范围为 0%~8.4%。最大的研究系列包括 277 例肾上腺活检，其中有的在超声引导下进行且报道了相关并发症发生率为 2.8%[172]。外科医师描述少数患者经肾上腺活检后可出现很高的并发症发生率[173,174]。

迄今为止，肾脏肿瘤 EUS-FNA 后只报道了一例与操作相关的并发症[175]。

特殊并发症

嗜铬细胞瘤活检后导致高血压危象、气胸、出血。

特殊禁忌证

可疑嗜铬细胞瘤。既往无恶性肿瘤病史的患者在进行肾上腺活检前应检测尿或血浆甲氧基肾上腺素含量。

备选方案

• EUS-FNA(可疑左肾上腺肿块)[176],腹腔镜活检或肾上腺切除术。

9.6.7 肺、胸膜和纵隔

数据源

大量回顾性病例组和一项大型、前瞻性单中心组[177]。

并发症发生率

胸膜活检：严重并发症发生率小于 1%[178]；肺周围型结节：发生率约 10%[179]。

特殊并发症

气胸（1760 例在超声引导下经皮肺活检后集体统计分析：发生率为 2.8%,1%需要插管；一项 307 例患者的前瞻性研究：发生率为 2.9%)[180]、咯血(0%~2%)、支气管胸膜瘘、脓胸、血胸、心包积血(十分罕见)、空气栓塞、胸壁感染(散发病例)。慢性阻塞性肺疾病(COPD)/肺气肿、咳嗽、年龄、针穿刺次数、病灶深度和使用抽吸针是发生气胸的风险因素[179,181]。

胸膜间皮瘤经皮活检后针道播散的发生率是 0%~22%[65]。

特殊禁忌证

当出现肺动脉高压可显著增加出血风险,此时周围型肺结节及胸膜病灶应禁忌肺穿刺活检。因为气胸和空气栓塞风险显著增加, 所以失代偿期 COPD 或严重肺气肿也是禁忌证。再者,当出现与操作相关的气胸和血胸而致严重通气障碍或对侧肺切除而可能严重危及患者生命时,应禁止超声引导下肺或胸膜活检[179,181]。

备选方案

• CT 引导下活检(肿块远离胸膜)。
• EUS-FNA(超声内镜引导下细针穿刺)。
• EBUS-TBNA(超声引导下经支气管细针穿刺)。

• 支气管镜活检。
• 经支气管针吸活检(取决于位置)。
• 纵隔镜活检。
• 胸腔镜活检。

9.7　具体的介入措施

9.7.1　EUS-FNA, EUS-TCB, EBUS-TBNA

• EUS-FNA(超声内镜引导下细针穿刺)。
• EUS-TCB(内镜超声引导下切割针穿刺活检)。
• EBUS-TBNA（超声引导下经支气管细针穿刺)。

数据源

大量前瞻性和回顾性单中心和多中心研究、一些特殊的适应证和靶器官、注册研究和回顾性分析研究。

并发症的发生率

并发症总发生率如下。
• EUS-FNA:0.3%~2.2%[120]；一项包含 51 个研究、病例数为 10 941 的荟萃分析：发生率 0.98%(死亡率为 0.02%)[182,183]。
• EUS-TCB:高达 2.4%[184]。
• EBUS-TBNA:0%[185]。

特殊并发症

出血(腔内:4%;腔外:1.3%);位置相关的化脓性并发症（尤其纵隔及胰腺的囊性病变经 EUS-FNA 后);急性胰腺炎(0.29%~2.0%);肿瘤播散(文献记录的 7 个散发病例)[120,182,183]。

特殊禁忌证

纵隔囊性病变和肝脏病变 EUS-FNA 后引起的胆管阻塞引流不畅。

备选方案

• 经皮穿刺活检。

- 内镜活检。
- 导管刷检细胞学。
- 支气管镜活检。
- TBNA(经支气管细针穿刺)。
- 腹腔镜检查。
- 纵隔镜检查。
- 胸腔镜检查。

9.7.2 超声内镜引导下治疗干预

数据源

大量的历史研究。

并发症的发生率

并发症总发生率[186]如下。

- EUS 引导下假性囊肿引流:0%~18%。
- EUS 引导下胰腺坏死和脓肿引流:0%~31%。
- EUS 引导下腹腔神经丛阻滞术(EUS-CPB)或 EUS 引导下腹腔神经丛松解术(EUS-CPN):1.6%~8.2%;严重并发症:0.5%~0.6%。
- EUS 引导下胆管造影引流术(EUS-CD):0%~20%;死亡率高达 4%。
- EUS 引导下胰管引流术(EUS-PD):14%~25%。

特殊并发症

特定操作并发症如下。

- EUS 引导下穿刺引流假性囊肿坏死、脓肿:出血(管腔内、腹腔内、囊内)、支架移位或阻塞、继发假性囊肿感染、气腹、穿孔/腹膜炎、胆囊穿孔、空气栓塞。
- EUS-CPB、EUS-CPN:自限性低血压、自限性腹泻、自限性疼痛、腹膜后感染、腹膜后出血、腹腔干的终末器官缺血(脾、胃:散发病例)。
- EUS-CD:支架移位或闭塞、胆管炎、胆囊炎、气腹、胆汁瘤、胆汁性腹膜炎、腔内出血、胆道出血、胰腺炎。
- EUS-PD:胰腺炎、假性囊肿的发展、出血、感染、气腹、穿孔。
- EUS 引导下肿瘤消融(胰腺神经内分泌肿瘤、胰腺囊肿):胰腺炎。

特殊禁忌证

门脉高压时侧支血管介入、出血性囊肿介入。

备选方案

特定操作的方案如下。

- 在 EUS 引导下穿刺引流假性囊肿、坏死及脓肿:经皮穿刺引流、开放性引流。
- EUS-CPB/CPN:经皮穿刺(几乎废弃)。
- EUS-CD逆行引流(ERC)、PTCD、胆肠吻合术。
- EUS-PD:引流。

9.7.3 经直肠前列腺活检

数据源

大量的单个和多个中心的前瞻性和回顾性研究。

并发症发生率

在加拿大安大略省,门诊经直肠前列腺穿刺活检后泌尿系统并发症(主要是感染)的医院入院率显著增加,从 1996 至 2005 年由 1.0%上升至 4.1%。30 天死亡率保持不变,为 0.09%[55]。增加活检的数目可以发挥作用,但介入前使用促旋酶抑制剂可导致细菌耐药性增加[53,54]。经常发生出血(血尿约 80%,血精高达 50%,直肠出血高达 14%),但严重出血很少(约 2.5%)。

特殊并发症

尿路感染(高达 11%[28];注意:产生广谱 β-内酰胺酶细菌的感染);前列腺炎(高达 2%[187]);菌血症、败血症(高达 3.1%[53]);脑膜炎(散发病例);膀胱功能障碍和(或)尿潴留(高达 0.4%[51])。

特殊禁忌证

无。

备选方案

- 会阴穿刺活检。
- 经尿道活检。

9.7.4 超声引导下穿刺引流(囊肿、假性囊肿、脓肿、胆囊炎)

数据源

大量以单中心为主的研究,因研究异质性而难以对比。

并发症发生率

目前缺乏前瞻性研究数据比较, 比如经皮穿刺引流、置管引流及不同引流技术的数据。死亡率和发病率很难辨别是与脓肿还是与操作相关。并发症的风险取决于患者的特殊情况、解剖位置、积液的量和使用的技术,这里就不一一列举了。观察一组 27 例腹内脓肿经皮引流的患者,发现术后发生菌血症比较常见,即有 7 例出现(26%)[188]。此外,107 例腹部盆腔积液在影像引导下穿刺引流后发生并发症(脱离、阻塞)是常见的,比例约为 11.2%[189]。大量已发表案例表明与整个过程相关的并发症发生率约 0%~30%,与操作过程相关的死亡率为 4.2%[189-196]。

特殊并发症

菌血症和败血症、腹腔出血、实质出血或脓肿、脓肿穿孔或假性囊肿、空腔脏器损伤伴腹膜炎、继发脓肿形成、脓胸、引流闭塞或脱离而继发感染、瘘管形成。

特殊禁忌证

避免经胸膜和经胃肠的导管引流。

备选方案

● EUS 引导下经食道、经胃、十二指肠、经直肠引流脓肿或假性囊肿(见第 22 章)[186]。

9.7.5 超声引导下 PTCD 及胆囊切除

数据源

一些研究,多为单中心。

并发症发生率

● PTCD(经皮经肝胆管造影引流术):死亡率为 0%~2%;并发症总发生率为 0%~22%[197,198]。

● 经皮胆囊引流:死亡率约 0.36%,并发症总发生率约 6.24%(基于 53 个研究、1198 个病例的荟萃分析, 包括在影像引导下经皮穿刺的胆囊切开术[199])。

特殊并发症

胆管出血、门静脉胆管瘘、胆管出血并发症(引流闭塞、胆管炎、胆囊炎、胆汁性腹膜炎)、败血症、脓胸、血胸、腹膜炎。

特殊禁忌证

应避免经胸腔导管引流。

备选方案

● 内镜逆行胰胆管造影术(ERCP)后逆行胆道引流。

● EUS 引导下胆管和胆囊引流。

● 经皮内镜和内镜超声融合技术。

● 胆肠吻合术。

9.7.6 超声引导下肿瘤消融治疗

数据源

大量以单中心为主的研究,但因研究的异质性而难以比较(患者、适应证、介入技术)。

并发症发生率

特定操作的并发症发生率如下。

● 经皮乙醇注射(PEI)和经皮乙酸注射(PAI)治疗肝肿瘤;严重并发症发生率 2.7%;所有并发症发生率 10.5%(基于 5 项关于 PEI 和 RFA 对比研究的荟萃分析[200])。

● 射频消融术(RFA)治疗肝脏肿瘤;死亡率为 0.3%;严重并发症发生率为 2.4%;轻微并发症发生率为 4.7%(数据来自意大利的多中心研究,

$n=3554^{[201]}$），基于 5 项关于 PEI 和 RFA 对比研究的荟萃分析：严重并发症发生率为 4.1%，所有并发症发生率 19.2%[200,202]。

- RFA 治疗肾肿瘤：6 组病例系列调查研究显示，在影像引导下 RFA 治疗肾肿瘤（$n=401$），其中包括 CT 引导下射频消融：死亡率为 0.25%，严重并发症发生率为 8.2%[178]。

特殊并发症

特定操作的并发症如下。

- PEI 治疗肝脏肿瘤：针道播散（PEI 下活检：发生率 1.4%[61]）。
- PEI 治疗包虫囊肿：死亡率为 0.7%；严重并发症（过敏、脓肿形成、出血、瘘管）发生率为 3.5%；轻微的并发症发生率为 2.1%（疼痛）（数据来源于一项病例数为 143 的前瞻性研究[203]）。
- PAI 治疗 HCC：发热发生率为 9.2%；菌血症发生率为 1%；HCC 经 PAI 治疗后脓肿形成率为 0.25%[204]。
- RFA/微波消融术（MWA）治疗肝脏肿瘤：肝功能恶化、肝梗死、出血、感染（脓肿形成、败血症）、胸腔积液、血胸、气胸、附近器官穿孔（胆囊、肠）、胆囊炎、胆道病变/胆汁瘤；门静脉血栓形成、皮肤烧伤[205,206]、针道播散（RFA：0.61%；RFA 活检：0.95%[61]）。
- RFA 治疗肾肿瘤：腹膜后出血、血尿、泌尿道损伤、气胸、生殖股神经损伤（慢性疼痛综合征）[202]。

特殊禁忌证

无。当采取预防措施时可用 RFA 治疗包膜下肿瘤。

备选方案

- 冷冻消融。
- 开放式切除术。
- 肝移植。
- 动脉化疗栓塞（TACE）。
- 选择性体内放射疗法（SIRT）。

（陈玲玲 译）

参考文献

[1] Weiss H, Düntsch U, Weiss AW. Risks of fine needle puncture—results of a survey in West Germany (German Society of Ultrasound in Medicine survey) [Article in German]. Ultraschall Med 1988; 9: 121–127

[2] Weiss H, Düntsch U. [Complications of fine needle puncture. DEGUM survey II]. Ultraschall Med 1996; 17: 118–130

[3] Fornari F, Civardi G, Cavanna L et al. The Cooperative Italian Study Group. Complications of ultrasonically guided fine-needle abdominal biopsy. Results of a multicenter Italian study and review of the literature. Scand J Gastroenterol 1989; 24: 949–955

[4] Fornari F, Buscarini L. Ultrasonically-guided fine-needle biopsy of gastrointestinal organs: indications, results and complications. Dig Dis 1992; 10: 121–133

[5] Smith EH. Complications of percutaneous abdominal fine-needle biopsy. Review. Radiology 1991; 178: 253–258

[6] Ohlsson B, Nilsson J, Stenram U, Akerman M, Tranberg KG. Percutaneous fine-needle aspiration cytology in the diagnosis and management of liver tumours. Br J Surg 2002; 89: 757–762

[7] Piccinino F, Sagnelli E, Pasquale G, Giusti G. Complications following percutaneous liver biopsy. A multicentre retrospective study on 68,276 biopsies. J Hepatol 1986; 2: 165–173

[8] Frieser M, Lindner A, Meyer S et al. Spectrum and bleeding complications of sonographically guided interventions of the liver and pancreas [Article in German]. Ultraschall Med 2009; 30: 168–174

[9] Padia SA, Baker ME, Schaeffer CJ et al. Safety and efficacy of sonographic-guided random real-time core needle biopsy of the liver. J Clin Ultrasound 2009; 37: 138–143

[10] Riemann B, Menzel J, Schiemann U, Domschke W, Konturek JW. Ultrasound-guided biopsies of abdominal organs with an automatic biopsy system. A retrospective analysis of the quality of biopsies and of hemorrhagic complications. Scand J Gastroenterol 2000; 35: 102–107

[11] Froehlich F, Lamy O, Fried M, Gonvers JJ. Practice and complications of liver biopsy. Results of a nationwide survey in Switzerland. Dig Dis Sci 1993; 38: 1480–1484

[12] Buscarini L, Fornari F, Bolondi L et al. Ultrasound-guided fine-needle biopsy of focal liver lesions: techniques, diagnostic accuracy and complications. A retrospective study on 2091 biopsies. J Hepatol 1990; 11: 344–348

[13] Liang P, Gao Y, Wang Y, Yu X, Yu D, Dong B. US-guided percutaneous needle biopsy of the spleen using 18-gauge versus 21-gauge needles. J Clin Ultrasound 2007; 35: 477–482

[14] Nolsøe C, Nielsen L, Torp-Pedersen S, Holm HH. Major complications and deaths due to interventional ultrasonography: a review of 8000 cases. J Clin Ultrasound 1990; 18: 179–184

[15] Nyman RS, Cappelen-Smith J, Brismar J, von Sinner W, Kagevi I. Yield and complications in ultrasound-guided biopsy of abdominal lesions. Comparison of fine-needle aspiration biopsy and 1.2-mm needle core biopsy using an automated biopsy gun. Acta Radiol 1995; 36: 485–490

[16] Pagani JJ. Biopsy of focal hepatic lesions. Comparison of 18 and 22 gauge needles. Radiology 1983; 147: 673–675

[17] van der Poorten D, Kwok A, Lam T et al. Twenty-year audit of percutaneous liver biopsy in a major Australian teaching hospital. Intern Med J 2006; 36: 692–699

[18] Swobodnik W, Janowitz P, Kratzer W et al. Comparison of ultrasound-controlled fine needle and coarse needle puncture of defined lesions in the abdomen [Article in German]. Ultraschall Med 1990; 11: 287–289

[19] McGill DB, Rakela J, Zinsmeister AR, Ott BJ. A 21-year experience with major hemorrhage after percutaneous liver biopsy. Gastroenterology 1990; 99: 1396–1400

[20] Giorgio A, Tarantino L, de Stefano G et al. Complications after interventional sonography of focal liver lesions: a 22-year single-center experience. J Ultrasound Med 2003; 22: 193–205

[21] Buscarini de E. Review of interventional ultrasound in the abdomen: safety first. Ultraschall Med 2004; 24: 11–15 (EFSUMB Newsletter)

[22] Chuah SY, Moody GA, Wicks AC, Mayberry JF. A nationwide survey of

liver biopsy—is there a need to increase resources, manpower and training? Hepatogastroenterology 1994; 41: 4–8

[23] Hatfield MK, Beres RA, Sane SS, Zaleski GX. Percutaneous imaging-guided solid organ core needle biopsy: coaxial versus noncoaxial method. AJR Am J Roentgenol 2008; 190: 413–417

[24] Chevallier P, Ruitort F, Denys A et al. Influence of operator experience on performance of ultrasound-guided percutaneous liver biopsy. Eur Radiol 2004; 14: 2086–2091

[25] Copel L, Sosna J, Kruskal JB, Kane RA. Ultrasound-guided percutaneous liver biopsy: indications, risks, and technique. Surg Technol Int 2003; 11: 154–160

[26] Eiro M, Katoh T, Watanabe T. Risk factors for bleeding complications in percutaneous renal biopsy. Clin Exp Nephrol 2005; 9: 40–45

[27] Di Stasi M, Lencioni R, Solmi L et al. Ultrasound-guided fine needle biopsy of pancreatic masses: results of a multicenter study. Am J Gastroenterol 1998; 93: 1329–1333

[28] Djavan B, Waldert M, Zlotta A et al. Safety and morbidity of first and repeat transrectal ultrasound guided prostate needle biopsies: results of a prospective European prostate cancer detection study. J Urol 2001; 166: 856–860

[29] Atwell TD, Smith RL, Hesley GK et al. Incidence of bleeding after 15,181 percutaneous biopsies and the role of aspirin. AJR Am J Roentgenol 2010; 194: 784–789

[30] Seeff LB, Everson GT, Morgan TR et al. HALT–C Trial Group. Complication rate of percutaneous liver biopsies among persons with advanced chronic liver disease in the HALT–C trial. Clin Gastroenterol Hepatol 2010; 8: 877–883

[31] Tabatabai S, Sperati CJ, Atta MG et al. Predictors of complication after percutaneous ultrasound-guided kidney biopsy in HIV-infected individuals: possible role of hepatitis C and HIV co-infection. Clin J Am Soc Nephrol 2009; 4: 1766–1773

[32] Terjung B, Lemnitzer I, Dumoulin FL et al. Bleeding complications after percutaneous liver biopsy. An analysis of risk factors. Digestion 2003; 67: 138–145

[33] Myers RP, Fong A, Shaheen AA. Utilization rates, complications and costs of percutaneous liver biopsy: a population-based study including 4275 biopsies. Liver Int 2008; 28: 705–712

[34] West J, Card TR. Reduced mortality rates following elective percutaneous liver biopsies. Gastroenterology 2010; 139: 1230–1237

[35] González-Michaca L, Chew-Wong A, Soltero L, Gamba G, Correa-Rotter R. Percutaneous kidney biopsy, analysis of 26 years: complication rate and risk factors; comment [Article in Spanish]. Rev Invest Clin 2000; 52: 125–131

[36] Ishikawa E, Nomura S, Hamaguchi T et al. Ultrasonography as a predictor of overt bleeding after renal biopsy. Clin Exp Nephrol 2009; 13: 325–331

[37] Islam N, Fulop T, Zsom L et al. Do platelet function analyzer-100 testing results correlate with bleeding events after percutaneous renal biopsy? Clin Nephrol 2010; 73: 229–237

[38] Manno C, Strippoli GF, Arnesano L et al. Predictors of bleeding complications in percutaneous ultrasound-guided renal biopsy. Kidney Int 2004; 66: 1570–1577

[39] Shidham GB, Siddiqi N, Beres JA et al. Clinical risk factors associated with bleeding after native kidney biopsy. Nephrology (Carlton) 2005; 10: 305–310

[40] Whittier WL, Korbet SM. Timing of complications in percutaneous renal biopsy. J Am Soc Nephrol 2004; 15: 142–147

[41] Kaw D, Malhotra D. Platelet dysfunction and end-stage renal disease. Semin Dial 2006; 19: 317–322

[42] Boberg KM, Brosstad F, Egeland T, Egge T, Schrumpf E. Is a prolonged bleeding time associated with an increased risk of hemorrhage after liver biopsy? Thromb Haemost 1999; 81: 378–381

[43] Ho SJ, Gemmell R, Brighton TA. Platelet function testing in uraemic patients. Hematology 2008; 13: 49–58

[44] Lehman CM, Blaylock RC, Alexander DP, Rodgers GM. Discontinuation of the bleeding time test without detectable adverse clinical impact. Clin Chem 2001; 47: 1204–1211

[45] Mattix H, Singh AK. Is the bleeding time predictive of bleeding prior to a percutaneous renal biopsy? Curr Opin Nephrol Hypertens 1999; 8: 715–718

[46] Stiles KP, Hill C, LeBrun CJ, Reinmuth B, Yuan CM, Abbott KC. The impact of bleeding times on major complication rates after per-

cutaneous real-time ultrasound-guided renal biopsies. J Nephrol 2001; 14: 275–279

[47] Whittier WL, Korbet SM. Renal biopsy: update. Curr Opin Nephrol Hypertens 2004; 13: 661–665

[48] Cervini P, Hesley GK, Thompson RL, Sampathkumar P, Knudsen JM. Incidence of infectious complications after an ultrasound-guided intervention. AJR Am J Roentgenol 2010; 195: 846–850

[49] Ghent CN. Percutaneous liver biopsy: reflections and refinements. Can J Gastroenterol 2006; 20: 75–79

[50] Hergesell O, Felten H, Andrassy K, Kühn K, Ritz E. Safety of ultrasound-guided percutaneous renal biopsy-retrospective analysis of 1090 consecutive cases. Nephrol Dial Transplant 1998; 13: 975–977

[51] Raaijmakers R, Kirkels WJ, Roobol MJ, Wildhagen MF, Schrder FH. Complication rates and risk factors of 5802 transrectal ultrasound-guided sextant biopsies of the prostate within a population-based screening program. Urology 2002; 60: 826–830

[52] Shigehara K, Miyagi T, Nakashima T, Shimamura M. Acute bacterial prostatitis after transrectal prostate needle biopsy: clinical analysis. J Infect Chemother 2008; 14: 40–43

[53] Simsir A, Kismali E, Mammadov R, Gunaydin G, Cal C. Is it possible to predict sepsis, the most serious complication in prostate biopsy? Urol Int 2010; 84: 395–399

[54] Lange D, Zappavigna C, Hamidizadeh R, Goldenberg SL, Paterson RF, Chew BH. Bacterial sepsis after prostate biopsy—a new perspective. Urology 2009; 74: 1200–1205

[55] Nam RK, Saskin R, Lee Y et al. Increasing hospital admission rates for urological complications after transrectal ultrasound guided prostate biopsy. J Urol 2010; 183: 963–968

[56] Ayar D, Golla B, Lee JY, Nath H. Needle-track metastasis after transthoracic needle biopsy. J Thorac Imaging 1998; 13: 2–6

[57] Chang S, Kim SH, Lim HK, Lee WJ, Choi D, Lim JH. Needle tract implantation after sonographically guided percutaneous biopsy of hepatocellular carcinoma: evaluation of doubling time, frequency, and features on CT. AJR Am J Roentgenol 2005; 185: 400–405

[58] Kosugi C, Furuse J, Ishii H et al. Needle tract implantation of hepatocellular carcinoma and pancreatic carcinoma after ultrasound-guided percutaneous puncture: clinical and pathologic characteristics and the treatment of needle tract implantation. World J Surg 2004; 28: 29–32

[59] Rodgers MS, Collinson R, Desai S, Stubbs RS, McCall JL. Risk of dissemination with biopsy of colorectal liver metastases. Dis Colon Rectum 2003; 46: 454–458; discussion 458–459

[60] Jones OM, Rees M, John TG, Bygrave S, Plant G. Biopsy of resectable colorectal liver metastases causes tumour dissemination and adversely affects survival after liver resection. Br J Surg 2005; 92: 1165–1168

[61] Stigliano R, Marelli L, Yu D, Davies N, Patch D, Burroughs AK. Seeding following percutaneous diagnostic and therapeutic approaches for hepatocellular carcinoma. What is the risk and the outcome? Seeding risk for percutaneous approach of HCC. Cancer Treat Rev 2007; 33: 437–447

[62] Silva MA, Hegab B, Hyde C, Guo B, Buckels JA, Mirza DF. Needle track seeding following biopsy of liver lesions in the diagnosis of hepatocellular cancer: a systematic review and meta-analysis. Gut 2008; 57: 1592–1596

[63] Yu SC, Lo DY, Ip CB, Liew CT, Leung TW, Lau WY. Does percutaneous liver biopsy of hepatocellular carcinoma cause hematogenous dissemination? An in vivo study with quantitative assay of circulating tumor DNA using methylation-specific real-time polymerase chain reaction. AJR Am J Roentgenol 2004; 183: 383–385

[64] Matsuguma H, Nakahara R, Kondo T, Kamiyama Y, Mori K, Yokoi K. Risk of pleural recurrence after needle biopsy in patients with resected early stage lung cancer. Ann Thorac Surg 2005; 80: 2026–2031

[65] Lee C, Bayman N, Swindell R, Faivre-Finn C. Prophylactic radiotherapy to intervention sites in mesothelioma: a systematic review and survey of UK practice. Lung Cancer 2009; 66: 150–156

[66] Agarwal PP, Seely JM, Matzinger FR et al. Pleural mesothelioma: sensitivity and incidence of needle track seeding after image-guided biopsy versus surgical biopsy. Radiology 2006; 241: 589–594

[67] Liebens F, Carly B, Cusumano P et al. Breast cancer seeding associated with core needle biopsies: a systematic review. Maturitas 2009; 62:

113–123

[68] Pérez-Saborido B, de los Galanes SJ, Menéu-Díaz JC et al. Tumor recurrence after liver transplantation for hepatocellular carcinoma: recurrence pathway and prognostic factors. Transplant Proc 2007; 39: 2304–2307

[69] Saborido BP, Díaz JC, de Los Galanes SJ et al. Does preoperative fine needle aspiration-biopsy produce tumor recurrence in patients following liver transplantation for hepatocellular carcinoma? Transplant Proc 2005; 37: 3874–3877

[70] Young AL, Malik HZ, Abu-Hilal M et al. Large hepatocellular carcinoma: time to stop preoperative biopsy. J Am Coll Surg 2007; 205: 453–462

[71] Chee YL, Crawford JC, Watson HG, Greaves M British Committee for Standards in Haematology. Guidelines on the assessment of bleeding risk prior to surgery or invasive procedures. Br J Haematol 2008; 140: 496–504

[72] Jalal DI, Chonchol M, Targher G. Disorders of hemostasis associated with chronic kidney disease. Semin Thromb Hemost 2010; 36: 34–40

[73] Tripodi A, Primignani M, Mannucci PM. Abnormalities of hemostasis and bleeding in chronic liver disease: the paradigm is challenged. Intern Emerg Med 2010; 5: 7–12

[74] Veitch AM, Baglin TP, Gershlick AH, Harnden SM, Tighe R, Cairns S British Society of Gastroenterology. British Committee for Standards in Haematology. British Cardiovascular Intervention Society. Guidelines for the management of anticoagulant and antiplatelet therapy in patients undergoing endoscopic procedures. Gut 2008; 57: 1322–1329

[75] Zuckerman MJ, Hirota WK, Adler DG et al. Standards of Practice Committee of the American Society for Gastrointestinal Endoscopy. ASGE guideline: the management of low-molecular-weight heparin and nonaspirin antiplatelet agents for endoscopic procedures. Gastrointest Endosc 2005; 61: 189–194

[76] Douketis JD, Berger PB, Dunn AS et al. The perioperative management of antithrombotic therapy: American College of Chest Physicians Evidence-Based Clinical Practice Guidelines (8th Edition). Chest 2008; 133: 299S–339S

[77] Vigué B. Bench-to-bedside review: Optimising emergency reversal of vitamin K antagonists in severe haemorrhage - from theory to practice. Crit Care 2009; 13: 209

[78] Klamroth R, Gottstein S, Essers E, Landgraf H. Bridging with enoxaparin using a half-therapeutic dose regimen: safety and efficacy. Vasa 2010; 39: 243–248

[79] Omran H, Hammerstingl C, Paar WD Bonn Registry of Alternative Anticoagulation to Prevent Vascular Events. Perioperative Bridging with Enoxaparin. Results of the Prospective BRAVE Registry with 779 Patients [Article in German]. Med Klin (Munich) 2007; 102: 809–815

[80] Holland LL, Brooks JP. Toward rational fresh frozen plasma transfusion: the effect of plasma transfusion on coagulation test results. Am J Clin Pathol 2006; 126: 133–139

[81] Stanworth SJ, Hyde CJ, Murphy MF. Evidence for indications of fresh frozen plasma. Transfus Clin Biol 2007; 14: 551–556

[82] Stanworth SJ. The evidence-based use of FFP and cryoprecipitate for abnormalities of coagulation tests and clinical coagulopathy. Hematology (Am Soc Hematol Educ Program) 2007; 179–186

[83] Abdel-Wahab OI, Healy B, Dzik WH. Effect of fresh-frozen plasma transfusion on prothrombin time and bleeding in patients with mild coagulation abnormalities. Transfusion 2006; 46: 1279–1285

[84] Sajjad S, Garcia M, Malik A, George MM, Van Thiel DH. Use of recombinant factor VIIa to correct the coagulation status of individuals with advanced liver disease prior to a percutaneous liver biopsy. Dig Dis Sci 2009; 54: 1115–1119

[85] Ozgönenel B, Rajpurkar M, Lusher JM. How do you treat bleeding disorders with desmopressin? Postgrad Med J 2007; 83: 159–163

[86] Agnelli G, Parise P, Levi M, Cosmi B, Nenci GG. Effects of desmopressin on hemostasis in patients with liver cirrhosis. Haemostasis 1995; 25: 241–247

[87] Franchini M. The use of desmopressin as a hemostatic agent: a concise review. Am J Hematol 2007; 82: 731–735

[88] Watson AJ, Keogh JA. Effect of 1-deamino-8-D-arginine vasopressin on the prolonged bleeding time in chronic renal failure. Nephron 1982; 32: 49–52

[89] Crescenzi G, Landoni G, Biondi-Zoccai G et al. Desmopressin reduces transfusion needs after surgery: a meta-analysis of randomized clinical trials. Anesthesiology 2008; 109: 1063–1076

[90] Uppot RN, Harisinghani MG, Gervais DA. Imaging-guided percutaneous renal biopsy: rationale and approach. AJR Am J Roentgenol 2010; 194: 1443–1449

[91] Shemin D, Elnour M, Amarantes B, Abuelo JG, Chazan JA. Oral estrogens decrease bleeding time and improve clinical bleeding in patients with renal failure. Am J Med 1990; 89: 436–440

[92] Hermans C, Altisent C, Batorova A et al. European Haemophilia Therapy Standardisation Board. Replacement therapy for invasive procedures in patients with haemophilia: literature review, European survey and recommendations. Haemophilia 2009; 15: 639–658

[93] Abraham JB, Gamboa AJ, Finley DS et al. The UCI Seldinger technique for percutaneous renal cryoablation: protecting the tract and achieving hemostasis. J Endourol 2009; 23: 43–49

[94] Choi SH, Lee JM, Lee KH et al. Postbiopsy splenic bleeding in a dog model: comparison of cauterization, embolization, and plugging of the needle tract. AJR Am J Roentgenol 2005; 185: 878–884

[95] Fandrich CA, Davies RP, Hall PM. Small gauge gelfoam plug liver biopsy in high risk patients: safety and diagnostic value. Australas Radiol 1996; 40: 230–234

[96] Kamphuisen PW, Wiersma TG, Mulder CJ, de Vries RA. Plugged-percutaneous liver biopsy in patients with impaired coagulation and ascites. Pathophysiol Haemost Thromb 2002; 32: 190–193

[97] Smith TP, McDermott VG, Ayoub DM, Suhocki PV, Stackhouse DJ. Percutaneous transhepatic liver biopsy with tract embolization. Radiology 1996; 198: 769–774

[98] Azlan CA, Mohd Nasir NF, Saifizul AA, Faizul MS, Ng KH, Abdullah BJ. A low cost solution for post-biopsy complications using available RFA generator and coaxial core biopsy needle. Australas Phys Eng Sci Med 2007; 30: 288–291

[99] Pritchard WF, Wray-Cahen D, Karanian JW, Hilbert S, Wood BJ. Radiofrequency cauterization with biopsy introducer needle. J Vasc Interv Radiol 2004; 15: 183–187

[100] Petsas T, Siamblis D, Giannakenas C et al. Fibrin glue for sealing the needle track in fine-needle percutaneous lung biopsy using a coaxial system: Part II—Clinical study. Cardiovasc Intervent Radiol 1995; 18: 378–382

[101] Petsas T, Vassilakos PJ, Dougenis D et al. Fibrin glue for sealing the needle track after percutaneous lung biopsy: Part I—Experimental study. Cardiovasc Intervent Radiol 1995; 18: 373–377

[102] Morello FA, Wright KC, Lembo TM. New suction guide needle designed to reduce the incidence of biopsy-related pneumothorax: experimental evaluation in canine model. Radiology 2005; 235: 1045–1049

[103] Maturen KE, Nghiem HV, Caoili EM, Higgins EG, Wolf JS, Wood DP. Renal mass core biopsy: accuracy and impact on clinical management. AJR Am J Roentgenol 2007; 188: 563–570

[104] Jaffe TA, Nelson RC, Delong DM, Paulson EK. Practice patterns in percutaneous image-guided intraabdominal abscess drainage: survey of academic and private practice centers. Radiology 2004; 233: 750–756

[105] Nolsøe CP, Lorentzen T, Skjoldbye BO, Bachmann Nielsen M. The basics of interventional ultrasound [Article in English, German]. Ultraschall Med 2007; 28: 248–263; quiz 264, 267

[106] Winter TC, Lee FT, Hinshaw JL. Ultrasound-guided biopsies in the abdomen and pelvis. Ultrasound Q 2008; 24: 45–68

[107] Puig J, Darnell A, Bermúdez P et al. Transrectal ultrasound-guided prostate biopsy: is antibiotic prophylaxis necessary? Eur Radiol 2006; 16: 939–943

[108] El-Hakim A, Moussa S. CUA guidelines on prostate biopsy methodology. Can Urol Assoc J 2010; 4: 89–94

[109] Aron M, Rajeev TP, Gupta NP. Antibiotic prophylaxis for transrectal needle biopsy of the prostate: a randomized controlled study. BJU Int 2000; 85: 682–685

[110] Briffaux R, Coloby P, Bruyere F et al. One preoperative dose randomized against 3-day antibiotic prophylaxis for transrectal ultrasonography-guided prostate biopsy. BJU Int 2009; 103: 1069–1073; discussion 1073

[111] Cam K, Kayikci A, Akman Y, Erol A. Prospective assessment of the efficacy of single dose versus traditional 3-day antimicrobial prophylaxis in 12-core transrectal prostate biopsy. Int J Urol 2008; 15: 997–1001

[112] Jeon SS, Woo SH, Hyun JH, Choi HY, Chai SE. Bisacodyl rectal preparation can decrease infectious complications of transrectal ultrasound-guided prostate biopsy. Urology 2003; 62: 461–466

[113] Akay AF, Akay H, Aflay U, Sahin H, Bircan K. Prevention of pain and infective complications after transrectal prostate biopsy: a prospective study. Int Urol Nephrol 2006; 38: 45–48

[114] Kanjanawongdeengam P, Viseshsindh W, Santanirand P, Prathombutr P, Nilkulwattana S. Reduction in bacteremia rates after rectum sterilization before transrectal, ultrasound-guided prostate biopsy: a randomized controlled trial. J Med Assoc Thai 2009; 92: 1621–1626

[115] Park DS, Oh JJ, Lee JH, Jang WK, Hong YK, Hong SK. Simple use of the suppository type povidone-iodine can prevent infectious complications in transrectal ultrasound-guided prostate biopsy. Adv Urol 2009: 750598

[116] Maya ID, Maddela P, Barker J, Allon M. Percutaneous renal biopsy: comparison of blind and real-time ultrasound-guided technique. Semin Dial 2007; 20: 355–358

[117] Al Knawy B, Shiffman M. Percutaneous liver biopsy in clinical practice. Liver Int 2007; 27: 1166–1173

[118] Ahmad M, Riley TR. Can one predict when ultrasound will be useful with percutaneous liver biopsy? Am J Gastroenterol 2001; 96: 547–549

[119] Riley TR. How often does ultrasound marking change the liver biopsy site? Am J Gastroenterol 1999; 94: 3320–3322

[120] Jenssen C, Dietrich CF. Endoscopic ultrasound-guided fine-needle aspiration biopsy and trucut biopsy in gastroenterology - An overview. Best Pract Res Clin Gastroenterol 2009; 23: 743–759

[121] Abbott KC, Musio FM, Chung EM, Lomis NN, Lane JD, Yuan CM. Transjugular renal biopsy in high-risk patients: an American case series. BMC Nephrol 2002; 3: 5

[122] Cluzel P, Martinez F, Bellin MF et al. Transjugular versus percutaneous renal biopsy for the diagnosis of parenchymal disease: comparison of sampling effectiveness and complications. Radiology 2000; 215: 689–693

[123] Shin JL, Teitel J, Swain MG et al. Virology and Immunology Committee of the Association of Hemophilia Clinic Directors of Canada. A Canadian multicenter retrospective study evaluating transjugular liver biopsy in patients with congenital bleeding disorders and hepatitis C: is it safe and useful? Am J Hematol 2005; 78: 85–93

[124] Smith TP, Presson TL, Heneghan MA, Ryan JM. Transjugular biopsy of the liver in pediatric and adult patients using an 18-gauge automated core biopsy needle: a retrospective review of 410 consecutive procedures. AJR Am J Roentgenol 2003; 180: 167–172

[125] Cresswell AB, Welsh FK, Rees M. A diagnostic paradigm for resectable liver lesions: to biopsy or not to biopsy? HPB (Oxford) 2009; 11: 533–540

[126] Lencioni R, Caramella D, Bartolozzi C. Percutaneous biopsy of liver tumors with color Doppler US guidance. Abdom Imaging 1995; 20: 206–208

[127] Tobin MV, Gilmore IT. Plugged liver biopsy in patients with impaired coagulation. Dig Dis Sci 1989; 34: 13–15

[128] Zins M, Vilgrain V, Gayno S et al. US-guided percutaneous liver biopsy with plugging of the needle track: a prospective study in 72 high-risk patients. Radiology 1992; 184: 841–843

[129] Tung GA, Cronan JJ. Percutaneous needle biopsy of hepatic cavernous hemangioma. J Clin Gastroenterol 1993; 16: 117–122

[130] Nakaizumi A, Iishi H, Yamamoto R et al. Diagnosis of hepatic cavernous hemangioma by fine needle aspiration biopsy under ultrasonic guidance. Gastrointest Radiol 1990; 15: 39–42

[131] Cavanna L, Lazzaro A, Vallisa D, Civardi G, Artioli F. Role of image-guided fine-needle aspiration biopsy in the management of patients with splenic metastasis. World J Surg Oncol 2007; 5: 13

[132] Civardi G, Vallisa D, Bertè R et al. Ultrasound-guided fine needle biopsy of the spleen: high clinical efficacy and low risk in a multicenter Italian study. Am J Hematol 2001; 67: 93–99

[133] Gómez-Rubio M, López-Cano A, Rendón P et al. Safety and diagnostic accuracy of percutaneous ultrasound-guided biopsy of the spleen: a multicenter study. J Clin Ultrasound 2009; 37: 445–450

[134] Kang M, Kalra N, Gulati M, Lal A, Kochhar R, Rajwanshi A. Image guided percutaneous splenic interventions. Eur J Radiol 2007; 64: 140–146

[135] Lucey BC, Boland GW, Maher MM, Hahn PF, Gervais DA, Mueller PR. Percutaneous nonvascular splenic intervention: a 10-year review. AJR Am J Roentgenol 2002; 179: 1591–1596

[136] Tam A, Krishnamurthy S, Pillsbury EP et al. Percutaneous image-guided splenic biopsy in the oncology patient: an audit of 156 consecutive cases. J Vasc Interv Radiol 2008; 19: 80–87

[137] Carson BW, Brown JA, Cooperberg PL. Ultrasonographically guided percutaneous biopsy of gastric, small bowel, and colonic abnormalities: efficacy and safety. J Ultrasound Med 1998; 17: 739–742

[138] Gottlieb RH, Tan R, Widjaja J, Fultz PJ, Robinette WB, Rubens DJ. Extravisceral masses in the peritoneal cavity: sonographically guided biopsies in 52 patients. AJR Am J Roentgenol 1998; 171: 697–701

[139] Heriot AG, Kumar D, Thomas V, Young M, Pilcher J, Joseph AE. Ultrasonographically-guided fine-needle aspiration cytology in the diagnosis of colonic lesions. Br J Surg 1998; 85: 1713–1715

[140] Ledermann HP, Binkert C, Fröhlich E, Börner N, Zollikofer C, Stuckmann G. Diagnosis of symptomatic intestinal metastases using transabdominal sonography and sonographically guided puncture. AJR Am J Roentgenol 2001; 176: 155–158

[141] Marco-Doménech SF, Gil-Sánchez S, Fernández-García P et al. Sonographically guided percutaneous biopsy of gastrointestinal tract lesions. AJR Am J Roentgenol 2001; 176: 147–151

[142] Tombesi P, Postorivo S, Catellani M, Tassinari D, Abbasciano V, Sartori S. Percutaneous ultrasonography-guided core needle biopsy of gastrointestinal lesions: what's its actual role in clinical practice? A retrospective study for safety and effectiveness. Ultraschall Med 2011; 32 (Suppl 1): S62–S67

[143] Tudor GR, Rodgers PM, West KP. Bowel lesions: percutaneous US-guided 18-gauge needle biopsy—preliminary experience. Radiology 1999; 212: 594–597

[144] Farmer KD, Harries SR, Fox BM, Maskell GF, Farrow R. Core biopsy of the bowel wall: efficacy and safety in the clinical setting. AJR Am J Roentgenol 2000; 175: 1627–1630

[145] Ho LM, Thomas J, Fine SA, Paulson EK. Usefulness of sonographic guidance during percutaneous biopsy of mesenteric masses. AJR Am J Roentgenol 2003; 180: 1563–1566

[146] O'Connell MJ, Paulson EK, Jaffe TA, Ho LM. Percutaneous biopsy of periarterial soft tissue cuffs in the diagnosis of pancreatic carcinoma. Abdom Imaging 2004; 29: 115–119

[147] Souza FF, Mortelé KJ, Cibas ES, Erturk SM, Silverman SG. Predictive value of percutaneous imaging-guided biopsy of peritoneal and omental masses: results in 111 patients. AJR Am J Roentgenol 2009; 192: 131–136

[148] Kim KW, Kim MJ, Kim HC et al. Value of "patent track" sign on Doppler sonography after percutaneous liver biopsy in detection of post-biopsy bleeding: a prospective study in 352 patients. AJR Am J Roentgenol 2007; 189: 109–116

[149] Waldo B, Korbet SM, Freimanis MG, Lewis EJ. The value of post-biopsy ultrasound in predicting complications after percutaneous renal biopsy of native kidneys. Nephrol Dial Transplant 2009; 24: 2433–2439

[150] Catalano O, Cusati B, Nunziata A, Siani A. Active abdominal bleeding: contrast-enhanced sonography. Abdom Imaging 2006; 31: 9–16

[151] Ignee A, Baum U, Schuessler G, Dietrich CF. Contrast-enhanced ultrasound-guided percutaneous cholangiography and cholangiodrainage (CEUS-PTCD). Endoscopy 2009; 41: 725–726

[152] Marwah DS, Korbet SM. Timing of complications in percutaneous renal biopsy: what is the optimal period of observation? Am J Kidney Dis 1996; 28: 47–52

[153] Eng M, Vaughan TE, Woo D, Buell JF. Treatment of an extracapsular post-renal biopsy pseudoaneurysm with ultrasound-guided thrombin injection. J Clin Ultrasound 2010; 38: 215–217

[154] Tang Y, Qian NS, Luo W et al. Percutaneous injection of hemostatic agents for active liver hemorrhage. Hepatobiliary Pancreat Dis Int 2010; 9: 402–408

[155] Dewitt J, McGreevy K, Cummings O et al. Initial experience with EUS-guided Tru-cut biopsy of benign liver disease. Gastrointest Endosc 2009; 69: 535–542

[156] Gleeson FC, Clayton AC, Zhang L et al. Adequacy of endoscopic ultrasound core needle biopsy specimen of nonmalignant hepatic parenchymal disease. Clin Gastroenterol Hepatol 2008; 6: 1437–1440

[157] Hollerbach S, Willert J, Topalidis T, Reiser M, Schmiegel W. Endoscopic ultrasound-guided fine-needle aspiration biopsy of liver

lesions: histological and cytological assessment. Endoscopy 2003; 35: 743–749

[158] Singh P, Mukhopadhyay P, Bhatt B et al. Endoscopic ultrasound versus CT scan for detection of the metastases to the liver: results of a prospective comparative study. J Clin Gastroenterol 2009; 43: 367–373

[159] Preda A, Van Dijk LC, Van Oostaijen JA, Pattynama PM. Complication rate and diagnostic yield of 515 consecutive ultrasound-guided biopsies of renal allografts and native kidneys using a 14-gauge Biopty gun. Eur Radiol 2003; 13: 527–530

[160] Lefaucheur C, Nochy D, Bariety J. Renal biopsy: procedures, contraindications, complications [Article in French]. Nephrol Ther 2009; 5: 331–339

[161] Remzi M, Marberger M. Renal tumor biopsies for evaluation of small renal tumors: why, in whom, and how? Eur Urol 2009; 55: 359–367

[162] Volpe A, Kachura JR, Geddie WR et al. Techniques, safety and accuracy of sampling of renal tumors by fine needle aspiration and core biopsy. J Urol 2007; 178: 379–386

[163] Walker PD. The renal biopsy. Arch Pathol Lab Med 2009; 133: 181–188

[164] DeWitt J, Gress FG, Levy MJ et al. EUS-guided FNA aspiration of kidney masses: a multicenter U.S. experience. Gastrointest Endosc 2009; 70: 573–578

[165] Zamboni GA, D'Onofrio M, Idili A et al. Ultrasound-guided percutaneous fine-needle aspiration of 545 focal pancreatic lesions. AJR Am J Roentgenol 2009; 193: 1691–1695

[166] Eloubeidi MA, Tamhane A, Varadarajulu S, Wilcox CM. Frequency of major complications after EUS-guided FNA of solid pancreatic masses: a prospective evaluation. Gastrointest Endosc 2006; 63: 622–629

[167] Görg C, Schwerk WB, Bittinger A, Euer B, Görg K. Sonographically guided fine-needle puncture of adrenal tumors [Article in German]. Dtsch Med Wochenschr 1992; 117: 448–454

[168] Kocijancic K, Kocijancic I, Guna F. Role of sonographically guided fine-needle aspiration biopsy of adrenal masses in patients with lung cancer. J Clin Ultrasound 2004; 32: 12–16

[169] Lumachi F, Polistina F, Favia G, D'Amico DF. Extraadrenal and multiple pheochromocytomas. Are there really any differences in pathophysiology and outcome? J Exp Clin Cancer Res 1998; 17: 303–305

[170] Mody MK, Kazerooni EA, Korobkin M. Percutaneous CT-guided biopsy of adrenal masses: immediate and delayed complications. J Comput Assist Tomogr 1995; 19: 434–439

[171] Paulsen SD, Nghiem HV, Korobkin M, Caoili EM, Higgins EJ. Changing role of imaging-guided percutaneous biopsy of adrenal masses: evaluation of 50 adrenal biopsies. AJR Am J Roentgenol 2004; 182: 1033–1037

[172] Welch TJ, Sheedy PF, Stephens DH, Johnson CM, Swensen SJ. Percutaneous adrenal biopsy: review of a 10-year experience. Radiology 1994; 193: 341–344

[173] Quayle FJ, Spitler JA, Pierce RA, Lairmore TC, Moley JF, Brunt LM. Needle biopsy of incidentally discovered adrenal masses is rarely informative and potentially hazardous. Surgery 2007; 142: 497–502; discussion 502–504

[174] Vanderveen KA, Thompson SM, Callstrom MR et al. Biopsy of pheochromocytomas and paragangliomas: potential for disaster. Surgery 2009; 146: 1158–1166

[175] Haseganu LE, Diehl DL. Left adrenal gland hemorrhage as a complication of EUS-FNA. Gastrointest Endosc 2009; 69: e51–e52

[176] Jenssen C, Dietrich CF. Ultrasound and endoscopic ultrasound of the adrenal glands [Article in German]. Ultraschall Med 2010; 31: 228–247, quiz 248–250

[177] Tombesi P, Nielsen I, Tassinari D, Trevisani L, Abbasciano V, Sartori S. Transthoracic ultrasonography-guided core needle biopsy of pleural-based lung lesions: prospective randomized comparison between a Tru-cut-type needle and a modified Menghini-type needle. Ultraschall Med 2009; 30: 390–395

[178] Screaton NJ, Flower CD. Percutaneous needle biopsy of the pleura. Radiol Clin North Am 2000; 38: 293–301

[179] Middleton WD, Teefey SA, Dahiya N. Ultrasound-guided chest biopsies. Ultrasound Q 2006; 22: 241–252

[180] Mathis G, Gehmacher O. Ultrasound-guided diagnostic and therapeutic interventions in peripheral pulmonary masses. Wien Klin Wochenschr 1999; 111: 230–235

[181] Shaham D. Semi-invasive and invasive procedures for the diagnosis

[182] Wang KX, Ben QW, Jin ZD et al. Assessment of morbidity and mortality associated with EUS-guided FNA: a systematic review. Gastrointest Endosc 2011; 73: 283–290

[183] Jenssen C, Alvarez-Sánchez MV, Napoléon B, Faiss S. Diagnostic endoscopic ultrasonography: assessment of safety and prevention of complications. World J Gastroenterol 2012; 18: 4659–4676

[184] Thomas T, Kaye PV, Ragunath K, Aithal G. Efficacy, safety, and predictive factors for a positive yield of EUS-guided Trucut biopsy: a large tertiary referral center experience. Am J Gastroenterol 2009; 104: 584–591

[185] Varela-Lema L, Fernández-Villar A, Ruano-Ravina A. Effectiveness and safety of endobronchial ultrasound-transbronchial needle aspiration: a systematic review. Eur Respir J 2009; 33: 1156–1164

[186] Dietrich CF, Hocke M, Jenssen C. Interventional endosonography [Article in German]. Ultraschall Med 2011; 32: 8–22, quiz 23–25

[187] Kim SJ, Kim SI, Ahn HS, Choi JB, Kim YS, Kim SJ. Risk factors for acute prostatitis after transrectal biopsy of the prostate. Korean J Urol 2010; 51: 426–430

[188] Thomas J, Turner SR, Nelson RC, Paulson EK. Postprocedure sepsis in imaging-guided percutaneous hepatic abscess drainage: how often does it occur? AJR Am J Roentgenol 2006; 186: 1419–1422

[189] Laganà D, Carrafiello G, Mangini M et al. Image-guided percutaneous treatment of abdominal-pelvic abscesses: a 5-year experience. Radiol Med (Torino) 2008; 113: 999–1007

[190] Giorgio A, de Stefano G, Di Sarno A, Liorre G, Ferraioli G. Percutaneous needle aspiration of multiple pyogenic abscesses of the liver: 13-year single-center experience. AJR Am J Roentgenol 2006; 187: 1585–1590

[191] Schwerk WB, Görg C, Görg K, Richter G, Beckh K. Percutaneous drainage of liver and splenic abscess [Article in German]. Z Gastroenterol 1991; 29: 146–152

[192] Tazawa J, Sakai Y, Maekawa S et al. Solitary and multiple pyogenic liver abscesses: characteristics of the patients and efficacy of percutaneous drainage. Am J Gastroenterol 1997; 92: 271–274

[193] Lambiase RE, Deyoe L, Cronan JJ, Dorfman GS. Percutaneous drainage of 335 consecutive abscesses: results of primary drainage with 1-year follow-up. Radiology 1992; 184: 167–179

[194] Jansen M, Truong S, Riesener KP, Sparenberg P, Schumpelick V. Results of sonographically guided percutaneous catheter drainage of intra-abdominal abscesses in surgery [Article in German]. Chirurg 1999; 70: 1168–1171

[195] Tan YM, Chung AY, Chow PK et al. An appraisal of surgical and percutaneous drainage for pyogenic liver abscesses larger than 5 cm. Ann Surg 2005; 241: 485–490

[196] vanSonnenberg E, Ferrucci JT, Mueller PR, Wittenberg J, Simeone JF. Percutaneous drainage of abscesses and fluid collections: technique, results, and applications. Radiology 1982; 142: 1–10

[197] Laméris JS, Hesselink EJ, Van Leeuwen PA, Nijs HG, Meerwaldt JH, Terpstra OT. Ultrasound-guided percutaneous transhepatic cholangiography and drainage in patients with hilar cholangiocarcinoma. Semin Liver Dis 1990; 10: 121–125

[198] Lorenz JM, Funaki B, Leef JA, Rosenblum JD, Van Ha T. Percutaneous transhepatic cholangiography and biliary drainage in pediatric liver transplant patients. AJR Am J Roentgenol 2001; 176: 761–765

[199] Winbladh A, Gullstrand P, Svanvik J, Sandström P. Systematic review of cholecystostomy as a treatment option in acute cholecystitis. HPB (Oxford) 2009; 11: 183–193

[200] Bouza C, López-Cuadrado T, Alcázar R, Saz-Parkinson Z, Amate JM. Meta-analysis of percutaneous radiofrequency ablation versus ethanol injection in hepatocellular carcinoma. BMC Gastroenterol 2009; 9: 31

[201] Livraghi T, Solbiati L, Meloni MF, Gazelle GS, Halpern EF, Goldberg SN. Treatment of focal liver tumors with percutaneous radio-frequency ablation: complications encountered in a multicenter study. Radiology 2003; 226: 441–451

[202] Uppot RN, Silverman SG, Zagoria RJ, Tuncali K, Childs DD, Gervais DA. Imaging-guided percutaneous ablation of renal cell carcinoma: a primer of how we do it. AJR Am J Roentgenol 2009; 192: 1558–1570

[203] Giorgio A, Di Sarno A, de Stefano G et al. Sonography and clinical outcome of viable hydatid liver cysts treated with double percutaneous

aspiration and ethanol injection as first-line therapy: efficacy and long-term follow-up. AJR Am J Roentgenol 2009; 193: W186–92

[204] Huo TI, Huang YH, Huang HC et al. Fever and infectious complications after percutaneous acetic acid injection therapy for hepatocellular carcinoma: incidence and risk factor analysis. J Clin Gastroenterol 2006; 40: 639–642

[205] Chen TM, Huang PT, Lin LF, Tung JN. Major complications of ultrasound-guided percutaneous radiofrequency ablations for liver malignancies: single center experience. J Gastroenterol Hepatol 2008; 23: e445–e450

[206] Liang P, Wang Y, Yu X, Dong B. Malignant liver tumors: treatment with percutaneous microwave ablation—complications among cohort of 1136 patients. Radiology 2009; 251: 933–940

[207] Edoute Y, Tibon-Fisher O, Ben Haim S, Malberger E. Ultrasonically guided fine-needle aspiration of liver lesions. Am J Gastroenterol 1992; 87: 1138–1141

[208] Huang GT, Sheu JC, Yang PM, Lee HS, Wang TH, Chen DS. Ultrasound-guided cutting biopsy for the diagnosis of hepatocellular carcinoma—a study based on 420 patients. J Hepatol 1996; 25: 334–338

[209] Shannon BA, Cohen RJ, de Bruto H, Davies RJ. The value of pre-operative needle core biopsy for diagnosing benign lesions among small, incidentally detected renal masses. J Urol 2008; 180: 1257–1261; discussion 1261

第 10 章

护理人员在超声介入中的作用

U. Gottschalk, C. F. Dietrich

10.1 基本原则

超声检测仪器具有很长的使用寿命。尤其是门诊部门，成本控制问题可能会限制添置新的设备，因此，10 年的使用时间也并不少见。

超声检测仪器的保养应包括定期清洁空气过滤器。护理人员需要妥善安排操作室的照明条件。一方面，患者需要足够的光线确定位置，以免损坏周围设备（超声检测仪器、静脉输液架），并为患者提供清晰的视野，以避开引流管、伤口、显示器电缆等。另一方面，由于控制面板的间接照明和光点照明，操作过程需要一个相对黑暗的空间（图 10.1 和图 10.2）。由于眼睛需要 2 分钟时间适应黑暗环境，因此当患者离开检查室和其他患者进入时，应避免强光刺激。

探头（传感器）是超声检测系统最精密的部分。当操作者或护理人员未使用时，探头应放置于超声检测仪器的探头固定处。而不应放置在可能损坏的地方，如患者身上、床及担架上。清洗探头之前应按下冻结按钮。特殊清洁喷雾剂可有效对抗细菌、真菌和亲脂性病毒，并且不含甲醛或酚。

超声程序可分为以下几种类型。

- 诊断超声。
- 诊断干预。
- 治疗措施。
- 腔内超声。

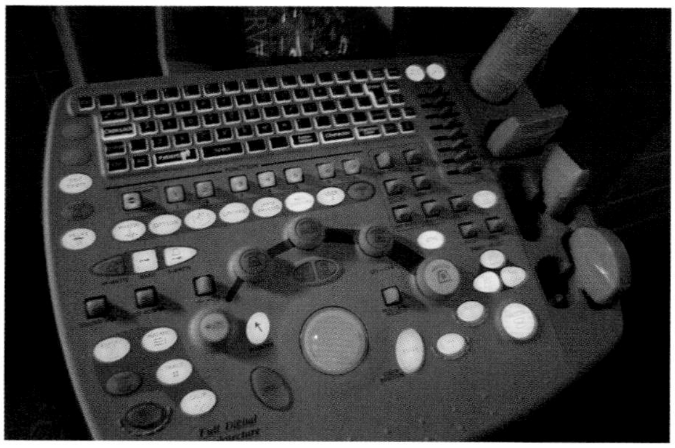

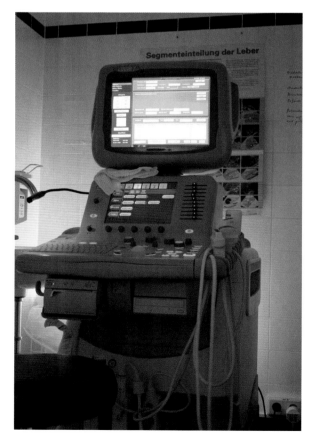

图 10.2 超声检测室采用间接照明。

图 10.1 现代超声检测仪器的控制面板（每天关闭仪器时应将其彻底清洁干净）。

10.2　护理人员的职责

护理人员应准备好操作室，并安排好患者，协助实施局部麻醉，进行手术，提供术后护理，及早发现可能出现的并发症。超声检测仪器的保养和维护应在部门内进行规范，并应遵循制造商提供的保养维护手册清单。而且，应每天检查仪器外部结构、电源线和探头。根据超声探头的预期用途，其处理过程可分为三个步骤。

●清洁探头。始终遵循制造商的说明，将探头从主机上取下，浸入水或一种酶的清洗溶液。然后用海绵或布对探头进行机械清洗，用水冲洗，并用软布进行干燥。

●消毒探头。在此过程中，根据制造商的说明，探头可以用消毒液擦拭或浸泡在消毒液中，然后用无菌水冲洗并干燥。

●灭菌探头。将探头封装进一个合适的袋子。接着，大多数类型的探头可用环氧乙烷气体灭菌，在最高温度 55℃ 和最大压力 8~200kPa 环境中持续 3 小时。再次，必须始终严格遵循制造商的说明要求。

护理人员进行外周静脉置管已成为很多部门的标准做法。然而，在困难情况下，静脉插管仍然需要在超声引导下进行[1]。在这个问题上，欧洲和美国的规则不同，可以参考欧洲胃肠病和内镜护理联合学会（www.ESGENA.org）和美国消化内镜学会（www.ASGE.org）等网站。另一方面，由于存在的技术难度、程序风险或潜在的不可预知的反应，医师的核心职责不能委托给非医师者。但是，在未来几年中，随着医疗保健行业的成本压力持续上升，政策和程序可能被修订[2]，将会把照顾患者的责任更多的赋予护理人员。

10.3　诊断性超声

诊断超声中使用的探头是唯一会直接接触皮肤的"非关键"医疗对象。在实际操作前，护理人员的职责是安慰患者、核对信息和准备操作设备。超声检查过程中不需要协助，护理人员可完成其他工作[3]。

护理人员从事限制性超声诊断检查已经取得了非常可喜的成绩，比如"超声重点评估创伤"（FAST）[4]。护理人员完成 FAST 检测自由流体的总体准确度为 95%、灵敏度为 84.4% 和特异性为 98.4%。目前最新的动态可通过访问超声诊断医学学会（SDMS，www.sdms.org）和美国超声诊断医学注册协会（ARDMS，www.ardms.org）网站获得。

远程超声是基于在紧急情况下（移动医院急救医疗系统，MHEMS）使用互联网门户的超声波扫描仪[5]。但是，目前难以判断这项技术的未来作用。

10.4　诊断性介入

活检结果对大多数患者将会产生深远的影响。可疑肿瘤患者在等待活检过程及活检报告过程中，会自然地表现出焦虑的心情。因此，建立信任的气氛是必不可少的。被告知知情同意书的患者在手术过程中能更好地进行合作，并尽可能地避免问题或并发症的出现（图 10.3）。

经皮活检不能避免与血液接触，并且不能保证操作部位完全无菌，这增加了患者和医护人员感染的风险。活检器械在手术中至关重要，因为他们可能会接触到血液或组织内部（见第 8 章）。这导致了越来越多地使用一次性材料，因此，不可避免地出现了与清洗、包装和灭菌等相关成本的一系列竞争。

如果必须刮毛，必须在操作过程之前很快完成。穿刺部位应用防水签字笔标明，保证其在皮肤

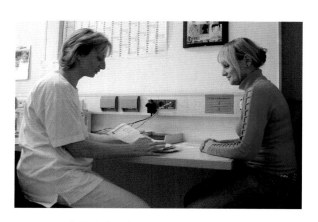

图 10.3　在检查前以轻松的氛围告知患者知情同意书。

制备后仍然清晰可见。

穿刺活检必需的基本材料如下。

- 一次性无菌衣。
- 无菌手套、无菌盘、棉签、纱布垫。
- 放置在皮肤穿刺点的无菌巾。
- 局部麻醉用品(注射器和缝合针)。
- 防水垫。
- 活检针,如果需要,也可采用注射器抽吸法。
- 盛有甲醛的组织学器皿或显微镜玻片。
- 敷料。

调查显示,外科和介入手术后手套破坏比例高,因此,医生和护理人员在手术后应该常规洗手或用消毒液擦手[6]。鉴于链球菌会提高无菌区的污染风险,手术过程中应尽量避免谈话[7]。

小心使用无菌棉签和无菌垫。准备局部麻醉时皮下注射用的针头和5mL或10mL注射器。根据靶向部位和针的类型,收集细胞学和(或)组织学材料。需要以下材料(图10.4)。

- 组织学材料:将采集的组织块放入盛有甲醛的容器(含4%水的中性缓冲液,70%~96%乙醇)。暴露于无甲醛液缓冲的光线中,组织块可能会生成甲酸使pH值降低,对组织样品会产生不利影响。
- 细胞学材料:细胞学用玻璃片(十几张或者更多)。

托盘应包括至少一个无菌巾、无菌拭子或纱布垫、一把无菌镊子、制备溶液的容器和一个临时样本容器(图10.5)。

10.5 治疗性介入

护理人员的职责包括传递注射剂给手术者,观察患者病情变化,并立即报告医生。治疗干预过程中的患者护理记录应全部保存。

10.6 镇静

患者无痛手术的需求日益增加[8]。因此,手术过程中镇静患者是有必要的。目前欧洲S3指南[6,9,10]允许医生通过护理人员对患者实施镇静(NAPS:护士管理的异丙酚镇静)。在有创超声中,这种做法已经取得了积极的国际成果[11](见第11章)。欧洲的政策和实践遵循欧洲胃肠道内镜学会(ESGE)、欧洲胃肠病和内镜护理联合学会(ESGE-NA),以及欧洲麻醉学会(ESA)等指南。强烈建议镇静期间给予氧气管理,并且在镇静之前开始吸氧(图10.6)。取出义齿,并放置在标有患者姓名的

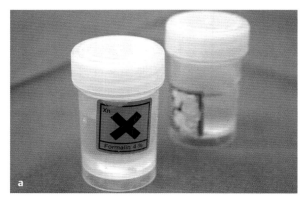

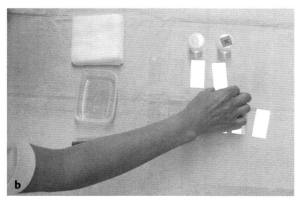

图10.4 附件。(a)组织学器皿。(b)载玻片。

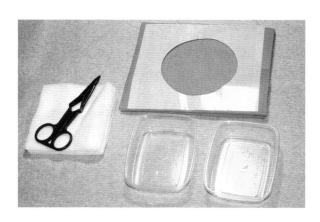

图10.5 无局部麻醉用品或活检针的基本无菌盘。

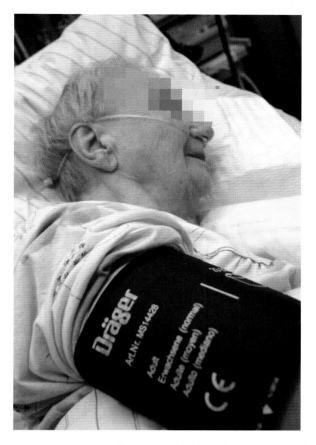

图 10.6　患者镇静之前,固定好袖带血压计,并通过鼻导管给氧气。

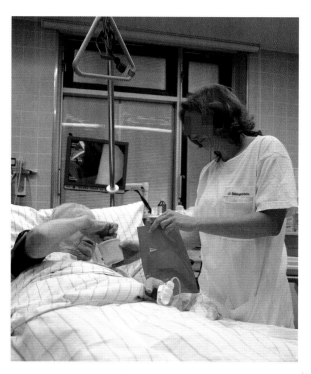

图 10.7　义齿放在做有标记的容器中。

容器中(图 10.7)。不能用面巾纸包裹义齿,容易导致其丢失。

　　静脉镇静需要有安全和充足的静脉通路。只有在化疗或吸毒导致标准静脉通路极其困难的情况下,才能安置小规格导管(图 10.8)。

10.7　引流管放置

　　安置引流管后,大量液体被吸入注射器,而不是通过肾脏排出。使用具有三通道活塞的收集袋,能更好地保证卫生安全。托盘安装程序取决于是直接采用套管技术,还是 Seldinger 技术安置引流管(图 10.9)。将注射器的进针部位固定在柱塞上,可有效防止穿刺针的"扭动"(图 10.10)。

　　该程序的结果严重依赖引流管的保养和维护。引流管并不总是缝合于皮肤或固定于固定板。因此,在第 2 天早晨,医生或护士要亲自检查敷料和

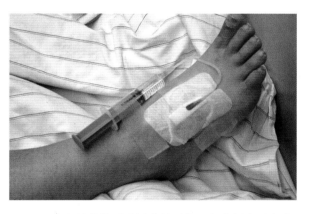

图 10.8　当上肢静脉通路困难的时候(如本例为吸毒者),可能需要在不同部位建立静脉通道。

排出功能,并用生理盐水溶液冲洗引流管,以保持引流管通畅。

10.8　腔内超声

　　与体外超声比较,腔内超声程序单纯地用于诊断或治疗。每种类型都是应由医生来执行的侵入性手术。一个护理人员负责静脉镇静,另一个负责传

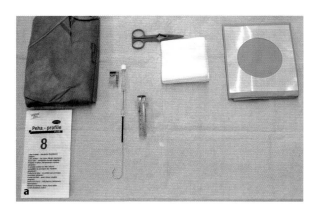

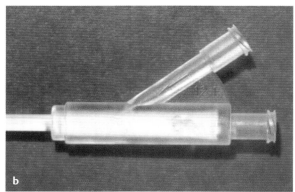

图 10.9　托盘设置了可直接插入的细小排水管道。(a)单腔排出。(b)双腔排出。

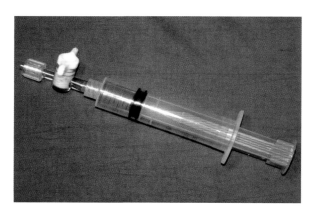

图 10.10　真空注射器。

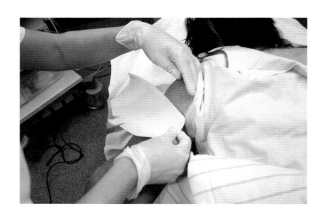

图 10.11　使用高频电流的中性电极。

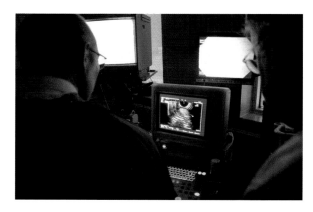

图 10.12　腔内超声的照明条件。

是却不推荐[12]。在非常复杂的操作过程中,如假性囊肿的经胃引流,偶尔采用高频电流。这就需要放置一个中性电极(图 10.11)。

　　腔内超声的一个困难之处就是内镜检查过程和镇静操作在非常黑暗的检查室进行。其结果导致,护理人员传递仪器和观察患者病情变化可能具有挑战性(图 10.12)。

（刘梅 译）

参考文献

[1] Walker E. Piloting a nurse-led ultrasound cannulation scheme. Br J Nurs 2009; 18–858–859
[2] Nürnberg D, Jung A, Schmieder C, Schmidt M, Holle A. What's the price of routine sonography—results of an analysis of costs and processes in a district hospital [Article in German]. Ultraschall Med 2008; 29: 405–417
[3] Gilman G, Nelson JM, Murphy AT, Kidd GM, Stussy VL, Klarich KW. The role of the nurse in clinical echocardiography. J Am Soc Echocar-

递内镜和必要的器械。由于腔内超声探头的清洁和消毒方法有很多,是一个复杂的过程,我们建议读者就这个问题参考文献。用于直肠和阴道检查的腔内超声探头,通常在其表面覆盖无菌的一次性护套。尽管防护套的平均穿孔率为 1%~9%,但是探头仍然需要消毒。尽管使用避孕套可以降低成本,但

diogr 2005; 18: 773–777

[4]　Bowra J, Forrest-Horder S, Caldwell E, Cox M, D'Amours SK. Validation of nurse-performed FAST ultrasound. Injury 2010; 41: 484–487

[5]　Su MJ, Ma HM, Ko CI et al. Application of tele-ultrasound in emergency medical services. Telemed J E Health 2008; 14: 816–824

[6]　Riphaus A, Wehrmann T, Weber B et al. Sektion Enoskopie im Auftrag der Deutschen Gesellschaft für Verdauungs- und Stoffwechselerkrankungen e.V. (DGVS). Bundesverband Niedergelassener Gastroenterologen Deuschlands e. V. (Bng). Chirurgische Arbeitsgemeinschaft für Endoskopie und Sonographie der Deutschen Gesellschaft für Allgemein- und Viszeralchirurgie (DGAV). Deutsche Morbus Crohn/Colitis ulcerosa Vereinigung e. V. (DCCV). Deutsche Gesellschaft für Endoskopie-Assistenzpersonal (DEGEA). Deutsche Gesellschaft für Anästhesie und Intensivmedizin (DGAI). Gesellschaft für Recht und Politik im Gesundheitswesen (GPRG). S3-guidelines—sedation in gastrointestinal endoscopy [Article in Danish]. Z Gastroenterol 2008; 46: 1298–1330

[7]　Schabrun S, Chipchase L, Rickard H. Are therapeutic ultrasound units a potential vector for nosocomial infection? Physiother Res Int 2006; 11: 61–71

[8]　Rex DK, Overley CA, Walker J. Registered nurse-administered propofol sedation for upper endoscopy and colonoscopy: Why? When? How? Rev Gastroenterol Disord 2003; 3: 70–80

[9]　Beilenhoff U, Engelke M, Kern-Waechter E et al. Endosk Heute 2009; 22: 237–239

[10]　Verschuur EMI, Kuipers EJ, Siersema PD. Nurses working in GI and endoscopic practice: a review. Gastrointest Endosc 2007; 65: 469–479

[11]　Vilmann P, Hornslet P, Simmons H, Hammering A, Clementsen P. Propofol sedation administered by nurses for endoscopic procedures [Article in Danish]. Ugeskr Laeger 2009; 171: 1840–1843

[12]　Chalouhi GE, Salomon LJ, Marelle P, Bernard JP, Ville Y. Hygiene in endovaginal gynecologic and obstetrical ultrasound in 2008 [Article in French]. J Gynecol Obstet Biol Reprod (Paris) 2009; 38: 43–50

第 11 章

镇静干预

U. Gottschalk, C. F. Dietrich

11.1 介绍

几乎所有的经皮介入手术都可以在局部麻醉下进行。镇静偶尔可能因为局部麻醉过程本身或患者的原因被使用。

腔内超声检查几乎都是在深度镇静下进行，因为它是一个内镜的过程，要求非常稳定的检查条件，这样可以准确地评估微小结构。此外，内镜检查过程可能需要长达 20 分钟，对于大多数患者是难以耐受的。虽然镇静可以通过口服、皮下、肌内或者原则上静脉内途径给药，静脉注射镇静剂由于其良好的短期控制性是用于介入过程的唯一合理选择。

镇静应用于超声实践是依据发表于 2008 年消化道内镜检查的镇静 S3 准则[1]。根据这个准则，镇静应该总是先依据 ASA（美国麻醉医师协会）标准（表 11.1）对任何心血管或呼吸系统疾病进行临床评估。ASA Ⅲ级或更高的患者镇静和干预有显著增加的潜在风险。S3 的准则强调对于高风险患者的镇静麻醉师的存在是必需的。ASA 分级患者应包括与之相关的详细病史记录。

- 心血管和呼吸系统疾病、喘鸣、打鼾、睡眠呼吸暂停综合征。
- 最主要的并发症包括使用镇静剂或镇痛药，局麻和全身麻醉。
- 药物过敏，目前的药物和可能的药物相互作用。
- 最近一次用餐时间和成分。
- 乙醇、烟草、药物使用。

随后的物理检查的原始记录包括心脏和肺的生命体征和听诊。

表 11.1 ASA 身体状况分级制度(I~V 级)

分级	描述
Ⅰ：健康人	没有先天性疾病
Ⅱ：轻度系统性疾病	例如：轻度哮喘，控制良好的癫痫发作，贫血，控制良好的糖尿病，中度动脉粥样硬化高血压病，肥胖
Ⅲ：严重的系统性疾病	例如：中至重度哮喘，控制不良的癫痫症，肺炎，控制不佳的糖尿病，心肌梗死病史，肺结核
Ⅳ：非常严重的，危及生命，致残的全身性疾病	例如：严重支气管肺发育不良，败血症，呼吸、心脏、肝或肾衰竭的晚期，近期心肌梗死，休克
Ⅴ：濒死患者	死亡预期在 24 小时内

这种做法类似于现有准则[3-5]，并且应始终遵循。在超声检查过程中很少需要保护插管。

镇静，就像过程本身，需要知情同意书。患者的自决权要求及时申报同意，而且是患者自由地、无时间压力下决定的[6]。知情同意是基于个人的私密的面对面交谈，而且患者应在无分心或干扰的情况下获知（见第 3 章）。

11.2 药物治疗

最常用的手术中镇静药物是咪达唑仑和异丙酚。哌替啶和氯胺酮较少常用[7]。随着药品信息的可用性，它经常被询问是否某些类型的药物可通过非麻醉师给药。答案部分取决于个人的资质，如在救护车或应急车辆上的重症监护医学经验、应急培训或普通服务。因此，非麻醉师有资格使用这些药物。咪达唑仑的优点是诱导顺行性遗忘和具有解毒性

（氟马西尼），但它作用持续时间更长，需要在手术后有较长的观察期[8-10]。咪达唑仑诱导的呼吸抑制在静脉内施用氟马西尼大约 120 秒后反转[11]。异丙酚具有优良的可控性，但不具有解毒性。

11.3　人员要求

理论上，静脉镇静是由麻醉专家给药，但由于工作人员的限制和成本约束，事实上这是不可能的。即使是经验丰富的重症医学医师并不总是可用的[1]。护士管理的异丙酚镇静（NAPS）的研究，尽管是处理内镜过程[12-16]，对扩大辅助人员的作用提供了重要依据。虽然引入异丙酚后许多研究出版，镇静准则的基本原则仍然适用于其他药物，如咪达唑仑[17,18]。如果一个苯二氮（咪达唑仑）或哌替啶用于过程镇静，因为作用持续时间较长，通常只需一支静脉注射。这就需要合格的、有经验的人员协助。如果其他医师可以处理镇静，此医师将承担责任。在护士管理异丙酚镇静作用的情况下，检查医师承担最终责任[1]。

最终，所涉及的协助人员取决于负责医师个人的评估。关于这一问题没有法律规定。参与镇静、监控和跟进工作的健康护理专业人员应定期参与结构化继续教育课程。应该补充的是，那些在自愿基础上承担医师活动的护士，他们可以自由地拒绝这些活动而不承担法律责任。

11.4　监测要求

因为体检医师通常在检查过程中对患者的生命功能无法给予足够的重视，在患者监护过程中，一个受过专门训练并合格的人必须存在才能执行此任务。在镇静期间，适当的监控装置应该被使用，以及氧饱和度应不断由脉搏血氧仪进行监测。异丙酚镇静可引起显著低血压，要求定期监测血压读取记录。患者护理记录所记载的最重要的参数应被保持，这既出于法律原因，也是良好的做法。心电监护是必要的，只有在某些情况下除外，如患者有先天性心脏疾病。因为房间黑暗，腔内超声的患者监测可能特别困难，因此需要经过专门训练的人员。

11.5　术后护理

检查镇静的潜在、不利影响和避免患者受伤害，术后监测是必要的。术后观察期的持续时间取决于预期风险[4,19]。当他们的生命体征是稳定的且完全确定时，就可以结束对患者的观察。这由医生来决定。一个患者出院回家应该满足以下最低标准[1,13]。

- 该患者能够独立行走（如果术前这是可能的）。
- 很少或没有痛苦。
- 口服液体的摄入完成没有困难。
- 患者很少或没有恶心的感觉。
- 在家适当的后续护理服务。
- 如果需要，医师可以提醒患者并发症的典型征象，并提供紧急电话号码。
- 患者出院时有人陪伴。

11.6　并发症

最主要并发症是血液中的氧饱和度。每一个护理团队成员应该精通计算，如增加氧气通量（慎用于 COPD 患者）、完成 Esmarch 绷带手法和放置 Guedel 或 Wendel 管。如果患者的人工辅助通气表示这些措施还不足以纠正氧饱和度下降。应首先尝试面罩通气，之后如果需要可进行插管。因此，每当使用介质如丙泊酚前，技巧、用于插管的设备和袋的出气口应当检查可用。

11.7　总结

总之，超声介入过程通常需要 5~10 分钟，因此很少需要连续镇静或委派非内科医师。虽然很少切实可行，镇静过程中助理医师的存在将是最有利的情形。程序镇静很少需要，因为通常这是一种可控状态。该 ESGE（欧洲胃肠道内镜学会）、ESGENA（欧洲胃肠病和内镜护理联合学会）和 ESA（欧洲麻醉学会）在 2010 年发布联合建议[20]，为介入超声镇静提供了优良的指导方针。

（孟庆国　译）

参考文献

[1] Riphaus A, Wehrmann T, Weber B et alSektion Endoskopie im Auftrag der Deutschen Gesellschaft für Verdauungs- und Stoffwechselerkrankungen e.V. (DGVS). Bundesverband Niedergelassener Gastroenterologen Deutschlands e.V. (Bng). Chirurgische Arbeitsgemeinschaft für Endoskopie und Sonographie der Deutschen Gesellschaft für Allgemein- und Viszeralchirurgie (DGAV). Deutsche Morbus Crohn/Colitis ulcerosa Vereinigung e.V. (DCCV). Deutsche Gesellschaft für Endoskopie-Assistenzpersonal (DEGEA). Deutsche Gesellschaft für Anästhesie und Intensivmedizin (DGAI). Gesellschaft für Recht und Politik im Gesundheitswesen (GPRG). S3-guidelines—sedation in gastrointestinal endoscopy [Article in German]. Z Gastroenterol 2008; 46: 1298–1330

[2] Cohen LB, Delegge MH, Aisenberg J et al. AGA Institute. AGA Institute review of endoscopic sedation. Gastroenterology 2007; 133: 675–701

[3] Dripps RD, Lamont A, Eckenhoff JE. The role of anesthesia in surgical mortality. JAMA 1961; 178: 261–266

[4] Faigel DO, Baron TH, Goldstein JL et al. Standards Practice Committee, American Society for Gastrointestinal Endoscopy. Guidelines for the use of deep sedation and anesthesia for GI endoscopy. Gastrointest Endosc 2002; 56: 613–617

[5] Society of Gastroenterology Nurses and Associates. SGNA position statement. Statement on the use of sedation and analgesia in the gastrointestinal endoscopy setting. Gastroenterol Nurs 2004; 27: 142–144

[6] Hochberger J, Maiss J, Hahn EG. The use of simulators for training in GI endoscopy. Endoscopy 2002; 34: 727–729

[7] Riphaus A, Rabofski M, Wehrmann T. Endoscopic sedation and monitoring practice in Germany: results from the first nationwide survey. Z Gastroenterol 2010; 48: 392–397

[8] Kankaria A, Lewis JH, Ginsberg G et al. Flumazenil reversal of psychomotor impairment due to midazolam or diazepam for conscious sedation for upper endoscopy. Gastrointest Endosc 1996; 44: 416–421

[9] Mora CT, Torjman M, White PF. Sedative and ventilatory effects of midazolam infusion: effect of flumazenil reversal. Can J Anaesth 1995; 42: 677–684

[10] Saletin M, Malchow H, Mühlhofer H, Fischer M, Pilot J, Rohde H. A randomised controlled trial to evaluate the effects of flumazenil after midazolam premedication in outpatients undergoing colonoscopy. Endoscopy 1991; 23: 331–333

[11] Carter AS, Bell GD, Coady T, Lee J, Morden A. Speed of reversal of midazolam-induced respiratory depression by flumazenil—a study in patients undergoing upper G.I. endoscopy. Acta Anaesthesiol Scand Suppl 1990; 92: 59–64; discussion 78

[12] Rex DK, Overley CA, Walker J. Registered nurse-administered propofol sedation for upper endoscopy and colonoscopy: Why? When? How? Rev Gastroenterol Disord 2003; 3: 70–80

[13] Riphaus A, Rabofski M, Wehrmann T. Endoscopic sedation and monitoring practice in Germany: results from the first nationwide survey. Z Gastroenterol 2010; 48: 392–397

[14] Schilling D, Rosenbaum A, Schweizer S, Richter H, Rumstadt B. Sedation with propofol for interventional endoscopy by trained nurses in high-risk octogenarians: a prospective, randomized, controlled study. Endoscopy 2009; 41: 295–298

[15] Sieg A. Propofol sedation in outpatient colonoscopy by trained practice nurses supervised by the gastroenterologist: a prospective evaluation of over 3000 cases. Z Gastroenterol 2007; 45: 697–701

[16] Vilmann P, Hornslet P, Simmons H, Hammering A, Clementsen P. [Propofol sedation administered by nurses for endoscopic procedures]. Ugeskr Laeger 2009; 171: 1840–1843

[17] Sipe BW, Rex DK, Latinovich D et al. Propofol versus midazolam/meperidine for outpatient colonoscopy: administration by nurses supervised by endoscopists. Gastrointest Endosc 2002; 55: 815–825

[18] Ulmer BJ, Hansen JJ, Overley CA et al. Propofol versus midazolam/fentanyl for outpatient colonoscopy: administration by nurses supervised by endoscopists. Clin Gastroenterol Hepatol 2003; 1: 425–432

[19] Waring JP, Baron TH, Hirota WK et al. American Society for Gastrointestinal Endoscopy, Standards of Practice Committee. Guidelines for conscious sedation and monitoring during gastrointestinal endoscopy. Gastrointest Endosc 2003; 58: 317–322

[20] Dumonceau JM, Riphaus A, Aparicio JR et al. NAAP Task Force Members. European Society of Gastrointestinal Endoscopy, European Society of Gastroenterology and Endoscopy Nurses and Associates, and the European Society of Anaesthesiology Guideline: Non-anesthesiologist administration of propofol for GI endoscopy. Endoscopy 2010; 42: 960–974

第 **2** 篇

超声引导介入诊疗：腹部

第12章

胸腹部脏器（肝脏、胰腺、脾脏、肾脏、肺和其他器官）诊断性介入适应证

H. Kinkel, D. Nuernberg

腹腔脏器的局灶性病变在常规超声检查中比较常见。一名有经验的医师可以通过超声引导下经皮的细针穿刺或粗针活检这种简单、有效且并发症少的方法来获取标本，从而进行组织学或细胞学的分析[1,2]。除此之外，这样的方法还能够同时对标本进行免疫组织化学检测，从而进一步区别病变的良恶性[3]并对后续方案进行指导。

12.1 肝脏

12.1.1 肝脏弥漫性病变

组织学活检对肝实质病变的初步评估及随访十分重要（表12.1）。由于准确的量化病变活跃程度或肝纤维化和肝硬化的程度将会决定进一步的临床治疗手段，而影像学或血清学检查均不能做到，因此我们更愿意选择 Menghini 针（Braun 公司生产的 Hepafix Luer lock 穿刺针，型号：18G/1.2mm，针长88mm，倾斜角45°）在超声引导下进行肝脏活检，此方法更为简便（见第2章和第14章）。

急性病毒性肝炎通常依靠血清学检验（HAV IgM 抗体、HEV IgM 抗体；HBsAg 若为阳性则参考 HBc IgM 抗体和 HBV DNA；HCV 抗体若为阳性则参考 HCV RNA；HDV IgM 抗体在急性乙型肝炎中；若患者有相关症状则参考 EBV IgM；在免疫抑制的患者中则参考 CMV Ab 和 CMV DNA）。若存在除了急性病毒性肝炎外的造成肝损伤的因素（例如已知患者有慢性肝炎病史并伴有可疑重复感染、酗酒、自身免疫性肝炎），那么此时肝脏活检是必要的，否则不需要。若患者病程突然暴发性发作并濒临肝衰竭，那么迅速进行穿刺活检对预后判断非常重要，因为一旦证实为罕见形式的坏死，肝移植是唯一的治疗手段。由于有很高的出血风险，经皮肝穿时，禁忌证是当患者出现进行性加重的黄疸、转氨酶迅速下降、肝性脑病及恶病质并伴有凝血功能障碍（快速值<50%和血小板计数<50×10⁹/L）[4]（见第4章和第9章）。当需要从组织学上评价肝组织坏死情况时，经颈静脉肝活检是个更安全的手段，因为它能从本质上减少出血的风险。

能通过超声引导下的肝脏活检探查的特殊病例会在以下段落一一介绍，括号内显示的是相关的诊断性试验。

血色沉着病可以通过血清学诊断（需检测铁蛋白，转铁蛋白饱和度，HFE 基因6号染色体 C282Y、H63D 和 S65C 突变情况），但如果怀疑有其他原因（如非酒精性脂肪肝，NASH）导致的肝损伤并且基因外显率较低的情况下，仍然需要肝脏活检。对可疑的严重肝纤维化或肝硬化、肝性卟啉病（急性发作时需结合尿液及大便中总卟啉量）和 α1-抗胰蛋白酶缺乏症（需结合血清电泳及表型诊断）的患者同样需要活检。还有当 Wilson 病的检验结果不支持诊断时（需检测血浆铜蓝蛋白；也可使用 D-青霉胺治疗后检测尿铜含量）也需要组织学活检来确诊（表12.1）。尿铜排泄量<100μg/24h 表示治疗有效，而在病程后期需要评估肝硬化程度，尤其为肝移植作准备时，反复的肝脏活检也是必需的。此外，糖原贮积症的诊断也需要肝脏活检及糖原分析，必要时加做体外酶活性测定。

原发性胆汁性肝硬化（PBC）的诊断主要依靠血清学[血清抗线粒体抗体（AMA）]，而肝脏组织学活检对病变的活动性及分期的评估能给预后提供更多的帮助（如更广的药理学治疗手段、为肝移植

表 12.1　肝实质病变粗针活检适应证

病变类型	缩写	粗针组织学活检适应证
急性病毒性肝炎	AVH	具有暴发性临床进程同时濒临肝衰竭
慢性病毒性肝炎	CVH	治疗前和进一步治疗过程中进行分级
自身免疫性肝炎	AIH	确诊和随访
原发性胆汁性肝硬化	PBC	判断分期及活跃程度
原发性硬化性胆管炎	PSC	只用于特殊病例,如重叠综合征
Caroli 综合征		评估纤维化程度及作移植前准备
胆管消失综合征	VBDS	必须明确诊断
肝静脉闭塞病	VOD	明确诊断
Budd-Chiari 综合征	BCS	通常不是适应证
非酒精性脂肪肝	NASH	可用来确诊
酒精性脂肪肝	ASH	对肝纤维程度和肝硬化程度进行分级(某些病例中),·伴随已知疾病或为肝移植做准备
血色沉着病、卟啉病、α1-抗胰蛋白酶缺乏症		对肝纤维程度和肝硬化程度进行分级
糖原贮积症		若需要则活检并进行糖原分析,体外酶活性测定
Wilson 病		对可疑病例进行铜量分析
药物性肝损伤		必须明确诊断
骨髓纤维瘤	OMF	发现髓外造血

作准备等)[5]。自身免疫性肝炎在治疗前及治疗后对病变评估时均需要不断地进行肝脏活检,包括治疗前的组织学评估[6]。

尽管多普勒超声能显示 Budd-Chiari 综合征中阻塞的主肝静脉,但静脉阻塞类疾病的确诊仍全靠组织学的诊断结果。

由于干扰素对纤维化程度较高的丙型肝炎和乙型肝炎的疗效较差,因此肝炎的组织学分期(如使用 Desmet-Scheuer 评分[7])能给治疗方案提供更多决定性的证据。当然,一名经验丰富的病理学医生对患者的临床管理同样重要(例如,当患者同时伴有非酒精性脂肪肝时则提示需要减少体重)[8]。

非酒精性脂肪肝(NASH)的患者常规需要进行经皮肝穿来帮助进行鉴别诊断及分级 (表 12.1),但酒精性脂肪肝的诊断通常依靠患者的病史,而非活检。如果造成肝炎的病因非常可疑(如结节病侵犯肝脏),那么肝脏活检对这些特殊的病例非常有帮助,尤其当之前的诊断无法确定时。

12.1.2 肝脏局灶性病变

由于肝脏的局灶性病变有来自于其他肿瘤转移可能,因此常需要活检。但另一方面,随着超声造影的诊断准确性的提高,选择活检的病例量也降低了约 5%~10%[9]。

良性病变

肝血管瘤和肝局灶性结节增生(FNH)是肝脏最常见的良性病变,并且患者大部分为女性[10]。对大多数病例来说,影像学检查已足够进行诊断,这使得活检没那么必要了(请注意:肝局灶性结节性增生与肝纤维板层癌难以鉴别),除非患者有恶性肿瘤病史或有可疑的影像学表现。而活检同样适用于更罕见的肝细胞腺瘤,这是由于较大的肝腺瘤发生破裂的可能性较大(最高可达 30%)[11],需要手术切除,所以是否需要术前活检应该与外科医生一起会诊评估。

恶性病变

转移性肝癌

通常来说,对已经明确诊断的癌症患者的转移灶进行细针穿刺的细胞学活检就足以确认恶性变的组织来源,但如果原发灶未知或被认为来源于肝脏,那么就需要粗针活检来明确肿瘤的组织学来源。

在首次发现肝脏转移灶,并且来源未知的情况下(CUP 综合征),穿刺活检能提供最基本的肿瘤信息,因此应当毫不犹豫地进行(图 12.1),而标本的免疫组织化学染色也是一项非常有价值的试验。

原发性肝脏肿瘤

胆管细胞癌(CCC)的表现非常不典型,常常需要超声造影来鉴别,通过 ERCP(内镜逆行胰胆管造影术)对肿瘤进行细胞组织学活检是一种侵入胆道的活检方式。而在姑息性治疗中,我们常采用经皮细针穿刺对胆管细胞癌进行细胞学活检[12,13]。

转移灶很少出现在肝硬化的肝实质中,而肝细胞癌(HCC)多见。对于病理医师来说,完整的组织中心结构对鉴别增生结节、退变结节和高分化的肝细胞癌非常重要,而肝硬化时脆弱的肝组织使高质量的组织中心样本难以获取[11](图 12.2 和图 12.3)。

通过超声造影检查(CEUS),肝硬化背景下增强的局灶性病变使得其边界显示得更清楚。如果一个可手术切除的病灶被怀疑为肝细胞癌,同时患者的甲胎蛋白(AFP)也为阳性,我们通常不进行术前活检[14,15],除非该病灶只能进行消融治疗(见第 18 章和第 19 章)或化疗。对伴有腹水和凝血功能障碍的患者进行穿刺的风险详见第 9 章。

超声造影能显示病灶内低灌注的坏死区,因此超声造影引导下的肝脏活检获得更好的组织学标本和更准确的诊断。同时,造影常常能标注病灶周围需要穿刺的组织,也能避开较大的病灶中富血供的区域。

液性病变

怀疑有继发感染的肝脏囊性病变或胆汁瘤需要进行活检,而寄生虫性囊肿只有在某些少见的情况下,如血清学结果可疑时才进行活检。肝脓肿常见于免疫抑制的患者,也应当在进行明确的治疗前进行穿刺以获得细菌学检验结果。上述病变采用细针穿刺就可以获得满意的标本。当然,无论何种情况下,诊断与治疗都应针对同一种病因进行。即使诊断思路需要改变,比如有更多的影像学定位的证据时,检查项目也应当结合同一种病因进行(见第 16 章和第 17 章)。

12.2　胰腺

由于胰腺是位于胃肠后方的腹膜后器官,因此即便是有经验的超声医师,想要通过经腹超声清楚显示胰腺通常来说并不容易。由于内镜声像图(经内镜超声)能十分清楚地显示胰腺,如今,内镜超声

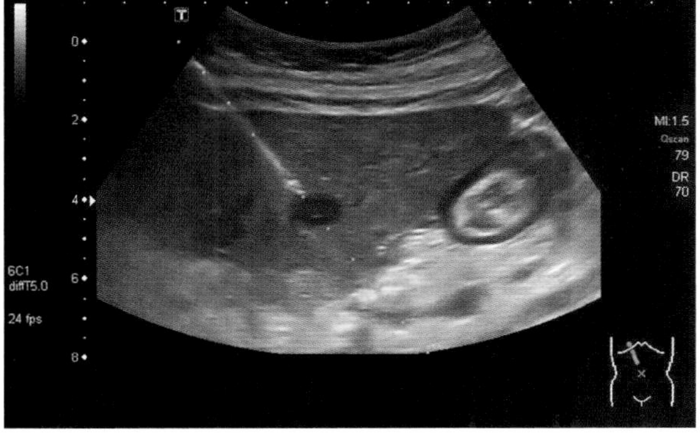

图 12.1　乳腺癌肝转移灶的穿刺活检。此为异染性的转移癌,此患者还有肾细胞癌的病史。

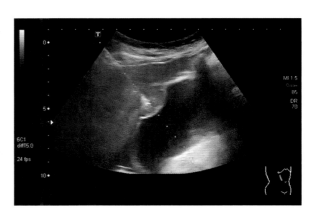

图 12.2　肝细胞癌的穿刺活检。患者 AFP(甲胎蛋白)73kU/L,在慢性丙型肝炎的背景下发现一紧邻胆囊（图示为液性暗区)的病灶。

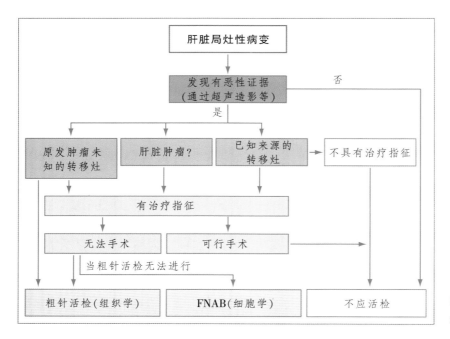

图 12.3　穿刺活检鉴别良/恶性肝脏局灶性病变适应证。

引导已逐渐取代经皮超声引导成为胰腺活检的主要引导方式[16,17]（见第 22 章）。内镜超声引导不仅适用于胰腺癌的活检,还能对此区域的神经内分泌肿瘤、胃肠道间质瘤（GIST）进行活检。胰腺肿瘤应该在姑息性化疗前确诊（图 12.4 和图 12.5）（见第 23 章）,因此经皮引导下的活检仍然是一种可行的办法[18]。有潜在手术指征的胰腺癌并不是活检的适应证,而当怀疑有胰腺转移性病灶时（比如患者有 RCC 的病史）,即使这很少发生,但仍然需要经皮活检。

原则上来说,胰腺的囊性病变也是经腹超声或内镜超声引导的经皮活检的适应证（图 12.6）（见第 22 章）。胰腺假性囊肿虽能根据病史和临床表现来明确诊断,但如果怀疑有感染或者脓肿形成,就应该进行经腹超声或内镜超声引导下的细针穿刺来恢复机能[19,20]。

胰腺囊性病变和肿瘤难以通过超声来鉴别,而是靠其他影像学手段（表 12.2）。只有当检查结果为阳性时,内镜超声引导下的细针活检才有所帮助,而有慢性胰腺炎病史的患者当发现有可疑胰腺肿块时,即使没有进行穿刺活检也应需要手术治疗[18]。

在进行穿刺时,穿刺针不能伤及结肠或胆囊,而胃和小肠是相对安全的穿刺通路。当然,超声造影引导下的活检在有的情况下非常实用（见前述）。

12.3　脾脏

超声引导下脾脏穿刺活检的适应证是:探查脾

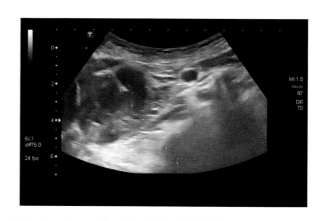

图 12.4　对不能手术切除的胰腺癌姑息性化疗前进行穿刺活检。

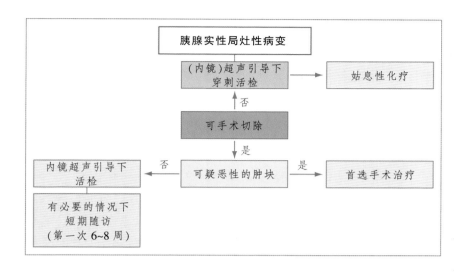

图 12.5　胰腺实性病变活检流程图。

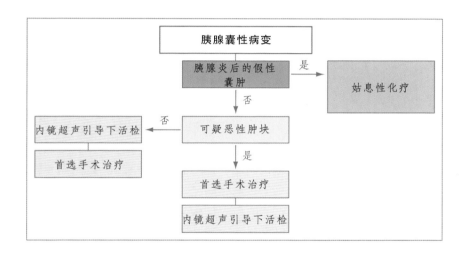

图 12.6　胰腺囊性病变活检流程图。

表 12.2　诊断胰腺囊性病变的决定因素

病变类型	细胞学	细菌学	脂肪酶	CEA[a]	CA15-3	CA72-4
假性囊肿	良性	+	↑↑	→	→	→
浆液性囊腺瘤	良性	−	↑	→	→	→
黏液性囊腺瘤	良性	−	↓	↑	↑	↑
囊腺癌	恶性	−	↓	↑↑	↑↑	↑↑

[a] CEA,癌胚抗原。

脏局灶性病变或脾脏怀疑有血液病侵犯时[21],当然,应该严格应用细针进行活检以减少出血的风险(见第 23 章)。

12.4　肾脏

虽然超声引导下的穿刺活检是探查肾实质性

疾病（见第 25 章）和肾局灶性病变的有效手段，但随着如今微创性保肾术的应用，肿块的术前活检已显得不那么重要了[22-24]。肾囊性病变可通过超声造影得以明确地鉴别，并在必要时进行选择性的活检[25,26]（图12.7）。肾局部消融术被越来越多的人认为是老年患者或姑息治疗等的患者的另一种治疗途径，通常也需在术前进行活检以确认肿瘤为恶性（见第 26 章）。

12.5　肺

肺部病变可通过经皮常规超声、经食管内镜超声或经支气管内镜超声的引导进行活检，而外科医生特别喜欢选用的 CT 引导的活检、纵隔腔内镜及胸腔镜则应当严格作为次要活检方式[27-29]，具体描述请参见第 22 章和第 25 章。

12.6　肾上腺

虽然内镜超声对左侧肾上腺的显示较为优异，但肾上腺的检查通常使用经皮超声。在一个没有相关病史的患者体内，通过超声检查偶然发现的肾上腺肿块（偶发瘤）大多数是良性的，并且为腺瘤的概率（可达 80%）远大于嗜铬细胞瘤，真性偶发瘤（没有肿瘤病史或高血压病史）应当进行超声随访，除非肿瘤直径近期增长了 3~5cm，才需要进行活检。

由于有引起激素分泌及高血压危象的风险，嗜铬细胞瘤是穿刺活检的相对禁忌证。

肾上腺是转移性病变的第四个好发部位，其中常见的转移灶来源于黑色素瘤、肺癌、乳腺癌、胃癌和肾癌。诊断肾上腺的转移性病灶应当除外来自肾上腺本身的恶性病变，同时，一个有癌症病史的患者被发现肾上腺有肿块，通常应当进行细针穿刺细胞学活检。

在进行肾上腺活检之间通常应当进行激素评估（血清钾、一天的尿液中游离儿茶酚胺的量、地塞米松抑制试验、血压监测和血清醛固酮及伴有低血钾的高血压患者的血浆肾素活性）。

肾上腺活检的适应证包括肾上腺转移性病变（如果有治疗意义，图 12.8）、持续增大的不确定的肿块（偶发瘤，图 12.9）、怀疑有淋巴细胞浸润的病变或患者拒绝手术的病变。

12.7　淋巴结

在青年患者中引起淋巴结增大较为普遍的病因是良性的，通常不需要通过活检评估，而老年患者最常见的是恶性病变。国际淋巴瘤研究小组对怀疑有淋巴瘤的患者推荐采用淋巴结切除活检，而德国血液学与肿瘤学协会除了倾向于淋巴结切除活检外也允许采用淋巴结的经皮粗针活检。淋巴瘤研

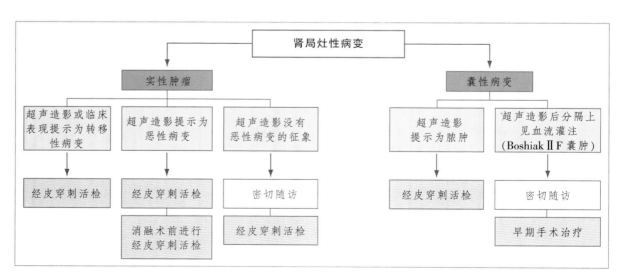

图 12.7　胰腺囊性病变活检流程图。

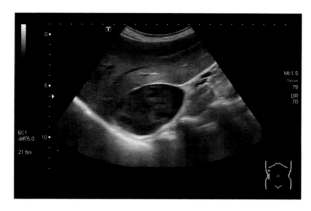

图 12.8　支气管肺癌的肾上腺转移。

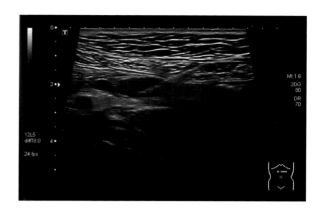

图 12.10　胃癌手术切除后的异时性转移性淋巴结。

究协议也规定需要淋巴结切除活检(只有组织学才能对淋巴结的结构进行评估)。同样,如果怀疑为霍奇金淋巴瘤,细针穿刺通常不能提供足够的细胞样本。

实性肿瘤的转移性淋巴结始终可以用细针穿刺活检(FNAB)来鉴别诊断,此方法优先用于有相关病史的患者(图 12.10),也经常适用于异时性转移淋巴结的活检中。

总的来说,增大的淋巴结的经皮活检是一项安全、简单的操作[2,32],但应当避免经疝气穿刺(见第 9章)。

实践
如果患者病史和临床表现提示为恶性病变,我们同样倾向于对那些位于体表或好发部位(颈部、腋窝、腹股沟)的淋巴结进行切除活检。 　　而对于切除难以进行的淋巴结 (腹腔内、腹膜后、纵隔内)则首选超声或内镜超声引导的穿刺活检。

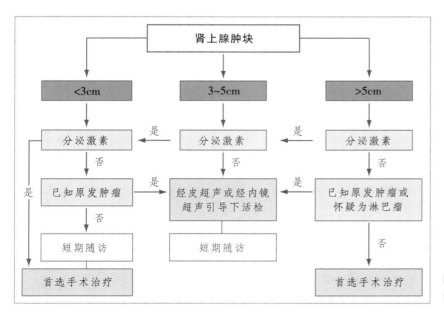

图 12.9　对增大的肾上腺进行活检的流程图。(Source:Nürnberg 2005[31].)

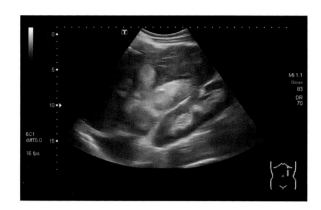

图 12.11　位于左侧肾上腺的肉瘤。

12.8　其他病灶

除了上述气管内的病灶以外，肠系膜的、腹膜的和皮下的肿块也是超声引导下活检的适应证，尤其适用于那些不能进行侵入性手术活检诊断的患者（如老年患者和姑息性治疗的患者），细针穿刺活检对这些病例有非常广泛的适应证，同时也具有治疗的作用（见第 33 章）。

经皮活检非常适合那些不能进行内镜活检或内镜活检没有取出有效组织的胃肠道肿瘤，换句话说，可以切除治疗的病灶的术前活检应当十分谨慎。

如果影像学检查提示为肉瘤，除非万不得已，否则不应当进行活检[33]（图 12.11）。

（吴昊　译）

参考文献

[1] Frieser M, Lindner A, Meyer S et al. Spectrum and bleeding complications of sonographically guided interventions of the liver and pancreas [Article in German]. Ultraschall Med. 2009; 30: 168–174
[2] Weiss H, Düntsch U. Complications of fine needle puncture. DEGUM survey II [Article in German]. Ultraschall Med 1996; 17: 118–130
[3] Seitz K, Stuböck J, Littmann M, Schnitzler A, Seitz G. Histologically proven results of sonographical and computed tomographic tumor diagnosis. Eur J Ultrasound 1996; 4: 43–43
[4] Rifai K, Bahr MJ. Acute liver failure [Article in German]. Internist (Berl) 2003; 44: 58: 5–59–0, 592–598
[5] Lindor KD, Gershwin ME, Poupon R, Kaplan M, Bergasa NV, Heathcote EJ American Association for Study of Liver Diseases. Primary biliary cirrhosis. Hepatology 2009; 50: 291–308
[6] Beuers U, Wiedmann KH, Kleber G, Fleig WE. Therapy of autoimmune hepatitis, primary biliary cirrhosis and primary sclerosing cholangitis. Consensus of the German Society of Digestive System and Meta-

bolic Diseases [Article in German]. Z Gastroenterol 1997; 35: 1041–1049
[7] Desmet VJ, Gerber M, Hoofnagle JH, Manns M, Scheuer PJ. Classification of chronic hepatitis: diagnosis, grading and staging. Hepatology 1994; 19: 1513–1520
[8] Schirmacher P, Fleig WE, Dienes HP Deutsche Gesellschaft fur Pathologie (DGP), Deutsche Gesellschaft fur Verdauungs- und Stoffwechselkrankheiten (DGVS), Kompetenznetz Hepatitis (HepNet). Biopsy diagnosis of chronic hepatitis [Article in German]. Z Gastroenterol 2004; 42: 175–185
[9] Strobel D, Seitz K, Blank W et al. Contrast-enhanced ultrasound for the characterization of focal liver lesions—diagnostic accuracy in clinical practice (DEGUM multicenter trial). Ultraschall Med 2008; 29: 499–505
[10] Nufer M, Stuckmann G, Decurtins M. Benign liver tumors: diagnosis and therapy—a review [Article in German]. Schweiz Med Wochenschr 1999; 129: 1257–1264
[11] Schirmacher P, Longerich T. Highly differentiated liver tumors: recent developments and their diagnostic application [Article in German]. Pathologe 2009; 30 (Suppl 2): 200–206
[12] Khan SA, Davidson BR, Goldin R et al. Guidelines for the diagnosis and treatment of cholangiocarcinoma: consensus document. Gut 2002; 51 (Suppl 6): VI1–9
[13] Anderson CD, Pinson CW, Berlin J, Chari RS. Diagnosis and treatment of cholangiocarcinoma. Oncologist 2004; 9: 43–57
[14] Caselmann WH, Blum HE, Fleig WE et al. Guidelines of the German Society of Digestive and Metabolic Diseases for diagnosis and therapy of hepatocellular carcinoma. German Society of Digestive and Metabolic Diseases [Article in German]. Z Gastroenterol 1999; 37: 353–365
[15] Bruix J, Sherman M Practice Guidelines Committee, American Association for the Study of Liver Diseases. Management of hepatocellular carcinoma. Hepatology 2005; 42: 1208–1236
[16] Boujaoude J. Role of endoscopic ultrasound in diagnosis and therapy of pancreatic adenocarcinoma. World J Gastroenterol 2007; 13: 3662–3666
[17] Gress F, Gottlieb K, Sherman S, Lehman G. Endoscopic ultrasonography-guided fine-needle aspiration biopsy of suspected pancreatic cancer. Ann Intern Med 2001; 134: 459–464
[18] Adler G, Seufferlein T, Bischoff SC et al. S3-Guidelines "Exocrine pancreatic cancer" 2007 [Article in German]. Z Gastroenterol 2007; 45: 487–523
[19] Lerch MM, Stier A, Wahnschaffe U, Mayerle J. Pancreatic pseudocysts: observation, endoscopic drainage, or resection? Dtsch Arztebl Int 2009; 106: 614–621
[20] Huber W, Schmid RM. Acute pancreatitis: evidence based diagnosis and treatment. Dtsch Arztebl Int 2007; 104: A1832–1842
[21] Nuernberg D, Ignee A, Dietrich CF. Ultrasound in gastroenterology—liver and spleen [Article in German]. Z Gastroenterol 2006; 44: 991–1000
[22] Schneider R, Lopau K. What is your diagnosis? Transcutaneous renal biopsy [Article in German]. Dtsch Med Wochenschr 2010; 135: 1247–1249
[23] Ljungberg B, et al. Guidelines on Renal Cell Carcinoma. Arnheim, The Netherlands: European Association of Urology; 2010
[24] Remzi M, Klinger H-Ch, Marberger M. Warum ist eine präoperative bioptische Abklärung einer soliden Nierenraumforderung sinnvoll? J Urogynäkol 2006: 18–19
[25] Warren KS, McFarlane J. The Bosniak classification of renal cystic masses. BJU Int 2005; 95: 939–942
[26] Ignee A, Straub B, Schuessler G, Dietrich CF. Contrast enhanced ultrasound of renal masses. World J Radiol 2010; 2: 15–31
[27] Jenssen C. Diagnostische Endosonographie—state of the art 2009. Endo heute 2009; 22: 89–104
[28] Mathis G, Bitschnau R, Gehmacher O, Dirschmid K. Ultrasound-guided transthoracic puncture [Article in German]. Eur J Ultrasound 1999; 20: 226–235
[29] Schanz S, Kruis W. Endoscopic ultrasound-guided fine-needle aspiration [Article in German]. Dtsch Med Wochenschr 2005; 130: 1957–1961
[30] Allolio B, Fassnacht M, Arlt W. Malignant tumors of the adrenal cortex [Article in German]. Internist (Berl) 2002; 43: 186–195
[31] Nürnberg D. Ultrasound of adrenal gland tumours and indications for

fine needle biopsy (uFNB) [Article in German]. Ultraschall Med 2005; 26: 458–469

[32] Urich K. Ultraschallgesteuerte Stanzbiopsien peripherer und abdomineller Lymphknoten. Inaugural-Dissertation Universität Marburg 2008. Available from: http://archiv.ub.uni-marburg.de/diss/z2008/0484/.../dku.pdf

[33] Casali PG, Blay JY ESMO/CONTICANET/EUROBONET Consensus Panel of experts. Soft tissue sarcomas: ESMO Clinical Practice Guidelines for diagnosis, treatment and follow-up. Ann Oncol 2010; 21 (Suppl 5): v198–v203

游离性腹腔积液诊断及治疗性穿刺术

D. Nuernberg

大多数游离性的腹腔积液都是异常的并且需要探查,腹膜内的积液(腹水)通过超声检查可容易发现,表现为无回声,内部可有少许回声,并且常常积聚于腹部脏器之间的腹腔内。

13.1　腹膜腔

腹膜是覆盖在腹部脏器表面(脏腹膜)与腹壁(壁腹膜)之间的一层较薄的浆膜组织,而脏腹膜与壁腹膜之间的腔隙就是腹膜腔。在正常情况下,超声难以显示这个潜在的腔隙,只有在异常时才能看出。当液体或其他实质(肿瘤、气体)占据腹膜腔形成腹腔内肿块或其他占位时,此腔隙才会扩大。

13.2　腹腔积液的好发部位

液体会随重力积聚于任何部位,比如在仰卧位时积聚于腹腔后方,而直立位时在腹腔较低处。了解这些积液的好发部位有助于鉴别积液的来源及受累的部位(图 13.1)。当患者变换体位时,这些积液会随重力移向较低处[1]。

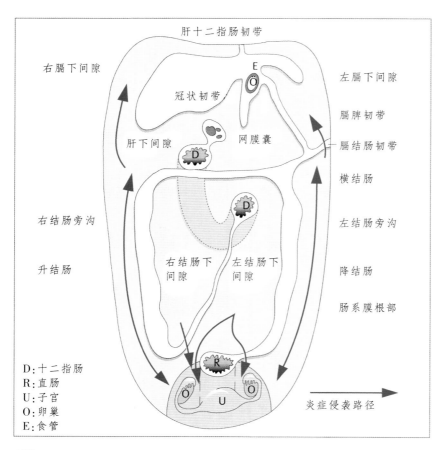

图 13.1　腹腔的各个分区。(Source: reference[1].)

腹腔积液的好发部位如下。

- 右侧肝周间隙。
- 左侧肝周间隙。
- 右肝下间隙（位于肝右叶与右肾之间，即 Morison 袋）。
- 膈下间隙。
- 脾周间隙。
- 网膜囊。
- 子宫直肠陷窝、膀胱周围间隙。
- 肠袢(管)间(肠管间间隙)。

13.3　腹腔积液的发病机理及鉴别诊断

腹腔内发生积液的机制有很多,包括腹膜浆液分泌过多和吸收障碍,比如发生腹膜炎时。而当含液较多的组织受损时,也会发生腹腔积液,这包括腹腔内出血(腹腔积血)、胆道穿孔(腹膜内胆漏)和胃肠道穿孔。静脉系统压力发生变化(右心衰、门脉高压)时同样会导致腹腔积液。

腹水的成因多种多样,因此鉴别诊断主要依靠病史、临床表现、超声探查积液部位、积液的声像图形态(表 13.1)并最终依靠超声引导下细针穿刺活检(US-FNAB)来确诊。

腹腔积液的鉴别诊断见表 13.2。

13.4　明确的适应证

13.4.1　漏出液

如果腹腔积液呈无回声,没有漂浮的颗粒或纤维条索,也没有不规则的囊壁,那么其非常有可能是漏出液(图 13.2)。其实验室检查通常显示蛋白定量<30g/L,典型的病例如肝硬化和右心衰。

表 13.1　腹腔积液的回声形态

回声性质	内容物	超声表现
无回声	漏出液	液体透声佳,周围组织显示
	渗出液	清楚
	出血(早期)	
低回声	渗出液	液体透声佳,周围组织显示
	出血(晚期)	欠清
	胆汁	
	脓液	
	乳糜	

Source: based on reference[1].

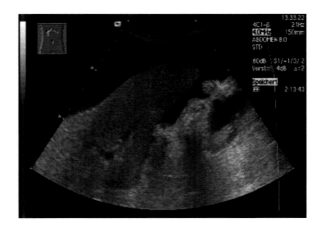

图 13.2　呈无回声的腹水:肝硬化失代偿期产生的漏出液。

表 13.2　腹腔积液的鉴别诊断

漏出液	渗出液	血性腹水	术后或外伤
肝硬化	腹膜癌转移	创伤	血肿
Budd-Chiari 综合征	腹膜炎	医源性	血清性囊肿
右心衰	胰腺炎	异位妊娠	胆汁性囊肿
下腔静脉梗阻	结核	凝血病	尿囊肿
肾病综合征	腹膜透析	动脉瘤破裂	肠内容物
肠系膜静脉血栓形成	间皮瘤		囊肿内容物
低蛋白血症			淋巴管瘤(乳糜性腹水)

Source: reference[29].

13.4.2 渗出液

如果腹水呈弥漫性细小点状回声或有分隔,那么通常可能是渗出液。声像图上通常表现为与侧腹壁或脏腹膜紧邻的细丝状组织,并且随患者体位变化而晃动,如胰源性腹水和化脓性腹膜炎。腹膜转移癌及肝硬化患者常见的自发性细菌性腹膜炎(SBP)也会出现有回声反射的腹水(图13.3)。

13.4.3 肝硬化

门静脉失代偿期肝硬化产生的腹水通常呈无回声。潜在的疾病可以很容易地通过肝脏改变诊断出来,如肝脏轮廓不规则及脾脏增大这种最直接和最可信的征象。

另一方面,这种腹水中有近20%会出现细小漂浮的内部回声,还可以出现分隔、壁样的纤维条索,部分可出现分房性的腹水,而临床上这种腹水难以治愈。这些都是自发性细菌性腹膜炎的征象,也是肝硬化最常见的并发症,其诊断依靠穿刺活检和腹水分析(依靠粒细胞计数或有机物鉴定)。如果药物治疗反应差,至少应该在治疗开始时或者过程中进行经皮穿刺对腹水进行分析。

13.4.4 心力衰竭

漏出液也是失代偿性右心衰常见的晚期特征,可伴有胸腔积液(右>左)。除了普遍的临床表现外,声像图中特征性的表现为显著扩大而僵硬的下腔静脉和扩张的肝静脉(肝静脉汇合处较为突出)。

13.4.5 低蛋白血症

蛋白缺乏症(由于多种因素)伴极低的血浆白蛋白可导致漏出性腹水,同时还可以观察到胆囊壁增厚(>3mm),而肝实质或肝内血管无明显变化。实验室检查能提供进一步的证据。

13.4.6 腹膜炎

炎症和感染也能刺激腹膜形成腹水,并且通常情况下,这样的腹水中有回声反射并包含纤维条索和分隔(渗出液)。例如,由病毒感染伴发多浆膜炎时,会出现中等量的分泌过多的腹水,这样的腹水也可以是无回声的。严重的化脓性腹膜炎时的腹水特点是有回声反射、肠系膜粘连且积液内常含气体(图13.4)。

13.4.7 腹膜癌转移

腹膜癌转移所致的恶性腹水可以是有回声反射的或无回声的。声像图上对腹水良恶性的鉴别见表13.3。值得注意的是,此时并无肝硬化或门脉高压的征象,需要探查可能的原发肿瘤或转移灶。

腹膜癌转移而出现的腹水的特点是:腹水内见细密点状回声、不规则囊壁、分隔、肠系膜萎缩及腹膜实性组织。鉴别良恶性腹水是典型的"积木式"的诊断,单次的细针穿刺(FNA)对恶性腹水的诊断敏感性较低(50%~60%),因此,如果怀疑为肿瘤所

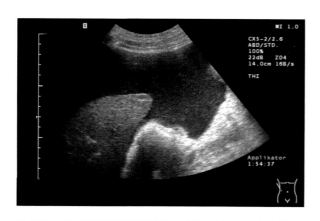

图13.3 自发性细菌性腹膜炎时有细密点状回声的腹水。

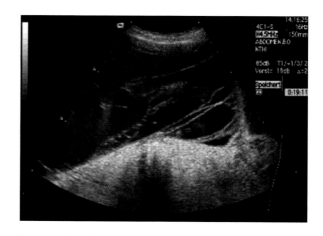

图13.4 慢性胰腺炎患者胰腺切除术后发生的化脓性腹膜炎。

表 13.3　良恶性腹水的超声鉴别诊断要点

声像图特征	良性	恶性
腹水回声：		
● 无回声	++	+
● 细密点状回声(有反射)	+	++
● 分隔	+	++
移动性	未见异常	受限
多房性	不出现	分隔、封闭
腹膜边界	光滑	不规则、可有肿块
大网膜	较薄	较厚、僵硬
肠系膜	未见异常	萎缩
小肠肠管	"海葵征"或"爬藤征"	缠绕
肠壁	较薄、可移动	增厚、僵硬
肠道及腹壁	未见异常	粘连
其他征象	肝硬化、胰腺炎、右心衰	转移癌、肠道、胰腺、子宫、卵巢肿瘤
淋巴结和肝转移	没有	++

Source：Meckler U. Ultraschall des Abdomens, 3rd ed. Köln: Deutscher Ärzteverlag; 1992:117, with kind permission of Deutscher Ärzteverlag[27].

致,则细胞学检查应该进行多次(至少 3 次)或应该抽出更多的液体进行离心分析。

13.4.8 腹腔积血

　　腹部钝性创伤、异位妊娠、医源性损伤(介入所致)或药物治疗(如抗凝剂)导致的早期的腹腔积血通常是无回声的。几小时后,由于血凝块形成,腹水中逐渐出现纤维条索状的回声(图 13.5)。病史、临床表现及超声表现的改变可诊断 95%~98% 的腹腔内出血。如果液体量没有变化(静止性出血),超声则可用来随访。随着时间的推移,血凝块逐渐机化并开始吸收,某些血肿可出现部分液化。

13.4.9 胰腺炎

　　腹腔内的渗出液常出现在急性胰腺炎或急性复发性胰腺炎中,尤其在急性坏死性胰腺炎中,而急性水肿性胰腺炎较少。当病情较重时,每个分隔都会受累而导致整个形成胰腺脓肿,可呈无回声,但多数情况下内部可见细密点状回声及分隔。纤维条索状回声是声像图中的可疑表现(图 13.6),而胰腺本身的炎性改变也有助于诊断(胰腺炎伴发典型

的血管源性改变出现的坏死和其他征象),如果临床表现和超声表现都不能明确诊断,那么可以通过对腹水进行细针穿刺,当抽出的液体含有较高的淀粉酶和脂肪酶时就可以证实为胰腺源性的腹水。

13.4.10 其他罕见的腹腔积液

结核

　　结核性腹水在西方国家非常罕见,其声像图上

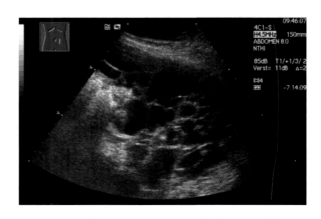

图 13.5　下腹部腹腔积血机化后腹水内出现的内部回声(纤维条索状和斑片状回声)。

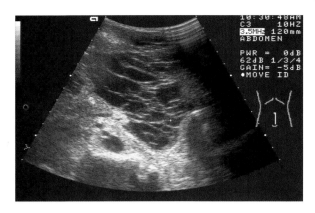

图 13.6 坏死性胰腺炎时下腹部腹水内出现的内部回声（纤维条索状和斑片状回声）。

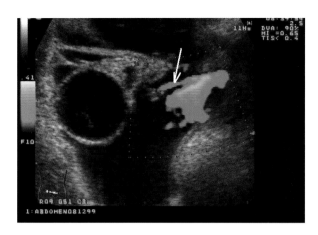

图 13.8 输尿管损伤后引起的腹腔内尿漏，在声像图上表现为有少许回声的腹水。（Source: reference[26].）

特点与坏死性胰腺炎时的腹水很类似,表现为内部出现回声、分隔和不规则囊壁（图 13.7）,抽出血性囊液也有提示作用。

尿囊肿、腹腔内尿漏

尿液外渗导致的腹腔积液最可能是医源性的、创伤性的或肿瘤性的,在声像图上通常是无回声或有少许回声的（图 13.8）。急性尿漏常伴有疼痛,而慢性尿漏疼痛不明显。

腹腔内胆漏

胆石症的罕见并发症——胆囊积液或胆囊积脓,可引起胆囊破裂从而导致胆漏,局限性穿孔较胆汁渗于腹腔更常见。其他可能的原因还包括,术

中胆道损伤或腹腔内镜所致的胆道损伤。PTCD（经皮经肝胆管造影引流术）在用于姑息性治疗导致胆道狭窄的肿瘤时,可引起胆漏,通常发生于引流管撤出时（见第 9、20、33 章）。

刚渗入腹腔的胆汁呈无回声的,但数小时后就会出现典型的条带状及分隔回声,并会产生特征性的规则的分层图像[6]。偶有可疑的病例可以通过经皮穿刺来确诊（通过肉眼观察和胆红素分析）。

囊肿破裂

肝囊肿、肾囊肿和胰腺（假性）囊肿可破裂入腹腔引起腹水。可没有或有轻微的临床表现,也可出现剧烈的腹痛。超声能轻易发现之前漏掉的囊肿,在特殊情况下,胰腺假性囊肿破裂后可表现为急腹症（见第 12 章和第 22 章,胰腺假性囊肿介入引流）。

胃肠道穿孔

胃肠穿孔最主要的声像图特征是腹腔内出现游离气体,这也同样是胃肠道的液体漏于腹腔的证据。积液的回声中混杂着气体回声,因此几乎不可能显示出确切的穿孔位置。靠上端的胃肠道穿孔,其积液多位于胃、十二指肠或肝脏周围;而肠道末端的穿孔其游离的气体多位于下腹部（如肠道憩室炎伴发穿孔后）。

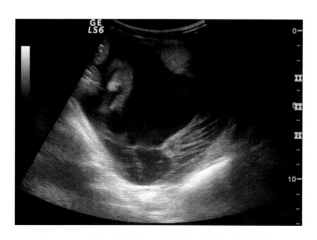

图 13.7 来自开罗的一名年轻女性的腹部结核。

> 腹腔内游离的液体中出现游离气体是胃肠道穿孔强有力的证据

乳糜性腹水

淋巴液漏于腹腔的概率很低,可能的病因包括外伤和术后损伤,偶见于恶性淋巴瘤。声像图表现为细密点状等回声的腹水,同时细针穿刺出来呈"牛奶样",彩色多普勒可在乳糜液流动时显示出液体信号。细针穿刺的标本呈浑浊的淡黄色淋巴液便可证实为乳糜性腹水。

腹膜假性黏液瘤

腹膜假性黏液瘤是一种罕见的、弥漫性的,并且通常为低度恶性的腹腔内肿瘤,术中表现为腹膜及腹腔内的巨大的胶冻样物质(果冻腹)。组织学可以将预后较好的弥漫性腹膜黏液腺瘤(DPAM)与侵袭性腹膜黏液癌(PMCA)鉴别出来,DPAM 较为典型的表现是在声像图上见内部回声或有分隔的腹水,细针穿刺可抽出胶冻样物质[7](图 13.9)。

腹膜转移癌的诊断难点

转移癌侵犯腹膜可出现腹膜增厚、边界不规则,尤其在晚期腹膜癌转移时,腹膜上可出现轮廓不规则的团块,甚至是肿瘤性团块。腹水越多,这些团块显示得越清楚,且壁腹膜的改变比脏腹膜更易观察。

腹膜是癌转移的常见部位,约有 80% 的恶性肿瘤会转移至腹膜,其中以胃肠道及妇科恶性肿瘤居多。超声对腹膜转移癌的诊断有一定的难度,敏感性仅有 50%~60%[3-5],大部分是因为仅有 50% 腹膜转移癌会形成腹水,而腹腔镜诊断准确性是最高的。尽管如此,良恶性腹水在声像图上的几个形态学诊断要点可对超声诊断提供一定的帮助(表 13.3 和图 13.10)。此外,免疫细胞学中的新手段,可使诊断敏感性提高到 92%[3-6,8-10]。

13.5　鉴别腹腔包裹性积液与腹水

游离的腹腔积液需要和不与腹腔相通的积液相鉴别,过去这种腹腔外的积液被称为"假性腹水"。这种叫法是不准确的,因为它是指腹膜腔外的,没有进入腹膜腔的结构。这些结构包括许多液性肿块,其中一些已在第 15、16 和 17 章中讨论了,主要类型如下。

- 脓肿。
- 血肿。
- 囊肿(肝、肾、胰腺,包括假性囊肿、卵巢)。
- 囊性肿瘤(如卵巢囊肿和其他如卵巢囊腺瘤和囊腺癌等)。
- 间皮瘤、淋巴血管瘤。
- 已有液体充填的腔(膀胱、胆囊积液)。
- 主动脉瘤。

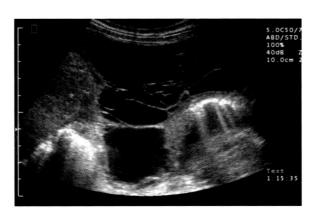

图 13.9　下腹部腹膜假性弥漫性腹膜黏液腺瘤(DPAM)形成的"腹水"中见内部回声及囊腔。

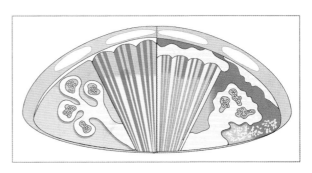

图 13.10　良恶性腹水声像图特征对照示意图[27,28]。(Source:Meckler U. Ultraschall des Abdomens, 3rd ed. Cologne: Deutscher Ärzteverlag;1992, with kind permission of Deutscher Ärzteverlag.)

- 肾盂积水。
- 肠梗阻和幽门狭窄。
- 人工液性腹壁。

13.6 实际操作中问题：如何穿刺？进针部位在哪？

即使了解病史和临床表现，再加上超声表现和积液部位，对于准确鉴别某些腹水也仍然不够，而超声引导下的穿刺术能够安全、有效地对腹水做出准确的评估。

超声引导可以避免损伤腹壁内的血管（如扩张的脐周静脉），也能避免因为穿刺针尖位置不对而造成的无效穿刺。同时，相对于传统的左下腹穿刺点（反麦氏点），超声引导能提供更多的甚至是任意的部位来进针，而操作者应当选择最短的进针路径来避免如血管、网膜或者肠道的干扰。

一般来说，穿刺过程不需要镇静，引导方式可以选择穿刺前超声定位或超声持续引导下穿刺（见第 14 章）。只有当目标积液量很少（数毫升）时，才需要运用活检探头来引导。操作过程中需运用利多卡因溶液（2%）进行局部麻醉。如果要放置引流管，由于有局部切开的可能，因此需多剂量的局麻药，并且一边注药一边进针。最后，将麻醉针穿刺至腹腔后进行试验性回抽，以确保穿刺路径安全而非收集检验样本。

无菌敷料只在放置引流管时使用，其余时候只需要做皮肤表面及探头的消毒（见第 8 章）。当积液量较少时，需要让患者侧卧或将上半身抬高以便于穿刺。

13.7 诊断性穿刺术：实验室检查

当积液抽出后，同时也就印证了声像图中"游离液体"的表现，标本可首先通过肉眼观察来鉴别出渗出液/漏出液、积血、胆汁、尿液或者乳糜液，然后将标本送细胞学、细菌学和化学试验[11]。

尽管化学试验只需一次经皮穿刺就足够了，但由于如腹膜转移癌等需要细胞学的诊断，因此通常情况下需要多次穿刺，其诊断的敏感性也随着穿刺次数的增加而提高。所以，当临床怀疑为恶性积液但细胞学结果又是阴性的，那必然需要重复进行穿刺。

对标本的肉眼观察可显示出如下结果。

- 血性腹水：胰腺炎、恶性腹水、结核。
- 浑浊腹水：感染性腹膜炎、自发性细菌性腹膜炎（SBP）、恶性腹水、胰腺炎。
- 云雾状、牛奶样腹水：乳糜性腹水。
- 淡黄色、黏稠腹水：腹腔内胆漏。

由渗出液构成的恶性腹水中的胆固醇含量通

表 13.4　实验室检查有助于腹水的鉴别诊断[11,30-32]

检验指标	检验结果	提示
蛋白质	>30g/L (3g/dL)	渗出液
蛋白质	<30g/L (3g/dL)	漏出液
脂肪酶（脂肪酶）	>>血清中的量	胰源性腹水
血红蛋白	>>血清中的量	多为出血
白细胞（中性粒细胞）	>0.50 × 10⁹/L (250μL)	腹膜炎
肿瘤细胞	+	恶性腹水
胆固醇（总）	>1.17mmol/L (45mg/dL)	恶性腹水
乳酸脱氢酶	>>血清中的量	恶性腹水
细菌	+	腹膜炎、自发性细菌性腹膜炎（SBP）
肿瘤标志物	>>（血清中的量）	有争议！
纤维粘连蛋白	>75g/L (7.5mg/dL)	恶性腹水
乳酸	>4.5mmol/L	腹膜炎（感染性）

常较高(表 13.4),其中有 50%~70%的病例可查出肿瘤细胞,而多次穿刺并进行免疫细胞学检测能够将诊断性穿刺的敏感度提高到 70%~80%[3-6,8,9]。

> **注意**
>
> 一次穿刺是不够的。腹腔积液应当至少取样并检测 2~3 次,或第一次就抽出更多的积液进行离心和分析。

13.8 治疗性穿刺术的适应证

治疗性穿刺和引流适用于如下情况。

- 肝硬化腹水的治疗。
- 肝硬化(或胰腺炎)时减轻腹内压。
- 腹膜转移癌时减轻腹内压。
- 腹膜转移癌时抑制细胞疗法。
- 胆漏时的腹腔冲洗及引流(姑息性治疗时)。

13.8.1 肝硬化腹水的治疗:穿刺以减轻肝硬化(和胰腺炎)症状

利尿剂的运用是失代偿性肝硬化(腹水)时的推荐疗法,而当利尿疗法不起作用或对利尿剂耐受(钠分泌减少)时的"难治性腹水"(国际腹水协会,1966)需要进行穿刺治疗,其他可选的治疗方法包括经颈静脉肝内门体分流术 (TIPS) 或者外科分流术。穿刺术可以将所有腹水经过一个通道排出,或多个通道小量引流,同时进行或不进行白蛋白置换。在整个穿刺术的前后会引流出数升的积液,因此可以同时经同一通道注入扩容药以维持血流动力学的稳定。小引流量穿刺术需遵循多个原则,如每两天引流量不超过 2L,有大约 50%的病例中表现出液体流动的这种"激活效应"的长远的好处[12]。

此外,对于呼吸困难(由膈肌升高引起的)并且腹内压极高的患者也常需要 1~2 次的穿刺治疗以减轻腹内压。穿刺(通常需 1 次)也适用于缓解由胰腺脓肿导致的疼痛和呼吸困难。

13.8.2 腹膜癌转移的姑息性穿刺术

疼痛、呼吸困难、厌食症、乏力及虚弱是恶性腹水姑息性减压术的适应证,其目的在于减轻症状。应记录腹水再次积聚的速度,并且基本上不需要持续引流。然而,姑息性穿刺术也有很多弊端,比如它只能提供短期的缓解效果,并且平均 6~10 天就需要进行一次操作;同时还可能导致肠道损伤、出血、腹膜炎或瘘管形成。此外,重复的穿刺会导致严重的蛋白质丢失(参见上述低蛋白血症)而引发代谢紊乱及恶病质。由于穿刺过程会引流出大量的液体,为防止血容量过低,应向血管内补充液体(如扩容剂)。腹水的姑息性穿刺引流可以在床边或家中进行(见第 33 章)[13,14]。

13.8.3 腹膜癌转移时的抑制细胞疗法(腹腔内化疗)

姑息性治疗时常推荐使用局部治疗来减少腹水分泌,然而在过去,这种方法会引起粘连,使穿刺针难以进行长期引流,并且会伴随腹痛,因此并没有成为一种标准的疗法。腹腔内(IP)治疗被反复地兴起,特别是最近常用于转移性卵巢癌这种最常见的腹腔内肿瘤上。然而德国妇科肿瘤学协会(AGO)在他们颁布的 2009 年的指南[15]中提到:"尽管腹腔内化疗有效的案例已有发表,但迄今没有任何团队将其列入常规临床应用中,因此将腹腔内化疗推举为标准疗法之前需要更多深入的研究。"

腹腔内化疗目的是将细胞毒性的药物高度浓聚于腹腔内,有报道称其缓解率达到 33%~85%。腹腔内化疗药物的选择应当遵循:循环摄入率较低,并且当组织纤维化而使肿瘤和腹膜血管内血流量显著减少时,仍然对静脉注射起反应的特点。在对卵巢癌患者治疗的对比研究中发现,腹腔内化疗的无进展生存期和中位生存期优于单独应用系统性化疗;同样的,系统性化疗和腹腔内化疗联合也比单独应用血管内治疗更有效[16-22]。

恶性腹水的细胞细胞毒性药包括顺铂、奥沙利铂、紫杉酚、米托蒽醌、丝裂霉素和 5-氟尿嘧啶(5-FU)[23]。

腹腔内热化疗(HIPEC)也被纳入卵巢癌的治疗方案中。最初的阳性结果还未收到广泛的肯定,因此这种相当复杂的治疗方法仍未被纳入标准治疗建议或是常规临床应用中[24]。

总的来说，恶性腹水有多种姑息性治疗方法，但大部分疗效不显著,并且这些疗效都没有得到询证研究的肯定,因此迄今并没有经过证实的治疗指南。所以,提高恶性腹水的疗效,除了需要更先进、有效的治疗方法外,还需在已有的治疗方法中拿出更新、更权威的研究结果。

13.8.4 胆漏(如在姑息性治疗中)的引流(及冲洗)

胆汁漏入腹腔可发生于姑息性治疗中,如行经皮经肝胆管造影引流术(PTCD,见第 20 章)时,引流管放置错误而引起，也是 PTCD 的并发症之一。穿刺术可有效防止胆汁性腹膜炎的发生,并且在不行剖腹手术的前提下减轻疼痛。胆汁可以单向引流,也可以放置双向引流系统(图 13.11)。姑息性患者和老年患者发生的局限性胆囊穿孔也是胆道引流的适应证。腹腔可以用生理盐水冲洗,并同时辅以抗生素治疗，这种技术需要用两个引流通道,一个流入一个流出,而每天冲洗量在 4~6L 左右。

13.9　使用材料

1mm 直径的穿刺针用于诊断性穿刺，更大直径的穿刺针用于治疗性穿刺;针的长度取决于腹壁厚度,通常 6~8cm 长的针就足够了。更多细节参见第 2 章(介入材料和设备)。

治疗性穿刺推荐使用如 OptiMed 公司生产的

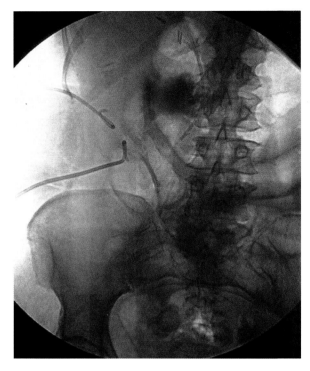

图 13.11　X 线透视示肝下放置的流入和流出引流管用于治疗内镜逆行胰胆管造影术(ERCP)术后常见的胆道损伤而引发的胆漏。

更大直径的套管针，我们使用 1.0~1.6mm 或更粗的、更软的静脉导管针(14~18G),偶尔也会使用由 Braun Medical(Pleurofix)公司产的胸腔穿刺套件。如此病例及其他病例中,引流管通过常规局麻后的针孔置入(图 13.12)。临时安置的引流套针推荐使用较大引流和穿刺量的针，这样可以使创伤较小

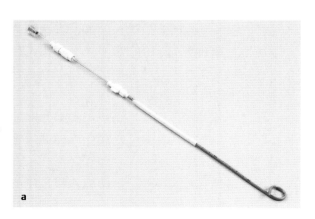

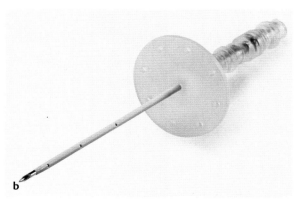

图 13.12　(a)引流腹水使用的引流套针(套管针直径为 8~12F,Pflugbeil)。(b)带有皮肤隔盘的 Schlottmann 穿刺针(Pflugbeil)。

（如 OptiMed 或 Pflugbeil 公司生产的猪尾管或直管），同时这也让护理工作简单化，护工就可以完成持续或间断的引流操作。

在一些需要短期重复穿刺的病例中，放置一个保留数天的引流管是必要的。当然这样的持续引流由于受感染的概率较高，需要应用抗生素；同时引流管应当固定在便于患者的活动的位置。

用于腹腔内化疗的细胞抑制剂应与生理盐水混合成大液体量的溶液（1~2L），并始终通过引流管注入腹腔内，使抑制剂均一地分布，并在腹腔内保留 1~4 个小时（有作者认为应保留 12~24 小时）。例如，米托蒽醌，使用剂量为 1mg/kg 体重。

13.10　禁忌证、并发症和术后护理

应该采取特别的护理措施以防止下列情况的发生。

- 蛋白质的过度丢失。
- 水分的过度丢失（置换、血压监测）。
- 出血过多的风险（尤其要注意肝硬化时较差的凝血功能并避开扎针的血管）。
- 感染（对长时间置管的患者预防性运用抗生素）。

（吴昊　译）

参考文献

[1] Nuernberg D. Peritonealraum. In: Schmidt G, Greiner L, Nuernberg D, eds. Sonografische Differenzialdiagnose. Stuttgart: Thieme; 2010
[2] Kremer H, Dobrinski W. Sonographische Diagnostik. Munich: Urban & Schwarzenberg; 1994
[3] Böcking A, Motherby H, Pomjanski N. Treffsicherheit der Ergusszytologie samt adjuvanten Untersuchungsmethoden. Dtsch Arztebl 2000; 97: A-2626/B-2254/C-2096
[4] Metzgeroth G, Kuhn C, Schultheis B, Hehlmann R, Hastka J. Diagnostic accuracy of cytology and immunocytology in carcinomatous effusions. Cytopathology 2008; 19: 205–211
[5] Wiest R, Schölmerich J. Diagnostik und Therapie des Aszites. Dtsch Arztebl 2006; 103(28–29): A-1972/B-1693/C-1637
[6] Lin O. Challenges in the interpretation of peritoneal cytologic specimens. Arch Pathol Lab Med 2009; 133: 739–742
[7] Totkas S, Schneider U, Schlag PM. Surgical and multimodal therapy of pseudomyxoma peritonei [Article in German]. Chirurg 2000; 71: 869–876
[8] Spriggs AI, Boddington MM. Atlas of Serous Fluid Cytopathology. A Guide to the Cells of Pleural, Pericardial, Peritoneal and Hydrocele Fluids. Dordrecht: Kluwer Academic; 1989
[9] Schubert J, Vieth M. Zytologische Befundsicherung durch immunologische Zelldifferenzierung im peritonealen Ergussmaterial. Ver-

dauungskrankheiten 2010; 28: 94–99
[10] Rioux M, Michaud C. Sonographic detection of peritoneal carcinomatosis: a prospective study of 37 cases. Abdom Imaging 1995; 20: 47–51; discussion 56–57
[11] Schölmerich J. Diagnosis and therapy of ascites [Article in German]. Internist (Berl) 1987; 28: 448–458
[12] Gentilini P, Vizzutti F, Gentilini A, Zipoli M, Foschi M, Romanelli RG. Update on ascites and hepatorenal syndrome. Dig Liver Dis 2002; 34: 592–605
[13] Abenhardt W, et al. Manual: Supportive Maßnahmen und symptomorientierte Therapie. Munich: Tumorzentrum München; 2001
[14] Ross GJ, Kessler HB, Clair MR, Gatenby RA, Hartz WH, Ross LV. Sonographically guided paracentesis for palliation of symptomatic malignant ascites. AJR Am J Roentgenol 1989; 153: 1309–1311
[15] Arbeitsgemeinschaft Gynäkologische Onkologie (AGO). http://www.ago-online.de: Munich: AGO; 2009. Ref type: data file
[16] Alberts DS, Liu PY, Hannigan EV et al. Intraperitoneal cisplatin plus intravenous cyclophosphamide versus intravenous cisplatin plus intravenous cyclophosphamide for stage III ovarian cancer. N Engl J Med 1996; 335: 1950–1955
[17] Armstrong DK, Bundy B, Wenzel L et al. Gynecologic Oncology Group. Intraperitoneal cisplatin and paclitaxel in ovarian cancer. N Engl J Med 2006; 354: 34–43
[18] du Bois A, Lück HJ, Meier W et al. Arbeitsgemeinschaft Gynäkologische Onkologie Ovarian Cancer Study Group. A randomized clinical trial of cisplatin/paclitaxel versus carboplatin/paclitaxel as first-line treatment of ovarian cancer. J Natl Cancer Inst 2003; 95: 1320–1329
[19] Markman M. Intraperitoneal chemotherapy in the management of malignant disease. Expert Rev Anticancer Ther 2001; 1: 142–148
[20] Markman M. Intraperitoneal chemotherapy is appropriate first line therapy for patients with optimally debulked ovarian cancer. Crit Rev Oncol Hematol 2001; 38: 171–175
[21] Markman M. Is there a role for intraperitoneal chemotherapy in the management of ovarian cancer? Oncology (Williston Park) 2001; 15: 93–98; discussion 103–105
[22] Markman M, Liu PY, Wilczynski S et al. Southwest Oncology Group. Gynecologic Oncology Group. Phase III randomized trial of 12 versus 3 months of maintenance paclitaxel in patients with advanced ovarian cancer after complete response to platinum and paclitaxel-based chemotherapy: a Southwest Oncology Group and Gynecologic Oncology Group trial. J Clin Oncol 2003; 21: 2460–2465
[23] Arnold D, Schmoll HJ. Aszites und intraperitoneale Chemotherapie. In: Schmoll HJ, Höffken K, Possinger K, eds. Kompendium Internistische Onkologie. Standards in Diagnostik und Therapie. Berlin: Springer; 2006:1061–1068
[24] Glockzin G, Ghali N, Lang SA, Agha A, Schlitt HJ, Piso P. Peritoneal carcinomatosis. Surgical treatment, including hyperthermal intraperitoneal chemotherapy [Article in German]. Chirurg 2007; 78: 1100, 1102–1106, 1108–1110
[25] Jähne J, Piso P. Peritonectomy and intraperitoneal chemotherapy—new methods in multi-modality therapy of peritoneal carcinosis [Article in German]. Langenbecks Arch Chir Suppl Kongressbd 1998; 115: 1435–1437
[26] Nürnberg D. Competent sonography brings a diagnostic odyssey to an end—a case of seldom genesis of ascites. Ultraschall Med 2008; 29: 461–464
[27] Meckler U. Ultraschall des Abdomens, 3rd ed. Cologne: Deutscher Ärzteverlag; 1992:117
[28] Nuernberg D Peritonealraum. In: Schmidt G, ed. Sonografische Differentialdiagnose. Stuttgart: Thieme; 2002
[29] Rettenmaier G, Seitz KH. Sonographische Differenzialdiagnose. Stuttgart: Thieme; 2000
[30] Thomas L. Diagnostik des Aszites. In: Labor und Diagnose. Frankfurt, M: TH-Books Verlagsgesellschaft; 1998
[31] Runyon BA. Elevated ascitic fluid fibronectin concentration. A nonspecific finding. J Hepatol 1986; 3: 219–222
[32] Gerbes AL, Jüngst D, Xie YN, Permanetter W, Paumgartner G. Ascitic fluid analysis for the differentiation of malignancy-related and nonmalignant ascites. Proposal of a diagnostic sequence. Cancer 1991; 68: 1808–1814

细针穿刺活检和粗针活检

J.-C. Kaemmer, D. Nuernberg

第 **14** 章

14.1 历史背景

历史上第一例通过检查和触诊定位的经皮针吸活检于 1856 年由 Albrecht Theodor Middeldorpf (1824~1868) 在他的综述《应用尖锐工具的新诊断方法》中描述[1]。一个多世纪后超声的出现,才使得腹腔内小结节的诊断成为可能。1969 年,Kratochwill 应用 A 型超声定位,Kretz 活检探头完成了世界上第一例超声引导下羊膜腔穿刺术[2]。

在 20 世纪 70 年代初期,Holm 和 Rasmussen[3] 第一次描述了应用实时动态 B 型超声引导的经皮活检。这项技术成为了一种安全且有效的方法,用于超声发现的包块诊断时获取组织学样本。

14.2 活检技术描述

14.2.1 什么型号的活检针应该被选用?

在进行穿刺细胞学活检或粗针组织学活检前,操作者须描述选取什么型号的活检针。在做出选择前,有一系列的问题需要回答。

本次活检需要细针还是粗针?

细针,定义为直径小于 1mm 的针,其取样标本足以进行细胞学分析。当进针时应用轻微旋转进针法,细针有时也可能取得小的组织块,当然这也要依赖于所取样目标的质地成分。这些组织块,如血凝块,应该将其浸泡于甲醛液中用于组织学诊断。这种"微小组织块"能带来更精确的诊断结果[4](见第 5 章和第 6 章)。

许多时候,细胞学分析不足以获得精确的诊断,特别是当肿瘤分化良好时,这时就需要更大的样本用于组织学分析[5]。有许多研究表明,结合组织学–细胞学的分析结果(细针穿刺活检加粗针活检)优于只分析其中一种(表 14.1 和表 14.2)。Löschner 的研究表明,联合细胞学和组织学活检可以提高诊断的敏感性,但这种获益的结果是取决于器官活检所得[6]。

需要多长的活检针?

我们在众多型号活检针中选择千叶针(0.7mm)用于深部靶目标的穿刺,选择 21G(绿色)或 22G(黑色)针用于浅表靶目标(如腹股沟淋巴结)的穿刺。

在穿刺活检前,即使一些可触及的浅表结节、病灶和其周围组织仍应用超声先进行评估。时常操作者会遭遇非常复杂的病灶周围结构而使穿刺困

表 14.1 联合组织学和细胞学诊断的敏感性前瞻性研究分析

器官	敏感性(%)		
	CNB	FNA	CNB+FNA
肝脏	89.5	81.6	97.4
肾脏	75	83.3	91.7
胰腺	60	80	90
淋巴结	100	90	100

缩写:CNB,粗针活检;FNA,细针穿刺。

Source:Löschner C. Retrospektive Analyse der ultraschall-gestützten diagnostischen Feinnadelpunktion im onkologischen Patientengut eines Versorgungskrankenhauses und prospektive Bewertung der Doppelpunktion. Inauguraldissertation zur Erlangung des akademischen Grades Doktor der Medizin. Rostock; 2008: table 38, p.44, with kind permission of C. Löschner.

表 14.2 联合组织学和细胞学诊断的优势

作者	n	敏感性(%)		
		FNA	CNB	FNA + CNB
Swobodnik 1990[a]	1213	83	72	未陈述
Buscarini 1990[b]	2091	91	93.5	97.4
Wernecke 1991[c]	180	87	86	94
Tikkakoski 1993[d]	155	86	86	97
Borzio 1994[e]	100	78	81	96
Nürnberg 1997[f]	101	84.5	84.5	95.8

缩写:CNB,粗针活检;FNA,细针穿刺活检。

Source:Löschner C. Retrospektive Analyse der ultraschallgestützten diagnostischen Feinnadelpunktion im onkologischen Patientengut eines Versorgungskrankenhauses und prospektive Bewertung der Doppelpunktion. Inauguraldissertation zur Erlangung des akademischen Grades Doktor der Medizin. Rostock; 2008: table 39, p.44, with kind permission of C. Löschner.

[a] Swobodnik W, Janowitz P, Kratzer W, Wechsler JG. Vergleich ultraschallgezielter Fei-und Grobnadelpunktionen bei umschriebenen Läsionen im Abdomen. Ultraschall Med 1990; 11: 287 – 289.

[b] Buscarini L, Fornari F, Bolondi L et al. Ultrasound guided fine needle biopsy of focal liver leasions: techniques, diagnostic accuray and complications. A retrospectiv study on 2091 biopsies. J Hepatol 1990; 11: 344 – 348.

[c] Wernecke K, Mertens G, von Bassewitz DB, Peters PE. Möglichkeiten und Grenzen der perkutanen Nadelbiopsie in der histologischen Klassifikation von malignen Tumoren. RoFo 1991; 155: 538 – 544.

[d] Tikkakoski T, Paivansalo M, Siniluoto T et al. Percutaneous ultrasound-guided biopsy. Fine needle biopsy, cutting needle biopsy, or both? Acta Radiol 1993; 34: 30 – 34.

[e] Borzio M, Borzio F, Macchi R et al. The evaluation of fine-needle procedures for the diagnosis of focal liver lesions in cirrhosis. J Hepatol 1994; 20(1): 117 – 121.

[f] Löschner Ch, Nürnberg D, Jung A. Stellenwert und Ergiebigkeit der ultraschall-gezielten Fein-und Grobnadelpunktion in der onkologischen Diagnostik – Vorteil der "Doppelpunktion". Endoskopie heute 1997; 10: 84.

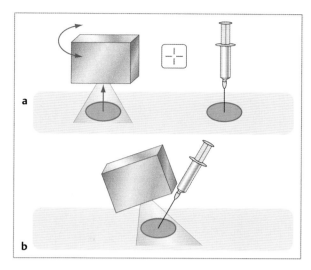

图 14.1 (a)徒手穿刺技术原则。超声探测到浅表组织包块并在表皮定位穿刺点,做好穿刺标记。在无超声实时引导下将针穿入包块内(如,穿刺穿刺胸水或腹水)。(b)超声引导下穿刺技术。将穿刺针沿声束方向置入靶目标,在穿刺过程中可以轻微地调整穿刺针角度以获得更好的显像 (见甲状腺介入超声,第 27 章)。

难,但超声能清晰地显示这些,从而使穿刺取样变得更精确。穿刺可以在超声准确定位并在皮肤上做好进针点标记后进行,也可以在超声持续监视引导下进行,如进行颈部淋巴结活检(图 14.1)。

21G(绿色)或 22G(黑色)的穿刺针用于获取细胞学诊断的细胞,而不同型号的粗针(直径≥1mm)用于组织学诊断的取样 (第 2 章:介入材料和设备)。由于有损伤到穿刺靶目标后方结构的风险,我们更愿意选择全手动穿刺针且在病灶表面取样 [如,Biomol(Enzo),Pflugbeil]。病灶的大小是判断是否选择自动活检装置的关键因素(见第 14.3 节)。

当病灶位置深,如腹膜后淋巴瘤,需要选择较长的活检针,其长度多在 16~22cm。进针过程在活检专用超声探头或安于超声探头上的穿刺架辅助下完成。超声仪器上的穿刺引导线可以显示预设的穿刺路径和进针深度(表 14.2 和表 14.3)。但更多时候,穿刺针进针的过程可以在超声仪上被直观地观察到。穿刺针进针方向越与超声声束轴方向平行,针的显示越不清楚。当进针方向与声束轴方向平行时,通常仅能看见针尖,表现为由针尖处的空气微泡产生一点状强回声。特殊的针尖斜面被设计出来用以提高针的显示,但基于我们的经验,这种设计很少能发挥理想的显示效果。

穿刺引导线在超声仪器的某些扫查模式下是可以重新校准的,而且应该周期性地进行。校准时

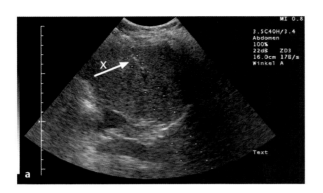

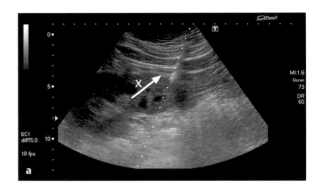

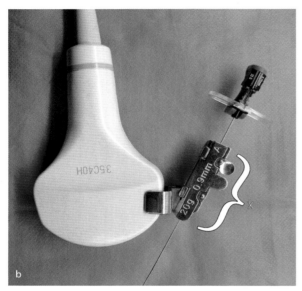

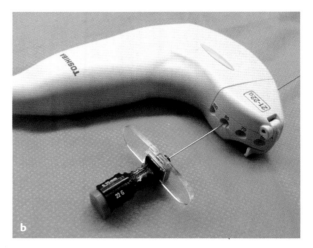

图 14.3   活检换能器。(a)超声图像上的穿刺引导线(这里选择的角度是 70°)。X 所指的是活检穿刺针。(b)活检换能器(Toshiba),其上有 4 种不同角度的穿刺引导孔。

图 14.2   (a)配有外部穿刺引导的换能器。将穿刺靶点置于超声图像上的穿刺引导线上。X 所指的是穿刺针回声。(b)配有穿刺引导的换能器(Siemens)。X 为穿刺架的长度,在选择穿刺针长度时要考虑这段长度。

应比较在水池中真实的进针路径是否和超声监视器上看到的引导线路径一致。

如果穿刺针显示困难,精确的活检仍能基于穿刺前确定的进针深度和穿刺架的辅助而获得。需要注意的是,穿刺架的使用会增加所需穿刺针的长度,故选用合理长度的穿刺针很重要。

包块有多大?

在实质器官外的小包块活检,如淋巴结,应选用细针, 或非全自动的粗针活检装置 [如 Biomol (Enzo), Pflugbeil],以避免损伤穿刺目标深部的结构。

位于实质脏器内的较小的病变和较大包块可

以使用任何类型的针(如疑似肝转移灶)。针的选择在这些情况下将在很大程度上取决于操作者的经验和所希望的标本量。 在这些情况下,(半) 自动化半芯系统(Trucut 针头)是最常用的(见第 2 章)。

进针路径上有无血管?

将穿刺针刺入包块前,应该有包块血供和附近区域血管位置的清晰图片。应避免穿刺到血管;由于血管壁很薄,静脉可能会大量长时间出血! 特别是有高风险的活检路径,应该选用细针来穿刺。

穿刺路径上是否有肠组织?

原则上,在不增加并发症风险的前提下,经胃或经肠的活检路径是可以使用的。如果穿刺包块的路径上肠道是无法避免的,只应该使用带套针的细针穿刺(<1mm)。

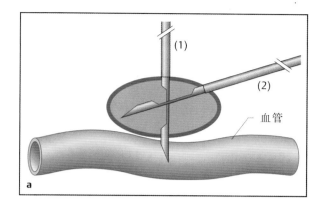

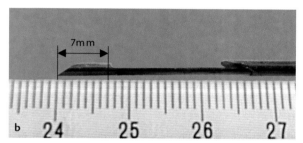

图 14.4　(a)用切割活检针穿刺一位于大血管前方的小结节(1)。通过改变穿刺角度可以避开血管(2)。(b)取样槽前方有 7mm 的无效区。

小包块后方是否有血管或易损组织？

在担心包块后方组织的病例中，可调节的射程长度达 4cm 的(半)自动活检装置是十分有用的。使用穿刺枪，从针尖到取样槽还有 5~7mm 的长度是无效取样区，需要在穿刺时考虑这一情况。在某些情况下，改变穿刺角度能使穿刺枪使用更安全(图 14.4)。

当用细针、全芯针或半自动系统进行活检，根据病变的大小，穿刺针先被引导至包块表面，然后手动地推入包块中(表 14.5)。

应该避免穿刺到血管，不仅由于可能出现的并发症，也是因为血液可能被抽出，使获取的标本上色导致不适合进一步分析。

14.3　特殊类型穿刺针的穿刺技术

这个步骤需要反复详细地与患者沟通解释并让患者处于舒适的体位，然后进行无菌准备，并在穿刺部位铺置无菌铺巾(见第 3 章、第 4 章和第 8 章)。

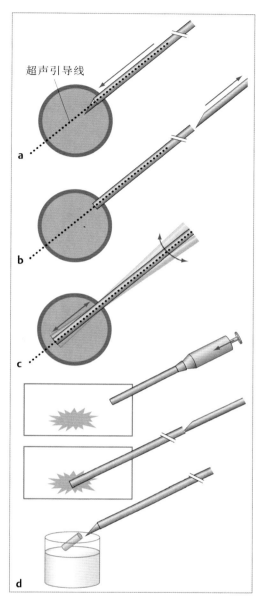

图 14.5　千叶活检针穿刺技术。(a)千叶活检针主要在穿刺病灶表面或仅需进入病灶几毫米的取样中具有优势。(b)将针芯取出，保留穿刺针于病灶中。(c)用 5mL 空针穿刺，同时将针在病灶中反复前后移动，轻微地改变穿刺方向并旋转。(d)拔出穿刺针，连接上含有气体的空针，推动活塞将标本喷在玻片上，反复多次使全部标本从穿刺针中喷出。较大的组织碎片和凝块用甲醛固定，用于组织学诊断。涂抹于玻片上的标本可根据细胞学家的要求风干或立即固定。

对于常规的粗针穿刺活检采用局部麻醉(1%利多卡因)，确保麻醉药不只是渗入表面的组织，也应该渗入到器官中。对于细针穿刺，局部麻醉将意味着一个带同等直径大小针头的额外的穿刺,并可能会模糊超声图像。局部麻醉应该有选择地在开展细针穿刺的患者中使用。如果患者希望,或计划开展多次穿刺时(用于结合细胞学–组织学分析)就应该使用局部麻醉(见第 4 章)。

如果患者希望常规的镇静处理,我们使用咪达唑仑或异丙酚并大致按照 S3 指南来进行内镜的镇静处理[9](见第 4 章和第 11 章)。

我们有时会使用东芝活检探头,它提供了几种不同的穿刺角度(图 14.3)。当使用自动系统时,第二个检测者仅需镇静。

对于浅表结节的穿刺和活检在甲状腺超声图像一章中进行了详细的描述(见第 27 章)。

14.3.1 用千叶针进行穿刺

千叶针有不同的品牌(Pflugbeil,Bard,OptiMed等;见第 2 章)。在超声不能提供良好图像质量时,特殊的斜面旨在改善针的超声图像可视化。

为了防止沿着针道进行细胞取样,该千叶针应该与内针芯一起推进或推入包块。应该在穿刺过程中徒手固定针芯以防止滑出。一些公司为此设计了专用的保护锁。 也可以在针上安装一个固定器,以辅助持握及穿刺(图 14.5 和图 14.6)。

抽出针芯后,用一个 5~10mL 的注射器连接到接口上进行穿刺。保持穿刺的同时用针在包块内快速地前后移动。如有必要,针的角度可以在穿刺过程中进行轻微的调整。最后,慢慢拉动注射器的活塞直到停止穿刺。如果突然松开活塞,可能会使活塞突然下降或抽出物可能会从针喷出到患者体内。

另一方面, 当针从体内退出后就不应该进行穿刺,因为这样可能会吸入杂质到针筒内,这可能导致标本被废弃或导致涂片不合格。

收集的标本从充满气体的针筒中喷至一张或多张玻片上并涂抹均匀以进行细胞学分析。或者,用针芯插入排出针内的抽出物至玻片上。如果发现组织聚集物或血块, 它们应该转移到含 4%甲醛溶液的小管子中来进行组织学检查(显微组织学)。手术刀能十分方便地取出组织聚集物或血块。

14.3.2 Otto 或 Franseen 针的切割活检

这样的活检技术与使用千叶针是类似的。 这种切割活检系统[10]目前只在 22G(0.7mm)或更细的细针范围内使用。 针芯抽出后,针在穿刺过程中旋转以切割目标靶点的组织。然后用针芯挑出组织将其浸泡在甲醛溶液中。由于这种穿刺在针和技术上都有一定的要求, 且常导致标本不足, 故 Otto 和Franseen 针在今天已很少使用了。但是,一个掌握良好技术的操作者将能够得到很满意的标本。

14.3.3 Autovac 和 BioPince 活检系统

这两种系统都通过超声引导推入至包块。穿刺针在到位后弹射并向前推入,并带来套管内轻度的负压。快速的弹射动作切割出一个柱状的组织芯,然后通过扭转将其分离出来,并在抽出过程中将其保持在针上。在 BioPince 系统中,组织芯通过穿刺和一个小的金属夹固定在针上(按压弹射开关前需要保证安全按钮从 SAFE 变为 FIRE 状态)。

针射程长度可调:Autovac 上为 23mm 或

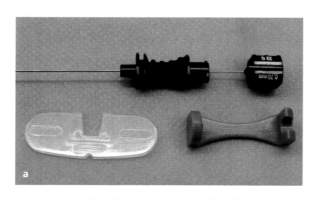
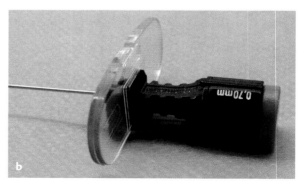

图 14.6　千叶活检针(Pflugbeil)。(a)带有持针器和内芯锁止装置的千叶活检针(各部件)。(b)组装好的千叶活检针。

40mm，BioPince 上为 13、23、33mm。在预设范围内不应该有易损组织，而且一旦针被弹射后就没有任何补救措施。Autovac 的针是可重复使用多次的。对于 BioPince，它的金属固定夹在多次使用前应该仔细检查是否弯曲，因为可能给患者带来危险。因此最好推荐使用一次性的。

14.3.4 Biomol 活检系统

Biomol 系统与 Autovac 系统是类似的，但一个主要的不同是，Biomol 针的针芯在外部针管固定到位后就撤出。因此，不存在在患者体内快速地推进穿刺针的情况。当穿刺枪被弹出后，转动针来切割成一个柱状组织芯。穿刺枪在取出针后保持倾斜，用针芯排出标本至甲醛溶液中。

14.3.5 Trucut 针

Trucut 针有手动操作的，但最广泛使用的是它的半自动系统。有一次性使用和可重复使用型号可供选择（见第 2 章）。Trucut 针的缺点是侧切口技术，无法利用针的全断面。Vitesse 的针（OptiMed）具有在标本切口底部更窄的基桥（较大切口圆周），它某种程度上提供了一个更大的组织标本。然而，Vitesse 公司活检枪没有足够的力量穿透所有的包块——大概是由于切口底部纤细的基桥有弯曲或断裂的风险，我们也注意到该设备有一个不成比例的高故障率。

其他制造商的活检枪使用 Trucut 针标准时能提供更大的穿刺力量和良好的切割性能。

所述 Trucut 针装入枪，并关闭和竖立（两次）以保证安全。我们在两个行程长度之间可以选择。在超声引导下将针推进到包块，解除安全保险，弹射穿刺针，使内针芯按照预先设定的行程长度进入包块。稍后，外套管向前滑动，切割并收集组织固定在取样槽内。Trucut 针内的标本几乎不可能会掉出来。再次竖立穿刺枪并打开样本腔，使我们能够用针或手术刀取出组织将其转至含甲醛的小管内。

14.4   总结

几乎超声可见的所有结构，都能用细针在非常低风险的情况下进行取样。必要时，现代设备可以提供一个细针范围大小内的组织学样本。自动活检设备可以提供一种快速、顺畅的切割方式。能在最小创口情况下获取足量的标本，并只带来极少的患者不适感。

（罗俊 译）

参考文献

[1] Middeldorpf A. Ueberblick über die Akidopeirastik, eine neue Untersuchungsmethode mit Hülfe spitziger Werkzeuge. Z Klin Med 1856; 7: 321–330

[2] Kratochwil A. Methods of placenta localization [Article in German]. Wien Klin Wochenschr 1969; 81: 290–293

[3] Holm HH, Kristensen JK, Rasmussen SN, Northeved A, Barlebo H. Ultrasound as a guide in percutaneous puncture technique. Ultrasonics 1972; 10: 83–86

[4] Wildberger JE, Biesterfeld S, Adam GB, Hülsmeier L, Schmitz-Rode T, Günther RW. Refinement of cytopathology of CT-guided fine needle aspiration biopsies with additional histologic examination of formalin-fixed blood-clots [Article in German]. Rofo 2003; 175: 1532–1538

[5] Jain D. Diagnosis of hepatocellular carcinoma: fine needle aspiration cytology or needle core biopsy. J Clin Gastroenterol 2002; 35: S101–S108

[6] Löschner C. Retrospektive Analyse der ultraschallgestützten diagnostischen Feinnadelpunktion im onkologischen Patientengut eines Versorgungskrankenhauses und prospektive Bewertung der Doppelpunktion. Inauguraldissertation zur Erlangung des akademischen Grades Doktor der Medizin. Rostock; 2008:44

[7] Möller K, Papanikolaou IS, Toermer T et al. EUS-guided FNA of solid pancreatic masses: high yield of 2 passes with combined histologic-cytologic analysis. Gastrointest Endosc 2009; 70: 60–69

[8] Welker L, Galle J, Vollmer E. Bronchological bioptic diagnosis of lung cancer—cytology and/or histology? [Article in German]. Pneumologie 2004; 58: 718–723

[9] Riphaus A, Wehrmann T, Weber B et alSektion Enoskopie im Auftrag der Deutschen Gesellschaft für Verdauungs- und Stoffwechselerkrankungen e.V. (DGVS). Bundesverband Niedergelassener Gastroenterologen Deuschlands e. V. (Bng). Chirurgische Arbeitsgemeinschaft für Endoskopie und Sonographie der Deutschen Gesellschaft für Allgemein- und Viszeralchirurgie (DGAV). Deutsche Morbus Crohn/Colitis ulcerosa Vereinigung e. V. (DCCV). Deutsche Gesellschaft für Endoskopie-Assistenzpersonal (DEGEA). Deutsche Gesellschaft für Anästhesie und Intensivmedizin (DGAI). Gesellschaft für Recht und Politik im Gesundheitswesen (GPRG). S3-guidelines—sedation in gastrointestinal endoscopy [Article in German]. Z Gastroenterol 2008; 46: 1298–1330

[10] Otto RC. Indications for ultrasound-guided fine needle puncture under permanent view. 1. Diagnostic puncture [Article in German]. Ultraschall Med 1983; 4: 72–76

第 15 章

脓肿引流

C. F. Dietrich, A. Ignee, U. Gottschalk

在超声引导脓肿引流治疗中考虑临床情况是很重要的,遵循标准化技术同样重要。超声引导脓肿引流的成功率报道不一,根据受治疗组患者的不同实际成功率为 70%~95%[1-4]。并发症发生率变化很大[5-16],实际值<3%~15%。不同的引导方法具有相同的发生率。

引流困难的复杂性多房脓肿,应联合内、外科治疗进行。这类严重病例引流成功率低,死亡率高[17,18]。

15.1　历史考量

体液引流在古代就有应用,不过那时可用的材料非常有限。引流管常用铅制成,容易弯折到所需形状。现代材料的发展对于制造有效的引流系统很有必要,能使之在体内留置一段时间。比如聚乙烯,1898 年由化学家 Hans von Pechmann 发现,1933年在英格兰由 Reginald Gibson 和 Eric Fawcett 工业化生产。其他历史文献参见第 2 章(介入材料和设备)[19,20]。

15.2　病因初探

确定具有预后意义的潜在因素很重要,比如恶性疾病、免疫缺陷、糖尿病或使用免疫抑制剂治疗过的慢性炎性肠病。高龄是不利的预后因素,但并不影响治疗方法。

经皮引流已成为腹、盆腔脓肿的标准治疗方法,其成功率高,但仍有 5%~10%的复发率。一项回顾性分析发现,56%经皮引流的盆腔脓肿可以避免外科手术,平均复发时间是 51 天(2~365 天),术后脓肿似乎更需要进一步的外科治疗[3]。另一项研究中,有经验的介入医生穿刺脓腔有 100%的成功率,

建立导管引流有 98%的成功率。然而也不是所有的脓肿都能仅靠经皮引流就能治疗成功,其中 88%的病例避免了外科手术[21]。

与传染性热带疾病相鉴别需要联合血清学检查,检测嗜酸性粒细胞,分析 IgE 水平。病史应该包括去过热带、亚热带国家或流行病地区。补充信息应该包括可能潜在的免疫抑制, 如 HIV 感染或其他性传播疾病。

以下因素在脓肿形成的病因病理中可能比较重要。

- 原发或继发脓肿形成。
- 持续蔓延。
- 外科手术或介入治疗(局部消融、栓塞术后等)后脓肿形成。
- 潜在的肝脏胆管疾病(主要累及肝脏)。
- 潜在的急性或慢性炎症性肠病(这些病例仅靠引流的话似乎难以治愈)。
- 曾有外伤。
- 抵抗力低下的易感体质 (免疫抑制剂、HIV感染、糖尿病、高龄等)。
- 特发性因素。

15.3　影像学方法的选择

超声、传统 X 线、CT 和 MRI 都可以作为脓肿介入治疗的影像学引导方法。不管使用哪种方法,都应做增强检查,并包括整个腹部,因为有的时候,存在不明原因的肝脏病灶的患者中,被诊断同时存在阑尾炎并发症、憩室周围炎及急慢性炎性肠病。

15.3.1 超声

在计划超声引导脓肿引流时,应特别留意穿刺

路径。恰当的引导应该能显示整个穿刺路线[22]。引流不能穿过两个体腔，肝脓肿引流绝不应该经过胸膜腔。超声引导的其他优点有实时显示和高分辨率。潜在缺点是视野局限，不利于显示穿刺路线。

形成脓肿的潜在过程是化脓性蜂窝组织炎。在免疫反应的患者中经常可以观察到脓肿周围反应，尤其在使用造影剂(超声造影、X线造影)后。超声造影用于鉴别蜂窝组织炎(图15.1)和脓肿(图15.2)是

合适的选择，主要因为超声具有较高的空间分辨率，并且超声造影剂(如声诺维)仅分布于血管腔内。脓肿的描述应包括类似"内部回声"(血流、灌注)和脓腔等评估标准。

检查到病灶内气体回声对诊断有帮助。根据潜在疾病的不同，大约2/3的肝脓肿是单发的，首次显示并诊断的时候平均大小约7cm[15,26,27]。

需要注意的是阿米巴脓肿可能与周围肝实质

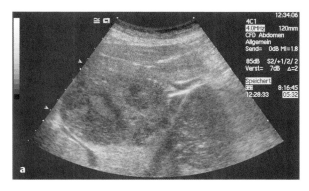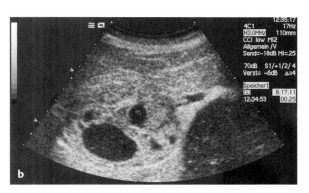

图 15.1 (a,b)蜂窝织炎的初始液化(肝脓肿)。在这个阶段的炎症过程中仍应进行药物治疗，因为它几乎包含全部灌注组织区域和扩张胆管(由于胆道疾病)。这个病例的治疗选择是经内镜逆行胆管造影术(ERC)、括约肌切开术和取石术。

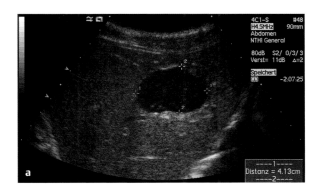

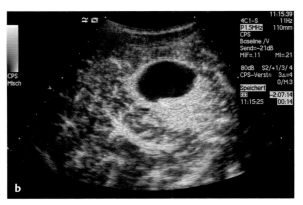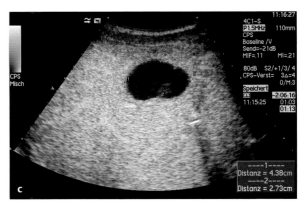

图 15.2 典型的脓肿声像(a)，其需要(单独的)经皮引流和灌注(主引流)。注意增强的环纹，这是脓肿典型的表现(b,c)[23-25]。

同等回声程度,仅在造影后被确认是液性包块。

15.3.2 传统 X 线引流

现在传统 X 线极少用于引导经皮脓肿引流,但辅助超声引导或许仍有帮助。

15.3.3 计算机断层扫描(CT)

与超声造影剂不同,CT 和 MRI 使用的造影剂会弥散到组织间隙。基于这个原因,CT 和 MRI 不能像超声造影那样精确区分有灌注区和无灌注区。

15.3.4 磁共振成像(MRI)

MRI 仅用于脓肿的最初诊断。由于液性成分的存在,脓肿一般在 T1 加权呈低信号强度,在 T2 加权呈高信号强度。血管内增强成像(如 Gd-DPTA)显示外周边缘强化。

15.4 设备

15.4.1 引流管

哪种引流管?

市场上有各种引流管可供选择(见第 2 章)(图 15.3 和图 15.4)。

套管针或 Seldinger 技术

大多数引流管出厂时被装置在钝针上。它们包括(由外向内)由柔韧材料制成的引流管、套管针(钢质钝管)及锋利的穿刺针。套管针技术对距皮肤浅表、路径较短的脓肿穿刺比较理想。对于病情严重、脓肿扩散的患者推荐使用 10~14F 的引流管。较大脓肿曾优选使用 Seldinger 技术,不过现在已经较少使用。Seldinger 技术可以使用在以下情况:穿刺路径困难、与皮肤呈切线方向、大口径引流管(>14F)。此外,肌肉发达的患者,使用套管针穿刺腹壁常常很困难。

> **实践**
>
> 套管针技术(8~10F)已被证明在常见非复杂性脓肿中表现优秀。

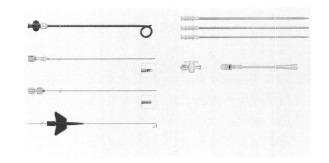

图 15.3　Seldinger 技术使用的黏性液体外引流套件(OptiMed)。材料:OD(软质聚氨酯)。组件:脓肿引流管(直径 8~16F,长度 30cm、40cm);有回声型两部穿刺针(直径 1.3mm,17.5G,长度 20cm),两部密闭装置(直径 1.3~1.8mm,长度 33cm、43cm);Schüller 型引流管交换导丝(直径 0.035 英寸,长度 100cm,10cm 柔性尖端,3mm J 形弯折,40cm 钢性轴,柔性末端);扩张器(直径 6~18F,长度 20cm);三通管;旋转适配器;公头鲁尔锁。

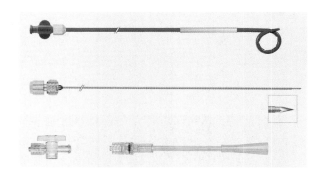

图 15.4　套管针技术经皮引流黏性液体的通用套件(OptiMed)。材料:OD(软质聚氨酯)。组件:脓肿引流管(直径 8~14F,长度 30cm);两部套管穿刺针;三通旋塞阀;公头鲁尔锁。

引流管尺寸的考量

市场供应的引流管拥有 6~16F 的标准外部直径(见第 2 章)。引流管尺寸的选择取决于预期的脓肿内容黏稠度。直径小于 8F 的引流管太细,不能提供有效的引流和冲洗。

> **实践**
>
> 脓肿引流通常使用 10F 的引流管。确切尺寸取决于脓肿病因、位置、黏度、腔隙及固体比例。

小孔径引流管容易通过直接插管到位,大孔径引流管则需要更大胆的手法。如果引流管不能直接到位,就需要微量扩张穿刺路径。对于>10F 的引流管来说这是被证明有帮助的。一般来讲,扩张尺寸低于引流管尺寸 2F 就足够了。扩张器取出后的轻微出血应该被引流管产生的侧向压力所控制。

引流管特性

大多数引流管远端有猪尾环,在置入的时候被拉伸。这意味着引流管材料必须具有良好的"形状记忆",几乎所有的现代材料都拥有这一特性。一些制造商提供锁扣拉绳来维持尾环。

其他重要的材料特性还有抗弯折、低表面摩擦。由于较薄的管壁最利于优化外径和内腔之间的关系,特殊的管壁结构应运而生。一个案例就是 Navarre 通用引流管的螺旋复合管壁结构,尽管管壁很薄,却有着抗挤压、抗弯折的特点。较深的置管,有必要通过 X 射线了解引流管位置,因此引流管要能在 X 线下显像,这可以通过在引流管材料中加入硫酸钡实现。其他选项还有在引流管壁中嵌入不透 X 线的丝线,或在引流管远端安置金属环。然而大多数情况下,引流管位置需要在后续使用造影剂的特殊检查中确定,因此孤立的导管可视化不是那么重要。引流孔(通常是 5 个)的排列在引流管选择中很重要。对脓肿而言,所有的引流孔应该在导管尖端或猪尾区域。导管的亲水涂层对穿透组织有帮助。大多数导管都有或长或短的圆锥形尖端,这一特点可以扩张穿刺通道,而不需要单独的扩张器。

猪尾引流管较直插套管更先进,可通过 Seldinger 技术套入金属导引针,防止因其恢复螺旋形而扭曲导丝。引流管引入导引针时,直套(多数情况下已安装在引流管)有利于保护引流管内壁不被损坏(见第 2 章)。柔软的塑料探针也可以用来伸直猪尾管。

15.5 适应证

脓肿引流的典型适应证如下。
- 实质性脏器的血源性脓肿。
- 继发于流出道梗阻的脓肿 (如胆源性肝脓

肿)。
- 感染性栓塞(如感染性心内膜炎引起的脾脏脓肿)。
- 克罗恩病的并发症[28-30]。
- 吻合口瘘引起的局限性脓肿。
- 封闭性穿孔(如憩室炎)。
- 创伤后脓肿。

15.6 禁忌证

经皮脓肿引流可以是择期或紧急情况进行。择期引流手术应遵循前述指南,有一些危及生命的情况,必须接受介入治疗围术期的高风险。比如伴多脏器衰竭的严重脓毒症。

一般来讲,经皮脓肿引流的禁忌证如下。
- 不合作的患者。
- 未取得知情同意。
- 快速值(凝血酶原时间)<50%。
- 血小板计数<50×10^9/L。
- 部分凝血活酶时间>50 秒。
- 不能清晰显示脓肿的确切位置。
- 不能明确穿刺路径上有无脆弱结构。

另外应注意药物硬化治疗的额外限制(如 PAIR:穿刺–引流–乙醇注射–再引流)。
- 与胆道相通的囊肿。
- 中枢神经系统、肺或泌尿生殖系的囊肿。
- 钙化性囊肿(不作为一个指征)。

15.7 患者准备

因为经皮脓肿引流属于侵入性治疗,术前医生应给患者详细解释治疗的利与弊,并取得书面许可(见第 3 章),同时说明如果需要的话会要转外科治疗。紧急情况下可能要放弃知情同意书(比如脓毒症患者)。

15.8 治疗选项

15.8.1 一般治疗

拟诊的脓肿做引流治疗前,有必要排除恶性病变的坏死转移灶（如神经内分泌肿瘤的巨大转移灶,其内部坏死区域在超声看来很像脓肿）[31]。由于治疗意义的不同,包虫病也应该被排除。超声能可靠诊断大多数包虫病,但并不总是可靠,有时血清学检测是必要的(见第 17 章)[32]。亚洲及非洲人群中肝脏结核占很大比例[33]。阿米巴脓肿通常予以药物治疗(见下述内容)。

15.8.2 药物治疗

药物治疗策略可能会因潜在的病因不同而有所不同,有专门的著作阐述。

15.8.3 外科治疗

外科治疗包括开放式导管引流、开放式外科引流、部分肝叶切除术。对其他手段不能解决的巨大、复杂性脓肿及经皮治疗失败的脓肿而言,外科治疗被证明是有效的[34]。

15.9 经皮脓肿引流技术

15.9.1 准备工作

助手

助手准备手术工作,整理消毒器具,咨询医师选择合适的引流管。术中应遵循高度系统化的程序,因为手术涉及污染物的处理,这些污染物可能对患者和医务人员带来危害（图 15.5)(见第 10 章)。

还需要一个普通助手帮忙传递额外所需物品,并观察患者。

精准的脓肿定位

经皮脓肿引流总是开始于对靶目标的精准影像学定位。如果脓肿能被清晰显示,引流路线也就确定了,同时敲定皮肤进针点。进针点应该用水溶性记号笔标示。

皮肤准备

术区应消毒,并铺上宽大的洞巾。

镇静

患者镇静(如使用咪达唑仑)并非绝对必要,但在某些情况下会有帮助(见第 11 章)。

局部麻醉

局部麻醉一般使用 1%浓度的局麻药, 最常使用 1%利多卡因。注入药物前做回抽是很重要的,因为进入血管会引发全身反应。皮内或皮下给药,麻醉局部皮肤。皮下注射针可以是 22G (黑色)、23G (蓝色),在极端敏感的患者甚至使用 26G(棕色)。深部麻醉选用稍长的穿刺针,如 21G(绿色)、20G(黄色)。特别肥胖的患者使用长 220mm 的 20G 或 22G 千叶针,先使用皮下注射针,再更换为长针(绿色)。

15.9.2 初始插针

由于引流管不能直接通过皮肤,应该先用尖锐的刀片做一初始切口,然后在超声引导下,使用合

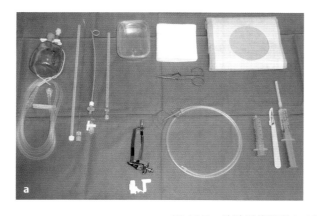
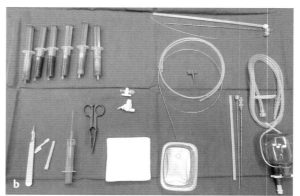

图 15.5 脓肿引流开始(a)和结束(b)的桌面成套装置。

适尺寸的穿刺针通过皮肤进入脓腔(图 15.6)。

　　通常会在进针后进行脓液抽吸作诊断确认。这是在探针加强的空芯针下完成的。穿刺针尺寸方面,22G 穿刺针在超声下观察困难,而 18G 穿刺针允许 0.35 英寸的导丝通过, 也能抽出黏性脓液。20G 穿刺针(介于 18G 和 22G 之间)容易观察到,造成的损伤比 18G 少,但只能通过更细的导丝。

检查引流管位置

　　引流管位置检查可以使用传统 X 线透视。采用合适的超声显像,我们也可以通过腔内注射造影剂来进行超声定位(比如声诺维)。通过引流管注射稀释的造影剂(1~2 滴造影剂加 20mL 生理盐水)可以让脓腔及引流管清晰显像,这在常规超声显像中可能因为物质的表面特性而显示效果差。注入造影剂可以立即确认(图 15.7)或排除(图 15.8)脓腔与胆道的交通。

　　值得注意的是,腔内和血管内注射造影剂可以

联合应用,通过实时超声引导确认脓液被引流完全(图 15.9)。

　　如前所述,有两种导管置入方法。套管针技术相对简单、耗时少,但它对首次进针要求严格,大尺寸器材难以通过脆弱结构。Seldinger 技术首次进针细小,安全准确穿刺靶目标,在放置导丝后,再使用扩张器扩张针道。

15.9.3 套管针技术

　　一旦术者决定使用套管针技术,就意味着要通过一步法将 2 部或 3 部器材直接置入脓腔(见第 2 章)。手术过程包括取出针芯及空心针。然后注入造影剂确认引流管处于正确位置。

Seldinger 技术

　　Seldinger 技术开始于细针置入,1.1mm 的千叶针可以通过 0.035 英寸的导丝。更细的针(如直径为 0.07mm)需要置入 0.018 英寸的导丝,然后小心

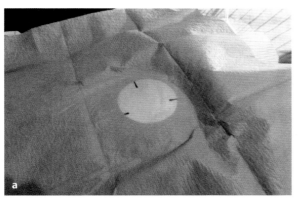
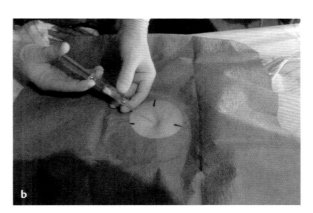
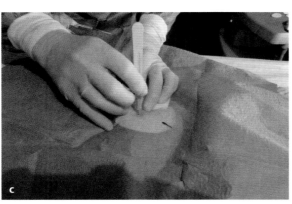
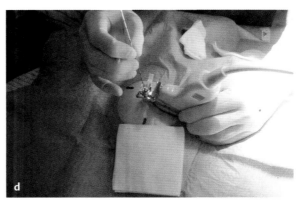

图 15.6　经皮穿刺。(a)消毒铺巾。(b)局部麻醉。(c)作皮肤小切口。(d)超声引导下穿刺脓肿。

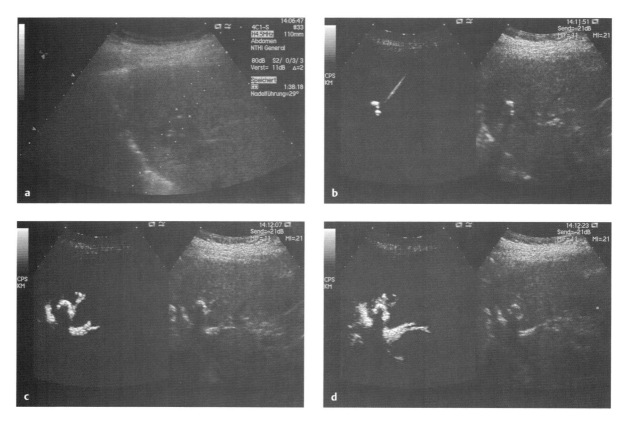

图 15.7 (a~d)在超声引导脓肿引流中使用声诺维显示脓腔,造影剂注入后显示脓腔与胆道相通。

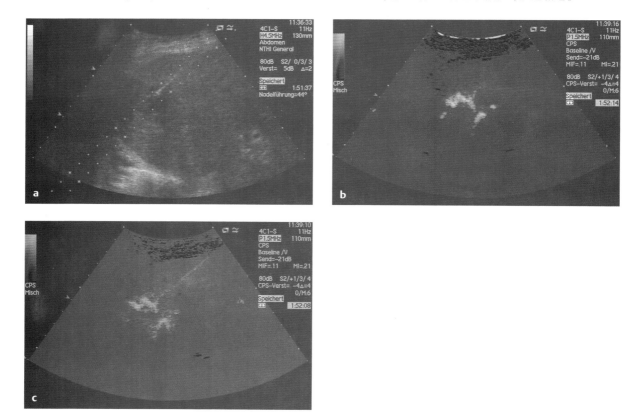

图 15.8 (a~c)在超声引导脓肿引流中使用声诺维显示脓腔,造影剂注入后显示脓腔与胆道不相通。

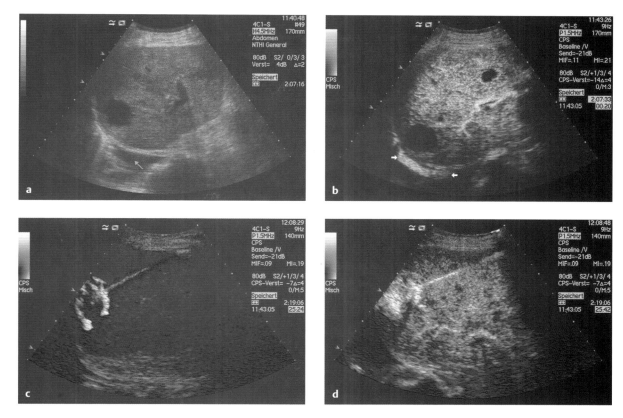

图 15.9　脓腔与腹腔相通(a,b)。超声引导下实施了脓肿引流,声诺维被注入脓腔(c),也被注入血管内(d),后者用于检测或排除未引流完全的脓肿。

扩张针道, 方便通过更粗的导丝及进一步扩张针道。导丝具有抗弯折特性,允许使用 Seldinger 技术扩张针道。Lunderquist 导丝的使用是有利的,高度稳定的导丝有利于扩张通道, 但坚硬的导丝会增加穿孔的风险。不过一般情况下, 没有必要将针道扩张到 10F, 具有锥形尖端的引流管可以在导丝指引下直接进入脓腔。导丝拔出后,引流管远端恢复原有形状, 即包括或不包括锁定拉绳的猪尾环。最后引流管被固定板或缝合线固定在皮肤水平(图 15.10)。

穿刺抽吸

　　对于尺寸小于 5~8cm 的脓肿,以减压为目的,定量穿刺抽吸脓液(可做冲洗或不冲洗)是合适的,通常也是值得考虑的。需要的话可以在 1~3 天后重复进行。有研究推荐如果经过 2~3 次抽吸仍没有排空脓液的话应该放置引流管。数项研究表明,与置管引流相比,穿刺抽吸对于不超过 50mm 的脓肿有

良好的效果。支持经皮穿刺抽吸及反对置管引流的争议在于超声引导下穿刺抽液在技术上更简单,穿刺进入脓腔占非常高的比例,绝大多数的并发症由引流管引起而不是穿刺本身(值得注意的是后面的观点在一般情况下不被接受)。因此,方案的制订应该基于个性化,取决于脓肿的大小、包裹及位置等因素(如薄壁脓肿、肠内脓肿、腹膜后脓肿)。有些情况下,比如多发肝脓肿,可以联合应用置管引流和穿刺抽液术。

　　少量证据建议尺寸大于 50mm 的脓肿置管引流效果更佳[35]。其他作者报道穿刺抽吸成功率低[36]。这些公布的数据有缺陷是各自使用了不同的方法。报道穿刺抽吸优点的作者实施了大量的介入手术,并使用了较细的引流管(如 8F[6]),而青睐引流管的作者则仅在两次尝试后就放弃了穿刺抽吸。有趣的是,两种治疗方法都要求同样的住院时间。

　　不管使用怎样的引流方法,短期内的影像学随访是必要的。放置导管以后,也可以通过临床观察

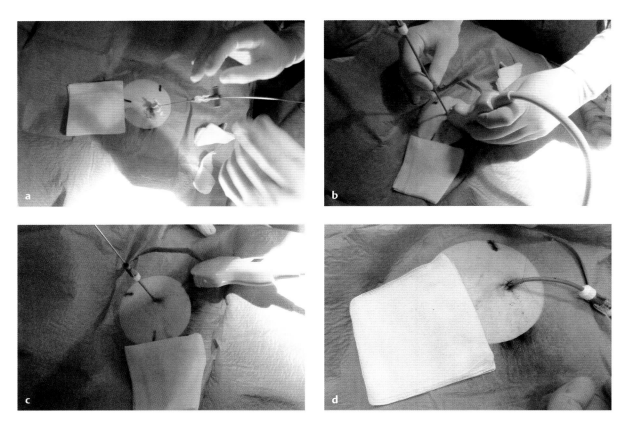

图 15.10　Seldinger 技术与千叶针。(a)放置千叶针,通过针引入导丝。(b)引流导管推进在导丝上。(c)导线被除去。(d)导管缝线固定。

引流情况来评估治疗是否成功。

引流

　　与简单的穿刺抽吸相比,脓肿引流使用了导管。引流管一旦放置,将在体内存留一段时间。引流管刺激周围组织并创造一个门路加重感染。因此在穿刺进针前,有必要获取靶目标的清晰影像,选择被认为安全的尽可能短的穿刺路径。规划路径应当避开中间的血管,经过胸膜腔的引流是(相对)禁忌证。经过脾脏的引流也是应该避免的。浅表实质脓肿的引流并发症较多。规划穿刺路径时,与血管、肠道、输尿管及神经保持大约 5~10mm 以上的安全距离是明智的做法[37]。需要特别注意的是脓肿的分期(从蜂窝组织炎到脓肿的形成)。

联合手术,多发脓肿

　　鉴于当前多学科协作的趋势,将来会更多依赖联合经皮穿刺、内镜、内镜超声及腹腔镜。目前,各

种内镜超声技术使得超声引导下经阴道、经上下消化道穿刺活检成为可能[38,39]。这些方法将于第 22 章阐述,此处不再重复。如果可能,腹膜后病灶应从背侧腹腔外进针。

　　当一个器官形成多个脓肿时,穿刺前应评估脓肿间的交通情况。例如肝脏多发脓肿,有必要进行多处置管,或者联合经皮和经十二指肠乳头引流。而且,同时考量脓肿形成的范围及目标脏器的敏感度很重要。

间隔室综合征

　　自发性穿孔(或更多在内镜检查后)引起的腹膜炎及少见的腹腔间隔室综合征可能导致需要紧急救治的危及生命的情况。经皮引流可以在腹腔任何位置建立,但应选择风险最低的位置[40],可由超声初步排除腹壁侧支血管。腹腔能通过普通的大口径Ⅳ号引流管减压。处理浅表脓肿(如腹壁脓肿)时,超声可以引导软管置入而不造成组织损伤[41]。

缝合固定

引流管一旦放置完毕,就可在皮肤水平放置固定板或缝合固定。我们更喜欢后者,使用 U 型缝针在引流管开口旁大约 5~10mm 处穿过皮肤,缝线通过外科结固定在皮肤上,另一个结在固定点上方 10mm 处,然后环绕引流管一周在引流管下方再打一个结,总共 3 个结(图 15.11)。

各种缝合材料都被使用过。多年前,缝线和缝针常常分开供应。常使用蚕丝或肠线(动物肠管)。如今,现代合成材料被广泛应用。缝线曾经按码计量,装在盛满液体的瓶子供使用,使用时根据需要剪短,并穿上缝针。现在,缝线在工厂被装配在无眼针上打包供应。缝针有各种尺寸及形状——直针或弯针,圆形针或三角形角针等。"无损伤"缝线和缝针之间没有过渡,通常是圆形针。单丝缝合线在进针点做出平滑的缝点(如缝合血管)。单丝缝线欠柔韧,难以打结,但其光滑表面在皮肤水平更能抵御细菌侵蚀。编织缝线(多股线)更柔韧,容易打结,具有灯芯般的表面。折中的方案是伪单丝缝线(混合),此类编织好的缝线外面加有表面光滑涂层。引流管固定仅能使用非吸收性缝线。有两套系统来定义缝线的直径:美国药典系统(USP)和公制系统(表 15.1)。名义上的缝线直径是最小值,实际直径通常是表中所述毫米范围的上限。

尽管缝针可以手持穿过皮肤,最好还是使用持针器(图 15.12)。

15.9.4 冲洗

第一次冲洗可以使用生理盐水,持续到抽吸液体变得清亮。需要留意抽吸的液体量要和注入的量保持一致。可行的规则是使用与脓液等量的生理盐水冲洗,或者使用至少 10mL 生理盐水,每隔 8 或

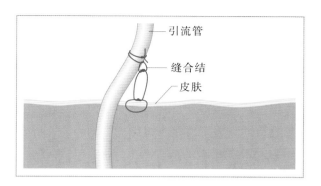

图 15.11 固定引流管的缝合结。

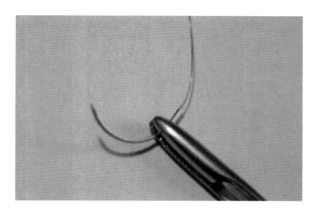

图 15.12 针钳夹持锻造的针线组合。

12 小时冲洗[2]。这也能防止引流管堵塞结垢。几位作者报道了使用抗生素(庆大霉素、妥布霉素)冲洗,一些人注意到每天 2 次注入纤溶剂(阿替普酶)的优点,尤其是初次置管引流不成功的脓肿[42]。总体来看,没有确凿的证据支持纤溶剂或抗生素冲洗。

15.9.5 引流管拔除

引流时长取决于脓肿的数量、位置、大小及形状。已证明单针抽吸和冲洗对小于 8cm 的脓肿治疗效果满意。

表 15.1 美国药典系统(USP)与公制系统的缝线直径比较

系统	缝线直径						
美国药典	7~0	6~0	5~0	4~0	3~0	2~0	1~0
公制	0.5	0.7	1.0	1.5	2	2.5	3
毫米范围	0.050~0.059	0.070~0.079	0.100~0.149	0.150~0.199	0.200~0.249	0.250~0.299	0.300~0.349

当患者临床症状和实验室检查明显改善时,引流量可降至 10mL/d,同时影像学提示脓肿体积明显缩小的时候,可以拔除引流管。引流管通常留置 1~2 周,确切时间因人而异[43,44]。B 超评估比较困难,因为塌陷的脓腔常常与肝实质同等回声,这时超声造影有帮助。血管内注入超声造影剂后,残余脓腔显示为无增强区域。

15.9.6 标本处理

第一次抽出的 10~20mL 脓液需要收集起来做细菌学或细胞学分析及药敏试验,以供具体、系统的抗生素治疗。化脓性脓肿的评价不包括血清学试验或肿瘤因子检测。

15.10 术后护理

术后护理方案取决于具体的疾病。

15.11 特定疾病

15.11.1 化脓性肝脓肿

病因及流行病学

肝脓肿的最常见进展为败血症(如葡萄球菌)、胆道感染(肠杆菌如大肠杆菌、克雷白杆菌属、拟杆菌属、厌氧菌等)及术后反应。各种病原微生物都可以感染。肝脓肿可造成重大威胁,带来 6%~14% 的死亡率[7]。上至 10cm 大小的脓肿都可以较为容易地通过经皮穿刺抽液或置管引流进行治疗,手术成功率达 95%[45]。这些结果某种程度上要比更为少见的脾脏脓肿 88% 的成功率更高[46]。肝脓肿的经皮治疗已成为临床实践的常规手段,只要引流得当,基本上没有手术相关的死亡率[47]。

大多数化脓性肝脓肿都有逆行胆道感染因素在内,或通过门静脉、肠系膜静脉血源性感染扩散而来。门静脉菌血症是由门静脉引流区域的炎症过程导致,如蜂窝组织炎、直肠溃疡、结肠周围或肛门周围脓肿、慢性炎症性肠病、阑尾炎或少见的化脓性胃炎等。检查者应仔细寻找可能的原因。少数情况下,积脓症(如胆囊积脓)或(术后)膈下脓肿的邻近扩散引发肝脓肿。然而在 15%~60% 的患者中其肝外感染没有被关注。必须根据个体情况来决定,对脓肿是采用粗针穿刺抽液,还是先行置管引流。根据已有的数据和我们的经验,置管引流治疗效果似乎更好,住院日也更短[36]。已有数据并不能说明非常大的肝脓肿一定要首选外科治疗,这也是个人选择[48,49]。对于脓肿破裂而言,外科手术绝对是第一选择。如今,多房脓肿可以通过经皮治疗,成功率达 94%[50],分隔程度是需要考虑的。

临床特点

患者可能有败血症引发的高热、右上腹疼痛、腹壁僵硬,也可以没有症状。胆源性肝脓肿患者常见黄疸。

诊断

典型的发热、脓毒症患者的诊断基于早期的影像学研究,其次是超声引导穿刺,获取脓液作培养(细菌检测、药敏实验),部分病例做细胞学分析和实验室检测。

治疗

当脓肿诊断成立或经药敏试验结果修正,系统的抗生素治疗方案就应实施。局部治疗取决于肝脓肿的程度(单发还是多发)、病灶大小。(重复的)超声引导或 CT 引导下脓肿经皮穿刺抽液被证实有效。较大的脓肿,有必要实施超声引导或 CT 引导(大口径)引流管置入。单独的抗生素治疗通常适用于多发小脓肿(如 1cm 大小)。

具体措施

鉴于存在严重感染性并发症的风险,脓肿的治疗应基于住院的基础上与外科密切合作。抗生素治疗可包括:美洛西林 4×2g 静脉注射或头孢菌素和甲硝唑静脉注射(例如头孢曲松 1×2g/d 静脉注射或者甲硝唑 3×0.5g/d)或者环丙沙星 2×0.4g/d 静脉注射。轻型患者也可以使用阿莫西林+克拉维酸(3×1.2g 静脉注射)。

化脓性肝脓肿的治疗包括以下步骤。

- 初始治疗前抽取血样化验。
- 血管内抗生素治疗(药敏试验后):可开始用美洛西林 4×2g/d 静脉注射，或者三代头孢菌素和甲硝唑(如头孢曲松 1×2g/d 静脉注射,或甲硝唑 3×0.5g/d 静脉注射)，或者环丙沙星 2×0.4g/d 静脉注射。
- 轻型患者可能有效:阿莫西林+克拉维酸(3×1.2g 静脉注射)。
- 超声引导或 CT 引导穿刺抽液或置管引流。
- 因流出梗阻导致胆管炎:内镜下逆行胆道插管引流或经乳头胆道引流,或经皮经肝胆道引流术(PTCD)。
- 营养:静脉补液及电解质替代治疗期间忌固体食物,症状减轻可进食清淡食物。
- (必要时)外科手术。

15.11.2 阑尾炎、憩室周围炎中的脓肿

还没有证据证明复杂性阑尾炎术中预防性放置引流管会给患者带来好处[51],经皮脓肿置管引流已起到既定的作用。过去,这些脓肿被认为是外科手术的绝对指征[52]。复杂性阑尾炎以存在"左侧脓肿"为特征,还可以进一步划分为上位、下位"左侧脓肿"。这些病灶需要与浮动脓肿(盆腔脓肿)、直肠子宫陷凹脓肿相鉴别[53]。已有证据表明在超过半数以上的儿童中单次手术治疗是合适的。进一步手术或许有必要,平均引流时间 8 天[12]。同时,阑尾炎后的脓肿引流成为儿科放射介入中腹部引流最常见指征[54]。此类引流的多数目标是为了避免重复的腹腔镜手术,而这些手术是已经成功完成的[55]。

近年来,有越来越多乐观的报道,讲述关于内镜超声引导下介入治疗上腹部的特定脓肿，比如网膜囊脓肿[56]。关于经阴道引流的报道也同样在增多[57]。

在憩室炎及憩室周围炎的病例中,目标是改善患者状况以适合手术。经皮脓肿引流在此类患者中正取得治疗重要性,甚至在老年患者中提供明确的治疗[11,58,59]。近来已明确经皮脓肿引流能降低随后的外科手术次数及手术范围,减少永久性气孔的需要[60]。在炎性肠病尤其是克罗恩病中也有同样的趋势[61]。

15.11.3 胆道疾病中的肝脓肿

另有一种特殊的"盲端综合征",通常发生在胆总管十二指肠吻合术或胆总管空肠吻合术的侧侧吻合术后,由胆汁、植物纤维或碎屑在胆总管远端淤积导致。本病的主要临床表现是右上腹疼痛、发热,还可有黄疸,可能伴发急性胆管炎和(或)急性胰腺炎。超声通常可显示扩张的肝外胆管及其内容物[62,63]。为防止发展到肝脓肿,此类情况应考虑外科手术[64]。

然而,通常情况下,初始治疗是经皮脓肿引流及胆道引流。多发肝脓肿可能因感染加重导致。如果脓肿较小,有理由尝试内镜治疗,但长期来讲这并不足够[65,66]。肝胆管造瘘术后发生这种情况是很有问题的,因为盲端综合征的发病率达 15%,进一步的外科手术应尽可能避免[67]。已有越来越多的报道显示盲端综合征的非手术治疗手段减少了不必要的手术[68]。由于大多数患者年龄较大,且此年龄组外科手术要权衡围术期风险,多数情况下,超声内镜介入手术可以是绝对的治疗选项[69]。

15.11.4 胰腺炎中的脓肿

急性胰腺炎形成的脓肿可以局限在胰腺,也可由胰腺周围积液包裹形成，或继发于胆道并发症。关于联合经皮超声及内镜超声引导下胰腺炎局部脓肿引流的详细内容参见第 22 章中的胰周积液引流术。虽然胰液引流存在瘘管形成的风险,经皮引流仍然是坏死性胰腺炎的有效治疗手段。这可能需要较大口径的引流管,取决于引流液成分[70,71]。

慢性胰腺炎可引起胆总管狭窄从而导致肝脓肿形成[72]。

15.11.5 阿米巴肝脓肿

流行病学和病因

阿米巴病在世界范围内分布,但主要影响热带居民(或旅行者)及卫生条件差的区域(约 20%~30%具有地方性,经粪便污染的水或食物传播)。绝大多数(>90%)受感染的患者无临床症状,病原微

生物被机体所消灭。已知人类肠道存在各种阿米巴原虫(如大肠阿米巴、波列基阿米巴及微小内蜒),只有溶组织内阿米巴是侵入性病原种类,其中又包括 20 多个具有不同程度毒性的亚种，只有大约一半能引起肝脓肿。

临床特点

肝脓肿可伴发或继发于阿米巴结肠炎,(在访问热带地区后数天、数周甚至数年后)发生峰形热及右上腹疼痛。一些患者可无肠道症状。发生肠道阿米巴病的男女比例相等,但男性发生肝脓肿的概率是女性的 7~10 倍。

诊断

在粪便中检测到 magna 和 minuta 小体或囊肿即可明确诊断。然而单一的光镜下粪便检查寄生虫灵敏度较低,应该取至少三份新鲜粪便样本与生理盐水混合以检测典型的营养型运动。已证实粪便抗原实验优于显微镜检测(前者灵敏度和特异度分别是 94%、94%, 后者灵敏度和特异度分别是 37%、99%)。血清抗体滴度(92%~97%的患者在 1 周后可检测到)显示为阿米巴病,但不能正面诊断当前疾病: 高达 25%的疫区居民阿米巴抗体检测阳性,却没有急性感染。在肠外表现如肝脓肿的患者中,寄生虫可以被组织学切片所确认。脓肿内容物中没有检测到阿米巴(超声引导下抽吸)。穿刺组织包括脓肿边缘的时候,有小于 20%的患者可在光镜下检测到滋养体。

实验室检测通常仅显示非特异性炎症标志物 ESR 升高,白细胞增多,但嗜酸性粒细胞数目正常,贫血,α_1 及 α_2 球蛋白升高,白蛋白减少,半数以上患者转氨酶升高,80%碱性磷酸酶升高。

一般措施

强调良好的卫生习惯,防止食物和饮用水的污染尤为重要。

具体措施

药物选择甲硝唑, 单次剂量为 4×500mg 静脉注射或者口服 4×400mg(儿童:35~50mg/kg 体重),

持续 10 天。苯巴比妥类药物用于消灭囊肿,如碘化喹宁(双碘喹啉)3×650mg/d,持续 20 天, 或者糠酯酰胺 3×500mg(儿童每日剂量:20mg/kg 体重),持续 10 天。有严重肠道感染的患者可以使用巴龙霉素, 一种吸收较少的药物,按 25~30mg/kg 体重分成 3 份作为每日剂量,持续 1 周。甲硝唑可由四环素代替(4×250mg/d,持续 10 天),以及其他毒副作用更大(因此较少使用)的药物,如去氢依米丁[每天 1.5mg/kg 体重(<90mg)],或者依米丁[每天 1mg/kg 体重 ,<60mg/d)],或者磷酸氯喹[2×500mg/d(最低剂量为 600mg),两天后 2×250mg/d,持续 2 周]。

与化脓性肝脓肿不同,大多数阿米巴脓肿不作引流,药物治疗即可成功。治疗效果由临床和超声监测。大多数脓肿在医学治疗结束后仍可被检查到。这并不是延长治疗的理由,残余病灶可在数周内消退。

只有较大的脓肿需要经皮穿刺引流(鳀鱼样液体)来缩小脓肿,促进治疗。极少数例外患者行外科手术治疗是合理的。

因此， 在阿米巴脓肿的治疗中应注意以下几点。

- 强调良好的卫生习惯(例如食物、饮用水)。
- 甲硝唑,4×500mg 静脉注射或者 3~4×400mg 口服,持续 10 天；儿童用量:30~50mg/kg 体重,或替硝唑 2g/d,持续 5 天。
- 增加鲁米诺类药物， 如糠酯酰胺,3×500mg(儿童每日剂量:20mg/kg 体重),持续 10 天,或者巴龙霉素,20~30mg/kg 体重分成 3 份作为每日剂量,持续 1 周。
- 只有较大的肝脓肿需要经皮穿刺引流。
- 外科手术鲜有必要。

15.11.6 伴肝脏损害的原虫感染

大量原虫感染可导致肝脏损害,针对不同原虫感染导致的肝损害其治疗方法参见表 15.2。

15.11.7 感染性(化脓性)脓肿的相关性疾病(脓毒症、凝血功能障碍、腹水)

全身感染并发症如脓毒症常导致凝血功能紊乱， 最重要的是消耗凝血功能 (弥散性血管内凝

表 15.2　原虫感染的肝损害治疗方案

病原体	诊断	治疗	备注
吸虫类	血清学、脏器表现	吡喹酮	
血吸虫	血清学、脏器表现	吡喹酮,20mg/kg 体重,每日 3 次,持续 1 天	味苦,吞服,不能咀嚼
支睾吸虫	血清学	吡喹酮,20mg/kg 体重,每日 3 次,持续 3 天	味苦,吞服,不能咀嚼
线虫类	血清学、大便检查、脏器表现		
人蛔虫	血清学、大便检查、脏器表现		
肠类圆线虫	血清学、大便检查、脏器表现	甲苯达唑,100mg,每日两次,持续 3 天	替代方案是阿苯达唑或噻嘧啶,单剂量 10mg/kg 体重
绦虫	血清学、脏器表现	甲苯达唑,200mg,每日两次,持续 3 天	替代方案是阿苯达唑 400mg,每日 3 次,持续 3 天
细粒棘球绦虫	血清学、脏器表现	外科手术;阿苯达唑,400mg,每日两次,持续 4 周后,停止 2 周(共 3 个疗程)	甲苯达唑,剂量升至 1.5~3g/d,分 3 份,可持续多年
泡状棘球蚴	血清学、脏器表现		甲苯达唑,每天的剂量升至 15~20mg/kg,可持续多年甚至终生服药

注意:密切注意全血细胞减少症,尤其是阿苯达唑。

血),缺乏抗凝血酶 III。抗凝血酶 III 活动度低于 40%,是发生静脉血栓栓塞风险增高的信号。同时凝血酶原片段 1 和 2 的浓度增高。脓毒症可能与其他器官的并发症有关,比如急性肾衰竭及呼吸系统疾病[73]。

门静脉内出现气体是非常重要的征象,这与极高死亡率相关,是外科切除原发灶的立即指征[74]。但即使在其他情况下,外科手术或介入手术都应在多学科基础上进行讨论[70]。腹腔积液可由一大类疾病导致。鉴别诊断应包括腹腔脓肿是局限性还是穿孔性的。在西方国家中腹腔结核虽然少见,但也是一个潜在因素。应注意到肺部病灶并不总是存在[75]。腹水本身是实质脏器引流的相对禁忌证。

15.11.8 肿瘤坏死感染

当肿瘤长到一定尺寸可发生自发性坏死,这在放疗、化疗、射频消融或栓塞治疗后更为明显[76,77]。如果坏死区域受到感染,将成为高危厌氧菌菌群的优良培养基。膈下脓肿或许由此机制发展而来,虽然外科手术实际是首选治疗,经皮穿刺引流也是可行的,这取决于患者的健康状况,包括生命质量问题及预期寿命[78]。

当影像学结果首诊提示不明原因的肝脏脓肿或腹腔内脓肿,应考虑到病灶有可能是退化的肿瘤或转移灶,如果不进一步诊断研究,可能会给患者带来灾难性的后果[79,80]。由于放疗、化疗因素,大多数患者已经处于免疫功能低下状态,在介入手术前有必要根据不同个体预防性使用抗生素。接受经皮无水乙醇注射治疗的肝细胞肝癌患者,尤其是肿瘤超过 3cm 者,可发生无感染性发热。由于免疫力低下及晚期肝硬化的存在,这些患者可在围术期在广泛基础上使用抗生素[81]。和其他介入手术一样,这里存在肿瘤种植的问题,但大多数病例已经处于晚期肿瘤状态,紧急情况下需要紧急应对[82]。和胰腺后方的积液一样,对胰腺肿瘤的坏死感染灶进行经皮引流存在形成瘘管的风险,这类患者采用内镜超声引导下经胃或经十二指肠引流也许是个不错的选择[83]。由于这些患者多数已经有过多疗程的抗生素治疗,应当竭力通过血培养、穿刺分泌物弄清病原菌(包括真菌培养)。

如果坏死腔不是太大,或许应考虑是否发生了自发性溶解,能否注入硬化剂或胶塞来闭合。这些治疗手段存在相应的并发症[84]。

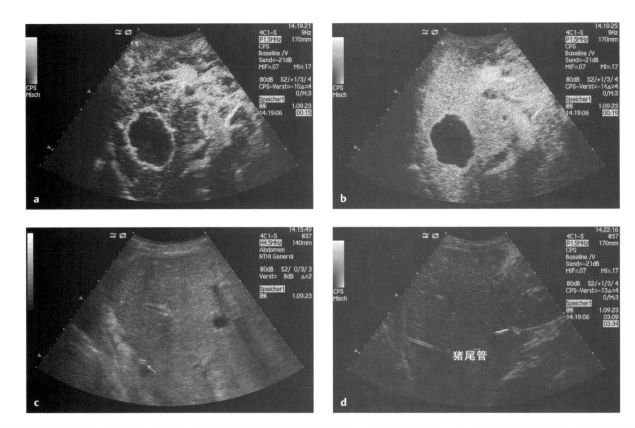

图 15.13　肝移植后肝脓肿。在注入造影剂后，超声显示动脉期脓肿(a,b)及引流评估(c,d)，在低机械指数模式下猪尾管显示最清楚(d)。值得注意的是，应加强免疫抑制患者的引流手术，尤其是冲洗工作。

15.11.9 肝移植后肝脓肿

　　肝脓肿在肝移植中是少见并发症（图 15.13），可能与肝动脉血栓、胆道梗阻或糖尿病有关。移植后发生肝脓肿的患者比健康肝脏患者有更高的死亡率[85,86]。肝移植是需要重症监护及免疫抑制治疗的大手术，因此脓肿更倾向由非常规细菌引起[87]。胆道重建是一个特别危险的因素，吻合口狭窄导致胆汁淤积和继发性胆管炎[88]。

> **注意**
>
> 　　这类患者返回移植中心再次检查是很重要的，因为非感染性积液很少需要介入治疗[89]。

15.12　并发症

　　化脓性肝脓肿具有较高的死亡率[2,7,8,50]。与所有侵入性手术一样，脓肿引流可导致出血、穿孔、胸腔及结肠损伤、继发性脓肿、脓胸及其他并发症，甚至治疗后复发[3]。熟悉这些潜在的并发症及其治疗方法是必要的。并发症可划分为早期和晚期并发症，或者直接（介入相关）和间接（如心肌梗死）并发症[50]。

　　关于并发症的前瞻性研究及治疗还没见诸报道，由于大多数研究都是回顾性的，综合性评估也没有制定。由于诸如年龄、伴发状况（如糖尿病、免疫抑制、年长患者）等各因素的不同，以至于已发表文献，甚至对照组的前瞻性研究很难进行相互对比[6,35,42,81,90-99]。一项统计评估指出，为了做出有效分析，一项前瞻性研究需要超过 600 甚至 1000 个脓肿患者。

　　血管损伤造成的出血，以及与气体泄漏有关的空腔脏器损伤，容易在术中被（超声）检测到。超声造影可鉴别胆漏与出血。游离气体可在卧位于腹壁与左肝之间，或左侧卧位于腹壁与右肝之间检查出特征性混响回声。右肩疼痛在肝脏穿刺后相对常

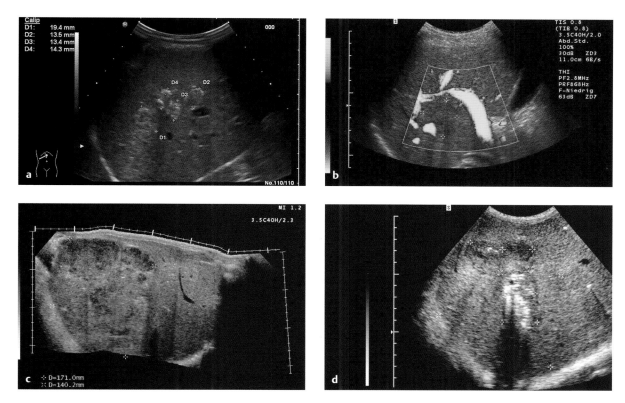

图 15.14　胆管炎肝脓肿愈合后(a),陈旧性阿米巴脓肿(b),巨大化脓性肝脓肿占据整个右肝(c,宽景成像)。放大显示周围的瘢痕(d)。

见,这是由于神经刺激引起的反应现象,仅需临时止痛治疗。化脓点穿刺导致的菌血症,常出现介入术后寒战,这一可能应在术前告知患者,此时需要抗生素治疗。

15.13　冲洗

引流管的按时(人工)冲洗是必要的。使用生理盐水反复冲洗,直到抽吸液变清。冲洗可以是 1 天数次,或持续数天,取决于脓液性质和引流位置。由于脓液较为黏稠,连续性冲洗装置不能产生足够的引流。双腔冲洗也是应该避免的,因为整个引流区相对较小。大口径单腔引流管比小口径多腔引流管更加有效。

引流管脱位的问题可由 B 超、空气灌肠或增强透视解决。最近也有研究使用稀释的超声造影剂(0.2~20mL 生理盐水)[100]。

15.14　后遗症

肝脓肿的治疗可以没有后遗症,但某些病例治疗后的影像学检查提示实质结构紊乱,如图 15.14所示。

15.15　超声引导下胆囊引流及其他指征

此背景下有两个重要的意义:胆固醇结石的溶石手术,由于腹腔镜的发展已很少开展;不能手术的胆囊积脓患者紧急介入手术。第二个指征适合大多数老年患者,由于患多种疾病或受急性病症的影响已极度衰弱,他们不能耐受手术或常规麻醉。实施引流可帮助这些患者恢复到可手术状态,在某些病例中甚至是决定性的治疗措施。如果目标仅仅是引流清亮的胆汁或输入冲洗液，那么 4~6F 的小口径导管是合适的。如果有积脓，则应选择大口径的导管。鉴于存在胆漏的风险，胆囊穿刺不应经过游离腹腔进行，经肝穿刺是标准做法。我们推荐使用套管针技术，因为 8~9G 的引流管容易穿过发炎的胆囊壁，也能避免导丝穿透胆囊进入腹腔。

（蔡志清 译）

参考文献

[1] Gervais DA, Hahn PF, O'Neill MJ, Mueller PR. Percutaneous abscess drainage in Crohn disease: technical success and short- and long-term outcomes during 14 years. Radiology 2002; 222: 645–651

[2] Gee MS, Kim JY, Gervais DA, Hahn PF, Mueller PR. Management of abdominal and pelvic abscesses that persist despite satisfactory percutaneous drainage catheter placement. AJR Am J Roentgenol 2010; 194: 815–820

[3] Gervais DA, Ho CH, O'Neill MJ, Arellano RS, Hahn PF, Mueller PR. Recurrent abdominal and pelvic abscesses: incidence, results of repeated percutaneous drainage, and underlying causes in 956 drainages. AJR Am J Roentgenol 2004; 182: 463–466

[4] vanSonnenberg E, Wittich GR, Goodacre BW, Casola G, D'Agostino HB. Percutaneous abscess drainage: update. World J Surg 2001; 25: 362–369; discussion 370–372

[5] Buckley BT, Goodwin M, Boardman P, Uberoi R. Percutaneous abscess drainage in the UK: A national survey and single centre study. Clin Radiol 2006; 61: 55–64; discussion 53–54

[6] Yu SC, Ho SS, Lau WY et al. Treatment of pyogenic liver abscess: prospective randomized comparison of catheter drainage and needle aspiration. Hepatology 2004; 39: 932–938

[7] Mohsen AH, Green ST, Read RC, McKendrick MW. Liver abscess in adults: ten years experience in a UK centre. QJM 2002; 95: 797–802

[8] Wong WM, Wong BC, Hui CK et al. Pyogenic liver abscess: retrospective analysis of 80 cases over a 10-year period. J Gastroenterol Hepatol 2002; 17: 1001–1007

[9] Massarweh NN, Park JO, Farjah F et al. Trends in the utilization and impact of radiofrequency ablation for hepatocellular carcinoma. J Am Coll Surg 2010; 210: 441–448

[10] Marin D, Ho LM, Barnhart H, Neville AM, White RR, Paulson EK. Percutaneous abscess drainage in patients with perforated acute appendicitis: effectiveness, safety, and prediction of outcome. AJR Am J Roentgenol 2010; 194: 422–429

[11] Whiteoak S, Khan O, Allen SC. Perforated colonic diverticulum in old age: surgical or medical management? Br J Hosp Med (Lond) 2009; 70: 699–703

[12] McCann JW, Maroo S, Wales P et al. Image-guided drainage of multiple intraabdominal abscesses in children with perforated appendicitis: an alternative to laparotomy. Pediatr Radiol 2008; 38: 661–668

[13] Lencioni RA, Allgaier HP, Cioni D et al. Small hepatocellular carcinoma in cirrhosis: randomized comparison of radio-frequency thermal ablation versus percutaneous ethanol injection. Radiology 2003; 228: 235–240

[14] Di Stasi M, Buscarini L, Livraghi T et al. Percutaneous ethanol injection in the treatment of hepatocellular carcinoma. A multicenter survey of evaluation practices and complication rates. Scand J Gastroenterol 1997; 32: 1168–1173

[15] Chou FF, Sheen-Chen SM, Chen YS, Chen MC. Single and multiple pyogenic liver abscesses: clinical course, etiology, and results of treatment. World J Surg 1997; 21: 384–388; discussion 388–389

[16] Schwerk WB. Ultrasonically guided percutaneous puncture and analysis of aspirated material of cystic pancreatic lesions. Digestion 1981; 21: 184–192

[17] Vogl TJ, Estifan F. Pyogenic liver abscess: interventional versus surgical therapy: technique, results and indications [Article in German]. Rofo 2001; 173: 663–667

[18] Olak J, Christou NV, Stein LA, Casola G, Meakins JL. Operative vs percutaneous drainage of intra-abdominal abscesses. Comparison of morbidity and mortality. Arch Surg 1986; 121: 141–146

[19] Gottschalk U, Ignee A, Dietrich CF. Ultrasound guided interventions, part 1, diagnostic procedures [Article in German]. Z Gastroenterol 2009; 47: 682–690

[20] Gottschalk U, Ignee A, Dietrich CF. Ultrasound-guided interventions and description of the equipment [Article in German]. Z Gastroenterol 2010; 48: 1305–1316

[21] Gray R, Leekam R, Mackenzie R, St Louis EL, Grosman H. Percutaneous abscess drainage. Gastrointest Radiol 1985; 10: 79–84

[22] Abdelouafi A, Ousehal A, Ouzidane L, Kadiri R. Ultrasonography in the diagnosis of liver abscesses. Apropos of 32 cases [Article in French]. Ann Radiol (Paris) 1993; 36: 286–292

[23] Claudon M, Cosgrove D, Albrecht T et al. Guidelines and good clinical practice recommendations for contrast enhanced ultrasound (CEUS)–update 2008. Ultraschall Med 2008; 29: 28–44

[24] Dietrich CF. Comments and illustrations regarding the guidelines and good clinical practice recommendations for contrast-enhanced ultrasound (CEUS)–update 2008. Ultraschall Med 2008; 29 (Suppl 4): S188–S202

[25] Dietrich CF, Schreiber-Dietrich D, Schuessler G, Ignee A. Contrast enhanced ultrasound of the liver–state of the art [Article in German]. Dtsch Med Wochenschr 2007; 132: 1225–1231

[26] Carrillo , Nañez L, Cuadra Urteaga JL, Canelo-Aybar C, Pintado , Caballero S, Gil , Fuentes M. Liver abscess: clinical, imaging and management features in a 5 year study in the Arzobispo Loayza National Hospital [Article in Spanish]. Rev Gastroenterol Peru 2010; 30: 46–51

[27] Khan R, Hamid S, Abid S et al. Predictive factors for early aspiration in liver abscess. World J Gastroenterol 2008; 14: 2089–2093

[28] Dietrich CF. Significance of abdominal ultrasound in inflammatory bowel disease. Dig Dis 2009; 27: 482–493

[29] Hirche TO, Russler J, Schröder O et al. The value of routinely performed ultrasonography in patients with Crohn disease. Scand J Gastroenterol 2002; 37: 1178–1183

[30] Veloso FT, Teixeira AA, Saraiva C, Carvalho J, Maia J, Fraga J. Hepatic abscess in Crohn's disease. Hepatogastroenterology 1990; 37: 215–216

[31] Mörk H, Ignee A, Schuessler G, Ott M, Dietrich CF. Analysis of neuroendocrine tumour metastases in the liver using contrast enhanced ultrasonography. Scand J Gastroenterol 2007; 42: 652–662

[32] Dietrich CF, Mueller G, Beyer-Enke S. Cysts in the cyst pattern. Z Gastroenterol 2009; 47: 1203–1207

[33] Barreiros AP, Braden B, Schieferstein-Knauer C, Ignee A, Dietrich CF. Characteristics of intestinal tuberculosis in ultrasonographic techniques. Scand J Gastroenterol 2008; 43: 1224–1231

[34] Hemming A, Davis NL, Robins RE. Surgical versus percutaneous drainage of intra-abdominal abscesses. Am J Surg 1991; 161: 593–595

[35] Zerem E, Hadzic A. Sonographically guided percutaneous catheter drainage versus needle aspiration in the management of pyogenic liver abscess. AJR Am J Roentgenol 2007; 189: W138–42

[36] Rajak CL, Gupta S, Jain S, Chawla Y, Gulati M, Suri S. Percutaneous treatment of liver abscesses: needle aspiration versus catheter drainage. AJR Am J Roentgenol 1998; 170: 1035–1039

[37] Kos S, Jacob L. Perkutane Abszessdrainagen. Radiologe up2date 2008; 8: 107–131

[38] Roy D, Kulkarni A, Kulkarni S, Thakur MH, Maheshwari A, Tongaonkar HB. Transrectal ultrasound-guided biopsy of recurrent cervical carcinoma. Br J Radiol 2008; 81: 902–906

[39] Mathevet P, Dargent D. Role of ultrasound guided puncture in the management of ovarian cysts [Article in French]. J Gynecol Obstet Biol Reprod (Paris) 2001; 30 (Suppl): S53–S58

[40] Vikrama KS, Shyamkumar NK, Vinu M, Joseph P, Vyas F, Venkatramani S. Percutaneous catheter drainage in the treatment of abdominal compartment syndrome. Can J Surg 2009; 52: E19–E20

[41] Sacks BA, Vine HS, Bartek S, Palestrant AM. Postoperative abscess

drainage in patients with established sinus tracks or drains. Radiology 1982; 142: 537–538

[42] Cheng D, Nagata KT, Yoon HC. Randomized prospective comparison of alteplase versus saline solution for the percutaneous treatment of loculated abdominopelvic abscesses. J Vasc Interv Radiol 2008; 19: 906–911

[43] Akinci D, Akhan O, Ozmen MN et al. Percutaneous drainage of 300 intraperitoneal abscesses with long-term follow-up. Cardiovasc Intervent Radiol 2005; 28: 744–750

[44] Bergert H, Kersting S, Pyrc J, Saeger HD, Bunk A. Therapeutic options in the treatment of pyogenic liver abscess [Article in German]. Ultraschall Med 2004; 25: 356–362

[45] Schwerk WB, Görg C, Görg K, Richter G, Beckh K. Percutaneous drainage of liver and splenic abscess [Article in German]. Z Gastroenterol 1991; 29: 146–152

[46] Schwerk WB, Görg C, Görg K, Restrepo I. Ultrasound-guided percutaneous drainage of pyogenic splenic abscesses. J Clin Ultrasound 1994; 22: 161–166

[47] Andersson R, Forsberg L, Hederstrom E, Hochbergs P, Bengmark S. Percutaneous management of pyogenic hepatic abscesses. HPB Surg 1990; 2: 185–188

[48] Tan YM, Chung AY, Chow PK et al. An appraisal of surgical and percutaneous drainage for pyogenic liver abscesses larger than 5 cm. Ann Surg 2005; 241: 485–490

[49] Chung YF, Tan YM, Lui HF et al. Management of pyogenic liver abscesses - percutaneous or open drainage? Singapore Med J 2007; 48: 1158–1165, quiz 1165

[50] Liu CH, Gervais DA, Hahn PF, Arellano RS, Uppot RN, Mueller PR. Percutaneous hepatic abscess drainage: do multiple abscesses or multiloculated abscesses preclude drainage or affect outcome? J Vasc Interv Radiol 2009; 20: 1059–1065

[51] Allemann P, Probst H, Demartines N, Schäfer M. Prevention of infectious complications after laparoscopic appendectomy for complicated acute appendicitis—the role of routine abdominal drainage. Langenbecks Arch Surg 2011; 396: 63–68

[52] Dobremez E, Lavrand F, Lefevre Y, Boer M, Bondonny JM, Vergnes P. Treatment of post-appendectomy intra-abdominal deep abscesses. Eur J Pediatr Surg 2003; 13: 393–397

[53] Nather K, Ochsner A. Der linksseitige Abszess bei Appendicitis. Langenbecks Arch Surg 1924; 188: 114–123

[54] Hogan MJ. Appendiceal abscess drainage. Tech Vasc Interv Radiol 2003; 6: 205–214

[55] Shuler FW, Newman CN, Angood PB, Tucker JG, Lucas GW. Nonoperative management for intra-abdominal abscesses. Am Surg 1996; 62: 218–222

[56] Imazu H, Kawahara Y, Koyama S, Tajiri H. Endoscopic ultrasound-guided transgastric drainage for omental bursa abscess complicating appendicitis with diffuse peritonitis. Endoscopy 2008; 40 (Suppl 2): E249

[57] vanSonnenberg E, D'Agostino HB, Casola G, Goodacre BW, Sanchez RB, Taylor B. US-guided transvaginal drainage of pelvic abscesses and fluid collections. Radiology 1991; 181: 53–56

[58] Durmishi Y, Gervaz P, Brandt D et al. Results from percutaneous drainage of Hinchey stage II diverticulitis guided by computed tomography scan. Surg Endosc 2006; 20: 1129–1133

[59] Men S, Akhan O, Köroğlu M. Percutaneous drainage of abdominal abcess. Eur J Radiol 2002; 43: 204–218

[60] Singh B, May K, Coltart I, Moore NR, Cunningham C. The long-term results of percutaneous drainage of diverticular abscess. Ann R Coll Surg Engl 2008; 90: 297–301

[61] Wiesmayr M, Bankier A, Fleischmann D, Karnel F. Percutaneous drainage of intra-abdominal abscesses in Crohn disease [Article in German]. Aktuelle Radiol 1994; 4: 184–187

[62] Hawes DR, Pelsang RE, Janda RC, Lu CC. Imaging of the biliary sump syndrome. AJR Am J Roentgenol 1992; 158: 315–319

[63] Miros M, Kerlin P, Strong R, Hartley L, Dickey D. Post-choledochoenterostomy 'sump syndrome'. Aust N Z J Surg 1990; 60: 109–112

[64] Hiura A, Kim EC, Ikehara T, Matsumura Y, Mishima K, Ishida I. Hepatic abscess as a complication of the sump syndrome. J Hepatobiliary Pancreat Surg 2000; 7: 231–235

[65] Hallstone A, Triadafilopoulos G. "Spontaneous sump syndrome": Successful treatment by duodenoscopic sphincterotomy. Am J Gastroenterol 1990; 85: 1518–1520

[66] Rumans MC, Katon RM, Lowe DK. Hepatic abscesses as a complication of the sump syndrome: combined surgical and endoscopic therapy. Case report and review of the literature. Gastroenterology 1987; 92: 791–795

[67] Demirel BT, Kekilli M, Onal IK et al. ERCP experience in patients with choledochoduodenostomy: diagnostic findings and therapeutic management. Surg Endosc 2011; 25: 1043–1047

[68] Ell C, Boosfeld C, Henrich R, Rabenstein T. Endoscopic treatment of the "sump syndrome" after choledochoduodenostomy: a new technique using an amplatzer septal occluder. Z Gastroenterol 2006; 44: 1231–1235

[69] Marbet UA, Stalder GA, Faust H, Harder F, Gyr K. Endoscopic sphincterotomy and surgical approaches in the treatment of the 'sump syndrome'. Gut 1987; 28: 142–145

[70] Bruennler T, Langgartner J, Lang S et al. Outcome of patients with acute, necrotizing pancreatitis requiring drainage-does drainage size matter? World J Gastroenterol 2008; 14: 725–730

[71] Habscheid W, Burghardt W, Lackner K. Percutaneous drainage of recurrent peripancreatic fluid collections in acute pancreatitis. A case report [Article in German]. Z Gastroenterol 1989; 27: 690–692

[72] Cunningham SC, Napolitano LM. Pyogenic liver abscess complicating biliary stricture due to chronic pancreatitis. Surg Infect (Larchmt) 2004; 5: 188–194

[73] Fukuchi T, Morisawa Y. A case of cat-scratch-induced Pasteurella multocida infection presenting with disseminated intravascular coagulation and acute renal failure [Article in Japanese]. Kansenshogaku Zasshi 2009; 83: 557–560

[74] Yajima Y, Ohhira S, Meguro S, Shibuya D, Miyazaki A, Sakurada H. A case of gas-containing liver abscess complicated with endotoxin shock and DIC [Article in Japanese]. Nippon Shokakibyo Gakkai Zasshi 1993; 90: 1602–1605

[75] Cheung HY, Siu WT, Yau KK, Ku CF, Li MK. Acute abdomen: an unusual case of ruptured tuberculous mesenteric abscess. Surg Infect (Larchmt) 2005; 6: 259–261

[76] Tejirian T, Heaney A, Colquhoun S, Nissen N. Laparoscopic debridement of hepatic necrosis after hepatic artery chemoembolization. JSLS 2007; 11: 493–495

[77] de Baère T, Roche A, Amenabar JM et al. Liver abscess formation after local treatment of liver tumors. Hepatology 1996; 23: 1436–1440

[78] Yokoi Y, Suzuki S, Sakaguchi T et al. Subphrenic abscess formation following superselective transcatheter chemoembolization for hepatocellular carcinoma. Radiat Med 2002; 20: 45–49

[79] Yeh TS, Jan YY, Jeng LB, Chen TC, Hwang TL, Chen MF. Hepatocellular carcinoma presenting as pyogenic liver abscess: characteristics, diagnosis, and management. Clin Infect Dis 1998; 26: 1224–1226

[80] Warshauer DM, Criado E, Woosley JT, Grimmer DL. Infarcted appendiceal carcinoid. CT appearance mimicking appendiceal abscess. Clin Imaging 1991; 15: 182–184

[81] Huo TI, Huang YH, Huang HC et al. Fever and infectious complications after percutaneous acetic acid injection therapy for hepatocellular carcinoma: incidence and risk factor analysis. J Clin Gastroenterol 2006; 40: 639–642

[82] Giorgio A, Tarantino L, de Stefano G et al. Complications after interventional sonography of focal liver lesions: a 22-year single-center experience. J Ultrasound Med 2003; 22: 193–205

[83] Kolvenbach H, Hirner A. Infected pancreatic necrosis possibly due to combined percutaneous aspiration, cystogastric pseudocyst drainage and injection of a sclerosant. Endoscopy 1991; 23: 102–105

[84] Görich J, Brensing KA, Kunze V et al. Percutaneous drainage of refractory necrotizing tumors: experience in 9 patients [Article in German]. Rofo 1995; 163: 527–531

[85] Nikeghbalian S, Salahi R, Salahi H et al. Hepatic abscesses after liver transplant: 1997–2008. Exp Clin Transplant 2009; 7: 256–260

[86] Tachopoulou OA, Vogt DP, Henderson JM, Baker M, Keys TF. Hepatic abscess after liver transplantation: 1990–2000. Transplantation 2003; 75: 79–83

[87] Chen H, Zhang Y, Chen YG, Yu YS, Zheng SS, Li LJ. Sepsis resulting from Enterobacter aerogenes resistant to carbapenems after liver transplantation. Hepatobiliary Pancreat Dis Int 2009; 8: 320–322

[88] Alsharabi A, Zieniewicz K, Michałowicz B et al. Biliary complications in relation to the technique of biliary reconstruction in adult liver transplant recipients. Transplant Proc 2007; 39: 2785–2787

[89] Akin K, Ozturk A, Guvenc Z, Isiklar I, Haberal M. Localized fluid collections after liver transplantation. Transplant Proc 2006; 38: 627–630

[90] Tani M, Kawai M, Hirono S et al. A prospective randomized controlled trial of internal versus external drainage with pancreaticojejunostomy for pancreaticoduodenectomy. Am J Surg 2010; 199: 759–764

[91] Spradlin NM, Wise PE, Herline AJ, Muldoon RL, Rosen M, Schwartz DA. A randomized prospective trial of endoscopic ultrasound to guide combination medical and surgical treatment for Crohn's perianal fistulas. Am J Gastroenterol 2008; 103: 2527–2535

[92] Zerem E, Salkic N, Imamovic G, Terzić I. Comparison of therapeutic effectiveness of percutaneous drainage with antibiotics versus antibiotics alone in the treatment of periappendiceal abscess: is appendectomy always necessary after perforation of appendix? Surg Endosc 2007; 21: 461–466

[93] Oliver I, Lacueva FJ, Pérez Vicente F et al. Randomized clinical trial comparing simple drainage of anorectal abscess with and without fistula track treatment. Int J Colorectal Dis 2003; 18: 107–110

[94] Abraham N, Doudle M, Carson P. Open versus closed surgical treatment of abscesses: a controlled clinical trial. Aust N Z J Surg 1997; 67: 173–176

[95] Tang CL, Chew SP, Seow-Choen F. Prospective randomized trial of drainage alone vs. drainage and fistulotomy for acute perianal abscesses with proven internal opening. Dis Colon Rectum 1996; 39: 1415–1417

[96] Widjaya P, Bilić A, Babić Z, Ljubicić N, Bakula B, Pilas V. Amoebic liver abscess: ultrasonographic characteristics and results of different therapeutic approaches. Acta Med Iugosl 1991; 45: 15–21

[97] Schouten JP, van Vroonhoven TJ. Treatment of anorectal abscess with or without primary fistulectomy. Results of a prospective randomized trial. Dis Colon Rectum 1991; 34: 60–63

[98] Lang EK, Paolini RM, Pottmeyer A. The efficacy of palliative and definitive percutaneous versus surgical drainage of pancreatic abscesses and pseudocysts: a prospective study of 85 patients. South Med J 1991; 84: 55–64

[99] Singh JP, Kashyap A. A comparative evaluation of percutaneous catheter drainage for resistant amebic liver abscesses. Am J Surg 1989; 158: 58–62

[100] Ignee A, Baum U, Schuessler G, Dietrich CF. Contrast-enhanced ultrasound-guided percutaneous cholangiography and cholangiodrainage (CEUS-PTCD). Endoscopy 2009; 41: 725–726

第 16 章

经皮穿刺硬化治疗囊肿

C. F. Dietrich, B. Braden

16.1 经皮穿刺硬化治疗肝囊肿

16.1.1 流行病学和病因学

在我们研究的 20 000 名连续患者中，肝囊肿的发病率为 5%且呈年龄依赖性，其他作者报道的发病率也相似，为 1%~3%[1,2]。

肝囊肿由多种病因形成，可能包括小叶内胆管囊性扩张，这种病因在女性中更常见（von Meyenburg 异常），或可能是先天性畸形的一种表现。多囊性肝与肾囊肿存在高度相关性（75%，同样也是年龄依赖性的）。但与其他器官囊肿存在相关性的很少见。有一小部分患者有共同的异常（如脊柱裂）。

多囊性肝的症状很少，且通常在 40~50 岁前不会出现。然而，当存在可扪及的器官增大并产生压迫感，或压迫胃肠道、静脉（外周性水肿）和门静脉（门静脉高压征象）及其他的问题时，就可能需要进行治疗了。自发性的或外伤引起的破裂（或囊内出血）都可能是不明原因疼痛的来源。

16.1.2 症状

肝囊肿在大多数患者中无症状。最多见的症状是疼痛，这可能伴随饭后腹胀。其他症状有消化不良和体重下降。少食多餐可以帮助预防不必要的过度胃胀。囊肿感染、囊内出血偶有发生。此外，还发现有个别患者出现胆道梗阻。

16.1.3 适应证

是否需要进行治疗取决于症状、所述囊肿的尺寸（>50~100mm）和破裂的危险（大体积位置较浅的囊肿）。无症状的囊肿一般不及时治疗。但例外的是肝包膜下囊肿的位置暴露在机械应力中（肋或胸骨下方），这有时可能会引起患者的主诉。疼痛的其他原因应被排除（胃炎、溃疡病、胆石症、胰腺炎、脊椎源性疼痛等）。尤其是对于多囊肝患者，重要的是要意识到其非典型的胆囊位置、节段性胆道扩张，或介入治疗前的门静脉血栓。有关诊断和治疗胰腺囊性病灶的介绍在第 22 章[3]。

16.1.4 禁忌证

对于具有肝包虫血清学检查结果阳性的患者，介入治疗为禁忌证。该类型患者需要进行 PAIR 术（穿刺–引流–乙醇注射–再引流，见第 17 章）或其他一些初步处理[4]。准备进行肝移植是另一个相对禁忌证。

16.1.5 介入耗材和器械

除本节内容外，需要的耗材和器械在第 2 章和第 15 章中已做介绍[5]，以下是所需要用到的其他耗材和器械。

- 局部麻醉（标准方法）。
- 需要用到各种引流设备，如肾造口设备（OptiMed）、6.6F（2.2mm）导丝和扩张器。
- 硬化剂的选择：1%聚多卡醇（乙氧硬化醇，Kreussler 制药），注册编号 A1122-2。
- 固定导管的胶带。
- 缝合材料（一般不会用到）：Ethicon Mersilene 绿色缝线，FSL30mm 3/8C（Johnson & Johnson）。

16.1.6 硬化剂

如前所述，开展其他介入治疗，囊肿硬化可用 96%乙醇[6]、1%聚桂醇（由于其局麻作用，选用它会比乙醇带来更少疼痛），或 10%（至 30%）的 NaCl 溶液。可能考虑使用的还有常用的胸膜固定药物，如四环素、多西环素和米诺环素[7,8]，50%乙酸已被用于肾囊肿治疗。

16.1.7 治疗选择

外科手术干预可对症减少肝囊肿的大小（通过囊肿开窗术或切除术），虽然存在明显的术后并发症风险[10]。另一种治疗方法是超声引导下经皮囊肿引流然后再注入硬化剂。

16.1.8 经皮穿刺技术肝囊肿硬化治疗

皮肤消毒与局部麻醉

皮肤消毒与局部麻醉按照本书中的标准步骤进行（见第 15 章）。

囊肿引流与引流穿刺

千叶针（20G,220mm）通过超声引导刺入囊肿并推入囊肿远端 1/3 处，靠近囊肿远端壁时停止推入[11]。取下套管针以进行诊断引流术。当收集完足够的标本后，用一个带软尖端的 0.018 英寸金属导丝插入囊肿并盘绕 1~3 次，以固定它的位置。千叶针被取下后，留下穿入囊肿内的导丝，然后沿该导丝通过轻微的扭转操作扩张的瘘口（使用手术包中的扩张器），装上一个 6F（或 5F）导管。该导管穿入囊肿的底部。当导管尖端确认已经到达囊肿的远端壁后，取下导丝。然后现在可以用胶带（或缝线，取决于接下来的操作）将导管固定在皮肤上。

一般来说，囊肿内容物自动通过留置数小时或过夜的 6F 导管中流出；或者，囊肿内容物可以用注射器抽吸排出并测量容积。如果液体是透明的或琥珀色，那么囊肿就应该没有与胆道相通。应该常规搜集一份样品进行细胞学分析[可以选择检查血球计数（细胞计数）、微生物学和胆红素水平]。如果内容物呈现黄色或深绿色则提示囊肿可能与胆道相同；这些囊肿应该被抽吸排干并测定胆红素水平。可以选择滴注造影剂[声诺维（Bracco）][12]来排除囊肿与胆道系统相通。正常情况下，造影剂不应进入

胆道；如果造影剂进入胆道，则不应再采用硬化治疗。否则，这会导致一种严重的并发症，即硬化性胆管炎，这样的并发症在囊内注射硬化剂后会被观察到[13]。与胆道相通将导致囊肿在一个非常短的时间内重新被填充，这样的时间一般大约是几小时或几天。

棕色或红褐色囊肿内容物提示（陈旧的）囊内出血。如果之前出现有感染症状，则其他类型的颜色需要另外进行细菌学检测。复杂的囊肿应该在采用 1%聚桂醇硬化前使用大量的无菌生理盐水冲洗，据报道这样有一定的抑菌作用。

16.2　硬化治疗技术

硬化治疗之前，通过在超声引导下注入 10~20mL 的生理盐水并抽出，以确认导管引流的位置（图 16.1）。接着，再使用硬化剂。例如，如果是采用聚多卡醇，将溶液滴入 15~60 分钟然后再抽出。如果抽出不成功，可以通过深呼吸、咳嗽、体位变化，重新定位导管（退回或旋转）来辅助抽出液体，或直接注入生理盐水进入囊肿进行稀释。导管在液体完全排出后取出（或约 2 小时后）。

最常用的硬化剂是乙醇（96%），也可以用 1%聚桂醇作为替代。硬化剂的量应大约为 1/3 的囊肿体积。硬化剂保留在囊肿应为 30~120 分钟。硬化的时间（保留硬化剂的时间）越长，复发率就会越低，但在这种原有的良性疾病基础上会有更高的并发症发生率。基于文献中的数据，复发率为 10%~30%，但真正的复发率可能是更高的。硬化治疗可以几天内重新实施（至少 2~3 天以后），但会伴随较高的相关风险。在少数病例中观察到出现发热、心动过速和其他自主神经和心血管症状。

16.2.1 随访治疗

目前，没有确立通用的方法。通过患者主诉，我们在 3~6 个月安排进行初次超声随访。除了大小和均一性，一次成功的硬化治疗的超声表现应该包括存在线状内部回声及周边递减的高增强回声瘢痕。

面对术后急性的或稍迟的主诉，应及时评估需排除的并发症（出血、感染、胸腔积液）。持续性的出

血可以通过(重复)注射 1%聚多卡醇来控制。

16.2.2 预后

硬化治疗的长期效果取决于原来的适应证、并发症,以及其他评估标准(疼痛、囊肿大小)。一些报告关于囊肿硬化治疗的预后已经发表。影像学显示在 50%~75%的情况下不存在囊肿复发 (一项多中心的观察研究显示为 71%)。相似百分率的病例显示能显著减少 50%的囊肿直径(在一项多中心的观察研究中为 29%)[6]。

16.3　经皮肾囊肿硬化治疗

16.3.1 文献总结

在总共入组 118 例病例,共 132 个囊肿且平均随访 25.8 个月的研究中,56%经过经皮硬化治疗的患者没有发现有残留囊肿。30%病例有残留容量<

10%的囊肿。经过硬化治疗,只有 4 名患者 (3.4%)相较于治疗前的症状没有改变。该过程的发病率为 9%。没有患者需手术再介入,平均住院时间为 1.06 天。在不复杂的肾囊肿的经皮硬化治疗中,采用聚桂醇有较高的成功率[14]。

16.3.2 流行病学、鉴别诊断和分类

在高达 50%的尸检中发现有肾囊肿,这与采用超声检查手段发现的概率相似。一个简单的(典型的)囊肿能由它的超声特征很容易识别出来:圆形,壁薄液清,边缘光滑,侧方声影,后方回声增强。通常有这一发现就没有进一步诊断或治疗的意义。非典型囊肿不显示上述所有对肾囊肿的诊断标准,有必要排除肾盂扩张和囊性肾肿瘤。

囊性肾包块包括单纯性囊肿(表 16.1),局灶性囊性疾病,例如在肾盂肾炎中的管状潴留囊肿或血管性肾病、节段性囊性增生、良性囊性肾肿瘤[(乳头状)囊腺瘤]、多囊肾病、肾结核、结节性硬化背景

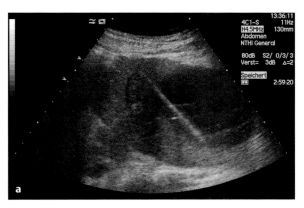

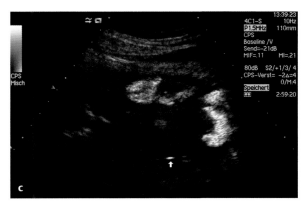

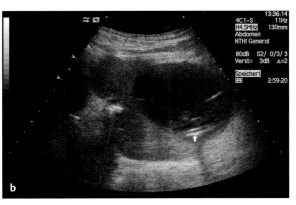

图 16.1　将针穿刺入囊肿的技术与脓肿穿刺引流基本一样,只是后者要用较小内径(5F 或 6F)的引流管。(a)针通过周围肝组织穿入囊肿。(b)置入 6F 引流管。(c)注入增强剂以确定引流管位置(箭头)。

表 16.1　改良的肾脏囊肿 Bosniak 分类

类别	特征
Ⅰ：单纯(典型)囊肿	壁薄，无分隔，无钙化，无实性成分，无强化
Ⅱ：小的复杂囊肿	壁薄，薄分隔(<1mm)，囊壁微钙化，超声上无实性成分(CT值：50~90HU)，无强化
Ⅲ：不明确的囊性肿块	厚壁，囊壁或分隔厚薄不均且有强化，复杂钙化
Ⅳ：囊性肾癌	厚壁，囊壁或分隔厚薄不均且有强化，复杂钙化，周缘强化

下的囊肿和希佩尔－林道综合征和在肾衰竭患者中的获得性肾囊肿。肾癌和儿童肾母细胞瘤可能有囊性结构。这些病变需要与一些可能长得巨大的良性囊性肾瘤及节段性发育不良，即部分肾的发育异常伴囊性特征进行区分。

有以下发现时有必要排除其他包块，尤其是肿瘤。

- 厚或不规则隔膜。
- 边界不整齐。
- 未发现次要的囊肿特征（后方回声增强，侧方声影）。
- 高或混合回声的囊肿内容物。

上述单纯性肾囊肿可能因为囊内出血或上行感染而改变它们的回声特性。

微小的混合囊肿多是良性的，虽然他们可能形成一个囊性肿块。但根据迄今为止的经验，超声造影能比 CT 更好地鉴别一个微小的混合囊肿[15,16]（表16.1）。

Bosniak Ⅲ 型不确定的囊性包块需要进行明确的诊断，因为增强提示大约50%的病例检查出赘生物和恶性肿瘤。以上原则的唯一的例外是无增强的囊肿边界光滑，有粗大钙化，而且没有内部分隔。该类型的囊肿只需要进行定期随访。

在多囊肾病例中，双肾显示囊性肿大并且可能从隔膜扩大到小骨盆。在童年时期，局限于单个肾较明显的囊肿可能提示多囊肾发育不良。在多囊肾病随访中，应小心可能发展为继发性恶变。对比增强技术已经证明在做出这一评估时是非常有帮助

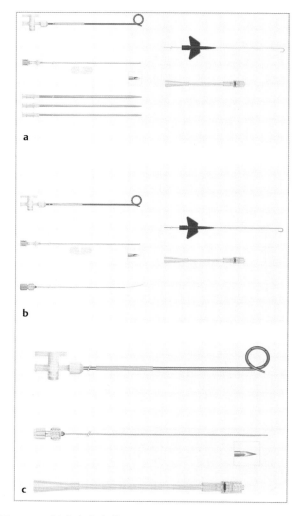

图 16.2　肾造瘘术套件(用于尿液和液体的外引流；由 OptiMed 或其他公司提供)。(a)传统的 Seldinger 技术。套件组件：带双通道的猪尾管(直径 7~16F，长 30cm)；两个可以产生回声的穿刺针(直径 1.3mm，17.5G，长 20cm)；可更换导丝的 Schüller 型引流管(直径 0.035 英寸，长 90cm，其中包括 10cm 的可屈导管顶端，3mm J 形弯折，40cm 的刚性轴，柔性末端)；扩张器(直径 6~18F，长 20cm)；旋转适配器；公头鲁尔锁。(b) 特殊的肾造瘘套件。引流管的置入用的是 Seldinger 技术。密闭装置的引入避免了扩张器的使用。套件组件：带双通道的猪尾管(直径 7~9F，长 30cm)；两个可以产生回声的穿刺针(直径 1.3mm，17.5G，长 20cm)；由两部分组成的密闭装置，其中含有带圆钝头的塑料置入器(直径 1.2~1.3mm)；带有聚四氟乙烯涂层的导线(直径 0.035 英寸，长 100cm，顶端柔性，3mm J 形弯折)；旋转适配器；公头鲁尔锁。(c)肾造瘘的套管针置入技术套件。套件组件：带双通道的猪尾管(直径 7~9F，长 30cm)；两个穿刺套管针(直径 1.2~1.4mm，16~17.5G，长 33cm)；旋转适配器；公头鲁尔锁。

的[15,16]。

16.3.3 技术

在标准的皮肤准备和局部麻醉后,经超声引导下置入并放置细的经皮肾造口导管(5F)(图 16.2)。

囊内容物完全导出,并测量收集的内容物容积。标本进行细胞学分析和肌酐测定。解读:在囊肿内的肌酐浓度不应高于患者的血清肌酐水平。注入造影剂以排除与肾盂及集合系统的相通,集合系统内液体不应该呈现造影剂的表现。

16.3.4 硬化剂

治疗肾囊肿中最广泛使用的硬化剂,如对于肝囊肿,是 96% 的乙醇(另一种选择是 1% 聚多卡醇,由于其局部麻醉和杀菌性能,它可能会更优于乙醇)。

乙醇剂量是大约 1/3 的囊肿体积(或根据经验调整为囊肿体积的 20%~50%,),或约 100mL。也可以使用乙酸。所述试剂保留在囊肿为 30~120 分钟。对于肾囊肿,该硬化时间越长就会有越低的复发率,但会有较高的并发症的风险。研究表明硬化治疗有 10%~30% 复发率,但在实际中可能会更高。硬化治疗可以重复进行,但会有更高的相关风险。

16.4　其他步骤

由于超声引导的简便性使得腹腔镜下囊肿切除和后腹腔镜肾暴露成为二线治疗选择。输尿管如果靠近囊肿应该注意识别,以尽量减少损伤的风险。囊肿突出于肾实质(就像在其他腹腔镜下囊肿的治疗),应该从囊肿底部切除。

16.5　关于脾囊肿的特殊问题

需要治疗的单纯上皮脾囊肿是非常少见的。更普遍的是遇到复杂的脾囊肿,鉴别诊断能直接指导治疗方案。如第 23 章内容所述,不确定的实体瘤应通过超声引导下进行穿刺脾脏活检。脾切除术可以用于这些病例中。对肝脏一章中描述的方法可以在恰当的病例情况下应用,虽然本书作者对于将该方法用于脾脏还欠缺经验。

16.6　关于胰腺囊肿的特殊问题

胰腺假性囊肿的治疗和胰周液体的引流请见第 22 章[3]。

（罗俊 译）

参考文献

[1] Schwerk WB, Braun B. Ultrasound in the diagnosis of cystic lesions of the liver (author's transl) [Article in German]. Z Gastroenterol 1978; 16: 24–31

[2] Linhart P, Bönhof JA, Baqué PE, Pering C. Ultrasound in diagnosis of benign and malignant liver tumors [Article in German]. Zentralbl Chir 1998; 123: 119–123

[3] Beyer-Enke SA, Hocke M, Ignee A, Braden B, Dietrich CF. Contrast enhanced transabdominal ultrasound in the characterisation of pancreatic lesions with cystic appearance. JOP 2010; 11: 427–433

[4] Dietrich CF, Mueller G, Beyer-Enke S. Cysts in the cyst pattern. Z Gastroenterol 2009; 47: 1203–1207

[5] Gottschalk U, Ignee A, Dietrich CF. Ultrasound-guided interventions and description of the equipment [Article in German]. Z Gastroenterol 2010; 48: 1305–1316

[6] Montorsi M, Torzilli G, Fumagalli U et al. Percutaneous alcohol sclerotherapy of simple hepatic cysts. Results from a multicentre survey in Italy. HPB Surg 1994; 8: 89–94

[7] vanSonnenberg E, Wroblicka JT, D'Agostino HB et al. Symptomatic hepatic cysts: percutaneous drainage and sclerosis. Radiology 1994; 190: 387–392

[8] Yoshida H, Onda M, Tajiri T et al. Long-term results of multiple minocycline hydrochloride injections for the treatment of symptomatic solitary hepatic cyst. J Gastroenterol Hepatol 2003; 18: 595–598

[9] Seo TS, Oh JH, Yoon Y et al. Acetic acid as a sclerosing agent for renal cysts: comparison with ethanol in follow-up results. Cardiovasc Intervent Radiol 2000; 23: 177–181

[10] Soravia C, Mentha G, Giostra E, Morel P, Rohner A. Surgery for adult polycystic liver disease. Surgery 1995; 117: 272–275

[11] Gottschalk U, Ignee A, Dietrich CF. Ultrasound guided interventions, part 1, diagnostic procedures [Article in German]. Z Gastroenterol 2009; 47: 682–690

[12] Ignee A, Baum U, Schuessler G, Dietrich CF. Contrast-enhanced ultrasound-guided percutaneous cholangiography and cholangiodrainage (CEUS-PTCD). Endoscopy 2009; 41: 725–726

[13] Taranto D, Beneduce F, Vitale LM, Loguercio C, Del Vecchio Blanco C. Chemical sclerosing cholangitis after injection of scolicidal solution. Ital J Gastroenterol 1995; 27: 78–79

[14] Brunken C, Pfeiffer D, Tauber R. Long term outcome after percutaneous sclerotherapy of renal cysts with polidocanol [Article in German]. Urologe A 2002; 41: 263–266

[15] Ignee A, Straub B, Brix D, Schuessler G, Ott M, Dietrich CF. The value of contrast enhanced ultrasound (CEUS) in the characterisation of patients with renal masses. Clin Hemorheol Microcirc 2010; 46: 275–290

[16] Ignee A, Straub B, Schuessler G, Dietrich CF. Contrast enhanced ultrasound of renal masses. World J Radiol 2010; 2: 15–31

棘球蚴病介入治疗

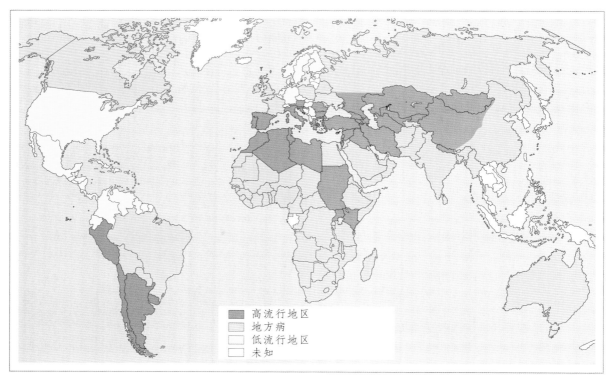

第 **17** 章

C. F. Dietrich, M. Hocke

棘球蚴病(包虫病)是一种由绦虫纲的扁虫感染引起的人畜共患病。狗绦虫(细粒棘球绦虫或囊型棘球蚴;囊型棘球蚴病)和伏氏绦虫(滤泡棘球蚴或泡状棘球蚴;泡型棘球蚴病)可寄生在人体内。其他两种致病幼虫 (伏氏棘球绦虫和少节棘球绦虫) 是非常罕见的,目前仅见于美国中部和南部。对包虫病更深入的了解和成像技术的进一步发展囊型包虫病已经彻底改变了囊性包虫病的诊断、治疗和预后。不幸的是,这并不同样适用于泡型棘球蚴病,而目前对其诊断和治疗如"变色龙"样不断变化。

囊型棘球蚴病——本章主要的议题,其通常由影像学检查 (超声或 CT 可能) 联合血清学方法

(ELISA 和确认试验)诊断。WHO(世界卫生组织)工作组已建立各种分类系统,以提供与治疗相关的形态学的摘要。目前 WHO 已发表了旨在建立统一的方法来诊断和治疗现有的包虫病的指南和建议[1-3]。

17.1 棘球绦虫:类型和流行病学

17.1.1 细粒棘球绦虫

细粒棘球绦虫(狗绦虫)是欧洲获得性寄生虫(囊)肝病的主要病原体。其患病率从北到南纬地区发病率显著增加(图 17.1)。症状性囊型包虫病的发

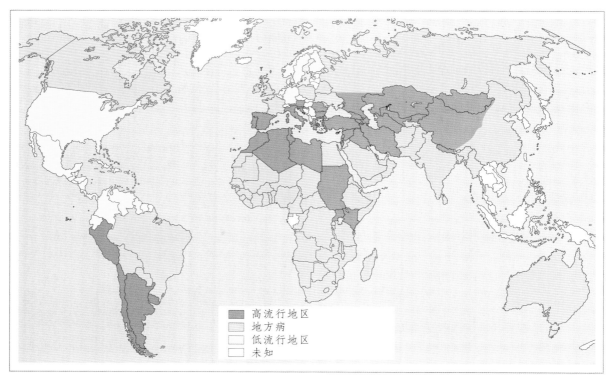

图 17.1　囊型包虫病的全球分布。(Source: reference[42].)

病率在全球范围差异很大,根据不同的区域,百分比范围/患病率从<1/10 万人口和年份（在德国约0.5/10 万）到 198/10 万 ,后者为有特定生活习惯的一些地区,如非洲的西北肯尼亚（图尔卡纳）[4-7]。很明显,其中有很高比例是未报告的、感染寄生虫但无症状的病例。狗和羊之间的传播循环解释了为什么流行囊型包虫病是养羊地区最普遍的:安纳托利亚（土耳其）、东欧、（南部）地中海国家（北非、小亚细亚）和南美洲。相比之下,囊型包虫病在中欧和北欧很罕见,几乎全部在客籍工人和移民（和极少数的游客）中被诊断出。

17.1.2 滤泡棘球蚴

不像狗绦虫的幼虫通过膨胀生长，对泡球蚴（伏氏绦虫）的幼虫通过浸润和破坏周围组织生长（图 17.2）。看似一个囊肿实际上是一个内有寄生组织的中央坏死区。狗绦虫是由通过胃肠途径感染,而幼虫主要沉积在肝脏。最常受累的中欧地理区是巴登-符腾堡州、巴伐利亚州、泰罗利亚、克恩顿州、施蒂利亚州和瑞士。田鼠是一种常见的中间宿主。

泡型包虫病的临床表现更多来源于肝脏并发症,如胆汁淤积或慢性胆管炎,而非肿块效应。瘙痒、皮疹、盗汗是典型伴随的症状。泡型包虫病与肝细胞癌之间最常混淆,但类似肝硬化的形态也被描述。脓肿形成的情况并不少见,尤其是在开始治疗后。本病也可出现幽门狭窄、梗阻性黄疸或门静脉高压症。

滤泡棘球蚴病因其外生性生长和相对稳定的一致性,不适合进行超声引导下介入治疗,因此本章不会进一步讨论其实质。该疾病的唯一的治疗方法是手术切除或阿苯达唑治疗（图 17.2）。

> **注意**
> 滤泡棘球蚴不适合超声引导下经皮治疗。

17.2　临床表现

棘球蚴病的症状取决于囊肿的位置和大小[肝脏中的常大于 8cm,在其他器官系统（如脑、眼等）则小得多]及其可能导致的并发症。较大的囊肿压迫时可引起腹部胀满感、上腹痛或恶心的相关现象。囊肿破裂的可能原因是自发的、外伤或医源性原因（由于穿刺或药物引起的退化）及可能会或可能不会引起过敏反应或偶然性的过敏反应。其他可能出现的并发症是胆囊和胆管（或支气管）之间瘘管形成,如由于二次梗阻和炎症（胆管炎、支气管炎）引起的并发症。目前已有报道显示由于骨骼受累和因血管浸润而出现的糜烂性出血可导致自发性骨折。一个可怕的并发症就是传播的寄生虫从破裂的囊肿进入腹腔或胸腔。显然,对于囊肿而言,更为常见的自发性退化和转化是非活动的、钙化状态。

下列任何并发症都可能源于囊性虫病。
● 囊肿破裂（自发、外伤或医源性）,有或无二次传播。
● 瘘管形成。
● 梗阻和炎症。

17.3　诊断

17.3.1 三个主要诊断标准

棘球蚴病的诊断是基于病史（国籍、暴露风险）、影像学表现及血清学检查。

17.3.2 实验室参数

异常的实验室参数反映器官损害及其并发症,但却往往无益于诊断。肝功能和胆汁淤积指标酶在肝受累患者可能显示异常。嗜酸性粒细胞明显增多的情况很少见（低于 10% 的病例）,同时相对于蠕虫病的诊断,其也不是一个有用的发现。

17.3.3 血清学和分子生物学试验

ELISA 检测系统和间接红细胞凝集抗体试验（IHAT）是敏感的筛查,常联合使用并确认具有较高的特异性阳性免疫印迹。

17.4　影像学检查、疾病分期

成像研究的价值取决于囊肿的位置。超声检查

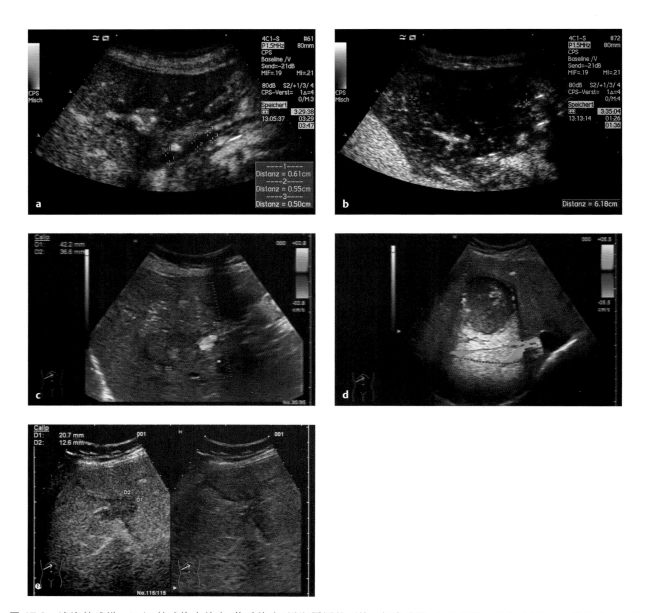

图 17.2 滤泡棘球绦蚴。(a,b)棘球绦虫幼虫(伏氏绦虫)浸润周围的环境。超声造影,左肝无明显强化,同时无血管显示。左肝动脉闭塞,可见于标记之间。类似的变化可以在胆管癌中发现,这可能与肝梗死某些病例类似。(c~e)后面的图像文件显示对药物治疗的反应。(c)超声显示肝右叶中心一个强回声的、中心不均匀的肿块,该肿块取代了周围的血管,与未治疗的泡型包虫病一致。通过超声鉴别于肿瘤肿块。(d)经过 2 个月的阿苯达唑治疗发现外观无明显变化。中央液化区因死亡寄生虫而形成,注意其周围的炎性血管反应。(e)同一部位经过 6 个月的治疗后,超声显示肿块显著变小,造影剂注射后门静脉时相无强化。病变在平扫中无法显示。

是诊断和随访腹部囊型包虫病首选影像学检查方法,而 CT 对评价肺和骨不可或缺。下面介绍的超声形态学分期可适用于大多数的器官系统。

17.4.1 历史背景

现已经出版了不同的分类体系 [8-13]。1981 年,

Gharbi 创建包虫囊肿病的形态学分类[10],后者多年来已进行了多次修改。

Gharbi I 型包虫囊肿是一种单纯液体的汇集状态,很难和其他类型的上皮性肝囊肿区分。这是最常见的病变(50%~80%,这取决于研究人群),其形态是一个"正常"的囊肿,无内部分隔或回声(棘

球蚴砂)。囊肿内含有繁殖能力的原头节。主要难点在于和上皮囊肿鉴别。

　　Gharbi II 型包虫囊肿的形态是以囊壁脱落而填于囊液内而产生"水上浮莲"的超声特征。囊肿是可繁殖的,这是超声诊断的一个要点。在这一阶段中,超声在发现的囊壁和内部的详细特征肯定优于其他检查方式。如果囊壁和棘球蚴砂更多,且检查条件或设备较差,则这个阶段将其误认为脓肿或肿瘤的可能性更大。棘球蚴砂检测是通过移动患者,如使其侧卧或站立来进行检查。

　　Gharbi III 型包虫囊肿的特征是子囊之间分隔和可能存在退化的固体成分。分隔内的囊壁飘动最终而成蜂房状。此阶段被称为过渡阶段,是因为活动的寄生组织已进入退行性变化,即可能出现自发或响应宿主的防御或药物治疗。典型的特征是"囊中囊"型(www.EFSUMB.org[14])、棘球蚴砂和周围点状强回声,这使其更有别于第一阶段到第三阶段。

　　Gharbi IV 型包虫囊肿内部高低回声不等(疤痕形成的退行性改变)。无活力病灶的超声特征为塌陷的、有些扁平的、椭圆形囊肿(这与囊内低压有关)和生发层从囊壁脱落(水上浮莲征)。其他的特征包括囊内粗回声和初期囊壁钙化(见第 V 型)。在某些情况下,很难鉴别囊肿的复杂后期阶段和脓肿。相对第 II 型和 III 型而言,这个阶段表现更为不典型。

　　Gharbi V 型包虫囊肿的囊壁和内容物钙化。这一阶段反映混合膨胀性改变(周围反应)和退行性瘢痕收缩,后者表现为钙化囊壁和内部结构的回声高度可变。钙化边缘在 CT 上可显示为"蛋壳"样外形,同时这也可以在超声上证实。

　　类似的形态学改变可能在肺、骨中出现,但在脑中很少见。

17.4.2 形态和功能分类体系

　　一种改进的形态学和功能分类应同时考虑到成像特点和寄生虫的生物学行为——有活力的(有繁殖能力的)原头蚴(Garbhi I 型和 II 型)对退化的、无活力的(无繁殖能力的)寄生虫性囊肿,而后者已经历变性和退行性改变(Garbhi IV 和 V 型)。过

渡阶段(Garbhi III 型)不能特定将其列入生物学行为。很显然的是,这一个病灶可以显示不同的发育阶段。包虫囊肿形态的演变需要 5~10 年才发展到退变、钙化末期。然而,目前已发现在初始阶段(具有活性的)也可以观察到钙化情况。因此,有必要将不同的分期分类统一为一个统一的系统。

　　尽管已发表的文献对包虫囊肿的典型超声表现进行了生动的描述,但却应被弃用而使用精确的命名。双膜被描述为"双壁征";囊肿内容物移动声像即棘球蚴砂或"暴风雪征";内囊塌陷即"水上浮莲征"和囊内多个分隔即车轮征或蜂房征。

17.4.3 WHO 分类

　　2001 年发表的 WHO 包虫囊肿分类[1,3]不仅介绍了包虫囊肿的演化阶段,又细分为 3 组以帮助临床进行可行性评估和随访(表 17.1)。WHO 的超声分类对照 Gharbi、Perdomo 和 Caremani 的超声形态学分类[15],并将后者与 WHO 分期相关,提出了包虫囊肿的 3 个亚临床分型——具有活性的、退行性的和不具有活性的——而这有助于治疗计划和随访(表 17.1 中第 5 列)。

　　如表 17.1 显示,第 2 类包虫囊肿已经退化;不确定他们是否仍具有活性,只有通过随访才能确定。第 3 类包虫囊肿通常为无繁殖能力的,因为他们主要由退化形式组成。包虫囊肿细分为 3 类对治疗计划和评价效应均有帮助。

第 1 组:有活力的包虫囊肿

　　第 1 类包虫囊肿(CL 和 CE 1 期)超声常表现为无回声且后方回声常相对增强。它们代表具有繁殖能力的幼稚的包虫囊肿,其具有增殖的潜力。该结构在宏照片中能很好地显示(图 17.3)。

　　非特异性"囊性病变"(CL)与个体发育不良囊肿的常规 B 超表现无特别差异。根据我们的经验,超声造影显示周围肝实质中病灶周围出现典型的增强现象,从而更助于早期诊断[16]。高频率探头成像现象有助于显示原始病灶的不规则、囊壁增厚(仍无双膜)的超声特点,该时期被解释为分割壁的前期阶段。传统的观点认为,一个自定义的双膜(双壁征)信号进展到 CE 1 期(图 17.4 和图 17.5)。

表 17.1　囊型包虫病 WHO 分类

扩展分类			2001 年 WHO 分期[1,3]	临床分类
1981 年 Gharbi[9]	1988 年 Perdomo[11]	1997 年 Caremani[8,14]		
Ⅰ型	1a 型		CL 单房囊肿	
	1a,b,c 型	Ⅰb 型	CE1 棘球蚴砂、双壁征	第 1 组
	2a 型	Ⅲa 型		有包虫活力组
				生长性包虫囊肿
Ⅲ型	3 型	Ⅱa,b 型	CE2 多子囊型、车轮征或蜂房征	
Ⅱ型	2b 型	Ⅲb 型	CE3	第 2 组
			单房囊肿伴内囊塌陷，漂浮的囊壁即"水上浮莲征"	退化组 可能存在有活力的原头节
Ⅲ型	4 型	Ⅳ型	多房囊肿且出现囊肿实变	
Ⅳ型	5a,b,c 型	Va,b 型	CE 4	第 3 组
		Ⅵ型	因囊肿内固体成分不一而致内部高低回声不等；无证据显示存在子囊	无包虫活力组 囊肿变性，表现为部分或全部钙化；（可能）无活性的原头节
Ⅴ型	6a,b 型	Ⅶa,b 型	CE5 部分完成钙化	

CE 1 类包虫囊肿含有一层沉积物，称为棘球蚴砂。这种材料组成育囊，后者已经从生发膜分离。CE 1 类包虫囊肿偶尔含有确定的双膜（双壁征），后者是内囊从纤维囊壁的叠膜中分离形成。

CE 2 类包虫囊肿含有多房子囊，后占据全部或部分母囊，即车轮征或蜂房征。

第 2 组：退化的包虫囊肿

第 2 组包虫囊肿正在经历逐渐蜕变过程，特征为低回声及无回声且逐渐变小（CE 3；图 17.6）。单房囊肿伴内囊塌陷（即"水上浮莲征"，有时细分为 WHO CE 3a 期），区别于多子囊肿伴囊肿内容物实变（车轮征或蜂房征，有时细分为 WHO CE 3b 期）。

第 3 组：无活力的包虫囊肿

囊内容物明显增多。内部脑回状结构仍然可被观察。CE 4 期子囊消失。CE 5 期是由完整或节段性钙化形成及完全成为固态为标志，虽然钙化可能在任何阶段可观察到（图 17.7）。

超声造影

超声造影检查（CEUS）尚未参与 WHO 分类。根据我们的经验，超声造影能有效地从肿瘤和个体发育不良形成的囊肿中鉴别出包虫囊肿。此外，它显示出病灶周围的炎性反应即环形增强的结节区[16,17]。已发表的 CEUS 诊断包虫病的经验是有限的，但迄今为止，我们已能够评价超过 50 例患者。对比增强排除肿瘤[16]。

计算机断层扫描（CT）

计算机断层扫描（CT）不仅可以显示超声可观察的典型囊型包虫病的大小和外形特征，还能显示等效流体（均质）衰减值。当囊肿进入到更衰老的阶段时，可表现出更密集的边缘，而内部结构和周围组织变得更不均质的和类似肿瘤样（低密度）外观。超声能更准确地评价细节。（非增强！）CT 的一个重要的优点是它能检测钙化，有时还可以观察到退化症状和外周增强。与超声造影一样，注射 CT 造影剂对于区别局部病灶是至关重要的[16-20]。CT 也可以

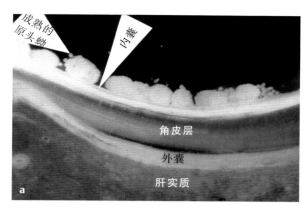

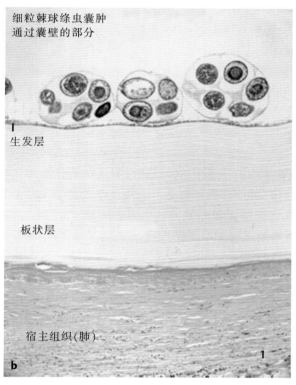

图 17.3　一个活的包虫囊肿的囊壁结构。肝实质中的包虫囊肿的囊壁的宏照片(a)和肺组织中的包虫囊肿的组织切片(b)。生发层的顶部是育囊,后者含有成熟的原头蚴(成年绦虫未来的头部)。(Source: Reproduced with kind permission of Professor H. M. Seitz, Bonn, Germany.)

用于包虫囊肿的 PAIR 治疗[15,21]。

磁共振成像

　　磁共振成像(MRI)比 CT 能更好地显示包虫囊肿的内部结构(除钙化外)[22,23]。有繁殖能力的早期包虫囊肿囊液在 T1 加权序列呈低信号,在 T2 加权序列呈高信号[24]。更高的 T1 加权信号强度也可以

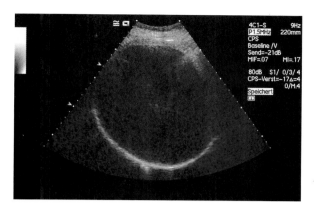

图 17.4　第 1 组包虫囊肿(CL,囊性病灶)。包虫囊肿不均匀明显的双膜。

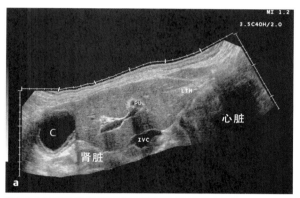

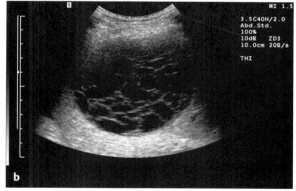

图 17.5　第 1 组包虫囊肿。(a)全景超声扫描显示 CE1 期包虫囊肿(C)有确定的双膜[16]。肾脏、心脏、下腔静脉(IVC),门静脉(PV)、肝圆韧带(LTH)脐部也出现了。(b)在 CE 2 期包虫囊显示蜂房征。

在退化过程中出现,但是这对于"复杂的囊肿"并不具有预后意义。检测到低信号环具有特别意义的,但目前仍具有争议。检测到内囊在所有序列通常

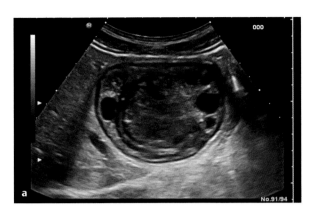

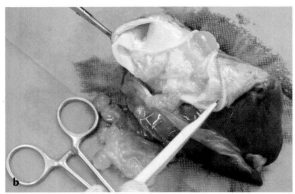

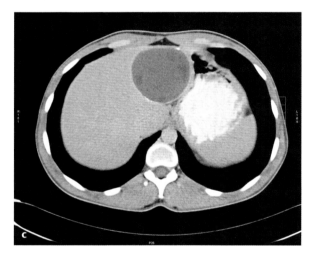

图 17.6 第 2 组包虫囊肿[7]（www.EFSUMB.org）。(a)实变和子囊的 CE 3 类包虫囊肿。(b)手术标本。(c)对应的 CT 扫描。(Source: reprinted from Macpherson CN, Wachira TM, Zeyhle E, Romig T, Macpherson C. Hydatid disease: research and control in Turkana, IV. The pilot control programme. Trans R Soc Trop Med Hyg 1986;80 (2):196–200; with permission from Elsevier.)

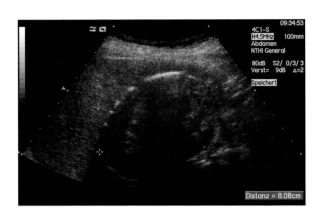

图 17.7 3 组包虫囊肿。超声示 CE5 完全的实性改变,囊肿内部似微管状结构及母囊壁的钙化。

(但并不总是!)是低信号,通常在 T2 加权序列显示得最清楚,后者原因在于囊液的高对比度[25]。

误区

钙化不是包虫病的特征,因为他们也可能在肿瘤和其他疾病中出现。钙化不仅出现在 CE 4 和 CE 5 两个无繁殖能力包虫囊肿阶段,也可能在第 1 组和第 2 组包虫囊肿观察到[19]。

17.5 治疗

由于区域的健康因素、预后及发展中国家(患病率高、经验丰富、资源匮乏)与发达国家(患病率低、经验不足、资源丰富)之间的临床经验不同,因此治疗囊型包虫病的程序不同。理想状态下,患者应该由一位经验丰富的跨学科团队管理[26-28]。

囊型包虫病有四个可供选择的治疗选择:手术、介入治疗、药物治疗和最佳支持治疗。并不是所有的包虫囊肿都需要治疗。完全固化和钙化病变(CE 4 和 CE 5 型)应每隔一年随访,再做定夺。

基于证据标准的个体差异,特定阶段的治疗方法才是可取的,但目前尚缺乏充分的评估。因此对囊型包虫病现有的治疗继续根据专家建议进行(Ⅲ级证据)[29],其具体解释如下(表 17.2)。

17.5.1 手术治疗的选择

随着囊肿内容物抽吸术、囊肿去顶术和连同囊壁的内囊完整切除术是最广泛应用的手术治疗。任何剩余的生发囊和原头蚴都可以用灭活剂(96%乙醇、20%生理盐水)灭绝。我们应通过检测囊肿内容物胆红素排除肝胆囊胆管瘘(如有必要，可进行膀胱造影；又见于如下 PAIR 法)。其他手术方式包括肝包虫外囊摘除术（切除包虫囊肿及周围肝组织）和肝段切除术。围术期药物治疗(药剂的选择：阿苯达唑)是强制防止寄生虫传播。目前还推出了一个很好的"囊肿减压术"。

复杂型包虫囊肿[如肝内胆囊胆管瘘、梗阻性胆管炎及肝内细菌感染(有或无脓肿形成)或肺内胆管支气管瘘]常采用手术疗法[30]。

17.5.2 药物治疗的选择

苯并咪唑类化合物是包虫病的药物选择，常联合手术疗法或 PAIR 法。WHO 推荐在以下情况下进行药物治疗。

1. 由于不宜手术或并发症而禁忌手术的病例。

2. 在两个或两个以上的器官存在多个囊肿的病例。

3. 多个小的肝囊肿或囊肿位于无法接近的部位。

表 17.2　非复杂性囊型包虫病的特定阶段的治疗建议。不同的治疗步骤在文中描述

WHO 阶段	推荐治疗[a]
CE 1	当囊肿>5cm 时，采用 PAIR 和阿苯达唑疗法。当囊肿<5cm 时，单独使用阿苯达唑疗法
CE 2	手术治疗。可能的备选方案：大口径导管介入治疗，同时围术期使用阿苯达唑
CE 3a	当囊肿>5cm 时，采用 PAIR 和阿苯达唑疗法。当囊肿<5cm 时，单独使用阿苯达唑疗法
CE 3b	手术治疗。可能的备选方案：大口径导管介入治疗，同时围术期使用阿苯达唑
CE 4 或 CE 5	观察

[a]PAIR：穿刺、引流、注射、再引流

4. 腹膜包虫囊肿。

5. 先前手术切除不完整或术后复发的病例。

6. 预防自发性破裂或继发创伤或囊肿抽吸术。

单用阿苯达唑(先前：甲苯达唑)治疗包虫囊肿的成功率是 30%~50%[1,26,31-34]。

尽管甲苯达唑是第一种使用有效的苯并咪唑类化合物，然而其口服生物利用率较差，低于 10%。推荐剂量为每天餐后分别采用三个不同的剂量，每次剂量按 40~50mg/kg 体重计算(每日不超过 6g)。建议甲苯达唑治疗至少持续 3~6 个月。

阿苯达唑比甲苯达唑更有效，因为其药代动力学特性更好，包括活性代谢物，可以产生更高的血清水平和液体的浓度。阿苯达唑采用两个独立的剂量 (通常为 400mg，1 天 2 次)，每次剂量按 10~15mg/kg 体重计算，持续服用 3~6 个月。由于它特定的毒性和安全性问题，阿苯达唑最初采用间歇性服药，即服用一个周期 4 周后停药 2 周 (现已过时)。最近的经验表明，这种间歇给药是不必要的，而且连续使用并不显著增加副作用风险。

WHO 最初建议服用阿苯达唑 2 周后和服用甲苯达唑 4 周后进行检测，然后在服用 3 个月后再次复查，目的是为了既避免药物毒性但又确保药物水平没有下降过低。甲苯达唑的药物浓度是早晨给药之后 4 个小时达 250 nmol/L，而对阿苯达唑则是 650~3000 nmol/L。然而目前发现并不需要监测血液中药物浓度，此后就不再进行药物浓度检测了。

17.5.3 局部切除手术：PAIR

PAIR(穿刺、抽吸、注射、再次抽吸)包括包虫囊肿经皮穿刺、抽吸囊肿内容物、注入灭活剂(如 20%盐水或 96%乙醇)以杀灭生发膜，随后 15~20 分钟的再次抽吸。PAIR 在 20 世纪 80 年代引入，目前已修改其描述(大口径导管介入术)。

WHO 认为 PAIR 是作为手术和药物治疗之外的备选方案。正确选择适合 PAIR 治疗的病例后，其有并发症发生率较低、失败率低和复发率低的特点。两项针对 PAIR 的随机临床研究目前已发表[35,36]。射频治疗并不显示有这个特点[37]。

PAIR 法治疗肝包虫囊肿

准备工作

一般准备包括书面的知情同意书和血常规工作。在进行介入术之前完成以下具体措施。

- 核对指标,明确诊断血清学检测。

- 根据超声标准确定包虫囊肿的 WHO 阶段。可选的研究:CT、MRI、MRC(P)[磁共振胆(胰)成像]、ERC(P)[经内镜逆行(胰)胆管造影术]。

- 核对经皮穿刺途径的安全性,并确认有足够的肝实质覆盖囊肿。

- 在介入术前一天或至少术前 4 小时服用阿苯达唑, 剂量每次 400mg, 每天两次 (每天 10~15mg/ kg 体重)。

介入术中的监测

心电图、脉搏及血氧饱和度(理想状态)。

技术

局部麻醉后,经皮穿刺针进入囊肿[如 22G 针套件(UniDwell,Bard,Angiomed)]。针是与鲁尔锁配件、注射器、一个 Erlanger 延长线和一个三通活塞一起使用的(图 17.8 和图 17.9)。

囊肿抽吸术和滴注 95%乙醇分别的目的是微观检测有活力的原头节和清除胆囊胆管瘘。出于这个原因,抽吸 10mL 囊液并立即评估[病征标准:清亮液体,内有红细胞元素 (棘球砂,部分内囊膜)]。

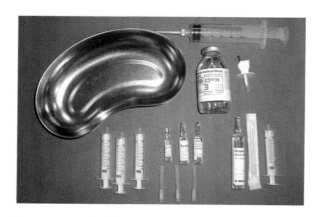

图 17.8　PAIR 允许快速获取的仪器设置:雷尼替丁、泼尼松龙、马来酸二甲茚定(吡啶茚胺)、推进注射器和退出针头。右边:装有 95%的乙醇的安瓿和 22G 穿刺针。顶部:配有鲁尔锁连接器的废物容器和抽吸注射器。

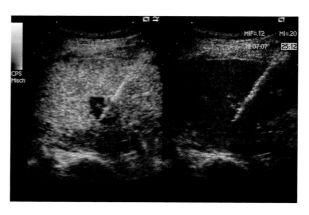

图 17.9　超声显示囊肿中针的位置。

现场使用 May-Grünwald-Giems 染色和镜检有活力的/无活力的分化是一个有用的技术。无论是通过肉眼或用市售试剂条 (如 Multistix, Siemens Health-care Diagnostics)在抽吸的囊液中检测到胆红素,就可以确认该囊肿与胆道相通,这提示禁忌使用 PAIR 法治疗。

尽可能地完全吸出囊液(图 17.10),随后滴注 95%乙醇 (如 95%的乙醇浓缩液,Braun Melsun-gen)。在注射之前,应撤出三通活塞和分道,因为浓缩的乙醇会破坏塑料材质。药剂在囊肿停留 15~20 分钟,然后完全抽吸出。患者继续监测 24 小时。

随访观察

术后超声检查应安排在术后的第一天(是否有游离液体?)及 4 周、3 个月和此后每 6 个月一次。为了治疗原发病灶并防止继发性棘球蚴病,阿苯达唑药物治疗至少应持续 4 周。

其他部位的包虫囊肿的 PAIR 法治疗

关于介入治疗包虫囊肿的研究已发表在各种网站:肝(54%)、腹膜(39%)、肾脏(1%)、脾(1%)、肺(0.4%)[37]、肌肉/软组织(0.3%)、脊柱(0.2%)和其他器官(胰腺、乳腺、心脏[38],各 0.1%)[28]。

风险及处理副作用

经皮介入术的主要风险是过敏性休克 [39][→提供必要的应急药品(H₁ 和 H₂ 受体阻滞剂,静脉注射糖皮质激素)]、传播(→确认囊肿周围有大于 1cm 的肝实质覆盖,介入前的药物治疗)及因灭活剂引起的

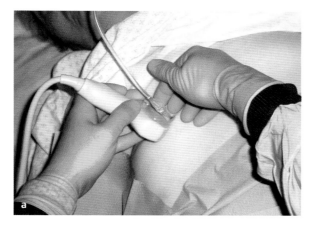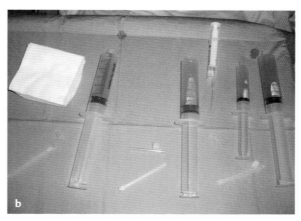

图 17.10　(a)引流管。(b)有吸出液体的注射器。

硬化胆管炎(→在介入术前除掉胆囊胆管瘘)。

过敏性反应

如果在手术过程中发生过敏反应，应用高剂量的泼尼松龙(150mg 静脉注射)及 H_1 和 H_2 拮抗剂[如吡啶茚胺(马来酸二甲茚定)，1 安瓿静脉注射或雷尼替丁，1 安瓿 100mg 静脉注射)]。同时静脉输液(等渗盐水、其他电解质溶液和林格氏乳酸盐)可能是必要的。某些情况下，可能需要使用儿茶酚胺来稳定血流动力学状态。患者应在 ICU 继续监测 24 小时。

发热反应

PAIR 后第二天出现的发热反应的本质是免疫翻译。临床很难将其从二次感染中区分，因此使用广谱抗生素治疗有时也是必要的。

遇到的问题

使用特定的导管或针来抽吸囊液和输注灭活剂，目前尚无明确的试验报道。使用灭活剂的剂量和在介入术前(PAIR 至少 4 小时前)或术后(至少 4 周)药物治疗的最佳持续时间均无明确标准。

17.5.4 内镜逆行胰胆管造影术

内镜逆行胰胆管造影术(ERC)用于胆囊胆管瘘的诊断和治疗。它不但可以确认瘘口的位置，也可明确胆道梗阻的原因[40,41]。MR 胆管造影的敏感性低于 ERC，不能用于介入术中[23,42]。

(周果　译)

参考文献

[1] Pawlowski ZS, Eckert J, Vuitton DA et al. WHO/OIE Manual on Echinococcosis in Humans and Animals: a Public Health Problem of Global Concern. In: Eckert J, Gemmell M, Meslin FX, Pawlowski ZS, eds. Paris: Office International des Epizooties (OIE); 2001:20–72

[2] WHO Informal Working Group on Echinococcosis. Guidelines for treatment of cystic and alveolar echinococcosis in humans. Bull World Health Organ 1996; 74: 231–242

[3] WHO Informal Working Group. International classification of ultrasound images in cystic echinococcosis for application in clinical and field epidemiological settings. Acta Trop 2003; 85: 253–261

[4] Njoroge EM, Mbithi PM, Gathuma JM et al. A study of cystic echinococcosis in slaughter animals in three selected areas of northern Turkana, Kenya. Vet Parasitol 2002; 104: 85–91

[5] Njoroge EM, Mbithi PM, Gathuma JM, Wachira TM, Magambo JK, Zeyhle E. Application of ultrasonography in prevalence studies of hydatid cysts in goats in north-western Turkana, Kenya and Toposaland, southern Sudan. Onderstepoort J Vet Res 2000; 67: 251–255

[6] Gathura PB, Kamiya M. Echinococcosis in Kenya: transmission characteristics, incidence and control measures. Jpn J Vet Res 1990; 38: 107–116

[7] Macpherson CN, Wachira TM, Zeyhle E, Romig T, Macpherson C. Hydatid disease: research and control in Turkana, IV. The pilot control programme. Trans R Soc Trop Med Hyg 1986; 80: 196–200

[8] Caremani M, Benci A, Maestrini R, Rossi G, Menchetti D. Abdominal cystic hydatid disease (CHD): classification of sonographic appearance and response to treatment. J Clin Ultrasound 1996; 24: 491–500

[9] Caremani M, Benci A, Maestrini R, Accorsi A, Caremani D, Lapini L. Ultrasound imaging in cystic echinococcosis. Proposal of a new sonographic classification. Acta Trop 1997; 67: 91–105

[10] Gharbi HA, Hassine W, Brauner MW, Dupuch K. Ultrasound examination of the hydatic liver. Radiology 1981; 139: 459–463

[11] Lewall DB, McCorkell SJ. Hepatic echinococcal cysts: sonographic appearance and classification. Radiology 1985; 155: 773–775

[12] Perdomo R, Alvarez C, Geninazzi H et al. Early diagnosis of hydatidosis by ultrasonography. Lancet 1988; 1: 244

[13] Perdomo R, Alvarez C, Monti J et al. Principles of the surgical approach in human liver cystic echinococcosis. Acta Trop 1997; 64: 109–122

[14] Dietrich CF, Mueller G, Beyer-Enke S. Cysts in the cyst pattern. Z Gastroenterol 2009; 47: 1203–1207

[15] Hosch W, Junghanss T, Werner J, Düx M. Imaging methods in the diagnosis and therapy of cystic echinococcosis [Article in German]. Rofo 2004; 176: 679–687

[16] Dietrich CF, Schreiber-Dietrich D, Schuessler G, Ignee A. Contrast

enhanced ultrasound of the liver—state of the art [Article in German]. Dtsch Med Wochenschr 2007; 132: 1225–1231

[17] Claudon M, Cosgrove D, Albrecht T et al. Guidelines and good clinical practice recommendations for contrast enhanced ultrasound (CEUS) —update 2008. Ultraschall Med 2008; 29: 28–44

[18] Trojan J, Hammerstingl R, Engels K, Schneider AR, Zeuzem S, Dietrich CF. Contrast-enhanced ultrasound in the diagnosis of malignant mesenchymal liver tumors. J Clin Ultrasound 2010; 38: 227–231

[19] Mörk H, Ignee A, Schuessler G, Ott M, Dietrich CF. Analysis of neuroendocrine tumour metastases in the liver using contrast enhanced ultrasonography. Scand J Gastroenterol 2007; 42: 652–662

[20] Dietrich CF. Comments and illustrations regarding the guidelines and good clinical practice recommendations for contrast-enhanced ultrasound (CEUS)–update 2008. Ultraschall Med 2008; 29 (Suppl 4): S188–S202

[21] Hosch W, Kauffmann GW, Junghanss T. Cystic liver lesions with unspecified upper abdominal pain [Article in German]. Radiologe 2005; 45: 924–928

[22] Hosch W, Junghanss T, Stojkovic M et al. Metabolic viability assessment of cystic echinococcosis using high-field 1 H MRS of cyst contents. NMR Biomed 2008; 21: 734–754

[23] Hosch W, Stojkovic M, Jänisch T et al. MR imaging for diagnosing cysto-biliary fistulas in cystic echinococcosis. Eur J Radiol 2008; 66: 262–267

[24] Ağildere AM, Aytekin C, Coşkun M, Boyvat F, Boyacioğlu S. MRI of hydatid disease of the liver: a variety of sequences. J Comput Assist Tomogr 1998; 22: 718–724

[25] Kalovidouris A, Gouliamos A, Vlachos L et al. MRI of abdominal hydatid disease. Abdom Imaging 1994; 19: 489–494

[26] Stojkovic M, Zwahlen M, Teggi A et al. Treatment response of cystic echinococcosis to benzimidazoles: a systematic review. PLoS Negl Trop Dis 2009; 3: e524

[27] Brunetti E, Junghanss T. Update on cystic hydatid disease. Curr Opin Infect Dis 2009; 22: 497–502

[28] Junghanss T, da Silva AM, Horton J, Chiodini PL, Brunetti E. Clinical management of cystic echinococcosis: state of the art, problems, and perspectives. Am J Trop Med Hyg 2008; 79: 301–311

[29] Kish MA Infectious Diseases Society of America. Guide to development of practice guidelines. Clin Infect Dis 2001; 32: 851–854

[30] Brunetti E, Kern P, Vuitton DA. Writing Panel for the WHO-IWGE. Expert consensus for the diagnosis and treatment of cystic and alveolar echinococcosis in humans. Acta Trop 2010; 114: 1–16

[31] Filice C, Pirola F, Brunetti E, Dughetti S, Strosselli M, Foglieni CS. A new therapeutic approach for hydatid liver cysts. Aspiration and alcohol injection under sonographic guidance. Gastroenterology 1990; 98: 1366–1368

[32] Gargouri M, Ben Amor N, Ben Chehida F et al. Percutaneous treatment of hydatid cysts (*Echinococcus granulosus*). Cardiovasc Intervent Radiol 1990; 13: 169–173

[33] Mueller PR, Dawson SL, Ferrucci JT, Nardi GL. Hepatic echinococcal cyst: successful percutaneous drainage. Radiology 1985; 155: 627–628

[34] Salama H, Farid Abdel-Wahab M, Strickland GT. Diagnosis and treatment of hepatic hydatid cysts with the aid of echo-guided percutaneous cyst puncture. Clin Infect Dis 1995; 21: 1372–1376

[35] Khuroo MS, Wani NA, Javid G et al. Percutaneous drainage compared with surgery for hepatic hydatid cysts. N Engl J Med 1997; 337: 881–887

[36] Khuroo MS, Dar MY, Yattoo GN et al. Percutaneous drainage versus albendazole therapy in hepatic hydatidosis: a prospective, randomized study. Gastroenterology 1993; 104: 1452–1459

[37] Brunetti E, Filice C. Radiofrequency thermal ablation of echinococcal liver cysts. Lancet 2001; 358: 1464

[38] Heye T, Lichtenberg A, Junghanss T, Hosch W. Cardiac manifestation of cystic echinococcosis: comparison of dual-source cardio-computed tomography and cardiac magnetic resonance imaging and their impact on disease management. Am J Trop Med Hyg 2007; 77: 875–877

[39] Köppen S, Wejda B, Dormann A, Seesko H, Huchzermeyer H, Junghanss T. Anaphylactic shock caused by rupture of an echinococcal cyst in a 25-year-old asylum seeker from Georgia [Article in German]. Dtsch Med Wochenschr 2003; 128: 663–666

[40] Magistrelli P, Masetti R, Coppola R et al. Value of ERCP in the diagnosis and management of pre- and postoperative biliary complications in hydatid disease of the liver. Gastrointest Radiol 1989; 14: 315–320

[41] Ozaslan E, Bayraktar Y. Endoscopic therapy in the management of hepatobiliary hydatid disease. J Clin Gastroenterol 2002; 35: 160–174

[42] Ignee A, Baum U, Schuessler G, Dietrich CF. Contrast-enhanced ultrasound-guided percutaneous cholangiography and cholangiodrainage (CEUS-PTCD). Endoscopy 2009; 41: 725–726

局部消融术;经皮乙醇和醋酸注入

第 **18** 章

C. F. Dietrich, B. Braden, M. Hocke

局部消融注射治疗(如,经皮乙醇注射)现已成为肝细胞性肝癌的常规治疗手段,与外科切除及其他的局部消融术有着同样的疗效,如射频消融术(RFA))[1]和激光热疗(LITT),这在第 19 章中将分别讨论。

18.1 基本问题

18.1.1 什么样的肿瘤适合局部消融术?

经皮乙醇注射(PEI)和经皮乙酸注射(PAI)对治疗(原发性)肝细胞性肝癌取得了良好的疗效,但并不适用于转移性肝癌,这是由于肝硬化时肝脏变形,导致血供主要流向肝硬化组织,而癌组织常被包裹的缘故[2-8]。由于疗效不确切,很少关于局部消融性注射治疗转移性病变的研究[9-12]。

> **注意**
>
> PEI 治疗对肝细胞性肝癌的疗效获得了肯定,但其并不适用于转移性肝癌。

18.1.2 选择射频消融还是经皮乙醇注射?

到目前为止,还没有研究表明射频热消融治疗(RFA 或 RFTA)的生存率明显优于 PEI[5],尽管许多报道已多次指出这种趋势。因此,局部注射乙醇或其他药物在治疗肝细胞性肝癌中仍扮演着重要的角色。令人感到意外的是,其他一些局部消融性治疗方法花费相当高昂,但仍被推荐给患者——可能是在某些病例中没有遭到批评的缘故。

关于 RFA 和 PEI 相比较的文献,以及一些已出版的矛盾的发现,将会在第 19 章详细说明。

18.1.3 选择乙醇还是乙酸注射消融?

相对于使用乙酸,大多数的介入操作医师更熟悉乙醇注射,并且大多数的医学中心偏好使用乙醇进行注射消融,二者之间的区别很小[13-15]。有报道指出,比起 PEI,PAI 所需的注射次数较少、注射剂量较小,但能达到与前者同样的治疗效果,但这仅在文献报道中提到[16,17]。

18.1.4 单疗程疗法还是多疗程疗法?

PEI 和 PAI 均可以进行单疗程治疗或多疗程治疗[8,18-20]。单疗程疗法的优势体现在那些健康护理机构较为缺乏的地区和国家中,由于患者没有能力反复治疗,因而明确的治疗方法在一次就诊过程中就能完成。多疗程疗法的优势在于它可能会取得更好的疗效。已有研究发现大剂量(≥100mL)的乙醇注射后会导致心肺疾病时代偿功能减退,如冠心病或肺动脉高压,因此在治疗前应当排除这些病史[21]。

18.2 适应证

局部消融术可作为肝移植患者及由于年龄、并发症、其他一些有资料记载的原因或是外科治疗(手术切除)的风险大于潜在的生存收益[22-24]等肝移植禁忌证患者的过渡性治疗手段。局部消融治疗适用于较小的、孤立的肿瘤,这些病灶经 PEI 治疗的预后都非常好,能够媲美手术切除治疗,但有许多因素会影响局部消融治疗的疗效:首次检查即诊断为多灶性的肿瘤;肿瘤通常伴随着许多卫星灶;病程早期肿瘤就可能侵犯门静脉和肝静脉——尽管资料显示这种侵犯不会影响 PEI 后的存活率[25]。

孤立、边界清楚的、3cm 以下的肿瘤(*n*<3 个)是 PEI 和 PAI 局部消融明确的适应证。Child A、B

级的肝硬化患者,在 50mm 以下的孤立性病灶也属于明确的适应证。Child C 级的患者也可成为治疗的适应证,取决于肿瘤分化的程度[26]。肿瘤侵犯门静脉及其侧支时也同样适用。

18.2.1 肝细胞性肝癌的相关问题

过度再生的结节、低度或高度异性增生的结节、分化良好的肝细胞性肝癌及分化较差（G1 到 G4）的肝癌其预后各不相同,因此了解他们的发病机制十分重要。

决定预后的因素

如今,大家已经知道肝细胞性肝癌的预后取决于初诊时的肿瘤大小[27,28],并且这点已经通过最近关于治疗结果的大型研究获得了确认[3-6,29]。

肝硬化 Child C 级的肝癌患者其预后的重要性比不上 Child-Pugh A 级的患者,这是因为肿瘤本身对肝病晚期患者的预后影响不大[26]。多灶性肝癌几乎肯定不能进行局部消融术,因此在术前就应当被排除。

组织学确诊

我们在进行局部消融术之前都需要在组织学上确诊肿瘤,这一步骤十分关键,一方面是因为从肿瘤学的角度来讲,大多数姑息性治疗的情况下需要明确;另一方面,为防止肿瘤细胞种植转移,非侵入性诊断标准已经提出,特别是在肝移植前,更需要明确肿瘤的类型。根据指南,富血供、大小>20mm 的肿瘤,当一项造影检查(CT、MRI 或超声)确诊后即可认为是肝细胞性肝癌;大小在 10~20mm 之间的肿瘤,则至少需要两项造影检查(必要时需结合 AFP 升高的水平)[29-31];<10mm 的肿瘤可以 3 个月后随访。

18.3 禁忌证

除了凝血功能(凝血功能障碍和血小板功能障碍)与不签署知情同意书等常规禁忌证外,局部消融术的禁忌证还包括并发症、较差的预后及较短的预期寿命(<3 个月)。如果凝血功能不明确,至少应该清楚出血时间。

其他禁忌证包括腹水,因为游离积液会增加出现并发症的概率,同时,腹水患者进行的利尿治疗是影响预后的因素之一。

晚期肺动脉高压和冠心病是特别重要的共患病,因为大剂量的乙醇注射可能会加重这些患者的心血管疾病。

18.4 实践操作

18.4.1 操作材料和设备

● 基本材料。直径 0.7mm 的长针尖斜面(2mm)无菌注射针,浓度为 95% 或 96% 的乙醇及 10mL 注射器(图 18.1)。

● 特殊材料。20G、长度为 20cm 的特殊注射针(Peter Pflugbeil),浓度为 95% 乙醇(Braun Melsungen)。

● 需要什么型号的穿刺针?首选耐乙醇的材料。从简单的黄色 1 号针到 2 号针,以及能提供较好的液体分散效果的多侧孔穿刺针(Otto 针)(20G、长度为 20cm 的特殊注射针,Peter Pflugbeil)。然而,并没有任何有力的证据表明哪一种穿刺针才是最好的。

18.4.2 术前准备

术前应该签署备皮及经皮穿刺术所需局部麻醉的规范的协议(见第 8 章)。必要的情况下,应在局麻药中加入镇静剂（例如肝功受损的患者应加入地西泮,见第 11 章)。尽管没有任何研究资料支持,但比

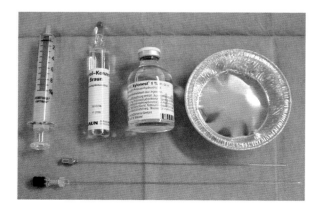

图 18.1　治疗盘包括直径 0.7mm 的长针尖斜面(2mm)无菌注射针,浓度为 95% 或 96% 的乙醇及 10mL 注射器。

起哌替啶,临床上普遍倾向于用哌腈米特来镇痛[18]。

全身麻醉是单针单次穿刺术最常用的麻醉方法,因为较大剂量的乙醇注射后可引起剧烈的(有时甚至是无法忍受的)局部疼痛[18]。

18.4.3 操作手法

穿刺针置入

在穿刺前,应当使用超声和彩色多普勒超声仔细检查局部组织的解剖结构,确保穿刺路径上没有

血管。

随后,经过规范的备皮和局部麻醉后,利用穿刺探头或侧方金针的穿刺针支架,将穿刺针在超声引导下徒手穿入肿瘤内部。最开始针尖应靠在肿瘤最深的边界处,接着缓慢地撤回穿刺针,使注入的药物分布均匀、一致。这样的操作手法也会产生声影,这是由于乙醇积聚的区域会出现微小的气泡所致(图 18.2)。

对靠近肝脏表面的肿瘤进行乙醇消融,会导致部分乙醇沿着肝包膜漏入而产生剧烈的疼痛。解决

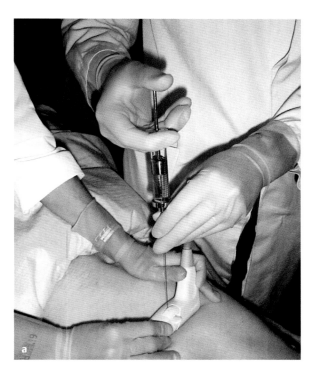

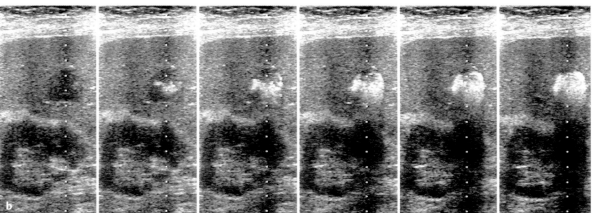

图 18.2　(a)乙醇正被注入肿瘤内。(b)声像图显示肿瘤内乙醇分布良好。(Source:Reproduced with kind permission of Professor J. Bleck, Stendal, Germany.)

这样的问题，可以在穿刺针撤出时带点负压吸力，或者在肿瘤邻近的部位，通过穿刺针用生理盐水进行冲洗，以避免乙醇接触到肝包膜，虽然后者看上去没那么讲究。

应当注入多少乙醇？

平均注入的乙醇量从 1mL 到 40mL 不等，这取决于肿瘤的大小。当采用多疗程治疗时，注射次数可达 10 次，间隔时间为 2~3 天（门诊即可完成治疗）。在单针单次穿刺术中，较大剂量的乙醇被注入较大的肿瘤内，如果需要则进行反复治疗，间隔时间为 6~8 周[18]，而住院治疗有利于并发症的控制及疼痛的辅助治疗。注入的乙醇量大致等同于目标肿瘤估计的球状体积，实际可达 100mL 甚至更多[18,21]。

如果注入的乙醇量较大，就应当在镇静或全麻下进行。当使用气管内插管的全身麻醉时，可控制患者的呼吸状态以便将穿刺针置于最佳的位置。当成功完成一次大剂量的乙醇注射治疗后，溶液中的微气泡会在最初的 5~10 分钟内出现，使声像图上的肿瘤变得模糊；而如果治疗后肿瘤仍然显示清楚，则表示局部有乙醇漏出，治疗效果较差。

18.5 后续护理、并发症及预后

18.5.1 后续护理

紧接着介入术后的护理工作的目的在于排出血和胸腔积液。乙醇治疗量<10mL 的患者，应当观察 1~3 个小时；治疗量在 10~100mL 之间的患者需要 24 小时的观察。尽管并无研究证明其好处，但我们仍建议预防性给予抗生素 [如用头孢曲松（Ro-cephin, Hoffmann-LaRoche），2g 静脉注射]。

18.5.2 并发症

严重的并发症非常罕见，仅出现于约 1%的患者，共患病是诱因之一[2,18,21,32,33]。出血是最令人担心的并发症之一，可能是由于穿刺意外损伤到了肝包膜侧支血管或腹膜内分隔侧支血管所致。其他可能的并发症包括胆漏、介入术中和术后因注入的乙醇所致的疼痛。

随访的复查应该用来排除腹水形成、胸腔积液、门静脉血栓形成、肝脏梗死、感染和脓肿形成等并发症。有近 20%的大剂量乙醇注射治疗的患者其肝脏综合功能可有短暂的下降。Bleck 和 Gebel 的团队认为 PEI 术后血清胆碱酯酶（CHE）含量的稳定是提示预后良好的指标[18]。

当采用 PEI 进行姑息性治疗时，沿着针道种植的肿瘤细胞不会影响其预后。

大剂量乙醇注射后可能会引起失代偿性肺动脉高压，可使冠心病发展为心肌梗死。有心肺疾病的高危患者按规范应该在单次 PEI 治疗后进行监护，内容包括反复进行肺动脉压力检测。

在个别病例中可出现血液乙醇浓度显著增高的现象。

18.5.3 监控治疗后反应

间隔 3 个月就应当安排一次超声复查，推荐运用超声造影来复查，以排除复发的肿瘤或者异时性肿瘤。同时可选择介入术后立即使用超声造影进行复查（或介入术后同一天内）（图 18.3），但由于治疗后会有水肿形成，其价值一直有争议。

B 超下治疗有效的表现包括肿瘤缩小、形成边界锐利的包膜及形成钙化，此时超声造影优于 B 超的诊断标准，这点已被证实[29]。

测定甲胎蛋白（AFP）至少对于 AFP 基础水平增高的患者来讲也是一种监控方法，它能提供有效的随访指标，但值得注意的是，仅有约 70%的术后患者伴有 AFP 水平的增高。

18.5.4 影响预后的因素

在多因素回归分析中，以下几个因素对首次治疗后>3 年的长期生存时间有正面作用。

● 肿瘤数目在 5 个或以下（P=0.01，比值比为 11.1，置信区间：3.3~22.3）。

● 肿瘤大小<50mm（P=0.04，比值比为 6.1，置信区间：1.3~17.5）。

● 治疗后没有腹水出现（P=0.03，比值比为 12.2，置信区间：4.7~30.3）。

AFP 水平、发热、Child-Pugh 分级、Okuda 分级、门静脉栓子形成和 PEI 的并发症这几个因素并不

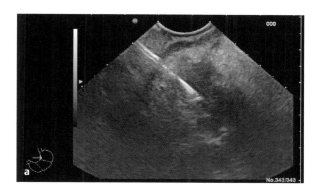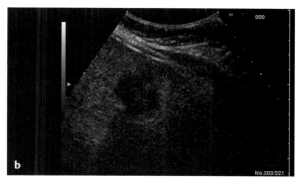

图 18.3　治疗过程和术后随访[29,30]。(a)治疗过程中。(b)术后进行的超声造影随访(这里指的是术后同一天中的随访)显示为中心坏死而周围组织充血的治疗反应。

影响患者的长期生存。采用治疗量<1mU/mL 的方法治疗后的血清胆碱酯酶的变化及治疗模式[PEI 与 TACE(动脉化疗栓塞)结合]仅有少量的差异(*P*= 0.05)[18]。

18.6　总结

尽管在已发表的报道中射频消融术优于 PEI，但 PEI 仍然是世界上应用最广泛、最有效的肿瘤局部治疗方式。而至少就目前为止，激光和微波治疗技术仍是次要选择。

(吴昊　译)

参考文献

[1] Hasegawa K, Kokudo N, Makuuchi M et al. Comparison of resection and ablation for hepatocellular carcinoma: a cohort study based on a Japanese nationwide survey. J Hepatol 2013; 58: 724–729

[2] Germani G, Pleguezuelo M, Gurusamy K, Meyer T, Isgrò G, Burroughs AK. Clinical outcomes of radiofrequency ablation, percutaneous alcohol and acetic acid injection for hepatocelullar carcinoma: a meta-analysis. J Hepatol 2010; 52: 380–388

[3] Kuang M, Lu MD, Xie XY et al. Ethanol ablation of hepatocellular carcinoma Up to 5.0 cm by using a multipronged injection needle with high-dose strategy. Radiology 2009; 253: 552–561

[4] Lencioni R. Loco-regional treatment of hepatocellular carcinoma. Hepatology 2010; 52: 762–773

[5] Lencioni RA, Allgaier HP, Cioni D et al. Small hepatocellular carcinoma in cirrhosis: randomized comparison of radio-frequency thermal ablation versus percutaneous ethanol injection. Radiology 2003; 228: 235–240

[6] Livraghi T. Single HCC smaller than 2 cm: surgery or ablation: interventional oncologist's perspective. J Hepatobiliary Pancreat Sci 2010; 17: 425–429

[7] Livraghi T, Meloni F, Di Stasi M et al. Sustained complete response and complications rates after radiofrequency ablation of very early hepatocellular carcinoma in cirrhosis: Is resection still the treatment of choice? Hepatology 2008; 47: 82–89

[8] Meloni F, Lazzaroni S, Livraghi T. Percutaneous ethanol injection: single session treatment. Eur J Ultrasound 2001; 13: 107–115

[9] Giorgio A, Tarantino L, Mariniello N et al. [Ultrasonography-guided percutaneous ethanol injection in large an/or multiple liver metastasis]. Radiol Med (Torino) 1998; 96: 238–242

[10] Stang A, Fischbach R, Teichmann W, Bokemeyer C, Braumann D. A systematic review on the clinical benefit and role of radiofrequency ablation as treatment of colorectal liver metastases. Eur J Cancer 2009; 45: 1748–1756

[11] Chin K, Mangat K. Radiofrequency ablation of colorectal liver metastases in a transplanted liver. Cardiovasc Intervent Radiol 2009; 32: 1114–1116

[12] Becker D, Hänsler JM, Strobel D, Hahn EG. Percutaneous ethanol injection and radio-frequency ablation for the treatment of nonresectable colorectal liver metastases – techniques and results. Langenbecks Arch Surg 1999; 384: 339–343

[13] Huo TI, Huang YH, Wu JC, Lee PC, Chang FY, Lee SD. Comparison of percutaneous acetic acid injection and percutaneous ethanol injection for hepatocellular carcinoma in cirrhotic patients: a prospective study. Scand J Gastroenterol 2003; 38: 770–778

[14] Ohnishi K. Comparison of percutaneous acetic acid injection and percutaneous ethanol injection for small hepatocellular carcinoma. Hepatogastroenterology 1998; 45 (Suppl 3): 1254–1258

[15] Ohnishi K, Yoshioka H, Ito S, Fujiwara K. Prospective randomized controlled trial comparing percutaneous acetic acid injection and percutaneous ethanol injection for small hepatocellular carcinoma. Hepatology 1998; 27: 67–72

[16] Huo TI, Huang YH, Chiang JH et al. Survival impact of delayed treatment in patients with hepatocellular carcinoma undergoing locoregional therapy: is there a lead-time bias? Scand J Gastroenterol 2007; 42: 485–492

[17] Huo TI, Huang YH, Wu JC, Lee PC, Chang FY, Lee SD. Persistent retention of acetic acid is associated with complete tumour necrosis in patients with hepatocellular carcinoma undergoing percutaneous acetic acid injection. Scand J Gastroenterol 2004; 39: 168–173

[18] Dettmer A, Kirchhoff TD, Gebel M et al. Combination of repeated single-session percutaneous ethanol injection and transarterial chemoembolisation compared to repeated single-session percutaneous ethanol injection in patients with non-resectable hepatocellular carcinoma. World J Gastroenterol 2006; 12: 3707–3715

[19] Hori T, Nagata K, Hasuike S et al. Risk factors for the local recurrence of hepatocellular carcinoma after a single session of percutaneous radiofrequency ablation. J Gastroenterol 2003; 38: 977–981

[20] Livraghi T, Benedini V, Lazzaroni S, Meloni F, Torzilli G, Vettori C. Long term results of single session percutaneous ethanol injection in patients with large hepatocellular carcinoma. Cancer 1998; 83: 48–57

[21] Kielstein JT, Hesse G, Bahr MJ et al. Procedure-related pulmonary hypertension in patients with hepatocellular carcinoma undergoing percutaneous ethanol injection—role of ethanol, hemolysis, asymmetric dimethylarginine, and the nitric oxide system. Crit Care Med

2009; 37: 1483–1485

[22] Ruzzenente A, Capra F, Pachera S et al. Is liver resection justified in advanced hepatocellular carcinoma? Results of an observational study in 464 patients. J Gastrointest Surg 2009; 13: 1313–1320

[23] Yao FY, Hirose R, LaBerge JM et al. A prospective study on downstaging of hepatocellular carcinoma prior to liver transplantation. Liver Transpl 2005; 11: 1505–1514

[24] Nanashima A, Tobinaga S, Masuda J et al. Selecting treatment for hepatocellular carcinoma based on the results of hepatic resection and local ablation therapy. J Surg Oncol 2010; 101: 481–485

[25] Dettmer A, Kirchhoff TD, Gebel M et al. Combination of repeated single-session percutaneous ethanol injection and transarterial chemoembolisation compared to repeated single-session percutaneous ethanol injection in patients with non-resectable hepatocellular carcinoma. World J Gastroenterol 2006; 12: 3707–3715

[26] Ueno S, Tanabe G, Nuruki K et al. Prognosis of hepatocellular carcinoma associated with Child class B and C cirrhosis in relation to treatment: a multivariate analysis of 411 patients at a single center. J Hepatobiliary Pancreat Surg 2002; 9: 469–477

[27] Ebara M, Okabe S, Kita K et al. Percutaneous ethanol injection for small hepatocellular carcinoma: therapeutic efficacy based on 20-year observation. J Hepatol 2005; 43: 458–464

[28] Ebara M, Hatano R, Fukuda H, Yoshikawa M, Sugiura N, Saisho H. Natural course of small hepatocellular carcinoma with underlying cirrhosis. A study of 30 patients. Hepatogastroenterology 1998; 45 (Suppl 3): 1214–1220

[29] Claudon M, Cosgrove D, Albrecht T et al. Guidelines and good clinical practice recommendations for contrast enhanced ultrasound (CEUS) - update 2008. Ultraschall Med 2008; 29: 28–44

[30] Dietrich CF. Comments and illustrations regarding the guidelines and good clinical practice recommendations for contrast-enhanced ultrasound (CEUS)—update 2008. Ultraschall Med 2008; 29 (Suppl 4): S188–S202

[31] Leoni S, Piscaglia F, Golfieri R et al. The impact of vascular and non-vascular findings on the noninvasive diagnosis of small hepatocellular carcinoma based on the EASL and AASLD criteria. Am J Gastroenterol 2010; 105: 599–609

[32] Da Ines D, Buc E, Petitcolin V et al. Massive hepatic necrosis with gastric, splenic, and pancreatic infarctions after ethanol ablation for hepatocellular carcinoma. J Vasc Interv Radiol 2010; 21: 1301–1305

[33] Frieser M, Lindner A, Meyer S et al. [Spectrum and bleeding complications of sonographically guided interventions of the liver and pancreas]. Ultraschall Med 2009; 30: 168–174

肝脏肿瘤的局部消融治疗，射频消融

C. F. Dietrich, T. Albrecht, T. Bernatik, A. Ignee

第 **19** 章

肝脏肿瘤局部消融治疗分为如下几类。

- 经皮注射乙醇、乙酸或其他药物。
- 热消融。
  - 射频消融术（RFA）；
  - 微波消融；
  - 激光热疗（LITT）。
- 高强度聚焦超声（HIFU）。
- 冷冻消融（由于消融针直径较大，一般是通过手术进行）[1-3]。

RFA 是上述方法中最广泛使用的消融技术，也将是本章的重点。

RFA 可以在全身麻醉加气管插管的情况下或在局部麻醉加镇静的情况下经皮开展。消融针的布针及治疗的进程可以通过超声、CT 或 MRI 来进行监控。成像方式的选择取决于其可行性及能保证肿瘤清晰可见为前提。 RFA 还可以在全身麻醉下进行的开放性或腹腔镜手术时于术中进行。

19.1 概念（治愈、姑息治疗、多模态）

肝脏肿瘤的局部消融通常用于以临床治愈为目的时进行。这主要适用于直径小于 5cm 的小肝细胞癌（HCC），以及由结肠癌转移至肝脏的肿瘤，尺寸上同样是需要小于 5cm（4cm）（详情如下）。选择局部消融手术或全切术取决于患者年龄、并发症、实质的储备、肿瘤在肝脏中的分布，以上因素将与两种手术操作的侵入性进行权衡。

姑息治疗用于减少如转移性神经内分泌肿瘤的体积，并反复应用于一些其他实体肿瘤，如肝转移性乳腺癌。因此，多模态的局部消融姑息治疗已常规地用于有肝转移的患者[4-6]。另一方面，减少肿瘤体积已是公认的治疗原则并已在一些特定的实体瘤治疗指南中得以规定，如针对神经内分泌癌的症状控制和缓解症状（疼痛和压力）[7-14]。

局部消融治疗可以有效地与其他操作结合起来以达到治愈和姑息治疗的目的。对肝脏多叶有局部结肠癌肝转移灶的患者，结合手术切除和消融治疗已经在许多中心用于以临床治愈为目的的治疗方案得以开展。

19.1.1 肝细胞肝癌

对伴有肝硬化的肝癌患者其治疗方案包括肝移植、肝部分切除、局部消融治疗、肝动脉化疗栓塞（TACE）、放射粒子植入[选择性体内放射治疗（SIRT）等]，并且对晚期肿瘤患者，用索拉非尼化疗（Nexavar, Bayer HealthCare Pharmaceuticals）。

无水乙醇注射带来的良好疗效是由于硬病灶周边硬化的肝实质（肝硬化），使乙醇得以局限于病灶局部，以及降低的门静脉血流使乙醇清除缓慢所致。然而，最近的一些比较 PEI 和 RFA 疗效的研究已经表明，RFA 能产生更好的远期疗效且治疗周期更短[15-17]。所以，在大多数的欧洲中心，RFA 已经取代了 PEI。

我们选择了一组接受了 RFA 的高分化小肝癌患者进行的队列研究表明，其 5 年生存率高达 80%，虽然在大多数情况下，该比率小于 45%[1,2]。两个随机对照研究表明，直径小于 5cm 的单病灶肝癌或小于 3 个病灶且最大直径小于 3cm 的肝癌进行射频消融，其 3 年和 4 年生存率与手术切除相当，但同时具有较低的手术相关死亡率[18,19]。鉴于能显著降低成本和消融较小的侵袭性，它可被认为在局部肝癌患者中优于切除术。特别是在合并门静脉高压的患者中尤为明显，因为这是手术的一个相对禁忌证。消融的一个特殊优点是,它能保存较多肝实质。这对于 HCC 患者是最主要的获益,因为其中大多数人伴有肝硬化。

新的多极消融技术涉及同时使用几个消融针(见下文),使即使直径达 9cm 的 HCC 也可以获得 85%肿瘤控制率[20]。

治疗理念和操作方案已经有大量的作者进行了出版和总结,例如,在分级治疗中推荐使用巴塞罗那临床肝癌分期系统(BCLC)及其他分期系统[21,22]。如在不同推荐中遇到差异,可以参考文献获取细节[23-25]。

19.1.2 结直肠癌

在结直肠癌局限性肝转移患者中,当对所有的转移灶进行 R0 切除在技术上可行时,根据 S3 指南进行肝切除被认为是有可能治愈的治疗方案[26,27]。部分肝切除术后 5 年生存率为 25%~45%。大约 70%的患者在切除术后出现复发(通常是肝内)[26]。

近年来,以治愈为目的的局部消融手术在结直肠癌肝转移的管理中发挥了日益重要的作用。RFA 可以单独进行或可联合手术切除术,这取决于病变的大小。在近年的一些入组几百名患者的队列研究中,RFA 不仅可以达到永久地局部灭活肝转移病灶,而且 5 年生存率为 24%~43%[28-30]。这样的治疗结果能媲美部分肝切除术,这已经是极为优秀的结果。因为接受 RFA 的患者一般比能接受手术切除的患者有更多并发症,其远期预后一般相对较差。另一方面,病灶内复发率大约是 15%,即使在有经验的操作者使用现有的积极的消融技术(见下文),仍然会比手术切除后术后切缘复发率高(<5%~10%)。但鉴于大约 70%的患者仍然会形成新的转移灶,较高的病灶内复发率可能不会对长期生存率带来很大的影响。

关键是,目前没有比较手术切除术和局部消融术的随机对照研究结论供参考。这也反映在目前的指南上,其对消融治疗的应用没有提供任何治疗建议[26,27,31,32]。与此同时,尽管手术切除术被认为是肝转移癌治疗的金标准,但关于其疗效的随机对照研究目前也没有任何已发表的结论。

19.2 影像学选择影像方法(超声、CT、MRI)

超声已成为肝局部消融术(除 LITT[33]及术中冷冻消融术)的一线影像学方法。超声造影在介入治疗后进行,以评估疗效,但前提条件是肿瘤可以被超声清晰显示。CT(或 MRI)用于超声不能显示或显示明显受限的病灶。当地的专家意见和个人经验都会影响到影像学方法的选择。在所有的情况下,都应该在介入过程中使用增强影像(超声造影、增强 CT 或增强 MRI),以确认治疗的效果。

超声检查的优点是其实时监测能力、高空间分辨率和易用性,使它比静态的 CT 和 MRI 更容易控制。超声已被证明特别适用于膈下肝脏病灶的穿刺(针的角度朝向头部),因为它可以安全地避免胸膜和肺的穿刺意外。

19.3 适应证

在所有情况下,超声引导的组织消融(如,肝肿瘤和肾肿瘤)技术上都是可行的。超声可以确定一个安全的穿刺路径。

肿瘤数量、位置及组织学结果(分级)应该在治疗前知晓,以便一次完整的肿瘤消融能在一步或几个步骤内完成。

19.3.1 肿瘤的数目

肿瘤可以被有效地消融的最大数量没有明确的规定,但是多数中心认为是 3~5 个。

19.3.2 肿瘤大小

同样的,对于能被消融的最大肿瘤直径没有已发表的标准。可被消融的肿瘤最大直径通常为

4~5cm 的范围内。新的消融技术，如同时采用或连续使用多个消融针和立体定向引导 RFA 可以成功治疗直径达 10cm 的肿瘤[20,34,35]。因为单个消融针可以产生的最大坏死区不超过约 2~3cm（取决于应用的消融系统），多针系统可以一次产生约 7cm 的坏死区。连续消融能产生更大的消融体积。肿瘤大小超过 2cm 时需要多针系统消融肿瘤并使其周围至少产生 5~10mm 的安全边界[36,37]。

19.3.3 肿瘤位置

必须当心肿瘤边界上或消融区范围内的易损组织。尤其是小肠和结肠对热能高度敏感。阻抗热致肠穿孔是 RFA 一个可怕的并发症。胃、胆囊和膈肌对于热能不太敏感，靠近这些组织的肿瘤一般可以比较容易地完成消融。消融前，在超声引导下于腹腔内注射葡萄糖溶液将肝表面与空腔脏器分离是一个成熟的避免热损伤的方法（盐溶液由于其导电而不能使用）。由于热损伤风险，如果病变直接与中央胆管相邻，则不宜使用 RFA。

肿瘤紧靠大的肝脏血管能否采用 RFA 也是有疑问的，因为这些血管能有效地带走热量，可能导致消融不完全或局灶复发。这个问题可以通过使供应肝脏的动脉分支形成瞬态栓塞来解决，这将引起暂时性血流速度降低[38]。不过，这些操作缺乏一个稳定的证据支持。

19.4　禁忌证

局部消融术的禁忌证与一般介入操作相同，都是基于对患者的风险与收益评估来制定的。应该特别注意患者的年龄、并发症和患者的期望。使用阿司匹林时不能超过多于 1 个的相对禁忌证。如有可能，应该在介入前停用氯吡格雷。

使用单极系统的禁忌证是已植入心脏起搏器或除颤器的患者，在消融之前必须关掉。双极系统在开启起搏器的患者中使用是安全的。

胆肠吻合术后是一个相对的禁忌证，因为容易在热坏死区形成脓肿。如果确定了要开展 RFA，不论是否进行了吻合术，都应该使用抗生素来预防（如下所示）。

肿瘤位置相关的禁忌证已经在上一节中介绍。

19.5　准备工作

19.5.1 预防性使用抗生素

使用第三代头孢来进行抗生素预防（如头孢曲松，2g 静脉注射）或与之相类似抗菌谱的药物，可以在介入前 30~60 分钟给药。尽管这被一些作者推荐，但并没有被广泛地采纳实践。在之前做过胆肠吻合术或者乳头切开术的患者中，抗生素预防是强制性的（见上文）。

19.5.2 局部麻醉、镇静、镇静/镇痛和全身麻醉

关于 RFA 是否应该在镇静、镇静/止痛或带气管插管的全身麻醉下进行是没有共识的。尽管如此，许多中心已经开始倾向于全身麻醉，尤其是用多探针长时间处理较大肿瘤时，因为这些介入操作是非常痛苦的。全身麻醉的优点是拥有更好的患者舒适度和对介入过程有更好的控制，包括在穿刺时更好地控制患者呼吸。缺点是较高的麻醉费用。

局部麻醉和镇静/镇痛按照本书中介绍的方法（见第 11 章）进行。

19.5.3 治疗方案

治疗方案需要考虑到肿瘤尺寸（直径）、肿瘤位置（肝段位置；邻近血管；有风险的结构，如肠、胆管或心脏）、所确定的穿刺路径和消融电极的靶目标位置。介入前的 CT 或 MR 图像通常需要用到来协助方案的制订。患者应摆放在最佳体位；左侧卧位是穿刺靶点在肝右叶的患者的常用体位。主要应考虑肿瘤的数量、类型、（推荐）电极的布针、功率设置和能量水平（参考剂量表）。

在超声引导下使用多针的 RFA，应该注意超声探头摆放的位置，由于需要放置多根消融针，针与针之间摆放的位置可能会因为超声探头的摆放而遇到阻碍。这应该在计划的阶段就需要预料到，并通过合适的摆放方案来避免。

消融应该计划灭活所有的肿瘤及额外>5mm

的肿瘤周围的正常肝实质(最好>10mm)。这对于避免病灶内高复发率来说是很必要的[37]。准确的规划和定位消融针是成功实施 RFA 的基础。

19.6　材料

19.6.1 标准材料

已经上市的标准消融系统的性能列在表 19.1 中。射频发生器(来自 Celon/Olympus)示于图 19.1 中。RFA 的推荐仪器设置标示在图 19.2 中。

19.6.2 基本原理

RFA 的原理包括在一定频率下的能量转化机制,比如 350kHz,功率 4~40W(在双极和多极系统高达 250W)在组织中会转变为热能。在此原理下,组织形成一个包括贴在皮肤上的背极板在内的高频低阻的电流回路(图 19.3)。

这种机制就像单极电凝术那样(微弧 – 自由"软"凝固),多年来一直用于手术。主要是在高频率中的区域和高频电流最为集中的地方出现热量。高频电流的能量传输随距离的平方衰减,而在靶点产

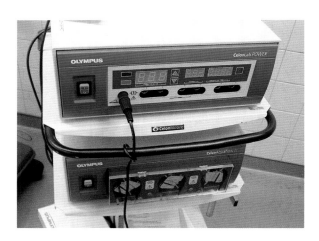

图 19.1　射频消融机(Celon/Olympus)。

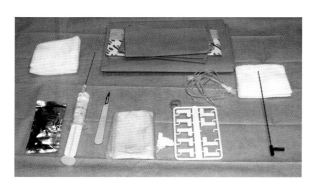

图 19.2　射频消融所需耗材置于无菌桌面上(具体材料名称详见正文)。包括无菌纱布、手术铺巾、消毒耦合剂、探头套、持针器和配有水冷系统的射频消融针。

表 19.1　已上市的标准消融系统的性能 (各种组合都是可能的)[49,50]

特征	种类
针的种类	单针
	同轴多针
	可伸缩的多爪针
	可伸缩的线圈电极
消融方式	单极
	双极(单针),固定或可伸缩式
	双极(在多针之间)
冷却方式	无冷却
	在两通道间的液体冷却
	集中冷却
表面结构	封闭式
	侧壁带有使液体流出的多孔式
控制方式	阻抗控制
	电阻控制
	温度控制
电流传送方式	持续式
	剂量交互式
	电极间持续式
	电极间同步式

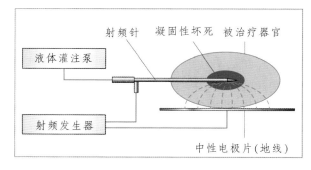

图 19.3　治疗部分是一个包含接地线路板的具有高频低阻的电路。

生的热量随着作用时间呈线性增加。

在顺利的情况下,由功率控制单元产生的高频电流通过位于电极末端的病变组织时,可使组织加热到100℃的温度。这足以引起受影响组织的凝固(变性)和坏死。被消融组织体积的大小取决于所使用的消融电极、施加的能量及局部组织的解剖结构。通过体内修复机制,凝固坏死组织随后分解,并转变为疤痕组织。以这种方式,肿瘤可以在一些病例中被完全破坏。

19.6.3 单极与双极和多极系统的比较

单极系统采用一个中性电极片(地线)贴在身体表面。电流在肿瘤内的消融针与中性电极之间流动,产生的热能向心性地分布在消融针周围。

一个较新的概念是双极射频消融。在该系统中两个电极安装在一个探头上,使所有电流直接在两个电极之间产生。这个系统不需要中性电极片[39]。这种设计具有许多优点,其中包括该消融能在启动着的起搏器患者中应用,只要消融区不是与起搏器紧邻。双极系统还消除了单极系统中中性电极片灼伤皮肤的风险。Celon医疗器械双极系统允许同时使用最多六根探针。在这个系统中的两个电极是相连的,使得探针可以视为单个电极;六个电极交替地接受射频发射器的能量,使电极周围的所有组织凝固。这种多极模式可以在一次消融中产生的肿瘤坏死区直径达约7~8cm。

单极系统也可以在交替模式下最多同时使用3个电极。

19.6.4 消融针

消融针直径为1~2mm,并且在远端长度不等(如20~40mm)处有一个消融电极(图19.4)(见第2章)。

消融针的针杆是用特氟隆或其他绝缘材料进行了绝缘处理。其包含一个能连续灌注液体的微小空腔系统(图19.5)。连续灌注能防止电极过热(最佳电极温度:80℃),并防止组织在与消融针接触时完全干燥或炭化。通过这种方式,即使在持续很久的消融过程中,也能保留靶部位的导电率。消融针连接在一个高频发射器上。

19.6.5 控制与测量温度

更现代的消融系统允许在消融针的尖端集成温度传感器进行连续测温。自动调节机制能调节功率输出防止在治疗靶点上出现过热、蒸发和炭化。其他系统通过阻抗控制,这意味着射频发射器的输出功率是通过组织的阻抗来调节的,以在过早干燥前达到最大可能的能量转换。

一般作用在消融针上的功率约为40W。高功率的设置并不会导致缩短手术时间或较大的消融体积。消融针系统是一次性的、不可重复使用的产品。

19.6.6 消融针灌注的流速

消融针上的流速,至少在名义上,制造商推荐的是80mL/h。现代的消融针灌注的流速可以在阻抗变化的基础上进行调整,使得灌注流速的范围在

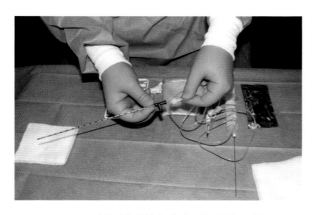

图 19.4　射频消融针与水冷系统连接示例。

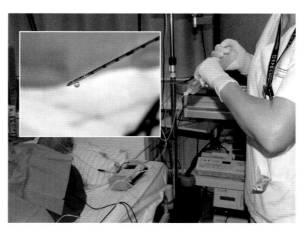

图 19.5　启动的射频电极包含微小的水冷腔,其内有持续的水滴灌注。

80~500mL/h。

19.7 技术

肋间或肋下方法都可以使用。但经肠道的应该避免。经胸腔的穿刺也应避免,应注意,胸膜腔大约扩展至左右肺下缘 2cm 以下。

19.7.1 患者体位

在消融过程中患者的体位应始终保持不变。因此,在介入开始前就应该建立超声引导下的穿刺路径。在某些情况下,消融过程可能需要几个小时,所以患者应取舒适的位置。对于超声成像,取左侧卧位可能是最佳的(图 19.6)。

消融针应该在肺部处于有效残气量下穿刺,而且潜在的轻微吸气和呼气导致的进针偏差也应该加以考虑。

19.7.2 (局部)麻醉

在皮下注射后,局部麻醉剂应在大面积上进行渗透(如果必要时,需要超声引导)。腹膜下组织和肝脏包膜应该充分地渗透,以保证在这块十分疼痛的区域进行了足量的麻醉(图 19.7)。

对于相对大的靠近门静脉分支的肿瘤,由于门静脉分支的相互作用也会导致疼痛,一些操作者也用局部麻醉渗透肝内组织区域。

射频针,其通常为 1~2mm 的直径,可以通过一个小切口轻松插入结缔组织(图 19.8)。

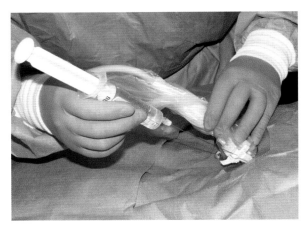

图 19.7 局部麻醉。

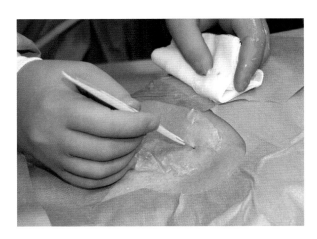

图 19.8 破皮。

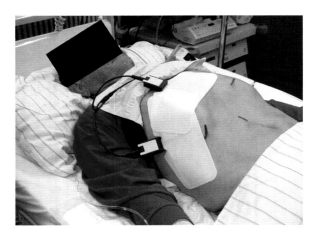

图 19.6 患者体位。

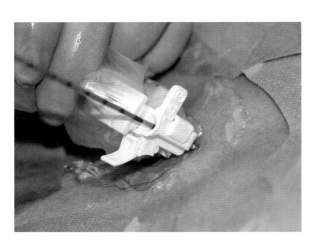

图 19.9 超声引导下将消融针经皮穿刺入靶目标。

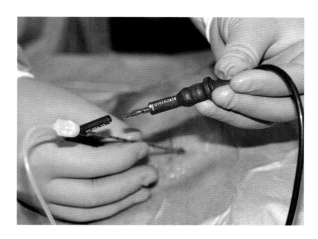

图 19.10　将电极线与消融针相连。

19.7.3 插入探针

射频探针(图 19.9 和图 19.10)是通过连续冲洗来冷却的,其具有开放式针孔,在穿刺前用生理盐水对其进行冲洗("淹没"),以防止在目视不可见的范围内产生气泡。而利用独立外流通道(封闭式冷却系统)在消融针冷却后使液体流走就不需要这样的操作。在理想情况下,肿瘤与肝包膜之间应有用于保护的正常肝组织(>10mm),虽然最近的技术已经可以消融邻接肝表面的病灶。

在(较大的)肿瘤的治疗中,消融应开始于肿瘤的远侧,而非它的中心,因为消融区域会导致视野不清晰。把较大的肿瘤进行细分成象限或球状片段被证明是十分有用的。进一步在远端至近端方向开展治疗,一直朝传感器方向消融。在此过程中,针可以以小间隔方式逐渐抽出,或者完全抽出腹膜然后再重新置入靶区域。它必须被视为处理一个三维球形状的范围,需要在初始消融平面的上方和下方重新定位。

19.7.4 特定系统的技术

下面我们将介绍我们使用的消融系统技术,当然,其他系统也是同样不错的。

CelonPOWER 系统

CelonPOWER 系统(奥林巴斯)是第一个用于微创肿瘤治疗的双极和多极消融系统,它采用射频热疗(RFITT)。该系统配备有 RCAP(电阻控制自动功率)自动功率控制专利。通过微处理或控制评估时间 – 电阻曲线,RCAP 模式从组织上测定最大功率,适应了治疗瞬间的状态,并自动调节了功率控制单元。

常规的针径为 15 G(1.8mm)。较大直径的用于术中针(最大 2.1mm)。可能的针和电极长度列于表 19.2 中。

放置消融针

经皮穿刺技术遵循一般介入程序的原则,包括推注葡萄糖溶液,已经在第 10 章中叙述。

注射保护层是为了分离肝包膜与肠道组织,这对于避免相邻肠道的热损伤是必要的(图 19.11)。保护介质可由葡萄糖溶液组成(或在双极或多极系统中也可以用盐水溶液)。空气是另一种选择,但我们不使用它,因为它对超声显像带来了人为的麻烦。

布置消融针是根据上述标准进行的。在介入过程中如有必要可以重新定位。如果消融针尖端已经"接触"肿瘤,那么它就应该被激活,防止它抽出时带出肝内肿瘤细胞到其他部位。系统内必要的设置细节在下文介绍(跟踪消融)。

接线和软管根据用户说明连接。对于有多个消融针的治疗,应该根据绝缘体水平用影像检查消融针之间的距离(在活动电极长度的中心),并通过确定的治疗方案比较结果。电极之间的距离应该是 10~30mm,取决于希望的消融体积和施加的功率。更远的距离应该避免,因为可能导致各个热坏死区域之间不能消融完全。

RFA 技术

首先蠕动泵应该启动。推荐功率(瓦)请按照 Celon 设置剂量表设置。例如,如果使用三个 T40 电

表 19.2　Celon 系统中针和电极的长度

针的长度	电极的长度
100mm	20/30/40mm
150mm	20/30/40mm
200mm	20/30/40mm
250mm	30/40mm

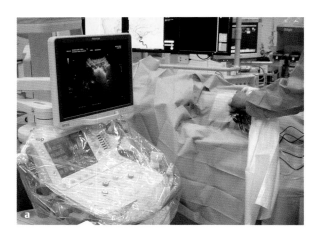
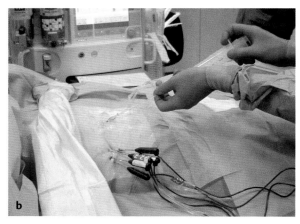

图 19.11 (a)超声引导下无菌多电极布针,这例病例共布了 5 根消融针。(b)超声引导下注入 5%生理盐水将肝包膜下肝肿瘤与周围肠道分离。

极(长 40mm),那么推荐的设置是每毫米电极长度 1W,功率应设置为 120W。

接着用脚踏开关开启射频发射器,一旦产生了足够的能量转换或已经达到消融体积后,可以通过松开脚踏开关来停止。

可能存在重新定位消融针的必要,这需要以抽出特定距离的方式慢慢地抽出,以便实现完全消融(注:撤出消融针的距离不能超过电极长度的 75%;例如,对于 T40 消融针不能超过 3cm)。重新在横向方向上放置消融针也是有必要的,这样能实现完全消融。

针道消融(避免肿瘤种植或出血)

对于针道消融,应用无针冷却的设置。最高温度使组织产生碳化,在消融针路径周围导致组织完全坏死。关闭蠕动泵,然后短按复位按钮来停用自动功率控制模式(RCAP)。按照 Celon 剂量表来设定推荐的功率。例如,如果使用 T40 电极,推荐的功率设置为每毫米电极长度 1W,当消融针撤回时,功率应设置到 40W。

当消融针处于原来位置时,功率控制单元被激活,直到阻抗上升至(声音信号)触发自动停止(脉冲音)时,松开脚踏开关。

消融针回撤的长度应该是电极长度的约 75%(如 T40 消融针为 3cm),并使用脚踏开关重新启动射频发射器,直到自动停止被触发。取决于当时情况,该消融时间只持续几秒钟。

这个过程一直重复到电极接近皮肤表面(注

意:当消融针到达皮肤水平时启动射频发射器会灼烧皮肤)。

按照上述针道消融操作方法,重复操作多根消融针。

19.8 评估治疗效果

在消融过程中不能清楚确定坏死区域的范围,但可以用观察电极尖端周围的组织回声变化范围来估计(图 19.12)。

然而,这是十分不精确的估计。当肿瘤较大时,各个单独的消融区坏死范围应该超过肿瘤本身的范围,尽管这增加了操作的时间。在日常实践中,经常发现坏死区是小于最初估计的。举个例子,当使用 40W 功率施加 15 分钟时,实际测量的坏死区往往会为 2~3cm,而不是所需的 3~4cm。

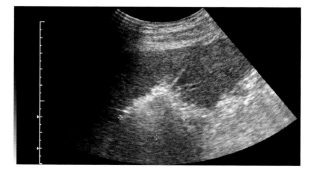

图 19.12 消融中超声持续监测。在消融进行时,坏死区会显示不清,但是可以从围绕消融针周围的回声改变来评估。

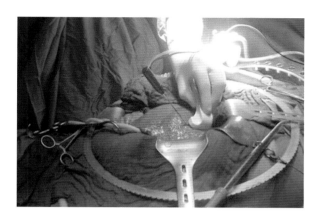

图 19.13　术中超声引导下的消融治疗。

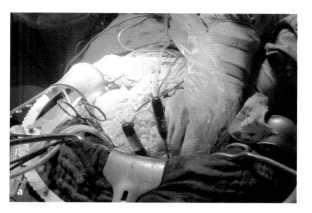

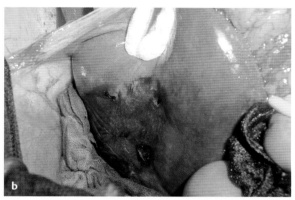

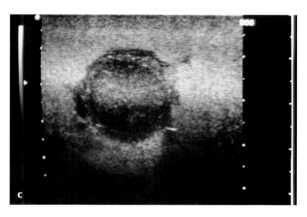

术中使用的消融针在图 19.13 和图 19.14 中标注。

治疗期间评估疗效是 RFA 成功的关键。治疗不应该结束直到操作者可以确认肿瘤完全破坏及有足够的被消融的周围肝组织作为安全边界。在超声或 CT 引导下的 RFA 时,需要在消融治疗过程中和治疗后及时应用增强影像评估(图 19.15)。只有增强影像可以明确坏死区域大小,并评估其确切位置。

在超声引导下 RFA 的一个问题是当大量气体产生时,会模糊目标消融区。但在射频发射器关闭后的 10~15 分钟内,大部分气体应会被吸收,从而能对靶点提供一个更清楚的视野。虽然这样的视野往往仍然是局限的,故一般使用超声造影来评判消融区。在进行该评价的时候,探针应该继续放置在靶点以帮助消融任何可能需要重新定位的消融区。在执行这一步骤时应该保持最大的注意力和精确度,必要的时候应该重复多次,以保证残余肿瘤被杀灭。

图 19.16 显示出了射频消融的顺序。

19.9　并发症与康复治疗

19.9.1 并发症

出血、感染、穿孔和肿瘤转移会在一个单独的章节中讨论(见第 9 章)。急性出血很少观察到,因为小血管被凝固破坏,周围血管也形成了血栓。介入术后,患者应该采取治疗侧卧位的体位以限制那

图 19.14　(a)射频原位消融。(b)术中所见的不同消融针道的凝固坏死区。(c)消融后超声评估。(Source:Image b reproduced with kind permission of Professor G. Müller, Bad Mergenheim, Germany.)

边的呼吸运动。

肝静脉的血栓在理论上可以导致肺栓塞,但非常少被观察到。感染性并发症也很少见,但可能在局部感染形成脓肿导致败血症。

穿刺路径上的肿瘤种植转移主要在经皮乙醇注射中被观察到[40-45]。在近期的文献分析中,我们注

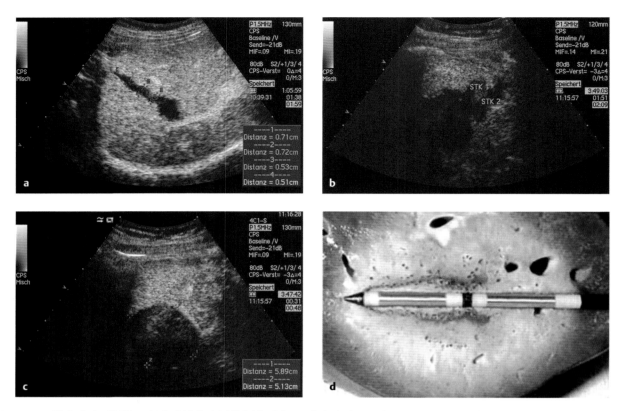

图 19.15 肿瘤治疗后评估。超声造影是有用的评估手段,即使在术中也是如此,用以及时评估消融坏死区(a,b),图示包括单针消融后的情况(a)和双针消融后的情况(b)。术者应该熟悉这些超声表现(c)。猪的肝脏中表现出的射频消融后的凝固坏死区(d)。

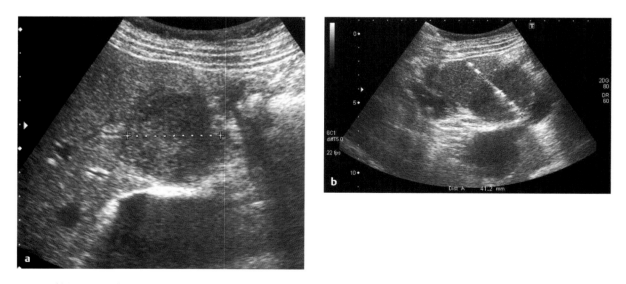

图 19.16 射频消融的步骤。超声显示肝脏上一 38mm 转移性肿瘤(a)。先后置入 5 根消融针(b~f)。当消融启动,在消融区产生大量气体(d),直到病灶完全被覆盖并伴后方声影(e)。消融结束后约 10 分钟,气体部分被吸收,病灶又逐渐显示出来(f)。维持消融针位置不变,消融结束后约 15 分钟,利用超声造影(SonoVue)评估疗效。坏死区直径约47mm;证实病灶完全被消融覆盖,并且包含了病灶周围一部分正常组织。消融区内气体回声仍然能观察到(g)。消融过程中用于监视的超声设备(h,i)。

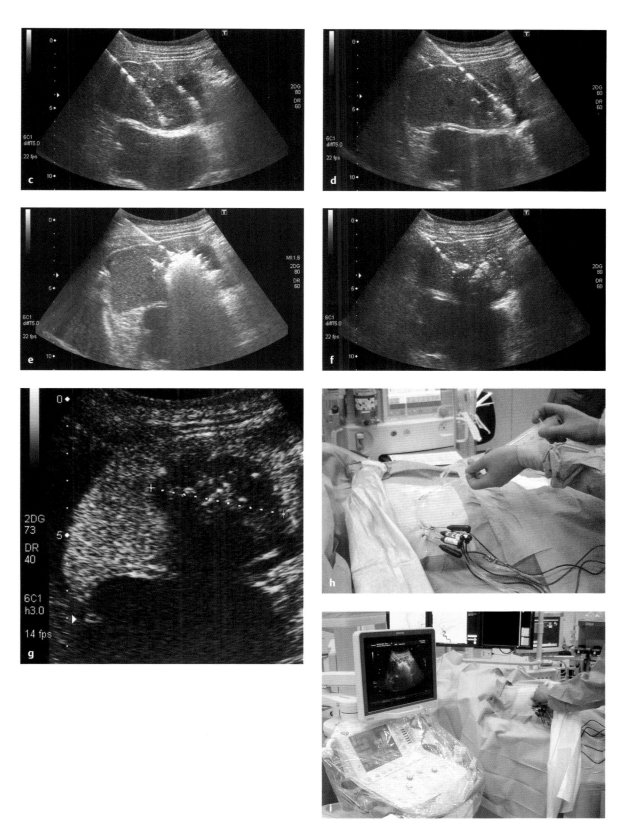

图 19.16(续)　射频消融的步骤。

意到更大直径的消融针会导致更高的肿瘤转移风险。但路径消融一般在 RFA 结束的时候进行,这显著地减少了肿瘤转移的可能性。只有少量的已发表的病例报告描述了在 RFA 术后产生了这样的并发症。更多的并发症风险细节在第 9 章中记载。

目前已经有假设提出如果消融不完全,残余肿瘤会被刺激生长[46]。关于这个问题,目前没有定论。治疗目标应该永远被定为实现肿瘤的完全消融上。不论如何,这是打消这种疑虑最有效的办法。

19.9.2 介入后康复治疗

消融针移除后的几分钟,需要再次超声检查来排除出血可能。一个有经验的操作者在同时也能发现气胸的可能[47]。

术后护理是依据患者意识恢复情况制订的。清醒的、合作的且没有痛楚的患者应该侧卧位并使治疗面朝下,前臂应该按压穿刺点(作为辅助或用沙袋替代)。这一姿势应该保持 30 分钟至 2 小时。我们建议上述体位持续的时间应较短,这可使监测更容易,然后患者可在床上以舒适的体位躺下(最好在手术后 2~3 个小时内,除上厕所外只能允许躺在床上)。一个曾经采用的共识是在第四个小时采取血样,但是这是没有太大意义的,因为在那时候出血并不会带来血细胞计数的任何变化。出血会产生相应的临床表现并可通过超声检查来确认(见禁忌证、并发症及并发症的处理,第 9 章)。

19.9.3 临床术后护理和随访

患者需要在消融术后进行密切的影像学随访,如果需要的话,可以进行肿瘤标志物测定。在我们的随访方案中,患者在 24 小时后重新检查,然后第一年每 3 个月随访一次,此后提高到每 6 个月随访一次。目标是早期发现可能的局部复发;另一种是检测或排除新的肿瘤。至关重要的是,在肿瘤还处于能治愈阶段时被发现。作为一项准则,很早期的复发可以通过消融或切除成功处理,所以选用最佳方案是很关键的。所谓最佳的方案应该是:增强MRI 或 CT,与超声造影轮替进行随访[9,48]。

(罗俊 译)

参考文献

[1] Kudo M. Radiofrequency ablation for hepatocellular carcinoma: updated review in 2010. Oncology 2010; 78 (Suppl 1): 113–124

[2] Zhou Y, Zhao Y, Li B et al. Meta-analysis of radiofrequency ablation versus hepatic resection for small hepatocellular carcinoma. BMC Gastroenterol 2010; 10: 78

[3] Livraghi T. Single HCC smaller than 2 cm: surgery or ablation: interventional oncologist's perspective. J Hepatobiliary Pancreat Sci 2010; 17: 425–429

[4] Abdalla EK, Vauthey JN. Colorectal metastases: resect or ablate? Ann Surg Oncol 2006; 13: 602–603

[5] Abdalla EK, Vauthey JN, Ellis LM et al. Recurrence and outcomes following hepatic resection, radiofrequency ablation, and combined resection/ablation for colorectal liver metastases. Ann Surg 2004; 239: 818–825; discussion 825–827

[6] Abdalla EK. Commentary: Radiofrequency ablation for colorectal liver metastases: do not blame the biology when it is the technology. Am J Surg 2009; 197: 737–739

[7] Ploeckinger U, Kloeppel G, Wiedenmann B, Lohmann R representatives of 21 German NET Centers. The German NET-registry: an audit on the diagnosis and therapy of neuroendocrine tumors. Neuroendocrinology 2009; 90: 349–363

[8] Auernhammer CJ, Jauch KW, Hoffmann JN. Liver metastases from neuroendocrine tumours of the gastroenteropancreatic system—therapeutic strategies [Article in German]. Zentralbl Chir 2009; 134: 410–417

[9] Dietrich CF. Comments and illustrations regarding the guidelines and good clinical practice recommendations for contrast-enhanced ultrasound (CEUS)—update 2008. Ultraschall Med 2008; 29 (Suppl 4): S188–S202

[10] Madoff DC, Gupta S, Ahrar K, Murthy R, Yao JC. Update on the management of neuroendocrine hepatic metastases. J Vasc Interv Radiol 2006; 17: 1235–1249, quiz 1250

[11] Atwell TD, Charboneau JW, Que FG et al. Treatment of neuroendocrine cancer metastatic to the liver: the role of ablative techniques. Cardiovasc Intervent Radiol 2005; 28: 409–421

[12] Aschoff AJ, Brambs HJ. Local radiofrequency ablation of liver lesions—possibilities and limitations [Article in German]. Z Gastroenterol 2005; 43: 47–56

[13] Plöckinger U, Wiedenmann B. Neuroendocrine tumours of the gastrointestinal tract [Article in German]. Z Gastroenterol 2004; 42: 517–527

[14] Siperstein AE, Berber E. Cryoablation, percutaneous alcohol injection, and radiofrequency ablation for treatment of neuroendocrine liver metastases. World J Surg 2001; 25: 693–696

[15] Lin SM, Lin CJ, Lin CC, Hsu CW, Chen YC. Radiofrequency ablation improves prognosis compared with ethanol injection for hepatocellular carcinoma < or =4 cm. Gastroenterology 2004; 127: 1714–1723

[16] Shiina S, Teratani T, Obi S et al. A randomized controlled trial of radiofrequency ablation with ethanol injection for small hepatocellular carcinoma. Gastroenterology 2005; 129: 122–130

[17] Lencioni RA, Allgaier HP, Cioni D et al. Small hepatocellular carcinoma in cirrhosis: randomized comparison of radio-frequency thermal ablation versus percutaneous ethanol injection. Radiology 2003; 228: 235–240

[18] Lü MD, Kuang M, Liang LJ et al. Surgical resection versus percutaneous thermal ablation for early-stage hepatocellular carcinoma: a randomized clinical trial [Article in Chinese]. Zhonghua Yi Xue Za Zhi 2006; 86: 801–805

[19] Chen MS, Li JQ, Zheng Y et al. A prospective randomized trial comparing percutaneous local ablative therapy and partial hepatectomy for small hepatocellular carcinoma. Ann Surg 2006; 243: 321–328

[20] Seror O, N'Kontchou G, Ibraheem M et al. Large (> or=5.0-cm) HCCs: multipolar RF ablation with three internally cooled bipolar electrodes—initial experience in 26 patients. Radiology 2008; 248: 288–296

[21] Llovet JM, Di Bisceglie AM, Bruix J et al. Panel of Experts in HCC-Design Clinical Trials. Design and endpoints of clinical trials in hepa-

tocellular carcinoma. J Natl Cancer Inst 2008; 100: 698–711

[22] Bruix J, Sherman M. American Association for the Study of Liver Diseases. Management of hepatocellular carcinoma: an update. Hepatology 2011; 53: 1020–1022

[23] Lencioni R, Llovet JM. Modified RECIST (mRECIST) assessment for hepatocellular carcinoma. Semin Liver Dis 2010; 30: 52–60

[24] Korean Liver Cancer Study Group and National Cancer Center, Korea. Practice guidelines for management of hepatocellular carcinoma 2009 [Article in Korean]. Korean J Hepatol 2009; 15: 391–423

[25] Kudo M, Okanoue T. Japan Society of Hepatology. Management of hepatocellular carcinoma in Japan: consensus-based clinical practice manual proposed by the Japan Society of Hepatology. Oncology 2007; 72 (Suppl 1): 2–15

[26] Schmiegel W, Reinacher-Schick A, Arnold D et al. Update S3-guideline "colorectal cancer" 2008 [Article in German]. Z Gastroenterol 2008; 46: 799–840

[27] Schmiegel W, Pox C, Reinacher-Schick A et al. Federal Committee of Physicians and Health Insurers. S3 guidelines for colorectal carcinoma: results of an evidence-based consensus conference on February 6/7, 2004 and June 8/9, 2007 (for the topics IV, VI and VII). Z Gastroenterol 2010; 48: 65–136

[28] Knudsen AR, Kannerup AS, Mortensen FV, Nielsen DT. Radiofrequency ablation of colorectal liver metastases downstaged by chemotherapy. Acta Radiol 2009; 50: 716–721

[29] Gillams AR, Lees WR. Radio-frequency ablation of colorectal liver metastases in 167 patients. Eur Radiol 2004; 14: 2261–2267

[30] Lee WS, Yun SH, Chun HK et al. Clinical outcomes of hepatic resection and radiofrequency ablation in patients with solitary colorectal liver metastasis. J Clin Gastroenterol 2008; 42: 945–949

[31] Altendorf-Hofmann A, Scheele J. A critical review of the major indicators of prognosis after resection of hepatic metastases from colorectal carcinoma. Surg Oncol Clin N Am 2003; 12: 165–192, xi

[32] Morise Z, Sugioka A, Fujita J et al. Does repeated surgery improve the prognosis of colorectal liver metastases? J Gastrointest Surg 2006; 10: 6–11

[33] Vogl TJ, Naguib NN, Eichler K, Lehnert T, Ackermann H, Mack MG. Volumetric evaluation of liver metastases after thermal ablation: long-term results following MR-guided laser-induced thermotherapy. Radiology 2008; 249: 865–871

[34] Bale R, Widmann G, Haidu M. Stereotactic radiofrequency ablation. Cardiovasc Intervent Radiol 2011; 34: 852–856

[35] Chen MH, Yang W, Yan K et al. Large liver tumors: protocol for radiofrequency ablation and its clinical application in 110 patients—mathematic model, overlapping mode, and electrode placement process. Radiology 2004; 232: 260–271

[36] Burdio F, Mulier S, Navarro A et al. Influence of approach on outcome in radiofrequency ablation of liver tumors. Surg Oncol 2008; 17:

295–299

[37] Mulier S, Ni Y, Jamart J, Ruers T, Marchal G, Michel L. Local recurrence after hepatic radiofrequency coagulation: multivariate meta-analysis and review of contributing factors. Ann Surg 2005; 242: 158–171

[38] Ritz JP, Lehmann K, Isbert C, Roggan A, Germer CT, Buhr HJ. Effectivity of laser-induced thermotherapy: in vivo comparison of arterial microembolization and complete hepatic inflow occlusion. Lasers Surg Med 2005; 36: 238–244

[39] Frericks BB, Ritz JP, Roggan A, Wolf KJ, Albrecht T. Multipolar radiofrequency ablation of hepatic tumors: initial experience. Radiology 2005; 237: 1056–1062

[40] Cedrone A, Rapaccini GL, Pompili M, Grattagliano A, Aliotta A, Trombino C. Neoplastic seeding complicating percutaneous ethanol injection for treatment of hepatocellular carcinoma. Radiology 1992; 183: 787–788

[41] Ozdil B, Akkiz H, Sandikçi M, Keçe C, Coşar A. Giant subcutaneous HCC case occurring after percutaneous ethanol injection. Turk J Gastroenterol 2009; 20: 301–302

[42] Chang S, Kim SH, Lim HK et al. Needle tract implantation after percutaneous interventional procedures in hepatocellular carcinomas: lessons learned from a 10-year experience. Korean J Radiol 2008; 9: 268–274

[43] Livraghi T, Lazzaroni S, Meloni F, Solbiati L. Risk of tumour seeding after percutaneous radiofrequency ablation for hepatocellular carcinoma. Br J Surg 2005; 92: 856–858

[44] Bolondi L, Gaiani S, Celli N, Piscaglia F. Tumor dissemination after radiofrequency ablation of hepatocellular carcinoma. Hepatology 2001; 34: 608–611, author reply 610–611

[45] Di Stasi M, Buscarini L, Livraghi T et al. Percutaneous ethanol injection in the treatment of hepatocellular carcinoma. A multicenter survey of evaluation practices and complication rates. Scand J Gastroenterol 1997; 32: 1168–1173

[46] Ruzzenente A, Manzoni GD, Molfetta M et al. Rapid progression of hepatocellular carcinoma after radiofrequency ablation. World J Gastroenterol 2004; 10: 1137–1140

[47] Dietrich CF, Hirche TO, Schreiber D, Wagner TO. Sonographie von pleura und lunge [Article in German]. Ultraschall Med 2003; 24: 303–311

[48] Claudon M, Cosgrove D, Albrecht T et al. Guidelines and good clinical practice recommendations for contrast enhanced ultrasound (CEUS) - update 2008. Ultraschall Med 2008; 29: 28–44

[49] Gottschalk U, Ignee A, Dietrich CF. Ultrasound guided interventions, part 1, diagnostic procedures [Article in German]. Z Gastroenterol 2009; 47: 682–690

[50] Gottschalk U, Ignee A, Dietrich CF. Ultrasound-guided interventions and description of the equipment [Article in German]. Z Gastroenterol 2010; 48: 1305–1316

第 20 章

经皮肝穿胆道引流术

C. F. Dietrich, B. Braden, X. W. Cui, A. Ignee

20.1 基本原则

有几个基本方法可以通过介入、非手术的方式到达胆管。

- 内镜逆行胰胆管造影。
- 经皮肝穿胆道造影及引流。
- 腔内超声引导下的胆管造影引流术（EUS-CD），这将在第 22 章中讨论。

如今，由于如 EUS 和磁共振胰胆管成像（MR-CP）的影像质量的提升，诊断指征相比于治疗指征变得不那么重要了。内镜逆行胆管造影术（ERC）已成为多数中心的影像学检查的第一选择。如果由于某些原因导致 ERC 失败或非常难成功，则会选择经皮经肝穿胆道造影。腔内超声引导下的胆道造影与引流（EUS-CD）尚未成为普遍且成熟的方法，而且目前只有少数特定中心在实践。

经皮经肝胆管造影术（PTC）和经皮经肝胆管造影引流术（PTCD）可以实现可视化（通过注射造影剂）和治疗（经引流、扩张等手段）肝内外的胆管树。内镜和经皮穿刺技术的组合应用被称为交会技术。快速的技术进步和器械升级不断扩大介入手术的能力。PTC 相比于内镜引流提供了在肝门区和肝内狭窄处理上的独特优势[1-3]。

手术是对于符合初步治愈治疗的胆道肿瘤患者的治疗方案。

姑息疗法（不能手术的患者和高发病率的患者）应该以缓解症状为主。胆道梗阻应该由主要内镜治疗或引流术（PTCD、EUS-CD）来处理。这些操作比手术能缩短住院时间。今天，随着技术的进步和介入操作的经验积累，使得即使良性胆道疾病也可能会采用非手术方法来治疗。

超声引导下的 PTC（D）具有 3D 实时成像功能，可以提供更高的成功率和更低的失败例数，特别是对于良性病变患者而言[4-6]。而且通过增加使用彩色多普勒超声可以进一步降低并发症概率[7]。然而，值得注意的是，超声引导下经皮穿刺技术没有成为在所有的机构中的成熟方法，特别是那些继续依靠放射影像的医院里。对于有利于超声引导的其他有利观点是能减少放射时间和对患者和医务人员更少的辐射暴露。穿刺导致的意外，例如损伤胆囊或其他的囊性结构，将变得更少，尽管目前缺乏有力的对照数据来支持这一论点。

该过程的成功取决于操作者个人的经验、设备的质量，以及患者的个体化因素。"双人操作"对于放置引流管这一步骤是有帮助的。

20.2 适应证

原则上，内镜逆行胰胆管造影术（ERCP）已成为标准的程序，且在其成功率和副作用方面优于经皮肝穿胆道引流，特别是在非扩张性胆管中。PTC 和 PTCD 适用于更简单的和更低风险的病例[8,9]。内镜检查不能用于以下情形的诊断或治疗，例如胆道-肠吻合、胃空肠吻合、胃切除、Roux-en-Y 胆总管空肠吻合术和十二指肠憩室等，以及在那些内窥镜操作失败的病例中（例如，无法通过的狭窄）。如果算上拥有经验丰富的中心和能使用专用的设备（乳头切开刀和球囊前端摄像的内镜），我们发现，在术后胃肠道解剖结构改变的患者中，内镜方法的成功率<70%[10]。一些中心由于 PTC 有更高的成功率而将其选为治疗广泛肝门肿瘤的首选方案。

患者的选择标准与那些内镜手术的选择标准非常相似（胆道的梗阻及畅通的位置和程度）。

● 胆管结石(肝内或肝外)。

● 肿瘤。

● 先天性异常。

● 免疫相关疾病[例如,原发性硬化性胆管炎(PSC)]及其后遗症[11,12],以及细菌性(二次硬化)胆管炎。

其他适应证包括术后患者和创伤后病变,如胆汁泄漏和肝移植后并发症。胆道成像也需要检测来排除需要做脓肿引流的患者体内的通道,或消融前的寄生虫感染 [如穿刺-引流-乙醇注射-再引流(PAIR),见第 17 章]。今天 PTC 的适应证常常是治疗胆道梗阻的减压治疗和引流操作[13]。

20.2.1 内镜下逆行或经皮穿刺操作适应

如果手术不能用于恶性梗阻性黄疸,那么就必须决定是否进行与内镜逆行或经皮植入引流管或支架。史丹利(1986 年)比较了分别单独使用经皮穿刺和内镜技术及联合手术介入两种方案,并发现内镜逆行治疗的出血并发症更低,具有更高的患者接受程度和更少的体外置管[14]。

1987 年,对于健康状况差的老年患者,Speer 建议进行经十二指肠乳头的内镜逆行支架置入术作为首选治疗方案。一项随机对照研究比较了内镜和经皮支架植入治疗恶性阻塞性黄疸,发现内镜逆行的方案明显降低胆红素,且明显降低 30 天死亡率[15]。

20.2.2 交会技术内镜

Sommer(1987 年)报告了内镜结合经皮穿刺技术的"交会"技术,还观察了胆管内置管治疗不能通过手术治愈的恶性胆总管狭窄的放置位置。通过放置一个细的引流管通过肝进入十二指肠来使内镜进入,并通过内镜钳在十二指肠乳头部放置一根导丝,随后通过导丝放入引流管来实现胆道引流。在相当大一部分患者中可以不用在移除 PTC 导管后经肝置入导丝,因为此时乳头部已经产生轻微扩张,使插管变得容易。利用这种技术,甚至可以在肠空肠吻合术后或十二指肠憩室导致内镜乳头部进入路径受到限制时放置一个支架 [16]。在 1985 年,

Shorvon 报道了 11 例由于过大的十二指肠憩室或之前进行过肠空肠吻合术后导致内窥镜无法进入的病例,而其中 10 例成功使用交会技术进行乳头切除术[17]。交会技术的另一个优点如 Hauenstein 所指出的那样,是能够不需要忍受痛苦的经皮肝穿胆道扩张,而将一个大口径内置支架置入[18,19]。经皮胆道引流的适应证列在表 20.1 中。

20.3　禁忌证

PTCD 对于任何肝穿刺有同样的禁忌。缺乏知情同意、影响预后的并发症、凝血功能障碍(快速凝血酶原<50%,PTT>50 秒)和血小板减少(<50×10^9/L)应在介入前进行核对。如有腹水的存在(合并肿瘤的代偿性的肝硬化)在保守治疗失败的情况下有进行引流的必要(见第 13 章)。腹水与胆汁性腹膜炎和出血的风险增加相关。造影剂过敏被认为是一个相对禁忌证,如果造影步骤是必需的,则在合适的告知情况下要求进行适当的术前给予皮质类固醇和抗组胺药 (如 150mg 泼尼松龙,H$_1$ 和 H$_2$ 受体阻滞剂。当没有替代疗法可用时,脓毒症患者被视为相对的禁忌证。

20.4　耗材和设备

20.4.1 耗材介绍

以下耗材是需要用到的。

● X 线透视设备。

● 无菌手术服、手套、门帘。

● 无菌超声探头套。

● 无菌台和足够的无菌棉。

● 皮下注射针,22G,0.7mm 直径, 长 3cm(Braun Melsungen)。

● 大量供应的 5mL、10mL 和 20mL 注射器,配套不同的注射器用于不同的液体,以避免混乱:如局部麻醉(5mL 注射器)、0.9%等渗盐水溶液(10mL 注射器)和放射造影剂(20mL 注射器)。

● 局麻药如 1%丙胺卡因。

● 放射造影剂,如 Conray 30(Mallinckrodt Med-

表 20.1　经皮胆道引流管置入的适应证

所处状态/目的	病情状况
当内镜逆行通路行不通的时候	• 急性胆管炎伴有或即将发生败血症
	• 准确定位梗阻部位,可对肿瘤及外周性肿瘤的边界(Klatskin 肿瘤)进行组织学确认,从而评估局部治疗的可操作性(如胆管造影术)
	• 注:肝后性黄疸伴肝内胆管扩张及胆红素>85.52 μmol/L (5 mg/dL)已不再被视为术前为改善患者一般状况而应用 ERCP/PTCD 的适应证[62-66]
治疗性	• 当内镜逆行性取石术无法进行:
	○ Dormia 网篮在 X 线透视引导下通过或穿过胆道镜运行通道
	○ 通过胆道镜运行通道将压电探头放入进行碎石
	• 夹板固定所致医源性胆管损伤,或术后所致胆管狭窄、炎症所致胆管狭窄的临时引流
	• 近肝门部胆管癌(Klatskin 肿瘤)的腔内后装放疗
姑息性	• 严重瘙痒症
	• 胆管炎伴有或即将发生败血症
	• 提高患者生活质量使其在短时间内能出院回家
	• 改善消化功能
	• 对肿瘤进行确诊同时排除炎症所致
	• 排除手术治疗的可能性
	• 在可治疗的病例和通过化疗或放疗有潜在治愈可能性的病例中进行临时引流(如淋巴瘤)

ical),50mL。

• 无菌盘用于盛放生理盐水。

• 一个三通阀。

• 生理盐水,50mL。

• 皮肤准备方案, 如 Octenidene(Octemisept, Schuelke)、手术刀(尖的)、持针器、剪刀、钳、海绵夹。

• 带探针的空心针 (如千叶针),22G 和(或)20G。

• 导丝,60~90cm,0.018 英寸,带软头或极软头。

• 硬导丝 60~90cm,0.018 英寸,带软头。

• 插入导管,5F 或 6F,直的,安装在金属套管上。

• 扩张器,8F 和 10F。

• 内/外引流管,8F、10F 或 12F,带猪尾和边孔,用于长时间引流(如 Bilisry Plus 引流,Peter Pflugbeil)。

• 引流袋。

• 缝线,Mersilene 0 MH plus,36mm 1/2 c,聚酯(Ethicon)。

• 包扎材料。

▶**穿刺针**。合适类型:22G 千叶针,直径 0.7mm,长度 22mm,一次性(Pajunk);20G 穿刺针(1.1mm),长 20cm;18G 穿刺针(1.3mm),长 20cm 与插入的可移动套管 (Pajunk)。 应当指出的是 20G 针头提供更好的转向和超声下可视性,尽管 22G 针头是标准版本。在标准程序的盲穿技术时,要求几个穿刺路径。US-PTCD 经常使用 1~2 个穿刺路径。

▶**导丝**。PTCD 经典的标准导丝是 0.018 英寸,长度为 60cm,从穿刺针到插入部分的长度为 90cm,0.035 英寸。导丝长于 90cm 会难以操作 (见第 22 章)。其他导丝可用于特殊应用,如:直式针,0.018 英寸,镍钛合金、铂金针尖,长 120cm(OptiMed);泰尔茂导丝,弯式针,0.035 英寸,可弯曲的 10mm 针尖,长度 180cm(Terumo Europe);硬导丝,Bardselect 超扭矩 GW (Black Wire),0.035 英寸, 可弯曲的 8cm 针尖,长度 145cm(Bard Angiomed)。使用穿刺针内未带涂层的导丝时,应该避免切断涂层。

▶**穿刺装置**。PTC 引流应放置循环导管,长度为 40cm,直径 6F(2mm)或 7F(2.33mm)(Bard Angiomed);6F 或 20201 051(7F)用铂金标记的胆管初

始穿刺装置，导管直径为 6F，长度 20cm；采用 0.018 英寸导丝，长度为 80cm(OptiMed)或采用带有 5F 特氟龙导管的 Dilplus 金属扩张器，长度为 27cm (Peter Pflugbeil)。

　▶扩张器。采用直径 6~10F 的扩张器(如 Bard Angiomed)；Nimura 胆管扩张器，直径 8~16F，长度为 60cm(Peter Pflugbeil)。

　▶引流装置。直径 8~18F，长度为 34cm，(距离皮肤 7.5cm)带侧孔、连接管、密封盖和皮肤固定片的引流管 (Peter Pflugbeil)，还有其他厂家(Cook Medical，Endoflex 等) 生产的可用于 PTCD 的引流装置。这些装置通常包含穿刺针、两根导丝、一个扩张器和一个 PTCD 导管(带猪尾和多个侧孔的角形环状导管)，通常情况下 7~10F(或 12F)的导管都是可用的。也有一些公司提供了引流介质，常包括直式尖端的 5F 导管，也可将其当做导管鞘来使用。我们使用的 Pflugbeil 系统有很好的疗效，在这个系统中特氟龙导管安装在一个较钝的金属扩张器上，能使引流管进行简单性穿刺操作，其导管鞘也能保留一段时间。当进行超声引导下的引流管置入时，这个系统也有助于选出引流效果最佳的介入套管。带有回声反射针尖的 20G 套管是比较理想的材料，因为标准 22G 套管常常难以显示在声像图上，因此我们选择使用定制的装置。我们的装置由 20F 的千叶针，一根 60cm 长、直径 0.018 英寸的导丝，一根 90cm 长、直径 0.035 英寸的导丝，两个扩张器(8F 和 10F，均为 20cm 长)、一个 10F Biliary Plus 角形

引流管(30cm 长，在 9.5cm 长猪尾管末端带有 24 个侧孔)及一个安装在金属扩张器(Peter Pflugbeil)上的 Dilplus 特氟龙引流管(27cm 长，直径为 5F)。

经皮肝穿胆道造影及引流术(PTCD)所需耗材如图 20.1 所示。

20.5　操作技术

三种有效的胆道引流的基本方法，可根据需要相互结合。

- 单纯的经皮胆汁外引流。
- 内外联合引流。
- 不需经皮通路的内镜置管或支架置入式胆管内引流术。

联合引流的方法比起单独外引流能延长大约 3 个月的生存时间，但大口径内镜支架置入的引入才是技术的重大突破[19]。

胆道支架外部导管引流具有以下优势。

- 较大内腔提供了较高的引流效率。
- 因肠肝循环而不会发生胆漏。
- 患者耐受较好。
- 不发生引流管移位。
- 不需要每天用生理盐水冲洗。
- 降低胆道被十二指肠液污染的风险，不会发生十二指肠液回吸。
- 保留了十二指肠乳头的功能，也保留了胰管的功能。

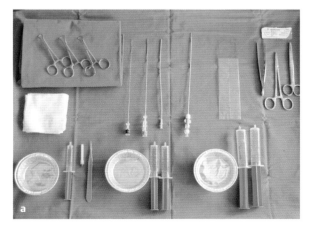
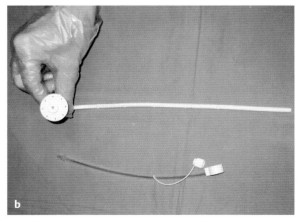

图 20.1　(a)经皮经肝胆管造影引流术(PTCD)所需耗材。(b)Munich 引流管(Peter Pflugbeil)，直径 12F。

PTCD 是经皮的穿刺技术,包括以下几个基本步骤。经皮胆管穿刺并注入造影剂,接着置入导管鞘,可选择再次注入造影剂(胆管造影术);穿过十二指肠乳头并建立长期引流(置入引流管)。

上面的步骤可以通过一次介入术完成,也可能需要分几个阶段完成。与外科手术治疗类似,对病情较重的患者建议采用多阶段的方法。例如对败血症患者,首先进行外引流以降低胆道压力,当患者临床症状缓解后再建立内引流通道。

完整的操作流程如下所述。

1. 权衡利(目标参数、适应证)弊(危险因素和并发症),同时考虑可能的替代疗法(内镜治疗,包括 EUS-CD 和手术)。向患者交代操作流程并签署知情同意书。

2. 复核介入前造影结果(包括常规超声、尝试进行的 ERC、MRCP),确定最佳穿刺路径。

3. 评估凝血功能(详见前述禁忌证);查血型与否取决于患者病情的危险程度。

4. 介入术前抗生素的合理运用(选择恰当的、通过胆道排泄的抗生素,如头孢曲松钠或环丙沙星)。

5. 复习当前的感染性心内膜炎指南。

6. 术前合理禁食(通常为 6 小时)。

7. 仪器和设备安置就绪。

8. 规范的镇静/麻醉所使用的丙泊酚(例如,开始时可加用 1~2.5mg 咪达唑仑静脉注射),在持续性血压血氧、循环监护并同时评估意识状态(镇静程度;见第 11 章和第 22 章)的过程中,也应根据情况分别加用。止痛药并非强制运用,但在实际操作中已广泛使用[如盐酸哌替啶(哌替啶),50mg,或其他的吗啡衍生物]。

9. 患者仰卧于 X 线透视检查床。

10. 通过超声定位穿刺点(右肋间隙、上腹部等)。

11. 进行皮肤消毒与局部麻醉。

12. 在超声引导下进行穿刺。

13. 对胆汁进行取样(非必需)。

14. 注入造影剂进行 X 线透视并记录。

15. 置入一根 0.018 英寸的导丝。

16. 插入导管鞘(如 Dilplus、Peter Pflugbeil)以换成 0.035 英寸的导管,加固引流通道以便进行长期的操作(根据实际情况)。

17. 采用 Seldinger 技术将针道扩张至 2F 大小,或扩张至 2F 且小于推荐的引流大小。

18. 经皮胆管引流装置完毕并作记录。

19. 切口缝合并固定。

20. 引流装置安装完毕。

21. 推荐在镇静/麻醉后进行术后常规监护。

22. 推荐进行引流护理(每日冲洗数次,至少两次,记录流出的液体;如果进行内-外引流,则决定进行内引流或外引流)。

23. 长期的介入管理计划包括根据实际情况进行的引流(或需要间隔约 3 个月就进行引流管更换的长期引流)、金属支架置入、碎石术(可能会用到胆道镜)和其他流程,例如光动力学疗法或短距离放疗。

20.5.1 患者摆位

患者的体位和设备的摆放如图 20.2 所示。

20.5.2 穿刺针的置入与引流

穿刺部位和引流路径

穿刺部位应当参照引流的需求来选取(肝左叶或肝右叶)。穿刺部位可以选在肋间(第 10 到第 11

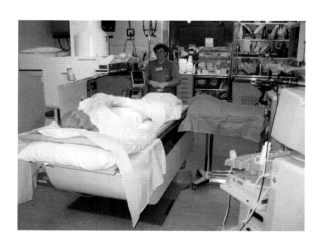

图 20.2　患者的体位和设备摆放(超声仪、X 线透视装置、监护装置、其他仪器)。仪器架、超声仪、C 臂 X 线透视装置和操作者的位置如图所示。

肋间隙);右胸前外侧(就在腋中线前面一点,常为第 10 肋尾部),引流右肝内胆管及其前后方的分支;或上腹部(肋缘下),引流左肝内胆管。穿刺针的穿刺角度(水平或稍微向头侧倾斜)应确保针尖以近似平行(正切的方向)的角度进入外周胆管,彩色多普勒成像有助于避免穿刺针误入门脉分支。

常规 PTCD 的穿刺方向

在通过肋间指向肝门部的穿刺路径中,针尖的朝向与 X 线检查床保持大致水平 (也可能稍微与头侧成一点角度),并朝向对侧肩部或朝向横断面上 T12(或 L1)椎体[20]。在上腹部路径中,针尖朝向肝门,同时与检查床面成角约 30°~50°。

局部麻醉

局部麻醉药需渗透至肝包膜(22G 的注射器装入 10mL1% 的盐酸丙胺卡因),同时,针尖应沿着下一肋的上缘进针,以防止肋间血管和神经的损伤(图 20.3)。

胆道系统与胆管造影的常规穿刺术

胆道系统可以通过单针穿刺的一步法或两针穿刺的两步法进行穿刺。穿刺针可以在超声引导下进入外周胆管或在 X 线透视下"盲穿"进入肝包膜下 4~6cm 深度的胆管。然后用一注射器试着抽吸胆汁,并在以后穿刺针撤出之时或之后,注入造影剂来界定胆道系统(图 20.4)。

单针穿刺术

将患者镇静后,用微创的 22G(0.7mm)千叶针徒手置入外周胆管,或使用较大口径的 18G 或 20G 的套管针系统(1.1~1.3mm;18G 的穿刺针可以容纳 0.035 英寸的导丝)。移出套管针后,随着穿刺针的撤出,流出特征性的黏性胆汁即证明穿刺成功。接着对胆汁的颜色(浑浊度)、黏稠度、气味进行评估,同时收集部分胆汁进行微生物学分析(包括革兰染色、细胞培养、药敏试验等)。通过注入小剂量(0.5~2mL)造影剂(如 Conray 造影剂)可以显示整个胆道系统(胆道造影术)。此时,将 5F(或 4F)的导管鞘沿着 0.018 英寸的导丝送入, 可以确保 0.035 的导丝顺利进入。

两针穿刺术

现今这种技术已基本上弃用了,它包括两个步骤:首先用无创的 22G(0.7mm)千叶针置入胆道并注入造影剂(胆道造影),接着保持 22G 的千叶针不动,在 X 线透视的引导下,以第一针平行的方向置入更粗的 18G(1.3mm)套管针系统。

对肝内胆管显著扩张(>5mm)的首次穿刺,我们选择在超声与 X 线透视结合的引导下进行,使用 18G(1.3mm)或 20G(1.1mm)的穿刺针,接着进行 X 线透视引导的介入治疗。超声引导下的穿刺所需的穿刺针道少于常规穿刺技术,因此能轻易地

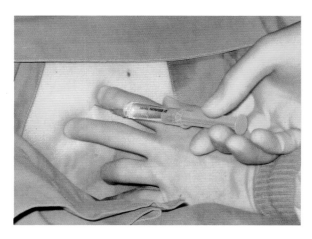

图 20.3　沿着局麻穿刺点作一小切口。

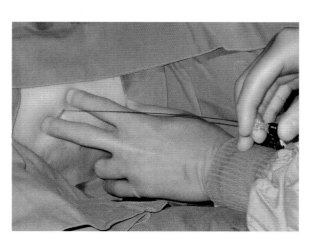

图 20.4　0.7mm 的千叶穿刺针在没有超声的引导下沿着肋间隙下方的肋骨上缘进行盲穿。

运用较粗的穿刺针进行操作,在某些病例中,使用合适的超声造影剂[0.2mL(或更少)的 SonoVue 加入 10mL 生理盐水后慢慢摇晃]使整个穿刺过程都能在超声引导下进行。其中值得注意的是,在声像图上的针尖回声要稍远于其实际位置。一般来说,20G 的穿刺针比起更小直径的针在声像图中显示得更清楚。

就成功率、并发症发生率或操作时间来说,没有一种穿刺技术相对于其他技术显现出明显的优势。旋转 X 线透视装置(或让患者在 X 线检查床上重新摆位)能提供非透光性胆道系统的三维定位。

超声引导下 PTCD 技术

超声引导下的 PTCD 指的是最开始的穿刺过程是在超声引导下进行(图 20.5、图 20.6 和图 20.7)。

对外周胆管进行"盲穿"时,有 2% 的胆管造影术和 10% 经皮介入术发生了主要的并发症(如败血症、出血、脓肿形成、腹膜炎、胆道出血,尤其当穿刺点邻近门静脉时),而另一方面,并发症的发生率主要是取决于患者的共患病及操作者的经验。超声引导下的 PTCD 已在伴或不伴胆道扩张的病例中使用(如用于术后胆漏)[21,23]。多项研究表明其减少了出现并发症的概率并且操作时间特别短。然而这一点并没有达成共识,是否采用超声引导进行 PTCD 依然取决于各地医院的考虑[4,23-25]。

介入术开始时,利用超声可以有效地找到一根理想的穿刺胆管,但需要在胆管的口径和保持针道不要过于靠近主要胆管之间进行权衡。在超声引导下的穿刺中,比起并发症和出血的发生率来讲,导管放置的稳定性才是应当重点考虑的问题。当用较粗的导丝替换细导丝时,确保导管鞘没有移位十分重要,因此,我们选择的穿刺的目标胆管是一根相对较细的(外周)胆管的一段,穿刺针进入方向与该胆管呈 30°~45°的夹角以便于刺破相应的胆管壁,同时该目标胆管与肝包膜的距离应该在 2~6cm 左右。

按操作者的喜好,穿刺可以选用活检探头,通过针架或徒手进行穿刺。超声引导的好处在于可安全地选用较粗的、22G 以上更为稳定的穿刺针。其次,较粗的穿刺针在声像图上显示得也更清晰。超声使大多数情况下都使用 18G 为主的穿刺针,这

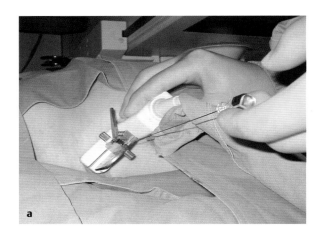

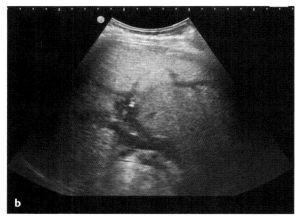

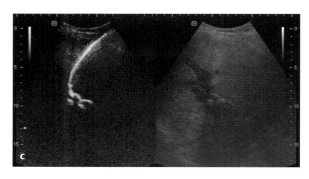

图 20.5　穿刺针在超声引导下,沿着肋间隙下方的肋骨上缘进行穿刺。(a)示穿刺点。(b)穿刺针在超声引导下进入目标胆管。(c)造影剂(SonoVue)确认其成功置入胆管内。

也降低了 0.018 英寸导丝的使用频率,减少了成本与操作时间。当导丝进入胆道系统后,剩下的操作步骤就与传统的方法类似了。

穿刺针放置错误

如果出现肝实质显像、造影剂流向外围(经动脉穿刺时)或造影剂流向下腔静脉(经静脉穿刺时)

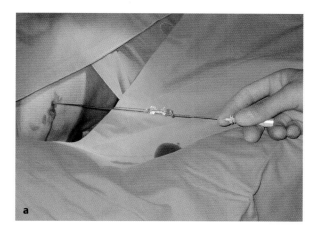

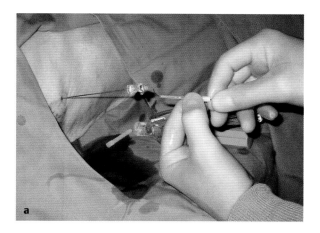

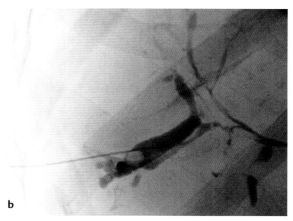

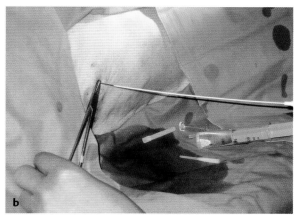

图 20.6 (a)撤出套管针后,检查流出的胆汁,收集不同颜色的浑浊胆汁进一步分析。(b)造影剂在 X 线透视下显示出胆管走形。

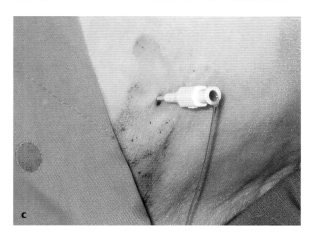

图 20.7 (a)导丝在超声或 X 线透视的引导下进入胆管内。(b)退出穿刺针并把导丝固定在皮肤层(如用持针器),然后将润滑后的 5F 特氟龙导管鞘沿着导丝送入胆管。(c)胆汁从导管鞘流出,证明其放置正确。

的现象,表明穿刺针第一次没有放置正确,可以将接好造影注射器的穿刺针在 X 线透视(或超声)的引导下一边注入造影剂,一边慢慢地退回,从而确定穿刺针位于胆管内。如果穿刺针不能被调整至胆管内,则应撤出,再次插入套管针并轻微地调整穿刺方向后重新穿刺。

当出现明显的胆管炎时胆道变得浑浊,为避免败血症的风险,操作应非常小心并保守地进行。

确认穿刺针放置正确并制订操作步骤

当穿刺针被确认进入了胆道后,接着按规范的流程就应置入导管鞘,引入一更细的 0.018 英寸(0.46mm)润滑的导丝(如 OptiMed)来替换 0.035 英寸(0.89mm)的导丝,这并不需要对通道进行扩张。

在操作较顺利的病例中,导丝最开始被引入肝内胆管,然后能依次通过狭窄部位、肝外胆管并最终到达十二指肠,但第一步并非总是能成功。0.035 英寸的导丝固定于皮肤后,如果有需要可以使用持针器来固定，润滑好的 5F 特氟龙导管鞘就沿着导丝(一般来说在没有扩张的情况下)尽可能地送入狭窄部位的远端,同时这种导管鞘的内直径也能容纳 0.038 英寸的导丝,且也可以将其用作外引流管而保留 1~2 个晚上,尽管这一开始并非将其作引流管使用。总的来说,这种导管鞘并不耐受于长期引流,原则上所有较长时间的引流都应当用引流管作为通道。

一些操作者选择特殊的穿刺包，里面装有 40cm 长已装配了短导管的千叶针，这种设备的优势在于一旦穿刺针进入了胆道系统,导管就能被无创地立即送入胆管,同时 0.035 英寸的导丝也能进入较远的狭窄部位。

对付较为牢固的狭窄,有必要换用钢丝来引导(如 Bard Angiomed 公司生产的 BardSelect 钢丝),或用硬的特氟龙涂层导丝 (Lunderquist 导丝,Cook Medical)。这种导丝的可弯曲的软针尖对于通过肿瘤的狭窄处非常有帮助。常规应用的 ERCP 导丝由于太长 (260~400cm) 导致不易操作且较昂贵,而 PTCD 常使用 90cm 长的导丝并且更便宜。另一种特殊的导丝具有高强度、力矩稳定的特点,但不够柔软,不适合内镜下使用。

现在通过注入造影剂来确认胆管分支,能提供精确的评估及治疗方式的选择,包括外引流、内-外结合引流或单独内引流为主。尤其是为了防止胆漏的缘故,内引流为主的方式较内-外引流更好,而后者又优于外引流(图 20.8)。

导管鞘和扩张器扩张术(Seldinger 技术)

这里描述的是沿着导丝扩张的通路(通常在最开始的时候引流管最大直径为 10F),它应该比引流导管的直径少 2F 左右 (一些操作者将通路的直径扩张至引流管的直径)。软性狭窄可以通过 5~10F 的特氟龙导管鞘来扩张 ，而硬性狭窄可以 Nimura 型扩张器(直径 8~16F,60cm 长)进行有效扩张。

Yamakawa 引流管、Munich 引流管、Frimberger 引流管和其他引流管

胆汁引流的导管可以采用聚乙烯和聚氨酯材

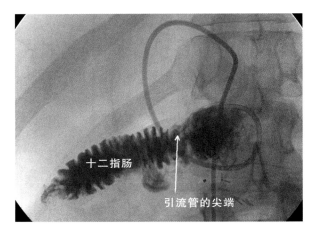

图 20.8　在 X 线透视的引导下导管沿着导丝被置入十二指肠,靠近狭窄部位的扩张的胆道开始显影。

料制成的导管和各种型号的外引流管和内-外引流管,普遍运用的猪尾管可以防止引流管移位,大小从 8F 到 16F 不等，而引流孔数量和样式取决于操作者。

Yamakawa 引流管基本上是作为内-外引流管来使用的，其最大的特点就是其本身非常柔软、没有猪尾结构并且采用可取下的低剖面皮片,这些使得引流管即使在患者体内行走时也保持稳固。原则上来讲,引流管在提供介入通道的同时也提供了胆汁内引流至肠道的通道。Munich 引流管采用的更先进的设计使引流管的长度和直径(8~16F)有更大的选择范围,但这种引流管的缺点就在于材质太软以至于需要通道扩张至合适的大小,否则这种非常柔软的材料不能被成功置入胆道,一些适合置于引流管内的特殊稳定导管(Peter Pflugbeil)能提供支撑。

胆道引流准备

我们使用由 Yamakawa 引流管发展而来的 Munich 型管(Peter Pflugbeil)进行引流。导管的长度(初始长度为 34cm)可以根据解剖的需要,通过切断导管尖端(以一定的角度)来调整。

润滑后的引流管，考虑到可能会长期引流的缘故,最好采用相当柔软的材料(聚乙烯),在导丝的引导下轻轻旋转着通过狭窄的部位到达十二指肠(或术后患者小肠的其他节段)进行外-内引流,

此时可以重复注射造影剂来确认引流管放置准确。

如果在第一种情况下,导丝不能顺利穿过狭窄部位到达肠道,可以在狭窄前的阶段放置 6F 或 7F 的猪尾管。(尽管由于有延伸至肝内的其他通道的侧孔,可能会导致腹腔内或外的胆漏的问题,但切短的 Yamakawa 引流管或 Munich 引流管可以作为备用。)值得注意的是引流管放置得越近,其发生移位的危险性就越大。在胆道减压和炎症缓解后(如,2~4 天内),我们常常会在十二指肠内置入一个导丝来确认外-内引流(或内引流)通过了狭窄的部位(图 20.9)。

其他治疗方式

根据潜在的疾病、胆道梗阻的性质和程度及患者的年龄和并发症,其他的治疗方法从采用微创内镜进行持续引流的交会技术到经皮金属引流管置入都是可以选用的。其余的经皮治疗方式包括用于胆石症的碎石术、用于狭窄时的球囊扩张术和肝移植术后确认经皮穿刺通道的畅通的操作(如,间隔数日后通过 8~14F 的通道进行狭窄再扩张的操作,有时也使用 16~18F)。有时在数周或数月的相当长时间内,Munich 引流管(通常用 14F)的置入可以为受累的部分进行合适的治疗和巩固,这种经皮的胆道通路也同样适合建立经皮胆道镜(PTCS)的窦道(胆道-皮肤瘘)。当然,这也为选择性活检、环切术、电凝治疗、激光治疗(机械、液电水压或激光)、碎石术或光动力学治疗及近距离放疗或射频治疗提供了通道。一般来说,这些技术所需的通道直径至少需要 18F。

原则上来讲,经十二指肠乳头的内镜下的操作在乳头可以进入的情况下几乎是无创的术式,PTCD 本身一般来说并不会提供十二指肠乳头切开术、取石术或支架置入的有效通道,因此,ERCP 下的交会技术通常是乳头可进入情况下的最好的选择。患者的体位和麻醉方式与 ERCP 相同,用一根 400cm 长的导丝(Dreamwire,Jagwire)通过已放置的引流通道进入十二指肠,再进行 ERCP 操作。首先用常规手段将导丝勾住十二指肠,然后通过十二指肠镜释放出来,接着将器械(支架、乳头切开刀)沿着十二指肠内的导丝送入,一旦通向乳头的通道安置稳定,操作者就可以在内镜下运用常规操作手法进行手术。

支架置入

适用 ERCP 的支架一般来说都适合置入,但考虑到这种支架的置入途径比起 ERCP 更具创伤性,因此常常倾向于使用通畅率较高的金属支架。经皮经肝置入金属支架(直径 8~10mm,长度 4~10cm)对于恶性狭窄尤其关键。非金属覆盖支架是肝门部胆管狭窄的最佳选择,它可以防止胆管周围发生堵塞;而金属支架(如,Wallflex,Boston Scientific)经过

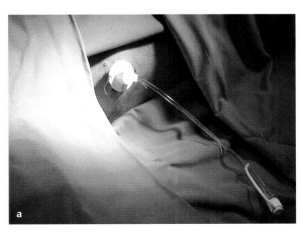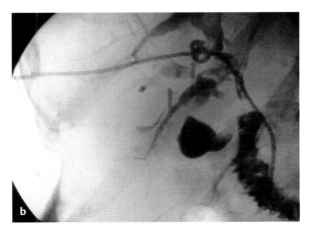

图 20.9　(a)胆道引流管的放置(8F 的 Munich 引流管)。固定片用缝线固定在皮肤上。(b)在敷料包扎好并且引流袋连接好后,通过 X 线透视检查记录引流的结果。

证实，是对肝外胆管近大乳头段的狭窄十分有效的。原则上来说，内镜使用的材料也是可行的，虽然输送系统更短但掌握起来更轻松，且大多数性价比较高。

支架连接

固定片（外部）使用 0 号或 3 号 Mersilene 缝合线通过 2 个（最好 3 个）相对应的孔缝合在皮肤上，通过引流海绵支撑，三通管通过接合器相连，最后再接一个引流袋，打开引流。这样的操作能减少细菌感染和患败血症的风险，同时能定量和定性地评估引流的液体。例如可更换式带引流开关盖的 Yamakawa 或 Munich 引流管。

20.5.3 操作时间

医生所需的整个操作时间大约是 45 分钟，而协助人员大约需要 70 分钟[26]。

20.6　成功率

PTC 在 95%~98% 伴有胆道扩张的患者中可成功进行，而在没有胆道扩张的患者中成功率为 65%~70%（参考文献[27,28]及作者的资料）。Dlugosch 总结了这些有效的资料[29]。

20.6.1 塑料引流管的治疗成果

Hamlin 报道了在 1979~1984 年间，对 109 位患者分别使用内、外及内外联合的经皮肝穿胆道引流术治疗的成功率超过了 97%[30]。Lammer 应用塑料引流管（聚乙烯或聚氨酯材料的特氟龙管）治疗了 162 个患者，其成功率达到了 100%[31]，而 Seitz（1994）通过置入新型特氟龙支架来治疗，其成功率同样达到了 100%[32]。Sommer（1987）报道了使用交会技术，有 95% 的病例成功安置了内引流管[16]。

20.6.2 金属引流管的治疗成果

Lammer 在 61 例中的 58 个患者体内一次性成功地实施了胆道内支架置入术，剩下的 3 例由于受

限的包膜的回缩，在第一次放置时没有成功，但均在第二次成功实施[33]。Huibregtse 对 103 位患者进行了支架置入术，其操作成功率达到了 97%[34]。支架术后由于有胆汁淤积，发生闭塞的概率在 10%~50% 之间，而且欧洲支架研究小组在 175 天内观察了 103 位伴有恶性梗阻的患者，其闭塞率为 5%。塑料支架还有一个以往没有发现的问题：在 7% 的病例中出现过肿瘤侵犯支架管腔内的情况。

Hoepffner、Schöfl 和 Boguth 对 Wallstent 支架的已发表的研究中，病例数在 52~118 个之间，均伴有恶性梗阻性黄疸，其操作成功率均为 100%[35-37]。

20.7　并发症

20.7.1 发生率

发表的资料显示并发症的数量及严重程度各不相同，但可以发现最近几年总体呈下降的趋势。PTCD 引起的明显的并发症的发病率为 2%~5%，死亡率为 0.1%~2%。使用直径为 0.7mm 的穿刺针进行操作的并发症要显著低于 1.3mm 的[38,39]。使用超声引导可以有效地防止或探查到胸膜和肺部的损伤及嵌入的结肠（间位结肠综合征）。

Riemann（1984）对 2471 个进行了 PTCD 的患者进行分析，术后并发症的频率分布如表 20.2，并将主要与次要的并发症作了区分[40]。

Carrasco（1984）也比较了经皮肝穿支架引流术后的早、晚期并发症（455 个和 462 个患者的随机样本）[41]（表 20.3）。

20.7.2 并发症的管控

并发症的发生率及严重程度主要取决于：基础疾病；需要穿刺的次数及穿刺所引起的肝实质和周围器官、血管和胆管的创伤；引流管的型号、位置及直径。操作者的经验也是影响因素之一。

并发症分为早期并发症和晚期并发症，早期并发症包括发热，胆管炎，菌血症，败血症，肝内血肿（胆汁性囊肿），肝动脉、门静脉或肝静脉出血，引流管移位导致的渗漏（呼吸产生的位移），（血）气胸，

表 20.2　PTCD 并发症

并发症	发生率
PTCD 主要并发症	**7.4%**
胆漏、胆汁性腹膜炎	2.0%
败血症	1.7%
胆道出血	1.6%
出血	1.6%
腹膜后或膈下脓肿	0.4%
肾衰竭	0.1%
PTCD 次要并发症	**15.2%**
导管移位	6.6%
胆管炎	5.9%
血压降低	1.3%
低钠血症	1.0%
气胸	0.3%

表 20.3　胆道置管术后早期和晚期并发症

并发症	发生率
早期并发症	**5.5%**
胆漏	3.5%
腹腔内出血	1.8%
气胸	0.2%
晚期并发症	**13.4%**
胆管炎合并败血症	5.7%
肝周脓肿	4.2%
置管移位	3.5%

血胸,胆汁从穿刺部位漏出(引起剧烈疼痛的胆汁性腹膜炎),胆道出血和胰腺炎(发生在经十二指肠乳头的胆道引流中)。晚期并发症除了上述情况还包括引流管堵塞、穿刺部位皮肤感染、肝血管受侵和假性动脉瘤形成。

在 PTCD 引起出血时,可以尝试置入球囊扩张导管来止血(成功率较高)。

20.8　术后护理

在术后最初的 2 小时内应该每隔 30 分钟检查一次生命体征,然后在接下来的 4 个小时内,每小时填写护理记录,当出现内出血或败血症的征

象时更应特别注意。此外,术后 4 小时可复查血红蛋白和血细胞比容（此项主要是根据以往推荐的常规操作步骤）。传统的推荐流程鼓励术后 6 小时卧床休息并禁食 12 小时,当然,只有当患者出现介入术后的症状和进行相应的随访时这些推荐流程才必须遵守。在诊断性 PTC 后,让患者维持数天最小的运动量是明智的。如果有恰当的术后监视手段,PTC 的操作是可以用于门诊患者的, 甚至 PTCD 也可用于一些穿刺术顺利进行、有条件进行良好的随访观察并且不需要做第二次穿刺的门诊患者。

为了迅速缓解梗阻性黄疸患者的症状,置管成功后立刻开始外引流,当临床症状缓解后,外引流管可以夹闭使其引流回体内,同时,应当每天在表格上记录引流的胆汁量。淡血色的引流也应当只出现在术后最初的几天。若发生严重的出血应当立刻进行探查,通常用经腹超声来扫查;出血的量可以根据生命体征的变化和血性液体的引流量来计算。安置好的引流管应当每天用 10mL 生理盐水冲洗 2~4 次以防止血凝块或其他残渣堵塞引流管。穿刺部位发生胆漏通常是引流管放置不成功或血凝块堵塞所致,此时应当行 X 线透视检查来评估,并在需要时及时调整引流管位置。PTCD 安置成功后,抗生素治疗的用药时间是根据个人临床治疗方案来制订的,外–内引流管（如 Yamakawa 型）应当每 2~3 个月在导丝的引导下更换一次（首先行 X 线透视,然后安置导丝,接着更换引流管,再次透视检查,最后记录）。

20.9　腹腔内超声造影剂运用

向腹腔内注入超声造影剂的目的是显示脓肿、超声引导下胃造口术（见第 21 章）及超声引导下的 PTCD（增强 PTCD、CEUS-PTCD）[42-44]。在第一次穿刺后将高度稀释后的造影剂（每 20mL 生理盐水加入 0.1~0.2mL SonoVue 造影剂的溶液）注入胆管内,用来确认引流管已置入胆管内或者用来定位潜在的狭窄的部位。这项技术已被证实有助于复杂和临时非标准的穿刺操作（图 20.10 至图 20.14）。造影剂还可以在导管鞘进入后滴注进小肠内来观察

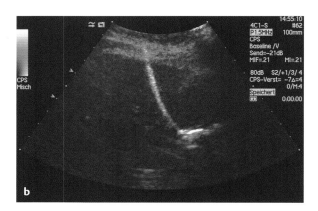

图 20.10　在合适的病例中,超声造影也可以用来引导(a)选择性的胆总管的穿刺(b)和引流。

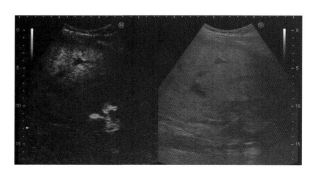

图 20.11　在这例术后胆汁流出道的解剖结构发生改变的女性患者体内,超声造影剂进入了小肠。

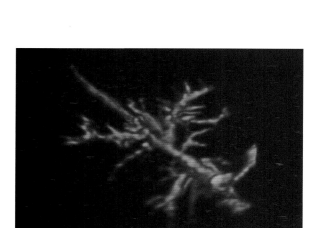

图 20.12　在这例晚期肝细胞性肝癌患者体内,由于肝十二指肠韧带处的肿大淋巴结导致了胆道梗阻,造影剂单独显像的 3D 重建图显示了其胆道的内-外引流通道。

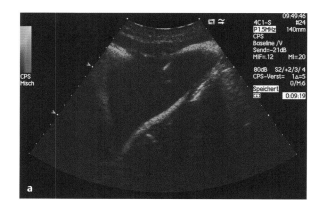

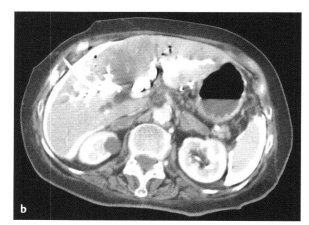

图 20.13　造影剂在肝左叶周围显示。(a)可以观察到渗出点在大约 1 点钟的位置,之前经此通道所放置的 PTCD 引流管产生了移位,必须经另一个路径重新放置一个 PTCD 引流管。当造影剂滴注进新的引流管后又由之前的通道溢出,从而明确了之前引流路径上有持续的渗漏。(b)相对应的轴位 CT 图像显示出肝周的造影剂。

小肠肠管,如有渗漏则可显示出来[44]。造影剂的其他用途也已有评述[45,46]。

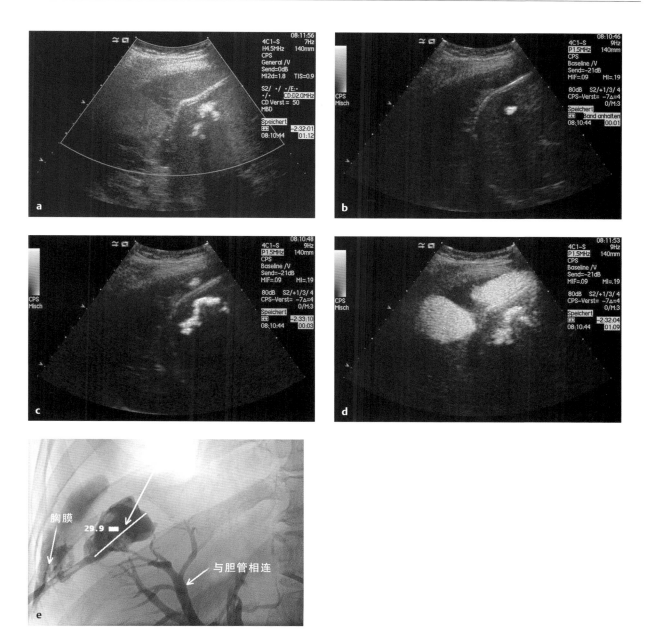

图 20.14 B 超 (a)、腔内注入 SonoVue 造影剂的超声造影 (b~d) 和 X 线透视 (e) 显示出胆汁从腹腔漏入胸腔。

20.10 文献分析

20.10.1 作者目前的数据

在我们的资料中，共对 69 个有胆汁淤积性黄疸的患者进行了回顾性分析，包括 31 个女性和 38 个男性，平均年龄 63.5 岁。99% 的病例都成功地进行了经皮经肝胆管穿刺术，在 29 个进行了支架植

入术的病例中，有 26 个病例均只通过经皮穿刺的途径或交会技术成功置管。69 例中的 3 例在术后立即发生致命的并发症（接近 4%）：支架穿孔胆管–血管瘘、败血症和急腹症[47]。

20.10.2 与支架植入术对比

在上世纪 80 年代，仅有几种型号的支架能够进行置入术，而如今，我们能根据病因、型号、长度和狭窄的一致性来选择各个类型的引流管。主要有

两种类型的器械：塑料引流管和金属支架。Wagner (1993)进行了一个前瞻性的、随机的临床试验，对比塑料引流管(14F)和自膨式金属支架(24F)对 20 个 Bismuth Ⅱ～Ⅳ型肝门部胆道梗阻患者进行治疗的效果[48]。在长期置管的过程中，塑料引流管一组里有 50% 的患者出现了引流管失效，而金属支架(Wallstent)组则为 18.2%(尽管差异没有统计学意义)，其主要问题在于塑料引流管在早期常伴发胆管炎而引起闭塞；再加上金属支架组再次进行介入操作的概率明显低于塑料支架组，因此，虽然金属支架首次置入的价格较高，但性价比却高于塑料支架。Knyrim (1993)对 85 个不能手术的恶性胆道梗阻的患者进行了塑料或金属支架的置入术，除了两组患者发生的早期(支架置入后 30 天内)并发症相近之外，其得到的试验结果与前述的几乎相同[49]。

回顾以往关于金属支架的文献，在这些由血管和尿道修复术发展而来的金属支架中我们发现，近十年应用最为广泛的是 Gianturco 支架、Wallstent 支架和 Strecher 支架。而最新研发的支架有镍钛合金支架，比如自膨式 Zilver 支架[50,51]和 Memotherm 支架[51,52]。在 Mozart Study 中，一项对 241 例恶性胆道狭窄的多中心研究中，通过内径置入的 10mm 直径的 Zilver 支架发生堵塞的概率与 10mm 的 Wallstent 支架类似(24%对 21%)，而 6mm 的 Zilver 支架的堵塞率(40%)明显较高[53]。

Gianturco 支架

Gianturco 支架(Cook Medical)由自膨胀的、非弹性的不锈钢金属网(约 12mm 的扩张直径，长约 3cm)构成。收缩的支架利用 12F 的特氟龙导管通过经皮经肝的路径置入狭窄的部位；由于每个支架长度较短，若放置数个支架则应将它们首尾相连。Irving (1989) 报道了 11 例良性狭窄中有 2 例，而 13 例恶性狭窄中有 7 例支架置入术后再次发生梗阻的病例，其恶性组梗阻的是由于肿瘤沿着 Gianturco 支架的金属网复发导致的[54]。Mathieson (1994) 也报道了在 26 例恶性梗阻性黄疸实施 Gianturco 支架置入术后再次发生了堵塞的比例为 35%，其发生的原因是支架边缘被肿瘤侵犯[55]。

Strecker 支架

Strecker 支架 (Medi-Tech, Boston Scientific)的初始长度约 3.5cm，球囊展开后最大直径为 8mm。Neuhaus (1990)常将数根支架同时置入，以防止肿瘤侵犯支架末端[56]。而如今 Strecker 支架的长度可达 8cm、直径更粗，最大的特点是拥有良好的射线不透性，同时，其扩张后缩短的距离非常小。缺点在于放置前需要提前扩张狭窄部位，因为当球囊扩张时，通过两个硅胶套释放的支架会产生回缩[57]。Bethge (1992)报道了对 34 个患者置入 Strecker 支架后有 6 例(17%)发生了扩张的问题[58]，另外有 3 例在球囊移动时发生故障，其中的 2 例仅有部分可以完全扩张，不过所有支架都在第二次或第三次置入时成功展开。还有需要注意的是，不完全扩张只发生在经内镜置管后，并非发生在经皮穿刺置管后。作者认为造成这种现象的原因是：经内镜逆行性置管时的运行通道要长于经皮置管的方法，从而增加了充气扩张的难度。

Wallstent 支架

有关自膨式 Wallstent 支架的报道及临床经验的交流或许是其他几种支架 (以往有 Medivent、Lausanne、Switzerland， 现在多为 Boston Scientific)中最多的。通过收紧束缚塑料膜使其完全扩张后，弹性金属网导管的内腔直径可达约 1cm。球囊能快速扩张的优势在于即使较硬的狭窄部位也能被撑开，并且不会有疼痛感[59]。Wallstent 支架适用于约 3～10cm 长度的狭窄，而同时也有缺点：射线不透过性较差、末端没那么锋利及扩张时回缩的距离。

Hoepffner (1994)[35]发表了一篇关于 Wallstent 支架最具综合性的研究，其资料来源于对 118 个使用了共 10mm 127 个自膨式 Wallstent 支架的患者进行的 4 年的观察。技术性故障仅发生了 5 例(4.2%)，4 例患者的束缚塑料膜不能收紧，1 例患者出现了支架扩张不完全的情况。Wallstent 支架在存活 1 年以上的患者中，保持通畅 6 个月的有 86% 的患者，12 个月的有 72% 的患者，18 个月的有 64% 的患者。有 12% 的患者治疗后平均 168 天发生了支架的堵塞，Hoepffner 从研究结果中得出结论：Wallstent 支架对置入术后存活期大于 3 个月的患者治疗收益最高。

ComVi 支架

ComVi 支架是在两层金属支架中间夹了一层聚四氟乙烯膜的支架，这样使支架的内外面都是金属，每一层结构都是独立的，不与另一层结构相连。这样的设计使支架弯曲时更具延展性，同时它的径向力高于 Wallstent 支架。支架在自膨涨时具有的较高的延展性和极小的回缩距离能防止其在胆总管中发生扭曲和堵塞。

早些时候，一项分别使用 ComVi 支架和金属支架（Wallstent，Boston Scientific）治疗 47 例恶性远端胆道梗阻的对比研究[60]显示，两种支架在支架通畅情况或患者生存期方面没有显著差异，ComVi 组中有 13 例发生了支架堵塞而 Wallstent 组中有 10 例；而 ComVi 组中支架移位的概率要显著低于 Wallstent 组。

Niti-S 支架

Niti-S 大孔径 D 型胆道支架（Taewoong Medical）是设计用来在肝门部胆道梗阻时单侧和双侧都可进行引流。传统用于双侧置入的支架网眼较疏松，而与传统支架不同的 Niti-S 支架，由于其金属网更厚（0.178mm 对 0.127mm），因此自膨胀时能提供它全长的对侧引流时的有效径向力。这种支架由镍钛合金网组成，7mm 大小的大单元格使其与传统的产品有着显著的差异（Niti-S D 型支架）[61]。12 例无法手术切除的 Klatskin 肿瘤接连置入 Niti-S 支架，其中 5 例（42%）采用双侧支架置入，置入成功率为 100%，支架通畅的平均持续时间为 202 天。

（吴昊　译）

参考文献

[1] Misra S, Melton GB, Geschwind JF, Venbrux AC, Cameron JL, Lillemoe KD. Percutaneous management of bile duct strictures and injuries associated with laparoscopic cholecystectomy: a decade of experience. J Am Coll Surg 2004; 198: 218–226

[2] Jakobs R, Weickert U, Hartmann D, Riemann JF. [Interventional endoscopy for benign and malignant bile duct strictures]. Z Gastroenterol 2005; 43: 295–303

[3] Krömer MU, Maier M, Benz CA et al. Bile duct stenoses and leakage after cholecystectomy: endoscopic diagnosis, therapy and treatment outcome- [Article in German]. Z Gastroenterol 1996; 34: 167–172

[4] Takada T, Yasuda H, Hanyu F. Technique and management of percutaneous transhepatic cholangial drainage for treating an obstructive jaundice. Hepatogastroenterology 1995; 42: 317–322

[5] Ferrucci JT, Wittenberg J, Sarno RA, Dreyfuss JR. Fine needle transhepatic cholangiography: a new approach to obstructive jaundice. AJR Am J Roentgenol 1976; 127: 403–407

[6] Laufer U, Kirchner J, Kickuth R, Adams S, Jendreck M, Liermann D. A comparative study of CT fluoroscopy combined with fluoroscopy versus fluoroscopy alone for percutaneous transhepatic biliary drainage. Cardiovasc Intervent Radiol 2001; 24: 240–244

[7] Koito K, Namieno T, Nagakawa T, Morita K. Percutaneous transhepatic biliary drainage using color Doppler ultrasonography. J Ultrasound Med 1996; 15: 203–206

[8] Fölsch UR, Wurbs D, Classen M, Creutzfeldt W. [A comparison of percutaneous transhepatic cholangiography and endoscopic retrograde cholangiopancreatography (author's transl)]. Dtsch Med Wochenschr 1979; 104: 625–628

[9] Jander HP, Galbraith J, Aldrete JS. Percutaneous transhepatic cholangiography using the Chiba needle: comparison with retrograde pancreatocholecystography. South Med J 1980; 73: 415–421

[10] Albert JG, Ulrich F, Zeuzem S, Sarrazin C. [Endoscopic-retrograde cholangiopancreatography in patients with surgical modification of anatomy]. Z Gastroenterol 2010; 48: 839–849

[11] Tischendorf JJ, Meier PN, Schneider A, Manns MP, Krüger M. Transpapillary intraductal ultrasound in the evaluation of dominant bile duct stenoses in patients with primary sclerosing cholangitis. Scand J Gastroenterol 2007; 42: 1011–1017

[12] Tischendorf JJ, Krüger M, Trautwein C et al. Cholangioscopic characterization of dominant bile duct stenoses in patients with primary sclerosing cholangitis. Endoscopy 2006; 38: 665–669

[13] Nuernberg D, Ignee A, Dietrich CF. [Ultrasound in gastroenterology. Biliopancreatic system]. Med Klin (Munich) 2007; 102: 112–126

[14] Stanley J, Gobien RP, Cunningham J, Andriole J. Biliary decompression: an institutional comparison of percutaneous and endoscopic methods. Radiology 1986; 158: 195–197

[15] Pedersen FM. Endoscopic management of malignant biliary obstruction. Is stent size of 10 French gauge better than 7 French gauge? Scand J Gastroenterol 1993; 28: 185–189

[16] Sommer A, Burlefinger R, Bayerdörffer E, Ottenjann R. [Internal biliary drainage in the "rendezvous" procedure. Combined transhepatic endoscopic retrograde methods]. Dtsch Med Wochenschr 1987; 112: 747–751

[17] Shorvon PJ, Cotton PB, Mason RR, Siegel JH, Hatfield AR. Percutaneous transhepatic assistance for duodenoscopic sphincterotomy. Gut 1985; 26: 1373–1376

[18] Hauenstein KH, Wimmer B, Salm R, Farthmann EH. [Percutaneous diagnosis and therapy of the bile ducts and gallbladder. Feasibility and status]. Radiologe 1991; 31: 132–140

[19] Hauenstein KH, Salm R, Vineé P, Tribukait U. [Percutaneous interventions on the bile duct in obstructive jaundice. A meaningful or excruciating prolongation of life?]. Radiologe 1992; 32: 13–21

[20] Wenz W. [Percutaneous transhepatic cholangiography]. Radiologe 1973; 13: 41–46

[21] Cozzi G, Severini A, Civelli E et al. Percutaneous transhepatic biliary drainage in the management of postsurgical biliary leaks in patients with nondilated intrahepatic bile ducts. Cardiovasc Intervent Radiol

2006; 29: 380–388

[22] Lee W, Kim GC, Kim JY et al. Ultrasound and fluoroscopy guided percutaneous transhepatic biliary drainage in patients with nondilated bile ducts. Abdom Imaging 2008; 33: 555–559

[23] Makuuchi M, Yamazaki S, Hasegawa H, Bandai Y, Ito T, Watanabe G. Ultrasonically guided cholangiography and bile drainage. Ultrasound Med Biol 1984; 10: 617–623

[24] Sukigara M, Taguchi Y, Watanabe T, Koshizuka S, Koyama I, Omoto R. Percutaneous transhepatic biliary drainage guided by color Doppler echography. Abdom Imaging 1994; 19: 147–149

[25] Takada T, Hanyu F, Kobayashi S, Uchida Y. Percutaneous transhepatic cholangial drainage: direct approach under fluoroscopic control. J Surg Oncol 1976; 8: 83–97

[26] Phillip J, Sahl RJ, Ruus P, Rösch T, Classen M. [Time factors in endoscopic studies. A survey in West Germany]. Z Gastroenterol 1990; 28: 1–9

[27] Mueller PR, Harbin WP, Ferrucci JT, Wittenberg J, vanSonnenberg E. Fine-needle transhepatic cholangiography: reflections after 450 cases. AJR Am J Roentgenol 1981; 136: 85–90

[28] Mueller PR, van Sonnenberg E, Ferrucci JT. Percutaneous biliary drainage: technical and catheter-related problems in 200 procedures. AJR Am J Roentgenol 1982; 138: 17–23

[29] Dlugosch J. Die perkutane transhepatische Cholangiographie und Drainage im Verlauf von Gallenwegserkrankungen. Frankfurt am Main: Johann Wolfgang Goethe Universität; 1996

[30] Hamlin JA, Friedman M, Stein MG, Bray JF. Percutaneous biliary drainage: complications of 118 consecutive catheterizations. Radiology 1986; 158: 199–202

[31] Lammer J, Neumayer K. Biliary drainage endoprostheses: experience with 201 placements. Radiology 1986; 159: 625–629

[32] Seitz U, Vadeyar H, Soehendra N. Prolonged patency with a new-design Teflon biliary prosthesis. Endoscopy 1994; 26: 478–482

[33] Lammer J, Klein GE, Kleinert R, Hausegger K, Einspieler R. Obstructive jaundice: use of expandable metal endoprosthesis for biliary drainage. Work in progress. Radiology 1990; 177: 789–792

[34] Huibregtse K, Carr-Locke DL, Cremer M et al. Biliary stent occlusion—a problem solved with self-expanding metal stents? European Wallstent Study Group. Endoscopy 1992; 24: 391–394

[35] Hoepffner N, Foerster EC, Högemann B, Domschke W. Long-term experience in Wallstent therapy for malignant choledochal stenosis. Endoscopy 1994; 26: 597–602

[36] Schöfl R, Brownstone E, Reichel W et al. Malignant bile-duct obstruction: experience with self-expanding metal endoprostheses (Wallstents) in Austria. Endoscopy 1994; 26: 592–596

[37] Boguth L, Tatalovic S, Antonucci F, Heer M, Sulser H, Zollikofer CL. Malignant biliary obstruction: clinical and histopathologic correlation after treatment with self-expanding metal prostheses. Radiology 1994; 192: 669–674

[38] Harbin WP, Mueller PR, Ferrucci JT. Transhepatic cholangiography: complicatons and use patterns of the fine-needle technique: a multi-institutional survey. Radiology 1980; 135: 15–22

[39] Burke DR, Lewis CA, Cardella JF et al. Society of Cardiovascular and Interventional Radiology. Quality improvement guidelines for percutaneous transhepatic cholangiography and biliary drainage. J Vasc Interv Radiol 1997; 8: 677–681

[40] Riemann JF. Complications of percutaneous bile drainage. In: Classen M, Geenen J, Kawai U, eds. Nonsurgical Biliary Drainage. Berlin: Springer Verlag; 1984:29–35

[41] Carrasco CH, Zornoza J, Bechtel WJ. Malignant biliary obstruction: complications of percutaneous biliary drainage. Radiology 1984; 152: 343–346

[42] Dietrich CF. Comments and illustrations regarding the guidelines and good clinical practice recommendations for contrast-enhanced ultrasound (CEUS)—update 2008. Ultraschall Med 2008; 29 (Suppl 4): S188–S202

[43] Dietrich CF, Schreiber-Dietrich D, Schuessler G, Ignee A. [Contrast enhanced ultrasound of the liver—state of the art]. Dtsch Med Wochenschr 2007; 132: 1225–1231

[44] Ignee A, Baum U, Schuessler G, Dietrich CF. Contrast-enhanced ultrasound-guided percutaneous cholangiography and cholangiodrainage (CEUS-PTCD). Endoscopy 2009; 41: 725–726

[45] Zuber-Jerger I, Endlicher E, Schölmerich J, Klebl F. Endoscopic retrograde cholangiography with contrast ultrasonography. Endoscopy 2008; 40 (Suppl 2): E202

[46] Dietrich CF. Contrast-enhanced low mechanical index endoscopic ultrasound (CELMI-EUS). Endoscopy 2009; 41 (Suppl 2): E43–E44

[47] Dietrich CF, Dlugosch J, Wehrmann T, Hellstern A. PTC(D) im Verlauf von Gallenwegserkrankungen. Endosk Heute 1997; 10: 90

[48] Wagner HJ, Knyrim K, Vakil N, Klose KJ. Plastic endoprostheses versus metal stents in the palliative treatment of malignant hilar biliary obstruction. A prospective and randomized trial. Endoscopy 1993; 25: 213–218

[49] Knyrim K, Wagner HJ, Pausch J, Vakil N. A prospective, randomized, controlled trial of metal stents for malignant obstruction of the common bile duct. Endoscopy 1993; 25: 207–212

[50] Han YH, Kim MY, Kim SY et al. Percutaneous insertion of Zilver stent in malignant biliary obstruction. Abdom Imaging 2006; 31: 433–438

[51] Inal M, Akgül E, Aksungur E, Demiryürek H, Yağmur O. Percutaneous self-expandable uncovered metallic stents in malignant biliary obstruction. Complications, follow-up and reintervention in 154 patients. Acta Radiol 2003; 44: 139–146

[52] Chiou YY, Tseng HS, Chiang JH, Hwang JI, Chou YH, Chang CY. Percutaneous placement of metallic stents in the management of malignant biliary obstruction. J Formos Med Assoc 2005; 104: 738–743

[53] Loew BJ, Howell DA, Sanders MK et al. Comparative performance of uncoated, self-expanding metal biliary stents of different designs in 2 diameters: final results of an international multicenter, randomized, controlled trial. Gastrointest Endosc 2009; 70: 445–453

[54] Irving JD, Adam A, Dick R, Dondelinger RF, Lunderquist A, Roche A. Gianturco expandable metallic biliary stents: results of a European clinical trial. Radiology 1989; 172: 321–326

[55] Mathieson JR, McLoughlin RF, Cooperberg PL et al. Malignant obstruction of the common bile duct: long-term results of Gianturco-Rosch metal stents used as initial treatment. Radiology 1994; 192: 663–667

[56] Neuhaus H, Hagenmüller F, Classen M. [Self-expanding and expandable bile duct prostheses]. Z Gastroenterol 1991; 29: 306–310

[57] Strecker EP, Romaniuk P, Schneider B et al. [Percutaneously implantable balloon-inflatable vascular prostheses. Initial clinical results]. Dtsch Med Wochenschr 1988; 113: 538–542

[58] Bethge N, Wagner HJ, Knyrim K et al. Technical failure of biliary metal stent deployment in a series of 116 applications. Endoscopy 1992; 24: 395–400

[59] Jaschke W, Busch HP, Georgi M. [The treatment of bile duct stenoses using metal mesh endoprostheses (stents)]. Radiologe 1992; 32: 8–12

[60] Isayama H, Kawabe T, Nakai Y et al. Management of distal malignant biliary obstruction with the ComVi stent, a new covered metallic stent. Surg Endosc 2010; 24: 131–137

[61] Kogure H, Isayama H, Nakai Y et al. Newly designed large cell Niti-S stent for malignant hilar biliary obstruction: a pilot study. Surg Endosc 2011; 25: 463–467

[62] van der Gaag NA, Rauws EA, van Eijck CH et al. Preoperative biliary drainage for cancer of the head of the pancreas. N Engl J Med 2010; 362: 129–137

[63] Baron TH, Kozarek RA. Preoperative biliary stents in pancreatic cancer—proceed with caution. N Engl J Med 2010; 362: 170–172

[64] Kennedy EP, Rosato EL, Yeo CJ. Preoperative drainage in pancreatic cancer. N Engl J Med 2010; 362: 1344, author reply 1345

[65] Mönkemüller K. Preoperative drainage in pancreatic cancer. N Engl J Med 2010; 362: 1344, author reply 1345

[66] Tsujino T, Isayama H, Koike K. Preoperative drainage in pancreatic cancer. N Engl J Med 2010; 362: 1343–1344, author reply 1346

第 21 章

经皮胃造瘘术

A. Ignee, G. Schuessler, C. F. Dietrich

临床上常见的胃造瘘方法包括外科手术造瘘及非外科造瘘两种方式。非外科造瘘法又大致分为经皮内镜法和经皮透视引导下胃造瘘。

经皮内镜下造瘘术经过多年的实践与发展已非常成熟,其中 Pull 法(即拖出法)具有简单易行且并发症发生率低的优势,成为最常用的术式。

介入放射学通过使用 X 线透视或超声引导来减少内镜的运用。这种影像引导的优势在于它们可以安全地避开胃腔或肠腔外的内脏器官,如肝脏、横结肠等,同时能够避免内镜这种侵入性手术方式。

本章将着重讨论超声作为辅助方式及独立的引导方式进行经皮胃造瘘术的应用价值及适应证。

21.1 适应证

经皮胃造瘘术常用于为那些不能经口进食的患者提供中期或长期营养支持。其遵循的基本原则是:无论任何情况下,肠内营养效果远远好于肠外营养。因此,适应证包括以下几个方面:长期使用呼吸机支持者;相关疾病引发吞咽功能紊乱的患者,如中枢神经系统相关疾病引发;还适用于不能手术的晚期癌性肠梗阻,需进行姑息性胃肠减压的患者。

21.2 禁忌证

临床工作中唯一需要紧急胃造瘘术的情况是急性肠梗阻时需要立即置管进行胃肠减压。这对如胃远端恶性狭窄的患者具有姑息治疗的作用。

经皮胃造瘘术的主要禁忌证是患者一般情况不稳定,这种条件下应该对患者进行暂时的肠外营养。

总的来说,胃造瘘术营养对于生命终末期的患者是一种姑息性治疗,这样可以在一定程度上提高患者的生活质量。

21.3 材料及设备

用于经皮胃造瘘术的两大设备包括:Wills-Oglesby 胃造瘘系统(Cook Medical Europe),包括基本版及经 Mallinckrodt 机构改良的升级版。这两个版本的稳固都是由封闭的猪尾环维持。基本版采用的是 12F 的导管,而升级版采用的是 14F 的导管,这会导致所有最初设定的引流方式被改变。我们更加偏爱 12F 系统,因为其直径较小,在一定程度上安全性更高,尤其是对于我们初学者而言。它常与以下几种设备一起供选,包括长 Lunderquist 导丝,7F、10F 和 12F 扩张器。Mallinckrodt 系统主要包括一个 100cm 的 Amplatz 导线及两个不同大小的扩张器(12F、14F)。在两个系统中,都需要用 T-固定件来将胃壁从腹壁拉开固定,而这一器材需要单独订购。类似的器械由其他公司提供。这些操作需要的导丝必须非常坚硬,且扭矩稳定。尽管两种导丝都是不锈钢涂层,但是 Lunderquist 导丝比 Amplatz 导丝更坚硬。

Freka-Pexact 胃造瘘管(Fresenius Kabi)是为放置 15F 球囊导管的备用装置,这种球囊管专门用于造瘘管的插入。制造商推荐在内镜引导下进行操作。特殊操作包括怎样放置胃固定装置,这一要点我们将在后续章节详细论述。与此同时,腹壁穿刺方式有了改变,不再遵循传统的插入法,即先穿破腹壁后进扩张器。相反,穿刺直接由表面包裹管鞘的 16F 套管针完成。实心套管钢针一旦取出,套管鞘就为放置胃造瘘管提供通道,紧接着剥离移除套管鞘。

21.4 胃造瘘术分类

以下是最广泛采用的非手术方法。
- 经皮内镜下胃造瘘术(PEG),采用拖出法、推入法及插入法。
- 经皮 X 线下胃造瘘术(PRG)。
- 经皮超声引导下胃造瘘术(PSG)。

21.4.1 经皮内镜下胃造瘘术

拖出法

"拖出法"是一项公认的标准操作。首先,穿刺点的位置是通过内镜灯光透照或手指压痕确定的,然后套管针经腹壁穿刺入胃腔。置入导丝进入胃腔,通过胃镜活检孔放入息肉切除套圈,抓住导丝连同胃镜一同拔出。 将导丝与胃造瘘管连接后,从腹壁牵引导丝使胃造瘘管经口腔、食管进入胃腔,紧贴胃壁和腹壁,并最终固定于支撑装置中。这种方法具有稳固的优势,稳定的造瘘管盘片可以通过正常食管。

推入法

这种方法现在已经很少用了。该技术类似于拖出法,不同点在于 PEG 管推入胃腔时需要越过导丝。

插入法

在传统的插入法中,套管针穿刺进入胃腔的位置是通过光照和压痕来确定的。然后插入导丝并放置在胃底。大多数但并非所有术者都进行胃固定术。扩张导丝的通道可以使大约 12F 的胃造瘘管置入。这根造瘘管必须配有一个固定装置,使得在插入过程中可进行"折叠",并允许管子进入胃。球囊支撑导管常用于固定,其他替代选择包括闭环猪尾管或支撑篮。

当套管针外覆盖能剥离的塑料鞘壳时,可进行直接穿刺。通过创建一个通道用于 15F 球囊导管的放置 (Freka Pexact, Fresenius Kabi)。

经皮 X 线下胃造瘘术

通过胃管向胃腔充入 500~1500mL 空气使胃体扩张,通过灯光透照确定穿刺点,有一些术者喜欢使用对比灌肠剂后令横结肠不透光。然后将导丝送入胃底。许多术者建议行胃固定术。但是,关于胃固定装置的数目和位置的确定并没有一致的意见。然后,通道被扩张器连续扩大,接下来胃造瘘导管的放置类似插入方法。

21.4.2 经皮超声胃造瘘术

这项技术将在下面超声辅助下经皮胃造瘘部分论述。

21.5 不同方法的优点和缺点

各种胃造瘘方法的优点和缺点见表 21.1。

21.6 不同胃造瘘技术的成功率

由于已经发表文章中患者的基础疾病不同而造成数据差异性较大,因而很难比较不同胃造瘘术的成功率。在神经系统疾病患者、头部和颈部肿瘤

表 21.1 不同胃造瘘术方法的优缺点

方法	优点	缺点
内镜	在胃腔内可视条件下精确放置造瘘管盘片,并保证胃腔的安全扩张	可能误伤肝脏和横结肠;在某些情况下,内镜本身可能引起并发症;大多数患者需要麻醉
透视法	可视化效果清晰;整个胃都可清楚显示;结肠可视化	在大多数情况下,需要通过对比灌肠造影使结肠不透明化;肝脏难以清晰显示;射线损伤
超声法	可实时动态监测穿刺针插入的过程,同时整个过程中肝脏和横结肠的情况也可以清楚显示	超声对胃的显示效果欠佳

患者,以及上消化道肿瘤患者胃造瘘术的成功率和并发症发生率存在很大差别。

尽管医师的习惯和偏好不同,简言之个人经验不同会决定医师选择不同的造瘘方法,但经皮内镜胃造瘘术仍是主要选择。如果不成功,便改用另一种方法。因此,对于病情危重或解剖复杂的患者应首先进行预判断,提供两种可行的方法。因此,医师的个人经验对手术的成功率及并发症发生率有重要影响。

文献中报道的成功率可能过高,而且缺乏随机对照试验。PEG 的总体成功率在 92%~100%,PEG 中插入法的成功率更高, 约 99% 至 100%;PRG 成功率为 95%~100%;在少数发表的经皮超声引导胃造瘘术中,PSG 成功率范围约 98%~100%。除个别病例外, 迄今为止发表的 PSG 相关文献均为可行性研究。

21.7 不同胃造瘘技术并发症发生率

并发症可分为以下几种。
- 内镜并发症(穿孔等)。
- 麻醉相关并发症(过敏、呼吸骤停等)。
- 穿刺相关并发症(穿孔、出血等)。
- 后续并发症(脱落、感染、腹膜炎等)。

就大家所关心的麻醉而言,我们注意到 PEG 需要全程麻醉(简称全麻),而一些 PRG 则单独进行局部麻醉。上消化道内镜和腹部介入手术本身是不需要麻醉的,而患者自身的并发症和依从性(不合作的患者、儿童)是决定是否使用麻醉的关键。

此外,已发表的相关文章中没有关于并发症发生率的可靠数据结论,其原因已经在上一章节进行论述。由于各研究的基础数据并未在相关文献中展示,也就很难区分主要并发症和次要并发症。

文献中报道的并发症发生率总结见表 21.2。

一项重要的观察表明,PEG 尤其是拖出法经皮胃造瘘术的并发症发生率在头颈部肿瘤患者中更高。在这类患者中,特别推荐采用替代或支持技术。有可能利用最纤细的胃镜穿过狭窄, 然后用 Seldinger 技术经皮穿刺置管成功。超声引导进行穿刺可最大程度保证操作的安全进行。

在 79 例头部和颈部肿瘤患者中进行经皮胃造瘘术,Tucker 和他的同事们发现,拖出法($n = 50$) 和插入法($n = 29$) 成功率相同,但拖出法相关的并发症发生率明显更高[1]。

一项关于 177 名 PEG 与 193 名 PRG 的对比研究表明,在成功率和并发症发生率上这二者均无显著性差异[2]。

目前关于超声辅助下进行经皮胃造瘘术的相关研究由于病例数目较小且存在选择偏倚(后面章节会论及), 不能提供关于 PSG 并发症的可靠信息。

21.8 超声的作用

21.8.1 一般作用

上述方法不应被视为独立的操作过程, 而应在需要作为治疗措施时结合使用。

我们认为透视引导只对这些需要不断确定胃

表 21.2 文献报道的不同胃造瘘方法并发症发生率

	主要	少数	死亡率	资料来源(参考文献编号)
PSG 带胃管	0%	0%	0%	7
PSG 不带胃管	0%~3%	0%~14%	0%~2%	7,10
超声辅助 PEG	7%	14%	0%	5
PRG	0%~16%	6%~56%	0%~8%	2,3,11–16
PEG 拖出法	0.5%~16%	3%~45%	0%~6%	2,11,12,15–20
PEG 插入法	0.70%	11%	0%	21

缩写:PEG,经皮内镜下胃造瘘术;PRG,经皮 X 线下胃造瘘术;PSG,经皮超声引导下胃造瘘术;US,超声检查。

内导丝位置的操作者有用。X 线透视相较于超声来说没有额外的优势，在可以使用高频率探头扫查条件下，仍需要透视确定横结肠位置[3,4]这一说法是站不住脚的。通常情况下，横结肠在超声图像中表现为腹壁下第二含气结构，位于胃的下方(图 21.1)。

对于有上腹部手术史的患者，并不能都达到最佳灯光透照效果。超声可用于这些情况，以确定一个安全的进针路径。对于食管通畅的患者，我们采取拖出法(这种方法能够提供更稳固的支撑以防止脱落)放置 PEG 管[5,6]。Schlottmann 等人报道经透视放置 PEG 管 753 例，其中失败 28 例(4%)[5]。这与我们之前的结果一致。

仅在罕见病例中需要胃镜辅助检查。内镜外径约 5.5mm，足以通过最细小的食管狭窄。如果内镜不能找到正确的路径，可以先使用软头导丝通过狭窄处。当 X 线透视确认导丝在胃腔内后，内镜可小心缓慢地进入食道。如果内镜仍然不能顺利进入胃腔，至少可通过 Seldinger 技术放置一根细长导管到胃部。当置管已通过 X 线或超声造影剂的综合评估后，就可以用它来扩张胃，然后，经皮胃造瘘术可在超声引导下继续进行。

> **操作要点**
>
> 置管位置可通过向管道灌入高度稀释的 SonoVue 溶液(在 20~50mL 生理盐水中加入 0.1mL SonoVue)后进行超声评估。

超声检查的优势在于其灵活性，成本低，无副作用等。超声适用于任何条件，唯一的要求是必须有足够的空间放置超声机器。超声无菌探头套可能会产生额外费用（不超过 10 欧元，少于 13.30 美元）。我们常使用凸阵探头扫查及徒手检查法。通常在矢状面显示胃，因为在此平面，肝脏在胃的头侧，横结肠位于胃的尾侧，可以清晰显示它们与胃腔和胃窦的关系。

> **操作要点**
>
> 胃超声检查应该在充满空气前进行。下面的解剖标志可以在中线沿头尾方向辨认。
>
> - 肝左叶。
> - 胃的横切面。
> - 胰腺和脾静脉。
> - 横结肠。

检查前充分暴露检查区域，区域应为探头扫查提供足够大的空间。然后进行局部麻醉，定位，针与皮肤表面成 90°角进针，同时注意保持与肝左叶和横结肠的安全间隙。

通常，从身体中线右侧徒手进针。

21.8.2 超声辅助 PEG

标准针通常用于超声辅助的 PEG(US-PEG)。该针的直径可以在超声图像中清晰可见。原则上说，通过腹壁进针时超声难以对针进行清晰的跟踪显示。这一点可以通过降低增益将仪器调整至一个较高的动态范围(75dB)，使针在黑暗的背景

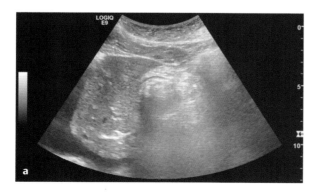
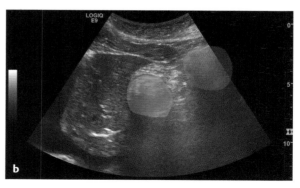

图 21.1　(a)胃与横结肠的局部解剖图示，在中线右侧进行上腹部纵切面超声扫查。(b)胃窦(绿色阴影)位于肝脏下方。横结肠(蓝色阴影)横断面出现在胃窦后方近尾部。

中呈现为明亮的回声。与一个单纯的超声引导下胃造瘘术的不同之处在于，胃腔是通过内镜充满气体而不是水。胃腔在超声引导下进行充盈扩张。内镜在超声引导下向胃内充气使胃充盈扩张，然后针在超声引导下穿过皮肤小切口(4mm)。一般情况下，针尖在充满气体的胃腔内表现为显著的强回声(图21.2)。

操作要点

当针接触到胃壁时，它会产生一个可见的压迹。此时，超声医师应快速进针以穿透胃壁。针刺入胃后的特征性表现是胃壁下方强回声伴声影。

穿刺针一旦进入胃腔，患者可自由呼吸。与此同时，在内镜的视野中也可看到穿刺针。钢针取出，留下塑料导管鞘。此时可通过用内镜抓住导丝经导管鞘放入。

实践

胃充盈时进行胃穿刺进针较胃空虚时容易。但另一方面来说，胃空虚状态时进行定位则更加准确。

当导丝被抓住后，超声引导阶段结束，接下来的过程就与常规的 PEG 置管方法一致。接下来撤回内镜，将缝线从嘴中拖出，PEG 导管与缝线一起拖回至胃壁，此时另一非操作内镜的医生固定位于腹壁的塑料管鞘。当胃造瘘管接合导管鞘，导管鞘

和造口管从吻合口后退，直到感觉到阻力，表明造瘘管盘片紧贴胃壁。然后导线从胃造口管处切断，紧接着将胃造瘘管与外部固定系统连接。

21.8.3 经皮超声胃造瘘术

当单独进行经皮超声引导下胃造瘘术(PSG)时，我们使用规格为 18G、10cm 的针进行穿刺。这种针足够大且有尖端能够在超声视野中清晰可见。整个介入操作过程需要两名医师参与完成。

一旦胃管顺利通过，我们用生理盐水溶液充盈胃腔(500~1000mL)。儿童用量相对减少。胃被液体充盈后超声可清楚显示其结构。而 Bleck 和同事以灌入足量液体使胃窦部扩张>5cm 为标准[7]。

现在第一个胃固定管 T-固定管(T-管固定器)通过穿刺针插入(图21.3)。这个装置的作用是将胃固定于腹壁并且促进穿刺孔道上皮化形成。出于这些目的，T-固定管连着线穿入针内，然后用导丝拖回胃内。导丝直径为 0.035 英寸，且顶端柔软。这根导丝保留于胃腔并用适当的力度来测试 T-固定管的稳固程度。然后将针取出并在距离第一穿刺部位约 2cm 处(常靠近尾部方向)进行再次穿刺，在超声可视化下进针入胃。将第二个 T-固定管用上述相同的方法固定放置。

如果胃管不能通过，在 T-固定管放置之前通过针道向胃腔注入 500~1000mL 的生理盐水。Bleck 和同事推荐使用输液泵[7]。而这种方法与传统方式相比并发症发生率较高。输液泵与穿刺针适配的鲁尔锁配件连接。给塑料输液瓶一个人工外在的压力有助

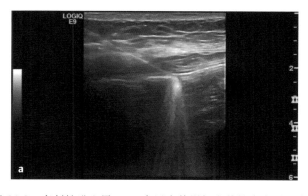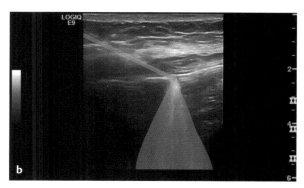

图 21.2　穿刺针进入胃。(a)高回声伪影标志着针尖在胃腔内的具体位置。(b)这幅图像中，红色显示穿刺针的路径，绿色代表高回声伪影。在这个病例中，穿刺针进针角度太斜，理想条件下应垂直于腹壁进针。

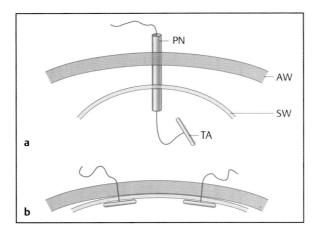

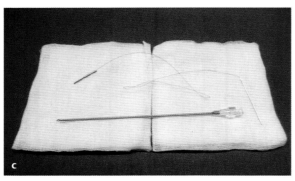

图 21.3 带 T 固定的胃固定术。通常两个固定器相距 2cm，胃造口位置位于二者中间。(AW，腹壁；SW，胃壁；TA，T-固定管；PN，穿刺针。)(a,b) 为示意图。(c) 显示与缝线相连的固定器(带套管)。缝线的另一端连接穿刺针。

于液体的输注。同时通过静脉注射一安瓿剂量的丁基东莨菪碱(除非有禁忌证)来抑制胃排空。

另一种胃固定装置由 Fresenius Kabi 公司研发，起初该装置是专门为经内镜放置(插入法)而设计。简单介绍下该胃固定装置的组成，两针在平行引导下插入胃腔内(图 21.4a)。其中的一根针插入导丝圈，该导丝圈可直接外接其他针。接着缝线穿过第二针，导丝圈撤回并套住缝线向外牵拉靠近针尖。这将对进一步导丝圈撤退提供阻力(确保套牢)。然后装置退出，缝线末端绑在一起，完成胃固定术(图 21.4b)。所用缝线为 2 号不可吸收单丝缝线。

接下来一根粗的、坚硬的导丝从 7F 或 8F 的扩张器通过。此时，胃固定的线应当对胃壁施加一定的牵引力。我们将通道先扩张至 10F 然后扩张到 12F。然后插入 12F 导管，该导管带有闭环的猪尾(图 21.5)。也可由球囊导管替代。

我们通过注射低剂量标准稀释超声造影剂检查造瘘管的位置，我们用于腔内造影的造影剂剂标准用量为：0.1mL 的造影剂配制 20mL 生理盐水溶液，足以使体积大于 0.5L 的液体达到增强效果。注意，1.2~2.4mL(上限为 4.8mL)可获得良好的血池造影增强效果(5~7L)。另一种类似的方法是在透视时注入 X 线造影剂。

一般来说，制造商推荐在造瘘孔道形成及区域皮肤上皮化后(2 周左右)更换初始的导管。

灌注稀释的造影剂提供了一个快速和清晰的视野，并且不会堵塞管腔，如果有造影剂对比残留，可以通过高频超声脉冲清除。灌注造影剂可以有效检查并发症。图 21.6 中，在胃造瘘管内回声杂乱导致管道长度测量出现偏差，致使导管放置位置过浅。在球囊扩张过程中出现疼痛。超声造影证实导管尖端位于胃腔内，而当向球囊注入造影剂，发现球囊在胃壁内。

在图 21.7 中，通过向放置好的造瘘管内注射对比剂，显示造瘘管位于胃腔外。可能是由于扩张过程中部分固定器脱落引起的。

21.9　经皮超声胃造瘘术的相关问题

21.9.1 解痉剂的使用

多名作者提到了使用解痉剂，如胰高血糖素(0.1mg)或正丁基东莨菪碱(20mg)。但这种措施的疗效并未得到证实。

21.9.2 预防性使用抗生素

在 2007 年，有一项包括 10 个 PEG 研究，1059 例患者的 Meta 分析来评估预防性使用抗生素疗效[8]。研究表明，预防性使用抗生素使得"需要治疗患者"的危险发生率降低 15%，青霉素类为基础的方案优于头孢菌素类为基础的方案。目前尚无明确的证据表明超声引导胃造瘘术过程中抗生素的使用会有所不同。这意味着，预防性使用抗生素同样

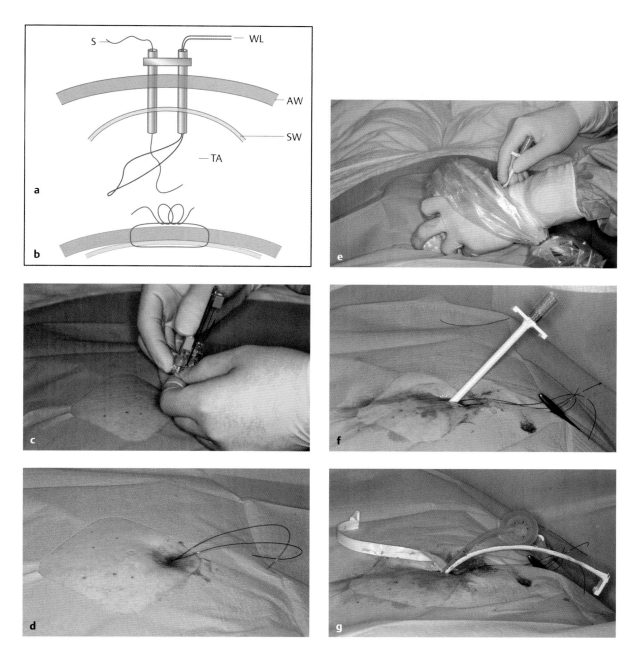

图 21.4 胃固定术过程。(a,b)操作原理图解。S,缝线;WL,导丝圈;TA,T-固定管;SW,胃壁;AW,腹壁。(c~g)术中操作流程图解。腹壁和胃壁刺穿后,开始施行胃固定术。接下来,套管针插入胃腔,胃造瘘管通过管鞘置入胃腔,然后管鞘自动剥离。

适用于 PRG 和 PSG。

21.9.3 使用导丝

推荐使用导丝。导丝放在胃体部或底部,紧接着由扩张通道或直接通过套管技术插入。

21.9.4 胃固定术的必要性

上文描述的胃固术将胃壁固定于腹壁,使紧缩的胃壁在没有扩张器支撑的条件下扩张成为可能。尽管胃固定术不是胃造瘘过程中强制要求的过程,

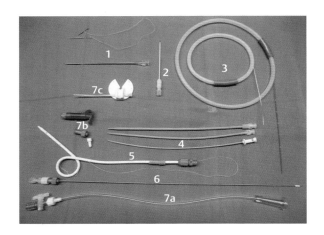

图 21.5　超声引导下经皮胃造瘘术的器材，以 12F 猪尾引流管为例。1:T-固定管；2:导引鞘；3:导丝；4:扩张器(7F、10F、12F)；5:12F 胃造瘘管；6:加固插入针(钝头)；7a,b,c: 扩张和固定的器材。

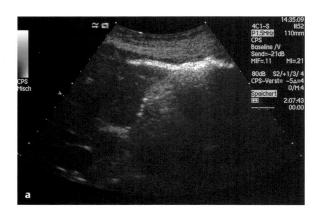

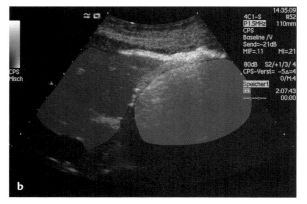

图 21.7　在没有食管插管的情况下行经皮超声引导下胃造瘘术(PSG)，对一名患有未分化甲状腺癌的患者行姑息性治疗。超声图像为矢状位扫查。(a)通道的扩张导致胃造瘘管脱落。超声造影剂注射后显示肝脏周围出现增强。(b)解剖定位，图中红色表示肝左叶，黄色表示胃，绿色表示肝周/胃周的造影剂池。

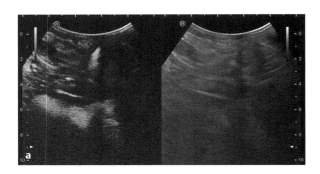

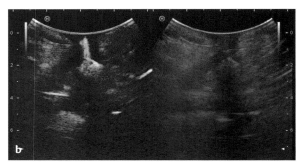

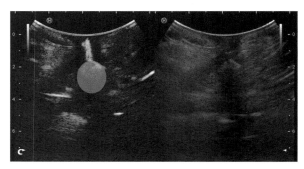

图 21.6　灌注造影剂检查并发症。(a)更改胃造瘘按键系统后注入超声造影剂；管道长度重新测量后更换新的按键系统。但球囊扩张引发疼痛。通过注射腔内造影剂显示按钮部分进入胃。(b)向球囊内注入相同浓度的 SonoVue，显示球囊位于胃壁。(c)球囊显示为紫色；胃内持续的造影剂池显示为黄色。

但是胃固定术仍不断地出现在造瘘过程中。它常用于 PEG 插入法中，也同样适用于 PRG 和 PSG。传统的技术采用 1 个、2 个或 3 个经皮 T-固定管(T-管固定器)。该装置由一个短的金属套管连接缝线组成。它与导丝穿过穿刺针，进入胃腔。当退针时，套管将自动移位，当回拉套管紧贴胃壁时，将套管固定缝合。另一种装置是上面所描述的自动胃固定术系统。目前还不清楚胃固定术必须保留多久。通常这一阶段被认为需要维持直到吻合瘘管形成，大约 7~21 天。

21.9.5 引流方法

在不使用胃镜进行胃固定术时需要使用一个可折叠的引流系统，与造瘘管一起穿过瘘管放置于胃腔内。同时，也需要闭环猪尾管及球囊导管。球囊引流存在破裂或漏液的风险。取物篮目前极少使用。

21.10　总结

总的来说，PEG 拖出法是最理想的胃造瘘方法，因为它使用稳定的造瘘管盘片防止造瘘管脱离。内镜还可以保证造瘘管放置的位置较为安全。尽管针道不能可视化，但这在大多数情况下都不是问题。插入法可以避免对食管存在狭窄和（或）肿瘤时的损伤，尤其是对于鳞状细胞癌种植到腹腔或胃腔的患者。

PRG 发展到现在已经是一种稳定可靠的操作，但由于 PRG 常作为 PEG 失败后的次要选择（除了相关专科中心外），其并发症发生率常被过高估计。因此，PEG 和 PRG 的有效性常常不能进行有意义的比较。遗憾的是，非内镜造瘘术过程中使用的造瘘管其直径与 PEG 相比更细，这就在一定程度上增加了非 PEG 造瘘术中管腔堵塞的可能性。

每个内镜中心都应该具有在图像引导下辅助进行胃造瘘的能力，尤其是在某些出现梗阻或比较困难的情况下。对于经验丰富的医生来说，超声与透视相比操作简单（不需要进行额外的防辐射保护及单独的空间）且能很好地辨别胃及周围组织结构的能力，是最理想的图像引导方式。

超声辅助引导下的 PEG 可以最大程度保障患者的安全。鉴于传统 PEG 操作的优点，在下列特殊情况中，如肥胖、腹部手术或其他一些有可能影响灯光透照时，应该采用超声引导穿刺。

当考虑到经皮超声引导下胃造瘘术操作的简便性时，我们认为胃镜不是一个最佳的选择[9]。

在胃镜无法进入胃腔的情况下，没有胃镜的支撑 PSG 很难完成。

在我们的机构所使用的方法可以概括如下。

● 标准方法：PEG 拖出法。

● 存在问题及解决方法。

○ 头颈部肿瘤、缩窄性食管癌、出血风险及种植性肿瘤（尤其是鳞状细胞癌）：通常在超声引导下，采取 PEG 插入法配合自动化胃固定系统及套管针的联合使用；

○ 灯光透照引导失败者，尤其是对于有手术史或非常肥胖的患者，以及全胃切除术后患者：行超声辅助引导 PEG（在超声引导下进行穿刺；当内镜钳抓住胃内缝线时超声引导结束）；

○ 食管狭窄导致内镜不能通过：如果可能的话用 X 射线辅助 Seldinger 技术留置胃管，紧接着开始 PSG。

（卢漫　吴平　译）

参考文献

[1] Tucker AT, Gourin CG, Ghegan MD, Porubsky ES, Martindale RG, Terris DJ. 'Push' versus 'pull' percutaneous endoscopic gastrostomy tube placement in patients with advanced head and neck cancer. Laryngoscope 2003; 113: 1898–1902

[2] Silas AM, Pearce LF, Lestina LS et al. Percutaneous radiologic gastrostomy versus percutaneous endoscopic gastrostomy: a comparison of indications, complications and outcomes in 370 patients. Eur J Radiol 2005; 56: 84–90

[3] Cory DA, Fitzgerald JF, Cohen MD. Percutaneous nonendoscopic gastrostomy in children. AJR Am J Roentgenol 1988; 151: 995–997

[4] Stehr W, Farrell MK, Lucky AW, Johnson ND, Racadio JM, Azizkhan RG. Non-endoscopic percutaneous gastrostomy placement in children with recessive dystrophic epidermolysis bullosa. Pediatr Surg Int 2008; 24: 349–354

[5] Schlottmann K, Klebl F, Wiest R et al. Ultrasound-guided percutaneous endoscopic gastrostomy in patients with negative diaphanoscopy. Endoscopy 2007; 39: 686–691

[6] Höroldt BS, Lee FK, Gleeson D, McAlindon ME, Sanders DS. Ultrasound guidance in the placement of a percutaneous endoscopic gastrostomy (PEG): an adjuvant technique in patients with abdominal wall varices? Dig Liver Dis 2005; 37: 709–712

[7] Bleck JS, Reiss B, Gebel M et al. Percutaneous sonographic gastrostomy: method, indications, and problems. Am J Gastroenterol 1998; 93: 941–945

[8] Jafri NS, Mahid SS, Minor KS, Idstein SR, Hornung CA, Galandiuk S. Meta-analysis: antibiotic prophylaxis to prevent peristomal infection following percutaneous endoscopic gastrostomy. Aliment Pharmacol Ther 2007; 25: 647–656

[9] Chaves DM, Kumar A, Lera ME et al. EUS-guided percutaneous endoscopic gastrostomy for enteral feeding tube placement. Gastrointest Endosc 2008; 68: 1168–1172

[10] Lorentzen T, Nolsøe CP, Adamsen S. Percutaneous radiologic gastrostomy with a simplified gastropexy technique under ultrasonographic and fluoroscopic guidance: experience in 154 patients. Acta Radiol 2007; 48: 13–19

[11] Chishty IA, Haider Z, Khan D, Pasha S, Rafiq Z, Akhter W. Percutaneous radiologic gastrostomy: results and complications. J Ayub Med Coll Abbottabad 2006; 18: 36–39

[12] Schrag SP, Sharma R, Jaik NP et al. Complications related to percutaneous endoscopic gastrostomy (PEG) tubes. A comprehensive clinical review. J Gastrointestin Liver Dis 2007; 16: 407–418

[13] Park JH, Kang SW. Percutaneous radiologic gastrostomy in patients with amyotrophic lateral sclerosis on noninvasive ventilation. Arch Phys Med Rehabil 2009; 90: 1026–1029

[14] Quadri A, Umapathy N, Orme R. Percutaneous gastrostomy in

patients with complete obstruction of the upper digestive tract. Eur J Radiol 2005; 56: 74–77

[15] Wollman B, D'Agostino HB, Walus-Wigle JR, Easter DW, Beale A. Radiologic, endoscopic, and surgical gastrostomy: an institutional evaluation and meta-analysis of the literature. Radiology 1995; 197: 699–704

[16] Grant DG, Bradley PT, Pothier DD et al. Complications following gastrostomy tube insertion in patients with head and neck cancer: a prospective multi-institution study, systematic review and meta-analysis. Clin Otolaryngol 2009; 34: 103–112

[17] Ljungdahl M, Sundbom M. Complication rate lower after percutaneous endoscopic gastrostomy than after surgical gastrostomy: a prospective, randomized trial. Surg Endosc 2006; 20: 1248–1251

[18] Lockett MA, Templeton ML, Byrne TK, Norcross ED. Percutaneous endoscopic gastrostomy complications in a tertiary-care center. Am Surg 2002; 68: 117–120

[19] Blum CA, Selander C, Ruddy JM, Leon S. The incidence and clinical significance of pneumoperitoneum after percutaneous endoscopic gastrostomy: a review of 722 cases. Am Surg 2009; 75: 39–43

[20] Larson DE, Burton DD, Schroeder KW, DiMagno EP. Percutaneous endoscopic gastrostomy. Indications, success, complications, and mortality in 314 consecutive patients. Gastroenterology 1987; 93: 48–52

[21] Foster JM, Filocamo P, Nava H et al. The introducer technique is the optimal method for placing percutaneous endoscopic gastrostomy tubes in head and neck cancer patients. Surg Endosc 2007; 21: 897–901

第22章

介入内镜超声检查

C. F. Dietrich, M. Hocke, C. Jenssen

诊断性和治疗性的超声内镜检查(EUS)已经成为介入内镜超声检查的跨学科的"一流学科"[1]。在解剖区域不佳或经腹部和胸腔难以接近的部位,超声波联合内镜检查允许使用高频超声扫描和补充超声波技术解决此难题。传统超声扫描密切结合内镜超声侧视扫描的非凡功能是超声内镜检查治疗成功的先决条件。

EUS 引导活检技术能提升 EUS 作为诊断工具的重要性。EUS 引导技术的优势是可以准确地在直接视觉下下针到达先前难以接近的位于纵隔深处、腹膜后腔或盆腔的病变目标。

内镜检查技术在跨学科计划和治疗胰腺假性囊肿、(周围)胰腺脓肿及坏死、胰管阻塞、胆道狭窄、胰管结石方面可以发挥重要的作用,它还可降低许多其他微创应用的并发症发生率[2,3]。

22.1 成本-收益分析

目前,超声内镜检查技术与其他介入指导如 CT 和 MRI 等形式[基于成本效益分析的人员成本、培训成本(个人经验)及设备和运营成本(内镜、超声波扫描仪)]存在竞争,将来,这种竞争还会持续。因此,EUS 需要高度的实践经验及其设备需要额外的投资成本(虽然相对于 CT 和 MRI 较温和),它在跨学科设置方面特别有效,尽管多学科框架不可能用在每一个机构。

22.2 历史介绍

内镜检查技术的发展始于 20 世纪 80 年代早期,与机械径向超声波扫描仪和电子线性扫描仪发明同步[4-6]。1983 年,奥林巴斯提供了第一个商用径

向内镜超声,并配备了电动旋转扫描仪。同时,西门子、ACMI 和东芝/町田等公司开发旋转扫描仪并配备内镜超声纵列线性阵列传感器[7,8]。1990 年,T. Rösch 和他的同事们发表了第一份通过内镜的工作通道成功使用了小型径向传感器("微型探头")的报告[9]。

尽管其图像质量有吸引力,但内镜超声最初得到的认可有限,它的实践只是在超声内镜引导干预措施的引入后变得广泛,而且第一步主要由细针活检。20 世纪 90 年代初,在宾德工作的 Picker,发明第一个带小型化弯曲数组的传感器和一个工作渠道的纵向内镜超声后,这些程序才成为可能[10]。初始的内镜超声引导细针针吸活组织检查的结果在 1993 年发表[11,12]。其他内镜超声发展的里程碑如下:2000 年代初,Olympus/Aloka 和 Pentax/Hitachi 对电子径向扫描仪的介绍和引入实时内镜超声的弹性成像和增强对比度[13-16]。

1996 年,Maurits Wiersema 第一个发出内镜超声引导下腹腔神经丛阻滞和假性囊肿引流的报告,这标志着内镜超声治疗时代的到来[17,18]。此报告在 2002 年和 2003 年发表,描述的是他最初在内镜超声引导下做胆道引流[19]和胰管引流的经验[20]。

同时,超声内镜引导下细针穿刺(EUS-FNA)在为内镜超声检查确定的病变提供治疗决策方面有重要影响。在德国,平均 15% 的内镜超声的程序包括细针针吸活组织检查,其活检率在一些中心是相当高的(高达 30%)。虽然内镜超声引导技术大多局限于具备必要的专业知识人才的治疗中心,但是内镜超声引导治疗干预措施丰富了介入内镜的频谱和治疗范围。在德国,大约有 3% 的内镜超声治疗检查手段在治疗过程中执行,最常见的是胰腺癌的排液量收集和坏死(60%),其次是胆道和胰管引流

(23%)、腹腔神经丛阻滞(8%)、非胰腺液体收集和引流(9%)(www.eus-degum.de)。

22.3　材料和设备

22.3.1 内镜室设置要求

EUS 检查室除了具备一般的介入内镜设备外，还必须拥有必要的超声和内镜超声专用设备。具体要求如下。

- 透视检查室(固定或移动式 C 臂)。
- 视频处理器、冷光源。
- 显示器(内镜、荧光镜检查)。
- 文档成像系统(PACS 等)。
- 电外科仪器(电刀)。
- 监测监控(包括连续测量氧饱和度、心率、心电图和血压监测)。
- 氧气接口,连续的氧气供应。
- 吸引设备。

其他必要的装备还包括为医师和助手准备的铅衣、围脖和辐射测试仪。每一个内镜室应该有一个急救包,包含基本药物及气管插管和袋式通风设备。

可选的配件包括以下。

- 十二指肠镜视频，治疗用的上消化道内镜("胃镜")。
- 各种各样的导丝(0.035 英寸、4m)。
- 影像学造影剂[无菌瓶或器皿装;例如优维显 370,拜耳保健药品(赖氨酸 6–三碘苯甲酸盐)]。
- 直径固定的扩张器(5~9F)。
- 球囊扩张器(6~20mm)。
- 自膨式金属支架(金属胆道支架)。
- 0.9%氯化钠(无菌瓶或器皿装)。
- 无菌 10mL 注射器。
- 无菌纱布垫。
- 息肉组织圈套器。
- 输尿管取石篮。
- 息肉取除网、息肉取除篮(可旋转的)。
- 各式各样的息肉勒除器(可旋转的)。
- ▶文件。书面文件应包括整个操作过程、患者

知情同意、术前用药法、内镜和材料使用、处理结果、术后建议,以及内镜(可能接受的放射)图像文档。放射文档包括透视时间和辐射剂量。护理文件包括患者身份数据、操作程序、操作过程的时间、监测参数和介入术后护理干预建议。

22.3.2 腔内超声检查系统已经建立了吗?

随着径向超声内镜技术（不适合介入使用)的发展,最初发表在电子线性阵列的有使用经验的扫描仪,不能用于介入治疗（ACMI、Machida、Siemens、Toshiba)。第一个纵向超声内镜(FG 32-UA)1991 年进入市场,从而能够在内镜超声引导下直接一根针到靶目标(Picker/Hitachi-Pentax)[10,11]。从那时起,纵向内镜超声已成为一个既定的工具,特别是由于它对于治疗干预措施的用途。其工作通道应该拥有一个内径>3mm，最好是 3.7~3.8mm(Pentax-Hitachi,Olympus,Fujinon)。

最近，Janssen[21]，以及 Sudholt 和 Vilman[22]发表的资料详细分析了可用的系统和他们的技术特点(电子的或机械的、工作通道、仪器长度、尖端、视野、传感器频率、多普勒功能、弹性成像),可从他们对个人介入技术的描述中找到更细节的东西。

▶我们自己的经验。目前,一个顶级内镜检查设施应结合一流的超声技术与具有较高的可操作性和介入稳定的内镜装备。理想的超声功能包括彩色多普勒扫描、增强对比度成像、弹性成像。

典型的内镜超声仪器如图 22.1 至图 22.4 所示。

22.3.3 活检针穿刺技术已经成熟了吗?

活组织检查设备是 20 世纪 90 年代早期 Peter Vilman 和 Soeren Hancke 及德国内镜配件制造商 MediGlobe 有限公司 (原名 GIP Medizintechnik)合作发展起来的。

今天大多数针刺系统就基于那时的设计。第一针道系统是以自制的设备作为原型,他们的继任者现在可通过商业手段从一些公司获得，如 Cook Medical[有 25G 到 19G EchoTip 抽吸针和活检针多种选择 (Quick-Core 19G，EUSN-19-QC; ProCore 25G、22G 和 19G，Echo-HD-25/22/19C)]; Boston

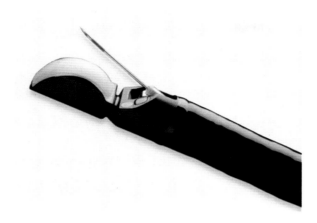

图 22.1 纵向超声内镜如 EG 3870 UTK(Hitachi/Pentax)有一个细针通过一个 3.8mm 的工作通道。

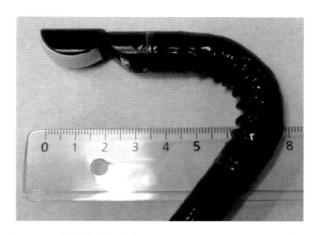

图 22.2 纵向内镜超声如 EG 3830 UT(Hitachi/Pentax)有一个长度大约 45mm 坚硬的插管部分(直径 12.8mm),带有微凸探针(近似长度 20mm,120°扫描角,5~10 MHz),侧视内镜镜头(120°)和一个 3.8mm 的带有 Albarran 杆的工作通道。

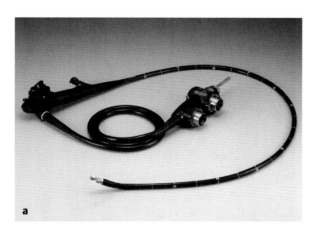

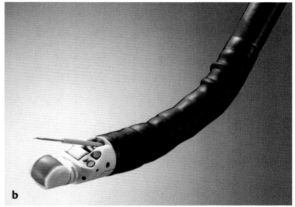

图 22.3 Olympus GF-UCT180 治疗超声胃镜拥有切割和 180°纵向扫描功能。(Source: Reproduced with kind permission of Olympus Deutschland GmbH, Hamburg, Germany.)(a)大体视图。(b)末端。

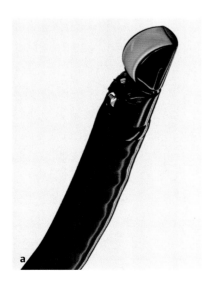

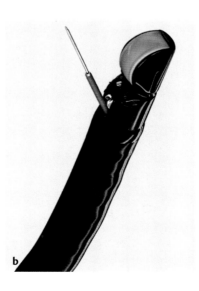

图 22.4 Fujinon EG 530 UT 的治疗超声胃镜。(a)无针系统。(b)针系统。

Scientific（Expect 25G、22G、19G；Expect 19 Flex）；Medi-Globe（25G 到 19G Pro Control 抽吸针）；Olympus（25G 到 19G EZ shot 2 抽吸针）；Beacon Endoscopic/Covidien（bnx 系统 25G、22G、19G）。第一个成功的针道设计广泛应用于研究带有金属探针的金属针系统（GIP，170cm 长，0.8mm 直径=22 G），安装在仪器内镜通道与鲁尔接口锁连接器相连。目前的抽吸针设计是一个塑料圈、金属探针、鲁尔接口锁定装置。Trucut 针核心系统是由 Cook Medicol 提供的（Quick-Core），却没有被广泛作为第一和第二代系统实现[23]。

最近的一次创新开发发生在美国，即 19G "穿刺针" 使用探针而不是针管保护鞘作为传统配件（EUS-19 Access，Cook Medical）。在大型工作通道（3.7mm）使用超声内镜小流量活检针，有时很难将针尖端在通道中集中。这得使用 Medi-Glober 的 25G 和 22G 针由远端鞘来帮助稳定针尖端。Beacon 内镜开发了 bnx 针具转换系统，它使不同直径的多个针（25G、22G 和 19G），通过一个单独的输送系统进行操作，这个系统在细针操作时使针保持在原位（配送：Covidien）。迄今为止，bnx 系统是唯一的一根针操作保险设备。

尽管诊断内镜的使用限制了介入功能（如支架位置不改变是不可能的），19G 直径的针也可用于所有纵向超声内镜操作，即使没有治疗工作通道也可以。19G 镍钛合金针（Boston Scientific；Beacon Endoscopic/Covidien）有更高的灵活性，允许 EUS 引导下活组织检查和介入过程也在弯曲范围的位置。虽然大的比较研究尚未发表，各种活检技术在文献上已经有所描述了。

在当前文献的基础上可以做如下观察。

● 活检和细胞学针应该有最小可能的有效直径。

● 任何检索中的组织粒子应该在甲醛液中做组织学浸泡处理。

● 尽管一些作者发表了非常确切的结果，持续检索组织学标本不能用细针追溯。

● 细胞凝聚（细胞块）技术，基于吸入物质的细胞离心，可以复制病理组织抽样的优点。

● 细胞凝聚（细胞块）检查发生组织样聚集，可以嵌入石蜡供组织学和免疫组织化学染色研究[24]。

● 常规刚性针系统的病理组织抽样（19G）没有多功能关键活检应用所需的指导，特别是在胰头，需要进一步细化。

▶我们自己的经验。我们已经找到了适 22G 合做细胞学检查的穿刺针。与假定的较低的并发症率和使用简单化的（硬组织的活检）25G 穿刺针相比，这一应用是否有优势还不确定。介入超声内镜检查，我们用 19G 的针（Cook Medical，Olympus，Boston Scientific，Beacon Endoscopic/Covidien），可容纳 0.035 英寸导丝。应该指出的是，由 Medi-Globe 提供的 19G 针，内腔稍小，不能容纳 0.035 英寸的导丝，仅能通过最大直径为 0.030 英寸的导丝。典型的 EUS 抽吸穿刺针如图 22.5 和图 22.6 所示。

22.3.4 导线

如今市场上销售的导丝种类繁多。其适用性取决于其具体的功能和指示。长度在 260~450cm 且不透射线的导丝，通常具有灵活的顶端（特氟龙或 PVC 制成），它有一个稳定的镍钛记忆合金芯，并具有高扭力的稳定性。还有一种是具有利于导线插入的亲水涂层的导丝，它具有各种各样的颜色标记或厘米刻度线，在没有连续透视的情况下可以定位。目前使用的两个首选导丝是 Jagwire（Boston Scientific）和 Metro（Cook Medical）（图 22.7）。Terumo 导丝，专为脉管使用而设计，起导引作用，插入前应该润湿好，尤其是在处理肝门胆管肿瘤时（HS⁺，FS⁻）。这种合成的导丝有类似于 Terumo 导丝（连续）的尖端，但不是很软。这种合成线对在预装和输送金属支架到十二指肠（电线长 40cm）是很有用的。

我们首选的接入导丝是 Jagwire 和 Super Stiff 导丝。两者都有一个灵活的前端，能够减少插入到囊肿腔后穿孔的风险。在非创伤性的存取技术（扩张），我们发现，Jagwire 往往太不稳定，不能为扩张器提供有效的指导。Super Stiff 导丝在这种情况下被证明是有效的；它使扩张器在扩张中轴线上，为压力转移构建了最佳载体。传统 Super Stiff 的导丝一个缺点是钢芯有固定轴，因此此导线没有抗扭作

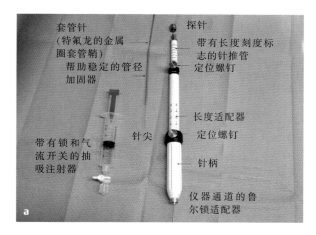

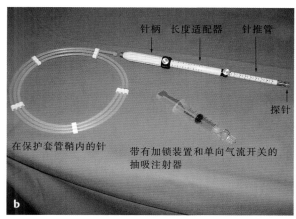

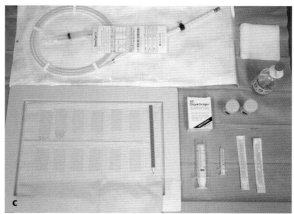

图 22.5　22G SonoTip Ⅱ EUS 抽吸针（Medi-Globe）。系统组件被标记为(a,b)和一个桌面直观图如(c)显示。

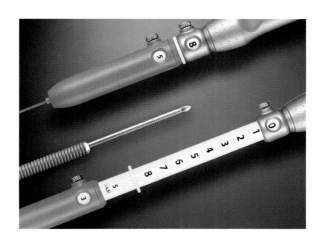

图 22.6　19G EchoTEip Ultra EUS 抽吸针（Cook Medical），EUS 引导下的介入标准针。

用，必须谨慎使用。有一种由 MTW Endoskopie 公司开发改进的超硬囊肿接入线，其导丝丝抗扭曲，但其长度短，不能用于某些辅助设备（例如，结肠球囊扩张）。同时，此导丝没有绝缘性，与膀胱刀或电环切之类电外科设备的使用相冲突。Medi-Globe 提供了类似的硬钢导丝（长 400cm），它有一个灵活的尖端，但这根导丝也没有保护涂层，因此不适合电热疗法。

无论是 Jagwire 还是 Metro 都适用于高频电刀切割工具，如针型电刀或新开发的透热电切环。它们输出很小功率就能起到电切作用，且其导丝涂层与透热电流兼容。

包芯线的一个缺点是，很难实施位置转体动作（例如，EUS 引导下胆管引流术）或尝试调整导丝位置时可能剪断 Terumo 尖端或特氟龙保护套的锋利的针尖端，这将干预成功率，还可能会导致并发症（图 22.8）。

最近开发了一种专用的 19G 干预针（EchoTip Access，Cook Medical），其具有钝性的空心针尖，减

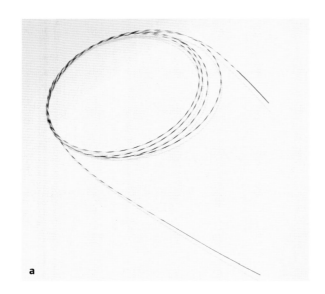

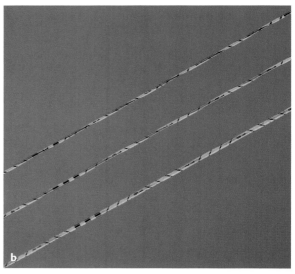

图 22.7　导线。图中展示为 Hydra Jagwire(Boston Scientific)(a)及 Metro Wire (Cook Medical)(b)。

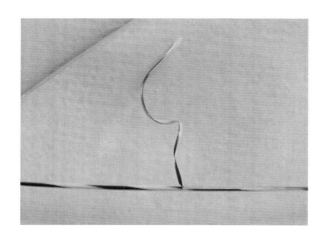

图 22.8　经胃内镜超声引导下置入胆道引流期间,En-doglide 涂层在胃内通过一个 19G 针的尖端已剪断导线。

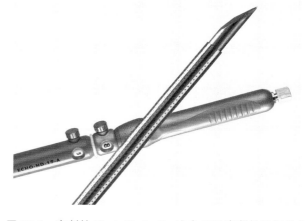

图 22.9　穿刺针(Cook Medical)。这个 19G 穿刺针以探针为针(而不是用针鞘保护针作为传统的设计)。

少了这种风险(图 22.9)。

　　作为一个 19G 针的替换物,透热设备(透热环、膀胱刀、针刀)可以用于建立主要的胰腺和非胰性积液通道。各生产厂家可提供这些设备,以及固定直径和不同直径的球囊扩张器以扩大导丝固定通路。具体的设备将依赖于靶病变和穿刺路径的特点。

22.3.5 定径扩张器

　　组织扩张器从 5~9F(图 22.10),可以沿着穿刺针和放置的导丝提供非创伤路径。一般来说,通过导丝建立经胃进入路线最初是用 6F 胆道扩张器放

大完成的。因为 5F 和 6F 扩张器有相同的尖端,6F扩张器扩张性能更好更稳定。成功的扩张就是由一个 7F 扩张器经二次扩张达到 6F 扩张效果,这将为插入球囊扩张器建立足够的空间。我们也有很好的经验,如 Cotton 扩张器(5-7-8.5F,5-7-10F;Cook Medical)。

22.3.6 球囊扩张器

　　对于囊肿引流术最合适的接入球囊是一种多径的球囊,如 CRE 球囊扩张器(Boston Scientific)。这种类型的设备不同于单径胆道球囊扩张器 (图

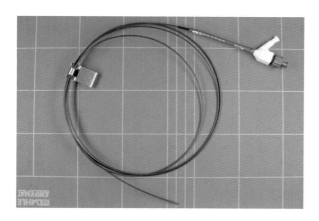

图 22.10 扩张器(MTW Endoskopie)。

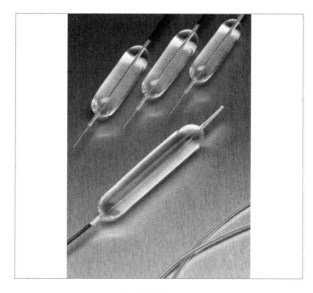

图 22.11 CRE 球囊扩张器(Boston Scientific)。

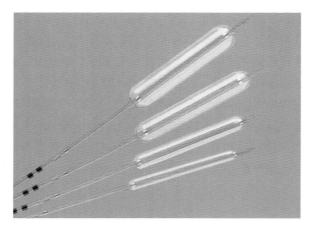

图 22.12 Titan 球囊扩张器(Cook Medical)。

22.11 和图 22.12)。

Cook Medical 现在提供了一个类似的装置(Quantum TTC)。球囊是在一个非常低档的配置中引入的，初始扩张到 7F 或与初始用针型电刀或电切环切削后，并且在允许的范围内，这样易于输送。因为球囊中心没有多余空间,应该格外注意且确认球囊是以胃为中心的，不会滑入囊腔或向外转移。如果发生这种情况，我们建议放气并重新定位装置,通过在球囊中创建一个人工的腰线往往使这变得更容易。Ttitan 球囊扩张器(Cook Medical)通过一个多端口的系统,使近端和远端膨胀均匀,即使球囊不是在中心的最佳位置，球囊也不可能轻易滑动。

必要的球囊大小取决于既定的干预措施。例如，一个 6mm 胆道球囊扩张器对胆管引流来说通常是足够的。一个 6-7-8 mm 多径的球囊扩张器可以为一个简单的囊肿引流或膀胱镜检查提供良好的初始参考数据。另一方面,紧急情况下需要立即实行干预和内镜清创术时,可能需要至少 12mm 的扩张器,如果不是 15mm 或 20mm 的话。重复扩张或广泛的干预措施需要 35mm 的足够的访问空间。因为没有专门为这一目的而设计的球囊,必须使用一个失弛缓性球囊扩张器。

CRE 导线引导的球囊扩张导管可以产生三种不同的压力控制直径。球囊尺寸印在每个包上并标注在包的中心。CRE 球囊扩张导管适合内镜的工作通道,可以通过一个 0.035 英寸的导丝。这个导管预插了一个 0.035 英寸的尖端可弯曲的导丝在其内腔。导丝长达 25cm 并长于气球导管。为安全起见,球囊不能重复扩张或在使用前进行测试。

22.3.7 塑料支架(猪尾管)

两个主要使用塑料支架的设计: 两端带有环的双猪尾管支架和有或无侧孔的直支架 (图 22.13)。这两种支架在行囊肿引流时各有优缺点。单猪尾管支架在直肠腔内 B 超行干预时没有作用。直支架因为不能弯曲使内腔不容易堵塞,有更好的引流性能。有侧孔(Amsterdan 支架)的引流支架有最好的引流功能但稳定性能较差,因为他们一般要求保留一个内在和外在的倒刺。为解决这个问题,"Tan-

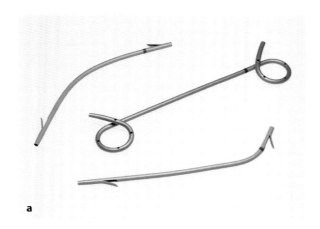
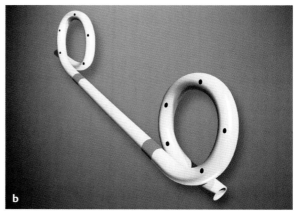

图 22.13 改良的塑料支架。这张图片展示了一个双猪尾管塑料支架与传统的直线和棱角设计 (Advanix, Boston Scientific) (a)。双猪尾管支架(Solos, Cook Medical)(b)有两个不透射线的标记,它能和 10 F 的 Solus 介入装置一起用,并能一步到达指定位置。此装置包括不透射线的 10F 支架,输送导管 10F/165cm,以及 5F/210cm 引导导管。0.035 英寸的推荐置入导丝。

nenbaum"(圣诞树)支架问世,它有四个倒刺在尾端,能很好地保持稳定。

我们通常使用 8F 双猪尾管支架,实际上我们发现,在囊肿引流甚至坏死组织清除时,支架的实际引流效果不是特别重要。引流效果取决于引流通道建立的大小,因此支架的功能基本上只是维持通道的通畅。双猪尾管支架保留了其最好的属性,其猪尾管在囊肿和胃内提供了一个良好的锚定效应,它们在囊肿边缘是防损伤的。

最好使用中心和边缘有标记的支架,因为球囊紧缩后,囊肿液引流将模糊穿刺的视觉,增加液体收集时将支架推到太远的风险。

22.3.8 金属支架

传统的胆道支架(Amsterdam 支架)可用于超声内镜下胆道和胰管引流。这些操作使用的支架尺寸通常是 7 F 或 10 F。对于用于肝脏和胃内的支架,重要的是要有一个适当的长度,因为胃的运动容易造成支架迁移。最近提倡使用覆膜金属支架(图 22.14 和图 22.15)。这些设备有大型腔隙闭塞率较低的优势。

可选择的胆道金属支架很多,有或没有覆膜的都有。大多数支架是由镍钛合金制作的,主要是因为它性能好,有不同的编织和线规,这些差异使 X 射线可以通过可见性差异来分辨。一些支架顺着镍

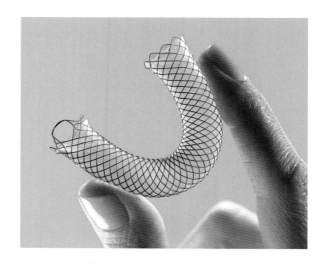

图 22.14 WallFlex 金属支架。

钛合金纹理裁剪,主要是为了防止其在展开时缩短。为了确保足够的能见度,薄丝编织的金属支架通常携带额外的不透射线的标记。为了避免胆汁渗漏,超声内镜引导下经胃、经十二指肠、经空肠行胆道引流,只能使用覆膜支架。金属支架在肝脏和胃内还应该有一些储备长度来防止移位。

目前一些作者正在测试大内孔金属支架为假性囊肿引流或坏死组织切除维持通道。这可以用短食管金属支架[Ultraflex 18mm,长 7cm(Boston Scienticfic),Aixstent 食道 102-20-060,长度 60mm(Leufen Medical)] 或特别改良假性囊肿置入支架

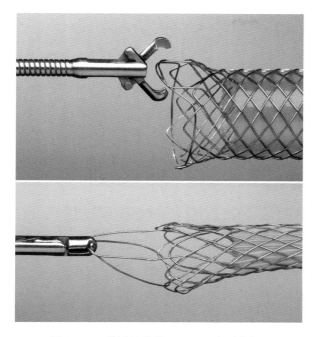

图 22.15 带活检钳的 WallFlex 金属支架。

[(例如 Aixstent 假性囊肿,直径 10~14mm,镍钛合金,长度 20mm,全覆膜(Leufen Medical)]。最初的报道证实这最适合坏死组织切除。支架只是暂时的,但是最后必须是可收回的。K. Binmoeller 教授和他的团队开发了两个新的超声内镜引流设备:双导丝球囊针辅助系统(Navix);以及短的覆膜贴壁支架(Axios),也可作为一个联合系统从 Xlumena 公司获取。

WallFlex 的 RX 胆道支架系统(图 22.14 和图 22.15),其独特的 Platinol 线结构标准有如下特点。

- 在弯曲的解剖位置能灵活地定位并保持内腔的开放。
- 全程显影以提高能见度,确定支架位置。
- 径向力能将支架直径最大化。
- 支架尾端有黄色标记。
- 在帮助重新定位时,支架的张力调控率应高达 80%。
- 多个标记来提高定位精确度。
- 能够移除全部或部分覆膜支架以应付紧急情况。
- 顺铂线性结构。

其他功能如下。

- 可调控的活检环(全部或部分覆膜)。

- 圆形和喇叭支架末端防止移位。
- 闭孔设计和涂料的选择。
- Permalume 覆膜。
- 胆汁 RX 输送系统。
- 四个透视检查标记。
- 导管上有黄色过渡区。
- 手柄上有重新定位限制标记处。

22.3.9 透热设备、膀胱刀

偶尔,通过导丝和扩张器不能到达假性囊肿、坏死区域或管道。在这种情况下,在内镜逆行胰胆管造影术(ERCP)中常用的各种透热设备,可以使用下列的针道辅助线缆定位(图 22.16 和图 22.17)。这些设备包括针形刀头通过一个导丝输出(这是必要的,否则切割后进入囊肿会丢失),有圆形金属环或锥形体安装在导丝导管的尖端(膀胱刀或透热环),以及一个结合带大直径切割环的中央切割线缆的设备。一般来说,这些仪器是由软件控制的高频电流驱动(Endocut),通过结合电外科学的组织破坏作用和机械推力达到液体收集和阻塞管道的作用。

为了确保切割设备不偏离预定目标,线缆的导引作用是非常必要的。

> **注意**
>
> 注意电外科破坏组织生成的气体可能导致重要构件的改变,尤其是会干扰超声内镜引导下胆道引流。

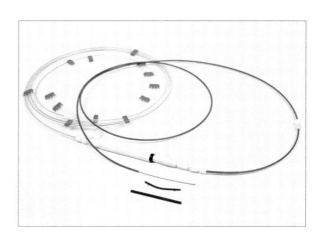

图 22.16 Giovannini 套装(Cook Medical)。

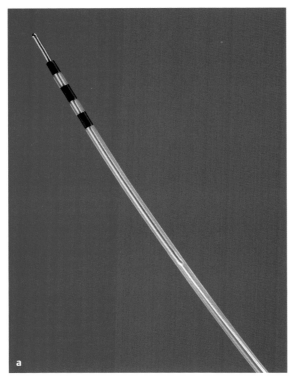
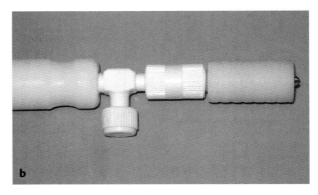
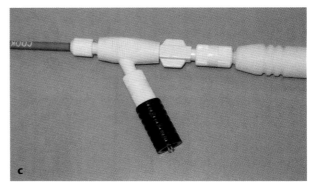

图 22.17 （a~c）膀胱刀。电外科经胃经十二指肠行胰腺假性囊肿内引流时胰腺假性囊肿明显膨胀进入胃肠道。用 CST-10 膀胱刀（Cook Medical），此系统有一个最低直径为 3.7mm 的工作通道、10F/165cm 外导管、5F/190cm 内导管和一个 10 F 透热环。制造商建议使用 Tracer Metro Direct 导丝（0.035 英寸）。手柄有两个独立的高频端并用对比色区分，（第一步：白色端口；第二步：用于 10F 透热环的黑色端口）。

合适的器械是双腔或三腔针刀的乳头切开刀 [Huibregste HPC-3 三腔针刀（Cook Medical），KD-V 441M 三腔针刀（Olympus）；Microknife XL 三腔针刀（Boston Scientific）；BⅡ GSP 34 20 020 导丝乳头切开刀（Medi-Globe）]、透热环（如 MTW Endoskopie）和其他 BⅡ 乳头切开刀。我们更喜欢膀胱镜–胃检查套装（Endo-flex），它没有中央切割线，可用直径有 6 F、8.5 F 和 10 F。最近 U. Will 还开发了膀胱切割环（Endo-Flex）。使用多腔针刀或 BⅡ 乳头切开刀的缺点之一就是针头和导丝间的空间有限，可能使其在某些情况下难以进入囊肿。

超声内镜引导下，没有事先插入针头前，可主要使用针膀胱刀（CST-10，Cook Medical，图 22.17）和针刀乳头切开刀。以针道为基础的通道绝对是安全的。然而，由于针刀不是抗扭曲的，通过肠壁时可能脱离坚固的囊肿壁。

Cook Medical 发明了一个一体化的系统，切割线是用于建立初通道，紧随其后用一个扩张器定位，然后植入一个 8.5 F 支架（"Giovannini 套装"，图 22.16）。

C.Grotjahn 博士设计了一个非常类似囊肿引流的套装（MTW Endoskopie）。然而，一旦透热针进入囊肿腔，在 8.5F 直支架置入前，透热针就会被一根可弯曲的导丝代替。不幸的是，这个系统的扩张能力不能大于支架直径，所以不能进行进一步的干预措施。另一个缺点是这个套装内的相对较短的、直的塑料支架，其有较高的原发和继发移位的风险。

MTW Endoskopie 生产出了一种新的透热环。这是一个切割刀，导丝周围有圆形（锥形）的切割边。线环围绕着目标，并可创建 6 F 扩张器能容纳的通道，能进行进一步的干预措施。

尽管缺乏支持性的数据，防止损伤的扩张和透热之间的主要区别在于是否有潜在出血的可能性。

理论上来讲,扩张器压迫胃壁血管,出血风险会降到最低,而在切削的过程中可能会增加血管破坏的风险。

膀胱刀(瘘管切开)可从 Cook Medical [CST-10 10F 膀胱刀,(需要的工作通道直径为 3.7mm),End-oflex 2 期瘘管切开模型 XS 99900000340(10F)和 XS 99900000341(8.5F)]获取。Uwe Will 设计的透热环膀胱刀则从 MTW Endoskopie 获取。

三腔针刀(Olympus)有独立的导丝、切割线、对比腔内灌注通道。它还有一个特点就是针刀长5mm,直径 0.2mm,针尖不透射线。

2.3.10 支架取出器

支架取出器是一个有导丝的可弯曲的金属线圈,其尖端有螺纹锥形尖(图 22.18)。直接将支架取出器尖端按螺纹方向,通过顺时针旋转进入直型塑料支架远端。这使得塑料支架通过工作通道被取出,而内镜和导丝仍然在原位。联合使用硬导丝,这个仪器也可以用于 EUS-PD 和假性囊肿引流时,为纤维胰腺癌组织或难度大的假性囊肿包膜机械扩大主要针道。

Soehendra 支架取出器(SSR-x,Cook Medical)直径有 5F、7F、8.5F、10F 和 11.5 F。这个设计原本用来移除胆管和胰管支架,并且要保留导丝。它对 EUS 引导下实施胰管引流的操作特别有用。它最小的工作通道与相应的 French 尺寸匹配(图 22.18)。

22.3.11 EUS 引导下活检术附属技术

介入手术的成功与否主要取决于术者的个人经验,包括超声及内镜操作能力(包括经营机构的专业特色)、穿刺技术包括标本收集能力(针道穿刺次数)、与细胞学者(细胞结构性质)及病理学者(甲醛固定、正确识别组织碎片和血凝块)在样品处理方面的合作能力。供应物应包括足够数量的玻片(> 5)并附有磨砂标签,固定组织用的甲醛液,等张(0.9%)生理盐水和特殊的媒介物。

可有选择性地做一些特殊测试,如免疫荧光细胞化学染色测试、荧光现场合成测试诊断淋巴瘤、聚合酶链式反应测试和细胞培养诊断肺结核、囊性胰腺癌病灶流体标本中肿瘤标记物化验(尤其是 CEA,其次是 CA19-9、AFP、CA15-3),做化学评估(细胞分化、肿瘤标记物、微生物学等),为临床提供帮助。我们应注意各种细胞学方法。对巴氏染色来讲,细胞学分析的湿式固定法是必要的。但是现在细胞学者使用更简单的 May-Grünwald-Giemsa 染色法,它只需要简单的脱水滑片。应该注意的是免疫细胞学也需要脱水滑片,因为湿式固定的标本不会额外染色。详细的临床信息对判断分析(遗传分析、增殖指数)是必要的。准确的淋巴瘤分类需要测试整个淋巴结,因为一些淋巴瘤只在特定的淋巴结区的域渗透模式下可以正确分类。

22.4 程序

通常情况下,患者取左侧卧位,并稍微转向操作台,以降低吸引风险。若为乳头状瘤,患者可取俯卧位,极少情况下(也是由于吸引风险)在仰卧位做胰腺引流。

22.4.1 镇静

镇静的目的是固定患者,这样才可以顺利进行技术挑战性的干预措施。诱导是通过丙泊酚分次使用完成(丙泊酚初始剂量 40~60mg),必要时可能补充咪达唑仑[例如多美康(Roche Pharma)1~2.5mg]。应该由有丰富重症监护医学经验的医生来监测患者脉搏、血氧饱和度、心电图和血压(见第11 章)。介入手术前后氧气供应必须按标准实施。通常没有必要增加局部口咽麻醉药 [如利多卡因喷雾(阿斯利康)]或镇痛药等盐酸哌替啶(杜冷

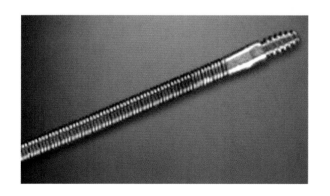

图 22.18 Soehendra 支架取出器(Cook Medical)。

丁、赛诺菲)[1,25]。

22.4.2 其他药物

在某些特殊的、事出有因的情况下,对丁溴东莨菪碱(解痉灵,Boehringer Ingelheim Pharma)或阿托品进行管理是必要的。预防性抗生素的使用遵循已发表的建议,在囊性病变穿刺术中强制使用。合适的抗生素是氨基青霉素(如,静脉注射或口服阿莫西林,3×1g)、头孢菌素类(如,头孢曲松钠2g,静脉注射,单用)和氟喹诺酮类药物(环丙沙星或左氧氟沙星,400mg静脉注射,500mg或两次口服,但仅在干预日使用)。

22.4.3 取向定位

超声内镜插入过程中,患者的颈部应处于过伸体位(由于器械尖端较硬)。此程序的实验数据和定位是不准确的。我们发现,在联合内镜和超声内镜引导下扩大视野范围,它是很有帮助的。可能出现的并发症已详细描述,应尽量避免[26,27]。尽管不强行规定,内镜视野下可看到腔壁上的病灶。任何可能的情况下,我们会更多地依赖超声内镜定位而非内镜定位。通常情况下,它不需要用水来扩张胃,我们也不使用球囊扩张器。

22.4.4 入针的一般规则

EUS引导下穿刺引流,一般采用大口径超声内镜工作通道(3.7mm或3.8mm,取决于生产厂家)和Albarran杠杆。当使用超声内镜的小工作通道时,初次穿刺必须用22G的针。当置入0.025英寸的导丝后,可交换治疗十二指肠镜或胃镜,以便实施进一步的治疗。22G的针一般能满足EUS引导下注射治疗。采用双平面彩色多普勒超声扫描,以确保高度的程序安全性。

22.4.5 活检技术

确定靶向病灶后,将超声探头置于病灶处,并使之处于稳定的位置(没有空气回声的无伪影内镜耦合)。因为获取的角度相对平坦,有助于在针被引入前,将病灶位置调整控制在图像的顶部。用彩色多普勒扫描能排除插入血管的情况。金属线圈或特

氟龙套管鞘(连同缩回针)随之被引入活检通道。针头应该固定在这一点上,避免损坏超声探头。当全面引进线圈后,手柄将通过鲁尔锁牢固地连接到内镜上。有一个可调长度的针,通过调节长度使金属线圈或特氟龙套管鞘在超声和(或)内镜下可视。如果有特氟龙套管鞘的套针进得太远,它可能会不小心刺破套管鞘(图22.19)。在这种情况下,当针被撤回时,导线就不能再通过了。在针被移除后,这个工作通道也可能被损坏[26]。

实施活检时,钝针内固定针头被撤回约10mm,使锋利点可以前进6~8cm(某些病例中可能更远)。若是穿刺针带有探针,就不必退出探针。到达靶病灶后,有些作者建议将探针再推进一些,以减少壁上皮细胞污染。然而,其他一些卫生领域的作者却很排斥这种方法和技术,他们认为通过穿刺针推进任何物质都将构成污染。当针尖到达靶病灶后,抽出探针,将吸引针接在一个带鲁尔锁的10mL的注射器上。在这个穿刺点上,针在病灶来回不断地反复移动,在内镜视野下抽吸细胞和组织。针头被拔出前应停止吸入,避免吸入皮损组织和管腔液。也有一些作者根本不使用针吸(即使证明这种技术可起到可靠效果)。活检完成后,先将针缩回套筒,然后再将其连同套筒和手柄一起从穿刺通道撤离。

若病灶疑似恶性病变,应从不同点获取标本样本,并且更换穿刺针。假如要取样残留的血液,穿刺针应用无菌生理盐水冲洗,然后通过不断抽吸空气

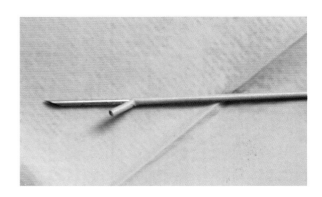

图22.19 在囊性穿刺活检过程中,可用锋利的钢针穿孔的附有特氟龙套管鞘的19G EchoTip活检穿刺针(Cook Medical)。

使之干燥,避免因细胞肿胀而产生的液化物质。

22.4.6 抽吸

临床实践中,抽吸技术(带或不带吸引)有很大差异。不带吸引的活检是基于已发表的经验,Wallace 等人认为,超声内镜引导下淋巴结细针穿刺活检术中应用吸引增加血液涂片污染,不能提高诊断率[28]。对间歇式和连续式负压吸引和不同体积的抽吸注射器进行比较,Bhutani 等人发现, 较小的连续抽吸注射器(5~10mL)提供了一个最佳的细胞产量[29]。这可能是高吸引力的抽吸能提高材料的回收率,并适于组织学评价[30,31]。

22.4.7 标本的处理

缓慢推进穿刺针内芯, 将病灶组织及细胞置于针尖下的斜玻片上,然后均匀涂抹,风干,行进一步的细胞学检查,一些小组织团和凝块置于甲醛液中行进一步组织学评价(图 22.20 至图 22.23)。与穿刺标本过程中血液的处理有关的程序问题与细节方面在本书中其他章节已进行叙述[26,32](见第16 章)。

所有标本应标示清楚,并注明。一些临床适应证[如胃肠道间质瘤(GIST)、淋巴瘤等],细胞学家应直接了解特殊测试要求 (如增殖指数、CD34、c-kit分析)。

可能影响诊断率的因素见表 22.1。通过 EUS-FNA 取样难度较大的病变见表 22.2。

22.5　诊断性介入

组织活检应尽可能地使用有效范围内直径最小的活检针。一般 25G 的针(Cook Medical 或 Medi-Globe)就能满足良性/恶性肿瘤的鉴别需要。22G 或

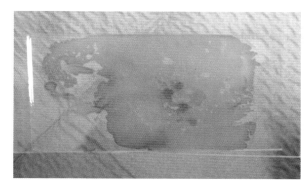

图 22.21　两个玻片之间的标本是弥散的, 在温和的压力下,在相反方向上滑动。

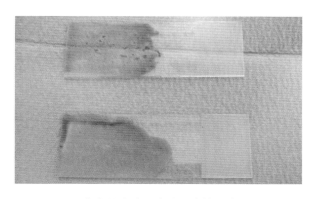

图 22.22　已完成的涂片。玻片的冻结末端应明确标示。

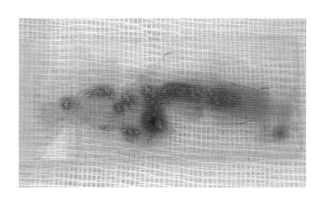

图 22.20　轻微混合的光组织碎片浆液流体,适合细胞学涂抹。试样应涂得很快,以避免干燥。

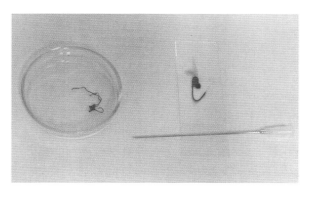

图 22.23　用皮下注射器针头将所需的小组织团和凝块放入甲醛液中。

表 22.1 可能影响诊断率的因素

因素	相关性	问题
靶器官或组织		
位置	+	标本采集问题:胰腺膝、胰头,尤其是从降十二指肠部分的钩突;胃肠道病变;插入血管
良性/恶性分化	+	最佳诊断率低:良性病灶、分化良好的胰腺腺癌
肿瘤类型	++	标本采集问题:皮下肿瘤、胰腺癌、囊性肿瘤
血管	+	血涂片污染
病灶大小	+	标本采集的问题:非常小的淋巴结肿瘤、非常大的肿瘤(坏死)
技术差异		
针径、针型	+	影响细胞学和组织学的样本量;也影响了活检技术难度
提供的吸引	+	影响细胞核和组织学标本的量,以及血液污染
针道数量	++	针道的数量取决于靶器官和肿瘤类型
组织结构变化		
临床病理学	+	及时的细胞学检查可提高诊断率 10%~15%
经验与培训(内镜超声检查工作者、病理学家)	++	独特的学习经历
不同的细胞病理学技术	+	在某些情况下可提高诊断率
标准质量管理	+	减少诊断错误
其他因素		
针道组织和胰腺腺泡细胞污染	+	可能妨碍涂片干预,增加诊断问题
明显的血液污染	+	妨碍涂片干预

Source: reference[32].

表 22.2 EUS-FNA 的难易程度

病变程度(从 1 增加到 9)	病灶/点
9	胃壁(上皮下病变)
8	胰头病变
7	胰周淋巴结
6	胰体尾部病变
5	胃淋巴结
4	肾上腺
3	肝脏病灶
2	纵隔淋巴结
1	较大的纵隔肿瘤

Source: reference[22].

19G 针头(Cook Medical;Medi-Globe; Olympus; MTW Endoskopie; Boston Scientific)更有可能获得用作组织学评价的材料。19G 的针始终可用于理想的免疫试验(淋巴瘤分类、胃肠间质瘤)[26]。

活检操作者和细胞学专家(病理学家)能决定细胞学和组织学结果的准确率,根据靶区的不同,范围在 70%(胰腺)到约 100%(淋巴结、肾上腺)[33]。现场细胞学检查对初学者来说特别有帮助,因为它为诊断率提供了即时反馈。

22.5.1 指南

EUS-FNA 能为病变组织和纵隔淋巴结、肝胆系统、后腹膜腔提供诊断,能分期治疗肿瘤(多模态疗法,尤其是新的辅助疗法),以及一些炎症的鉴别(结核、肉瘤)[26]。EUS-FNA 对胃肠道肿瘤分类的重要性是有争议的[34]。胃肠道内行 EUS-FNA 适宜的病症如下。

● N 分期的上下消化道及肺肿瘤[也有某些 M 分期的肿瘤(左肝叶、肝门)]。

● 食道、胃、十二指肠、结肠、直肠上皮下(黏膜)肿瘤的探查。

- 胸部、腹部及盆腔脓肿积液的探查。
- 纵隔和腹膜后淋巴结的探查。
- 肝脏小病灶(左肝叶、肝门)的探查。
- 左肾上腺病变的探查。
- 脾脏病变的探查。
- 前列腺和精囊病变的探查。
- 确认不能手术的胰腺癌诊断与非典型胰腺肿块的鉴别诊断。

22.5.2 并发症的风险

EUS引导下的介入治疗的并发症风险高于诊断性治疗,但这种风险仍然较低[27]。在诊断治疗的知情同意书中应披露下列风险。

- 出血。
- 感染(特别是对囊性病变的干预)。
- 肿瘤种植。
- 胰腺炎(胰腺介入)。

可能发生温和的、自限性腔内和腔外出血。病灶内出血的风险囊性病变活检中更高。预防或减少潜在风险的策略包括:注意患者的个人利益和并发症,为既定的超声内镜干预计划创建最佳条件。超声内镜检查前,使用前视胃镜,首先在侧视EUS下排除狭窄。超声内镜手术并发症的风险最近在Jenssen等人的文献中有所回顾[27]。

22.5.3 禁忌证

禁忌证包括缺乏知情同意书、诊断和治疗效益可疑、患者身体状况不佳(ECOG>2,卡诺夫斯指数<70%),其他与预后相关的并发症,明显的凝血功能障碍(INR>1.5~2,血小板<40~50×10⁹/L),以及出血时间的显著延长(根据指标)。如果诸多因素存在,出血时间是决定因素。还应注意穿刺针的针路和穿刺针不显影区的血管。

22.6　治疗性介入、一般方面

22.6.1 EUS引导下介入治疗

近年来,EUS引导下的介入治疗持久地丰富了现有的治疗方案[35]。最重要的治疗程序是(周围)胰腺液收集和引流,纵隔、腹膜后和腹膜外脓肿(包括直肠周围病变),腹腔神经丛阻滞和EUS引导下胰胆管引流技术。一些治疗仍然在实验和临床试验阶段,如EUS引导下恶性肿瘤的注射疗法化疗药物或免疫调节剂及EUS引导下射频消融效果评估等肿瘤消融技术(激光技术、光动力疗法)。

其他提出的技术效果存在争议,例如EUS引导下肠内静脉曲张的治疗和EUS引导下A型肉毒杆菌毒素注射治疗贲门失弛缓症等(表22.3)。

22.6.2 内镜和穿刺针的型号

大多数的介入术中,我们都使用19G的针(Cook Medical; Olympus; Boston Scientific),因为它可容纳一个高性能的0.035英寸导丝,再结合Hitachi Preirus彩色平台和Pentax EG3830 UT超声内镜与一个3.8mm工作通道,就可达到基本的介入要求了。另一个选择是Aloka Olympus GF-UCT 140装置,其中只缺少的弹性成像特征。穿刺部位应通过超声和光学观察标准来确定,当尖端的范围被移走时,确保维持清晰的可视化,保证随后的步骤顺利完成。据经验所知,我们接近的位置靠近贲门,在这个区域操作内镜的可能性被大大限制。19G的针应直接插入超声内镜。超声内镜外针位的评估依靠视觉内镜的控制。当针鞘超出Albarran杠杆约5mm时就达到了一个最佳的位置。

当看到靶病灶时,抽出探针,针介入上述靶部位,确保避免插入血管。该Albarran杠杆有助于避免进针的角度太切向。另一种技术是将针尖锚定在壁上,然后轻轻推进超声内镜以增加插入角度。

22.6.3 针和导线处理的基本原则

一些有用的技术技巧如下。

- 将超声内镜置于适当的位置,避免张力(减少导丝脱落的风险)。
- 拔针后不推进导丝。
- 避免导丝盘圈(脱落的风险)。
- 将导丝上的控制牵引线定位,推进支架、固定支架或球囊扩张器(增加传递力度)。
- 用橡胶帽密封内镜通道(以防止漏气)。

表 22.3　EUS 引导下治疗程序和他们目前的用途

目标	程序	目前的用途
症状	**疼痛管理：**	
	EUS 引导下腹腔神经丛阻滞、神经松解术	临床实践
	EUS 引导下胰管引流	临床研究、专家程序
	胆道减压：	
	EUS 引导下胆道引流	临床研究、专家程序
保守疗法	**EUS 吻合术：**	
	EUS 胃大部切除吻合	动物研究
	超声内镜肿瘤介入：	
	乙醇注入	临床研究
	基因治疗	临床研究
	近距离放射治疗	动物研究
	射频消融	临床研究
治疗	**超声内镜治疗胰腺假性囊肿、坏死、脓肿**	临床实践
	超声血管介入：	
	交通静脉闭塞、静脉曲张、血管溃疡、肿瘤血管；(颈静脉)肝内门体静脉支架分流术	动物研究、临床研究

22.6.4 适应证

适应证已列出，并在以下部分阐述。

22.6.5 禁忌证

主要禁忌证如下。

● 缺乏知情同意。

● 患者的功能状态欠佳(ECOG>2,卡诺夫斯基指数<70%)。

● 凝血障碍(快速值<40%~50%；血小板<50×10^9/nL)。

22.7　胰周积液引流术

22.7.1 历史

1975 年,Rogers 描述了第一例内镜下透壁囊肿引流,Hancke、Henriksen[36] 及 Bernadino[37] 发展了经皮胃囊肿(内)引流,拓宽了现有技术的范围。结合超声引导下经皮内镜经胃囊肿引流完善了已发表的技术[38]。胰周积液引流的发展史近来有所回顾[39]·这也是最近多方研究的课题[40]。

22.7.2 基本解剖

注意事项

对于内镜下的治疗是有效的,需要引流的腹膜后区域必须可从胃(或十二指肠)充分进入,无论是透壁穿刺或经乳头通过胰管的路线。引流术不应与腹膜腔建立开放连接。胰腺腹膜后的位置决定扩散和胰性积液的界限。胰腺和胃前壁是通过网膜囊(腹膜层之间的空间)分隔的。网膜囊使胰周积液通过明显的网膜孔漏到腹腔。这必然会发生炎症性瘢痕(粘连),导致这种连接被阻塞,以允许低风险的引流胰腺所产生的液体。这些引流物,常常是坏死的或受感染的,一般在胰腺内平行传播(沿身体横向体轴),可以累及到第一肝门、脾门、胸膜腔(有或没有支气管受累),前方沿椎旁肌,进入腹膜后盆腔。值得注意的是,尽管它们的结构复杂,这些积液收集通常可以有效地从一个单一的点,让大片胰腺产生的炎症干涸和分解。

一个可怕的并发症是由于门静脉高压或侧支

循环导致的静脉出血渗出，这往往发展为脾静脉血栓形成。另一种可怕的并发症是脾动脉、胃十二指肠动脉或肝动脉分支出血（通过假性动脉瘤形成的发生率列出）。

22.7.3 病理生理

注意事项

许多胰周积液的分类系统已经发表，一些基于 1992 年 Atlanta 的分类或导管的变化[41,42]，这里不再一一赘述。胰腺异常腔可以通过各种特点进行分类，值得注意的是，类目中的一个特点（如，"大小"）并不总是与其他特点（如，"预后"）相关。Seifert 和 Dietrich将胰腺介入的病理生理学探索得更充分[39]。

22.7.4 诊断检查

经腹超声检查、增强 CT、可接受的凝血参数是EUS 引导下穿刺引流绝对的先决条件。在选定的病例中，MRI（MRCP）也有助于复杂囊性病变的评价。在引流前，ERCP 是不强行考虑的。实践发现，治疗程序不应该依赖于瘘管管状连接的存在或缺失。评估的标准是技术可行性、腹壁厚度、是否插入血管、与胃（或十二指肠）的距离。

22.7.5 适应证

积液收集的介入治疗适应证是感染性囊肿或坏死、脓毒症并发症（发热、C 反应蛋白增高）和一些临床表现。一种假性囊肿介入治疗的最常见的适应证是严重的疼痛、恶心呕吐（胃或肠腔的痉挛）、体重减轻、黄疸。病灶内出血是一种不常见的适应证。

相对的适应证是细菌污染（在没有症状的情况下，积极吸引）、腹胀、厌食、体重减轻、少症状（伪）囊肿具有持久性（>6 周）或坏死面积扩大或囊性病变。

假如没有进行紧急介入治疗的指征（包括患者表达了治疗欲望后），我们将在 2~4 周内安排治疗。预防性抗生素治疗将减少脓毒症并发症，至少在广泛坏死的患者，甚至没有特殊感染迹象。抗生素的

选择和治疗的持续时间不规范（例如，每日左氧氟沙星 500mg，持续 3 周）。

22.7.6 EUS 的时机

介入治疗

假性囊肿和胰周坏死感染性并发症都是介入治疗的适应证。但临床实践中的情况往往不太清楚，所以要熟悉自发过程是很重要的。胰腺假性囊肿自发过程的预估取决于观察的时间。如果囊肿发展在胰腺炎急性期，它最有可能是胰周水肿的一个很好自发分解的机会。即使在某些有广泛坏死的情况下，我们也有通过采取一种观望的态度而成功的例子，直到病变最终巩固。这种方法需要耐心并有导致感染性并发症的风险。未经处理的病理可能出现出血、破裂、感染等并发症。尽管尽早在未经外科手术处理下行侵入性内镜介入治疗比较符合逻辑的安排，但是没有关于介入治疗最佳时机的可靠数据和文献。

EUS 介入治疗的时机取决于疾病的严重程度、病程的轻重缓急、囊肿的成熟程度（理想情况下为3~6 周）、患者年龄和并发症（还包括操作者的个人经验）。当急性坏死性胰腺炎继发感染时行急性介入治疗。当临床症状或并发症（脓肿、瘘管、出血）出现时，胰腺假性囊肿才有介入治疗指标，并且应排除囊性胰腺肿瘤。诊断检查应至少包括囊壁、隔膜和流体评价分析（CEA、细胞学检查）[43-45]。

22.7.7 选择程序

在原则上，最好的介入程序是一个具有最低发病率和死亡率的过程。这些复杂疾病的跨学科管理要求操作者具备胃肠外科手术治疗的基础和必要的外科手术选择的意识。

22.7.8 技术

内镜下胰腺内或胰周积液的收集可以通过乳头的路径或透壁穿刺引流。透壁方法总是需要超声引导，可避免出血并发症，甚至可以看清复杂的解剖关系。虽然这种区别没有任何已发表的比较研究支持，任何有经验的 EUS 操作人员能根据实际情

况采取行动。

引流可以在一个或两个步骤中进行。一步式引流应采用合适的 EUS 镜头,它带有 3.7~3.8mm 的操作通道,并能通过 8.5F 的支架。双步式引流涉及交换诊断式超声内镜与治疗范围在 3.7~4.2mm 操作通道的胃镜,能通过 10F 的支架。镜头是被同时交换的(谨慎),当退出 EUS 镜头时,推进导丝。治疗性内镜是在带导管的导丝插入操作通道时进入的。内镜尽可能接近于穿刺部位,张力越小越好。

22.7.9 一步法

文献中描述的第一种手工一步法是成功的,虽然它不符合无菌要求[46,47]。定制的支架直接插入不锈钢穿刺针和探针,通过推杆连接到支架辅助缝合。支架的位置可以通过针的位置来调节。拔出探针释放缝合,然后从推板和内镜拆卸支架,把它放在正确的引流位置。

后来一段时间很流行 Cook Medical 的 Giovannini 针道系统,它在顶端安装了一个电针刀,可以一步穿刺,还可以行视觉下的解剖。因该系统具有不良的指导稳定性,基本已经被放弃。

针和线处理的一般规则

应该遵循几个基本原则。

● 将超声内镜安置在无张力的位置(减少电线脱落的风险)。

● 取针后不要推进导丝。

● 避免导丝盘圈(有脱落的风险)。

● 如果有可能,当锋利的穿刺针还在正确位置时,不要拔出导丝(导丝外鞘有切断的风险)。

● 当推进支架、固定扩张器或球囊扩张器时,固定控制导丝的牵引线(增加推进力度)。

● 拔针后:用封帽密封器械操作通道(避免因漏气造成的视觉障碍)。

针应通过血管壁贴壁结构(通常是低回声),不应穿孔进入腹膜腔。胃体的后壁和胃窦的近端部已被证明是有利的操作点。如果可能的话,应避免胃底(很难进一步解剖)和胃窦幽门区(壁厚)。退出探针,收集 10mL 囊肿内容物做视觉评估 [标准是颜色、一致性和气味(描述为浆液性、黏液性、脓、

血)]、实验室检测(CEA,必要的话 CA19-9 和脂肪酶)、微生物检测、细胞学分析。然后插入带软头的 0.035 英寸导丝(如,Jaywire)。囊肿内放置两个或三个线圈减少导线脱落的风险。透视控制,带或不带对比管理,是有帮助的,但不是强制性的。

导丝的应用

取回穿刺针,将导丝置于适当的位置(最好是有两个或三个线圈在囊内,但没有在胃中)。

现在可以直接用扩张器或球囊或截囊刀(或针刀)进行进一步钝性切开(开窗)。钝性切开更有利,因为它可以最大限度地减少出血。用推式扩张器不一定能完成,尤其是对于有坚固的囊肿壁或长径路的囊肿。这些情况下,借助电外科系统更有优势。

用扩张器和球囊切开

我们用 6F 胆道球囊扩张器(如 Max-Force,Boston Scientific)对操作通道实施初始扩张(透壁开窗),随后用 CRE 食管球囊扩张器(Boston Scientific)达到球囊的扩张范围(10~14mm 或 14~20mm,这取决于壁的硬度),这是一贯成功的。对胃肠壁比较软的脓毒症患者的扩张术而言,通常一步到 16mm(可选择的情况下可到 20mm),而慢性病患者的胃肠壁有很多疤痕,可能需要数天的增量扩张。5~9F 的胆道扩张器可以提供非创伤性路径,随后入针并安置引流。

用截囊刀和透热环进行切开

截囊刀或透热环(7F、8.5F、10F)从导丝上方进入(通过橡胶封帽),在内镜视野下,将针刀的尖端延伸 1~2mm。一股混合电流(切割+混凝)用于穿透胃壁,最好在透视控制范围内(通过移动组织面而维护导向),与此同时,轻微的牵引导丝以稳定其位置。

用针刀切开

针刀有损伤血管的危险性,在厚壁的有效性有限。已经证明在选定的十二指肠途径使用的情况下是有用的。针对壁切口设计的其他刀型的应用出血风险高,应避免。

支架置入

其余的过程取决于诊断。症状性胰腺假性囊肿可在工作通道为3.7~4.2mm的治疗内镜下,用一个8.5F(或10F)带4~6cm直线段的猪尾管保留支架[如,Boston Scientific,Cook Medical,Olympus,(双猪尾管)]引流。一些供应商提供的猪尾管支架在直线段的中心颜色和标记物检查的辅助定位准确,可防止早期移位(Medi-Globe)。直支架(如,Tannenbaum支架),由于它们容易发生偏移,应尽量避免。我们使用一个标准的推进器如Endoflex(Olympus)。覆膜自膨式金属支架(供肠使用)的置入也有所推荐,它具有操作稳定,可在内镜下行扩大清创术等优点。

在超声内镜下行引流术的步骤 (胰周积液)如图22.24。

关于脓肿和坏死感染的特殊问题

对于脓肿和坏死感染,相比之下对照球囊扩张,通常可以无损伤(坦率地说)地扩张到14~20mm。直到脓或坏死液排出超过球囊腰颈。当主要流体流入胃时有潜在的误吸风险,所以应提供适当的吸引系统。放置1~3根8.5F或10F猪尾管支架有助于确保上述的操作通道(胃囊肿)(图22.25)。如果临床情况允许,至少观察一天,以便最大限度地引流。第二天(或数天后),坏死区域或脓肿腔视觉上应显著改善。

立即排除坏死区域没有严格必要,甚至是有风险的。可怕的并发症是静脉渗出,要将它局限是非常困难的,而且还有侵蚀性的动脉出血(如,脾动脉),可在几分钟内致命。尽管可能造成患者不适,安置一个鼻囊冲洗管可能会有帮助。灌注500~1000mL 0.9%氯化钠或林格氏溶液,每日两次或三

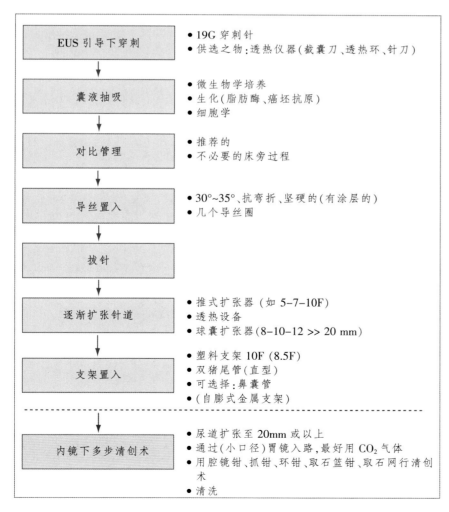

图22.24 超声内镜下(胰周)引流步骤。

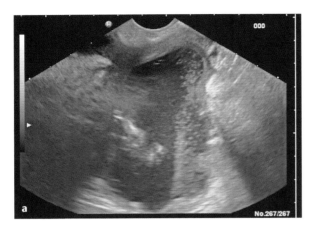

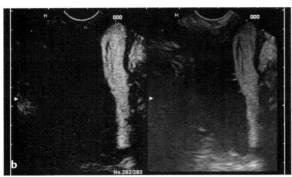

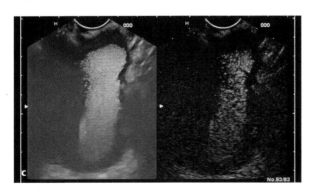

图22.25　(a~c)EUS引导下穿刺和病灶内注射造影剂证实的胰腺脓肿。（Source：www.efsumb.org.）

次。对加速脓肿和坏死感染的愈合而言，联合经皮行内镜下引流和灌洗是一个有争议地措施。为了更快速地疏散和更好地灌洗，必须权衡经皮"盲"穿刺的风险及对不可见的动脉和静脉血管造成的更大的伤害。经皮引流应该有适当的口径（12~18F）。灌洗可以连续进行（100~200mL/h）或每2~4小时进行一次，直到坏死腔被冲洗干净。一旦液体被充分排出，坏死区（这可能表明重吸收的非凡能力）就可以在内镜下行清创术。

急性治疗后，可放置3根8.5~10F的猪尾管引流，在1~6个月移除。需要注意的是，沿支架引流途径比引流支架更重要，因此放置多个支架已被证明是有效的。

重要的是要识别胰腺相关的可以经乳头置入支架行内镜治疗的部分，例如，通过塑料假体支架重建（有或没有相关的附加壁积液引流）。任何近端狭窄应该扩张，胰管结石应取出。

22.7.10 非胰腺液收集的治疗

上面描述的EUS引导下引流的技术也被成功地应用于其他需要治疗的疾病的积液收集，其位置靠近胃肠道。例如，EUS引导下引流已被应用于（术后）膈下、腹膜后、纵隔、直肠周围脓肿和肝左叶脓肿。

评估结果、介入术后护理、并发症

行脓液引流后，接下来临床症状会有明显改善。这是评价介入引流成功的主要标准。经皮超声随访，将记录积液收集的缩减量、正确的引流位置、病变内显示的空气回声。可能出现的严重并发症除了出血外，还包括穿孔和由于支架偏移导致的腹膜炎和继发感染。通过腹腔内的空气做后续的介入超声或影像学检查是常见的，可以将其解释为临床表现范围内的穿孔。

经皮引流

在适当的超声技术之后，单纯胰腺假性囊肿穿刺引流是一个低风险的操作，至少在短期内能产生良好效果[35,48]。引流可通过CT或超声评价。使用特殊的导管经皮行胰腺坏死清创术的病例也有所报道。这个程序很长，并且对透视次数有要求。

22.7.11 手术方式的选择

几十年来，手术治疗的目标已经很明确：通过消除坏死与受感染的物质预防并发症，然后排空和灌注产生的空腔。关于最好的手术技术还存在争议，这可能是个人的解剖及操作经验问题。一些外科医生青睐胰管纵行切开与吻合术（帕廷顿–罗谢尔胰管空肠吻合术）。虽然这个操作确实像内镜技术一样建立了引流通道，但它可能不会消除胰头慢性炎性病灶。同时，胰原性远端胆管狭窄的基本问题仍然是未经处理的。对于是优先选择十二指肠胰头部切除术还是改良惠普尔手术（保留或不保留幽门的胰十二指肠切除术），专家也没达成一致意见[49]。

在这点上，我们将免除进一步的图像序列。请读者参阅目前的腔内超声检查教材。

22.8 EUS 引导下胆管造影引流术

22.8.1 介绍

EUS 引导下胆管造影引流术（EUS-CD），最初是由 Eike Burmester 发表的，现在已经被其他介入者提升和发展了。同时，至少有六种不同的操作路径和程序已被使用。通道和引流路径可能是经胃使用集合技术，或阻塞肝内胆管，将其排入胃（肝管胃吻合术）。其他的方法都是集合技术或从十二指肠球部直接引流或（术后病例）从空肠到肝门（肝管十二指肠吻合术、肝管空肠吻合术）或壶腹周围引流（胆总管十二指肠吻合术）。

22.8.2 适应证和治疗目标

EUS 引导下胆管穿刺引流的姑息治疗指征包括患者的阻塞性病变的对症治疗，由于一个不可逾越的乳头狭窄、胆道狭窄、幽门狭窄、十二指肠狭窄，这类病例的内引流应建立简单的、低风险的方法，如内镜逆行(胰)胆管造影术[ERC(P)]或经皮经肝胆管造影引流术(PTCD)。EUS-CD 可以作为一个交会程序，用于可进入但乳头不可通过的患者，或者在胃癌根治术、Kansch-Whipple 术、肝管空肠吻合术，或其他使乳头不通的情况下可以行原发性透壁 EUS-CD。不支持外部 PTC 引流的因素（并主张EUS 胆管引流）包括外引流管引起的胆汁丢失和生活质量的问题。

EUS-CD 的首要目标是将一根穿刺针插入肝内（或肝外）胆管恢复乳头引流，将导丝经乳头推进，并放置金属支架之类的引流管道。如果这不能

成功，阻塞的胆管仍然可以通过超声内镜放置塑料支架或覆膜金属支架直接进入胃、十二指肠或空肠引流。

22.8.3 设备

介入室必须配备 EUS 和标准内镜设备、监控装置（如上面所描述的），以及透视装置。

22.8.4 准备措施

准备工作包括预防性抗生素的使用，例如头孢曲松[罗氏芬(Roche Pharma AG)，2g 静脉注射]。还可选择阿莫西林或如上面所描述的回旋酶抑制剂。狭窄器官的狭窄部位及外形应经腹超声测定（如果必要的话行 MRCP）。

22.8.5 技术

患者取俯卧位或左侧卧位。会合操作的通道可以通过左叶的肝、十二指肠球部，甚至是胆囊获得。行十二指肠球部穿刺面临的问题是，导丝必须向上通过，为完全远端阻塞建立引流。在没有任何层状结构的区域中，一般都会允许安全通道，而不破坏腹膜腔。EUS 引导下穿刺扩张肝内胆管通常在肝左叶较远的外周部位，将针导向肝门。这样做的目的有两个：第一是为推进导丝提供一个良好的力向，第二是为稳定扩张创建一个足够的通道。外围的（定向切线）胆道穿刺有利于随后"肝道"的扩张。接下来待穿刺成功后，移除探针，抽吸 10mL 胆汁行微生物检验。现在评估狭窄行造影检查用的是水溶性的造影剂（见第 20 章，经皮肝穿刺胆道引流术）。

一个 0.035 英寸的导丝如 Jagwire（Boston Scientific）用软尖，或非绝缘，不可切割的硬线（来自Medi-Globe GGW-08-30-400），是切向插入外周穿过的狭窄，使它从乳头穿出，这样就可以用交汇技术将支架放置在十二指肠周围。如果不能穿过乳头，可将金属支架（裸露或覆盖）从顺行侧穿过狭窄部（如果必要的话也穿过乳头）。如果导丝不能穿过狭窄，必须将长度足够长和位置足够稳定的导丝置入胆管以便在胆管内行一系列的扩张（从 6F 到10F），并跨壁放置一个覆膜支架或塑料支架。用截囊刀做"烧灼电切"几乎是不必要的。

通道是在 6F 带导丝的传统胆道扩张器（如 Cook Medical 或 MTW Edoskopie）或 6F 球囊扩张器（如 Boston Scientific）扩张的基础上建立的。必须要注意的避免导丝在交换设备时脱落。使用覆膜的胆道金属支架，已经取得了良好的效果，(4cm 至) 6cm 长，非覆膜部分有 10mm 的长度（如 Boston Scieneific）。一般来说，从管腔到胆管 6cm 是足够的距离。较短支架容易移位，而较长的支架覆膜的部分可能压迫胆管或使胃或肠壁缩进（甚至穿孔）。在管腔侧（>10mm），支架的覆盖物应清楚可见，以防止胆漏。为防止支架移位已推荐使用夹子或别针。当使用塑料支架时，我们更喜欢直型带双猪尾管支架，因为它们可以用 Soehendra 支架取出器(Cook Medical)交换导丝(图 22.26)。

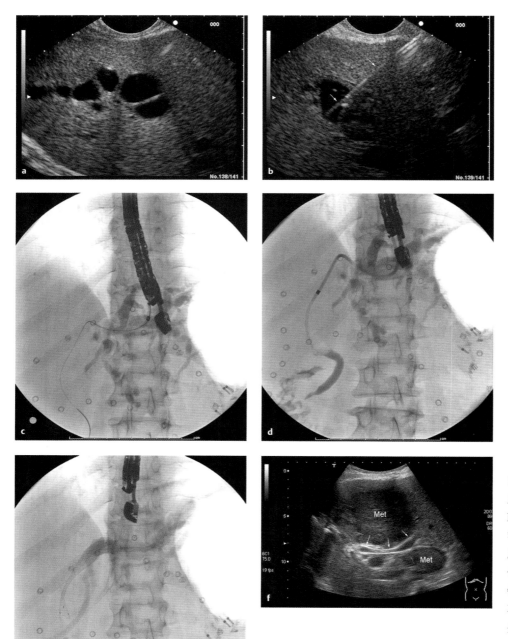

图 22.26 胆管引流术。使用一个裸露金属支架顺行 EUS 引导下肝门部胆管狭窄引流。(a)肝左叶扩张的肝内胆管，从胃腔内超声成像。(b)EUS 引导下用 19G 针穿刺。(c)放置导丝。(d)不透明的胆管导丝穿过乳头。(e)放置金属支架系统。(f)扩展金属支架，超声影像结果（交集、转移；箭头：扩张金属支架）。(Source: taken from references[2,54].)

无法穿越乳头的患者可采用"小交会"的方法治疗。这种技术利用了胆总管到十二指肠壁的近距离优势，使穿刺简单化。因为针是直接面向乳头的（十二指肠球的范围或十二指肠降部在视野范围内），在绝大多数情况下，导丝可通过针穿过乳头。然后可以在一个侧视范围内拿起导丝，用于穿过以前没成功穿越的乳头，之后移除导丝，以常规的方式继续行 ERCP。

这种技术使患者不需要经过经皮（PTC 型）会合治疗程序，避免高并发症的风险。

22.8.6 结果评估、介入术后护理、并发症

胆汁与造影剂的引流及胆管中存在的空气证明内部引流很成功。经皮超声检查是评估结果的关键。最严重的并发症有支架移位伴胆汁性腹膜炎的发展，形成大量的胆汁瘤，以及由于支架故障引起的胆管炎。

22.9 EUS 引导下胰管引流

22.9.1 适应证和治疗目标

超声内镜引导下胰管引流术（EUS-PD）的适应证是非肿瘤性阻塞性胰管疾病（慢性阻塞性胰腺炎）的患者与不可能通过简单的、低风险的方法[ERC(P)]行内部引流的胰管瘘的患者，目的是为了缓解症状及进行疼痛管理。

当患者处于胃切除术、Kausch-Whipple 术后、肝管空肠吻合术后，原发性透壁 EUS-PD 后或其他条件使乳头无法进入时，EUS-PD 可以用交会法实施。

22.9.2 技术

技术准备类似 EUS-CD。介入手术时取俯卧位或左侧卧位。在 EUS 引导下将针以切向角置入胰管，如果计划使用会合技术的话就将针直接导向乳头。考虑胰腺实质的疤痕和钙化，壁上的"胰道"到胰管的距离应尽可能短。

将穿刺针定好位后，拔出探针，抽吸胰液做实

验室测试[癌胚抗原（CEA）的检测，必要时做 CA 19-9 脂肪酶检测]、细胞学分析和可能的微生物实验。评估并记录胰液的黏稠度。A CEA 值>200ng/mL，被认为是黏液性肿瘤的证据。胰 X 线摄影术目前能对狭窄进行表征，对导丝的进一步操作有帮助。

一个 0.035 英寸的导丝（如 Jagwire）朝乳头方向插入。胰腺实质太紧，用固定直径的导管扩张或球囊扩张器，还可以配备 Soehendra 支架取出器（7F 或 10F, Cook Medical）或透热环截囊刀（MTW Endoskopie）。EUS-CD 的问题描述同样适用于 EUS-PD。应特别注意的是，尽量避免使用没有 Terumo 针尖的硬质导丝。目标是跨过狭窄推进导丝，将它从小乳头穿出，然后通过交汇技术在十二指肠镜的辅助下放置支架。在选定病例行支架放置前，建议做细胞刷检。如果导丝不能穿过狭窄，胰管内应稳妥放置一根足够长的导丝，允许一个塑料支架或覆膜金属支架置入（注意：未覆膜的金属支架将使胰液漏入网膜囊）。

19G 穿刺针和导丝脱落的风险是 EUS-PD 大于 EUS-CD。扩张通道通过纤维化的胰腺实质会更困难，需要使用非常稳定的导丝和一个 Soehendra 支架取出器以便打开管道。

22.9.3 结果评估、介入术后护理、并发症

胰腺分泌物的引流与胰管中存在的空气证明内部引流很成功。经皮超声评价结果是必要的。最重要的潜在并发症是出血和重症胰腺炎。

我们将免除进一步的图像序列，请参考目前的腔内超声检查的教材[48]。

22.10 腹腔丛神经和腹腔丛阻滞

22.10.1 适应证和治疗目标

一种不可逆的腹腔神经丛松解术（CPN），就是通过一种长效局麻注射药（20mL 丁哌卡因）和浓缩乙醇（96%, 20mL）来完成的。实践证明通过浸润相应神经节和神经纤维有助于治疗肿瘤[尤其是胰腺

导管腺癌）（图 22.27）。可逆的腹腔神经丛阻滞（CPB）深受部分患者的青睐，例如，慢性胰腺炎患者。尽管结果是不理想的，最终令人失望的一部分原因是并发症发生率较高。

患者的选择是根据以下标准：世界卫生组织关于疼痛管理的建议已完全无效，持续的护理已不起作用，以及在基础设施有限的国家（发展中国家）。

评估治疗需要时，应该搞清楚两个关键问题。

- 肿瘤是否已经浸润？
- 肿瘤浸润的神经通路是否已经被 CPN 阻滞？

在选定的胰腺导管癌患者中，可以将其进行局部的分期，一次性做细针穿刺细胞学检查及腹腔神经丛松解。

建议对慢性胰腺炎与炎性浸润胰周神经通路的患者注射长效局部麻醉药（20mL 丁哌卡因）和糖皮质激素（20~200mg 曲安奈德）行腹腔神经丛阻滞。对这些疾病采取这种疗法的并发症发生率高于肿瘤疾病，其疗效也低得多。

CT 引导下，从后方入路行腹腔神经丛阻滞的方法已经不再被推荐使用，因为穿刺针定位不准确，穿刺方法不精确。

22.10.2 材料

我们使用标准的 19G 穿刺针，有侧孔的 20G

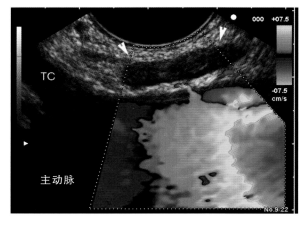

图 22.27　可视化超声内镜下间腹腔丛神经节（箭头）在腹腔干（TC）起始部分的间隙内。通过注意炎症性肝病患者淋巴结显著的结构特征[55-57]和评估其病程[58]，可以显著区分神经节与淋巴结。

（EUSN-20 CPN）穿刺针也可以。用布比卡因（0.25%，5~30mL）加 96% 乙醇（"无水乙醇"）或 80mg 曲安奈德行神经松解术。在已发表的经验的基础上，我们只使用 5mL 丁哌卡因，避免过度稀释乙醇浓度（20mL 用于 EUS-CPB）。

22.10.3 技术

正中线左侧大约 44cm（33-44-55 的原则）可见腹腔干。超声内镜检查是否能识别腹腔神经节存在分歧。至少在一些病例中，神经节可能会与淋巴结混淆（图 22.27）。一旦目标区域已被可视化，就导入 19G 穿刺针并进行抽吸试验，排除针尖在血管内。腔内超声检查足以为穿刺针做引导；我们不使用透视造影剂。在腹腔干起始部位之上注射 10~30mL 丁哌卡因。在左边侧面可以多注射 10mL。在远离主动脉的方向，将穿刺针轻微撤回可重新定位，因为注射动作经常产生微小的空气回声（声学效应），可能使视野变得模糊。注射溶液时应夹杂尽可能少量的空气。另一种避免重新定位的技术是仅在一个点上注射 40mL 长效局部麻醉药。注射至少 20mL96% 乙醇后，在同一个注射点注射丁哌卡因（图 22.28）。已经介绍了一种新技术，即腔内超声检查分辨腹腔神经节，允许直接注射到神经节[50]。

最初的穿刺也可以用一个盐水填塞（无空气）的无针腔来做。先做抽吸实验，确定穿刺针在血管外。临床实践证明，排出血管内（主动脉、腹腔干）的穿刺针定位，管径大的 19G 穿刺针比管径小的安全。

22.10.4 结果评估、介入术后护理、并发症

可能的副作用是（通常是短暂的）腹泻和低血压，所以建议行围介入循环监测和静脉补液。急性疼痛发作与长期成功的 CPN 有关，但应行止痛药管理。脓毒症和缺血性并发症更严重，但罕见。注射治疗后，腹腔主干及其分支血流的（内镜）超声评价是强制性的。

22.11　乙醇肿瘤消融

在 EUS 引导下用注射剂如无水乙醇（96%）行

➤ 2 个装有 0.9% 氯化钠的注射器(2mL)(带鲁尔锁开关)
➤ 5 个注射器(5 或 10 mL,带鲁尔锁开关)
➤ 内镜超声针头(22G 或 19G 吸引针头,22G 注射针头)

EUS-CPB	EUS-CPN
·20mL 0.25%~0.75% 丁哌卡因 +80mg 曲安奈德 (替代:醋酸甲泼尼龙)	·3~6mL 0.25%~0.5% 丁哌卡因 ·20mL 无水乙醇(95%~98%)

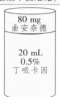
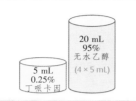

➤ 从膈下将超声内镜放入胃
➤ 在上后胃壁沿主动脉方向顺时针旋转
➤ 确认主动脉腹腔干起始部

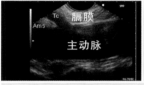
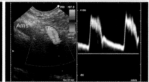

➤ 在腹腔干基底部置入穿刺针头
➤ 抽出导丝
➤ 连接 2mL 注射器(0.9%氯化钠)和针头
➤ 抽吸,然后注入 0.9%氯化钠
➤ 开始注射治疗

EUS-CPB (丁哌卡因+曲安奈德)	EUS-CPN (丁哌卡因 ⟶ 乙醇)

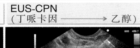
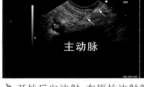
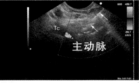

➤ 开始反向注射,在原始注射部位慢慢回抽针头
➤ 应用彩色多普勒成像引导下穿刺
➤ 再次注射前抽吸,并且确定穿刺针的位置

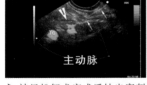
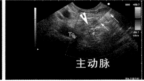

➤ 神经松解术完成后抽出穿刺针
➤ 检查并储存腹腔干的血流图
➤ 移开超声内镜

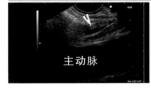
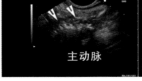

图 22.28　图 22.28 EUS 引导下神经松解术和腹腔神经丛阻滞步骤。(Source: reference[2].)

肿瘤消融不是一个能广泛应用的程序,它主要针对如胰岛素瘤的患者[51],并已规定了各种适应证(特别是功能性神经内分泌肿瘤和肿瘤性胰腺囊肿的患者)。适应证信息包括患者年龄、并发症,并确定患者拒绝外科治疗。至少在初始治疗时,注射体积应与靶向肿瘤体积相等。由于乙醇引起的邻近健康组织坏死的并发症已经有所描述。大多数情况下,乙醇消融肿瘤性胰腺囊肿是无法根除肿瘤上皮的,这导致我们会质疑它的价值。

22.12　EUS 引导下血管介入

22.12.1 适应证和治疗目标

EUS 引导下的血管造影与 EUS 引导下创作的门腔静脉分流术迄今为止只有在动物研究中被评估。当内镜下止血的方法失败时,EUS 引导下行止血的技术有一定的实践意义。这适用于难治性溃疡出血、皮下肿瘤和内脏假性动脉瘤出血、静脉曲张性出血[52]。

22.12.2 材料

EUS 引导下血管治疗用的是 22G 和 19G 的抽吸针。根据出血性病变的性质,可以给予各种止血剂:肾上腺素溶液、96% 乙醇、人凝血酶、纤维蛋白胶、氰基丙烯盐酸黏合剂或线圈。

22.12.3 技术

血管造影时栓塞线圈(MWCE-18S-8/4 栓塞弹簧圈, Cook Medical)是在胰肠吻合后, 通过 22G 抽吸针控制食管吻合口出血来成功传递的。通过超声内镜将穿刺针导入曲张的静脉,然后将线圈用探针导入针腔。有几位作者论述了 EUS 引导下硬化治疗复发性食管静脉曲张破裂出血的情况。也有用 96%乙醇或人凝血酶溶液注入内脏假性动脉瘤立即引起血栓形成的独立的病例报告。出血性溃疡的血管(如,Dieulafoy 溃疡患者和弹性假黄瘤患者)和肿瘤血管(如,GIST 患者)可在超声引导下选择性地用肾上腺素液、硬化剂、氰基丙烯酸盐黏合剂和凝血酶溶液除去[53]。

22.12.4 结果评估、介入术后护理、并发症

通常情况下，通过内镜和超声内镜检查一次评估治疗的有效性。介入术后护理与内镜治疗消化道出血后护理一样。内脏假性动脉瘤的治疗效果也经腹超声进行评估。迄今为止，没有文献报道有严重并发症。可能会有严重缺血性并发症风险，甚至由于 EUS 引导下血管治疗无效而导致出血加重。

22.13　并发症

超声内镜引导下介入治疗并发症发生率取决于介入类型和基础疾病的类型。主要并发症有出血、穿孔性腹膜炎和感染（假性囊肿感染、胆管炎）（表 22.4）。

新形势下，EUS 引导下的治疗程序应该在特定的治疗中心进行。这个治疗中心必须能够接纳和处理大批量的患者，并且要拥有具有高度的专业知识和操作技能的专家。

表 22.4　成功率和 EUS 引导下干预治疗的并发症（辅以由参考文献[59,64]当前数据）

EUS 引导下介入治疗	成功率	并发症
EUS 引导胰腺假性囊肿引流	病例数（>500 例） 技术成功率：84%~100% 长期临床成功率：80%~97%	0%~18%（出血、支架移位、支架闭塞、假性囊肿感染、气腹、穿孔和腹膜炎）
EUS 引导下的坏死组织清创和胰腺脓肿引流	病例数（>250 例） 技术成功率：77%~100% 长期临床成功率：80%~93%	0%~31%（出血、支架移位、支架闭塞、假性囊肿感染、胆囊穿孔气腹穿刺和空气栓塞所引起的腹膜炎）
EUS-CPN/CPB	病例数，回顾性和前瞻性（对照）研究 1. EUS-CPN: 80.1%（$n = 283$, 8 项研究）[a] 72.5%（$n = 119$, 5 项研究）[b] 2. EUS-CPB: 59.5%（$n = 376$, 9 项研究）[a] 51.5%（$n = 221$, 6 项研究）[b]	1.6 %（主要的：0.55 %）[c] 至 8.2%（主要的：0.6%）[a]（自愈性低血压和腹泻、腹膜后脓肿、自限性介入术后疼痛、腹膜后出血，两个孤立的案例报告：腹腔干区域缺血）。主要并发症的风险似乎是 EUS-CPB（0.6%）高于 EUS-CPN（0.2%）。（数据来自 20 组共 1162 例患者）
EUS-CD	病例数（约 150 例） 技术成功率：75%~100% 长期临床成功率：67%~100%	0%~20%（支架移位、支架闭塞、胆囊炎、胆道腔内出血/胆道出血、气腹、肠梗阻、胰腺炎） 死亡率：4%[35]
EUS-PD	五例（92 例） 技术成功率：25%~92% 长期临床成功率：69%~78%	14%~25%（胰腺炎、出血、感染、气腹、假性囊肿形成、穿孔）
EUS 引导下囊性胰腺病变消融术	三例（64 例） 完全囊肿分辨率（影像）：35%~79%	3.4%（胰腺炎）[60]

[a] Puli 等人做的 Meta 分析，针对 283 例 CPN 患者做了 8 项研究，376 例 CPB 患者做了 9 项研究[61]。

[b] Kaufman 等人做的 Meta 分析，针对 119 例 CPN 患者做了 5 项研究，221 例 CPB 患者做 6 项研究[62]。

[c] 6 项研究里汇集的并发症发生率（$n=170$ 例）[63]。

[d] O'Toole 和 Schmulewitz 做的前瞻性研究中的并发症发生率（2009），$n=189$[63]。

最近发表的两篇综述论文回顾了内镜超声的并发症，且探讨了风险评估和预防措施[26,27]。他们发现，没有 EUS-FNA 的超声内镜诊断检查是一个安全的程序，其并发症发生率非常接近上消化道的内镜诊断。最常见的并发症是食管和十二指肠穿孔，这可能与内镜的双重特殊机械和光学特性有关。手术操作者可以通过熟悉他们双重的技术特点和了解患者特定的解剖细节，减少穿孔的风险（例如，食管狭窄、食管和十二指肠憩室）。食管扩张术为分期食管癌患者提供操作通道时应避免超声内镜通道存在非常紧密的狭窄，在所有的情况下，EUS 得到的局部分期结果影响治疗计划的可能性很小。

超声内镜下细针穿刺活检和治疗干预过程中并发症发生较多。根据不同的指征和并发症的确定方式，EUS-FNA 总并发症发生率约为 0.3%~2.2%。死亡率接近零，据报道只有极少数的病例发生死亡。主要并发症有出血、急性胰腺炎和感染性并发症。囊性病变感染性并发症和出血的风险比实体病变较高。然而，在 EUS-FNA 后胰腺囊肿的感染似乎可以通过提前使用抗生素来预防。

EUS-FNA 后使用非甾体抗炎药或阿司匹林治疗不会增加出血风险，但是使用低分子小剂量肝素即使是预防性用药量也会增加出血风险。由于这个原因，预定做 EUS-FNA 的患者，应及时停止使用低分子量肝素。阿司匹林以外的抗血小板药物也应该在可能的时候停止使用。胰腺良性病变的 EUS-FNA 似乎比胰腺恶性肿瘤细针穿刺并发症的发生率较高。到目前为止，关于 EUS-FNA 导致的肿瘤细胞的针道或腹膜种植的案例报告只有 1 例。

每个内镜室应该保留一份超声内镜检查和 EUS 引导下穿刺活检和治疗并发症的前瞻性记录。一份恰当的关于 EUS 和 EUS-FNA 培训计划，以及实践专题讨论会，是降低手术风险和提高超声内镜检查和手术成功率的关键。针对 EUS-FNA，限制细胞学或组织学结果将很可能影响治疗计划的病例，是预防并发症最有效的方法[27]。关于 EUS-FNA 并发症的发生率在表 22.5 中有所回顾，关于超声内镜引导下介入治疗的并发症计诱发因素也在表 22.6 中有所总结。

22.14　介入术后护理

尽管 EUS 引导程序治疗过程中发生严重并发症的概率较小，介入术后的护理还是很重要的，具体护理措施是根据使用的镇静类型和介入技术来定的。活检和治疗程序后通常建议住院治疗，这将有助于降低并发症发生率。

质子泵抑制剂的管理是有争议的，因为胃内 pH 值的上升会增加感染率。

表 22.5 EUS-FNA 并发症发生率(文献综述)

第一作者,年代 [a]	研究设计,EUS-FNA 数量(n)	并发症发生率(%)
Williams 等,1999	单一中心,前瞻性,n=333	0.3
Mortensen 等,2005	单一中心,前瞻性,n=670	0.3
Bournet 等,2006	单一中心,前瞻性,n=224	2.2
Al-Haddad 等,2008	单一中心,前瞻性,n=483	1.4
Eloubeidi 和 Tamhane,2008	单一中心,前瞻性,n=656	1.1
O'Toole 等,2001	单一中心,回顾性,n=322	1.6
Carrara 等,2009	单一中心,前瞻性,n=1034 胰腺	1.2
Wiersema 等,1997	多中心(4),前瞻性,n=457	1.1
Buscarini 等,2006	多中心(6),回顾性,n=787	0.88
Jenssen 等,2008	多中心(67),回顾性,n=13 223	0.29
Wang 等,2011	Meta-分析(51 项研究),n=10 941	0.98

[a] 引用(按引用顺序):

Williams DB, Sahai AV, Aabakken L et al. Endoscopic ultrasound guided fine needle aspiration biopsy: a large single centre experience.Gut 1999;44:720-726

Mortensen MB, Fristrup C, Holm FS et al. Prospective evaluation of patient tolerability, satisfaction with patient information, and complications in endoscopic ultrasonography. Endoscopy 2005;37:146-153

Bournet B, Migueres I, Delacroix M et al. Early morbidity of endoscopic ultrasound: 13 years´ experience at a referral center. Endoscopy 2006;38:349-354

Al-Haddad M, Wallace MB, Woodward TA et al. The safety of fine-needle aspiration guided by endoscopic ultrasound: a prospective study. Endoscopy 2008;40:204-208

Eloubeidi MA, Tamhane A. Prospective assessment of diagnostic utility and complications of endoscopic ultrasound guided fine needle aspiration. Results from a newly developed academic endoscopic ultrasound program. Dig Dis 2008;26:356-363 O´Toole D, Palazzo L, Arotcarena R et al. Assessment of complications of EUS-guided fine-needle aspiration. Gastrointest Endosc 2001; 53:470-474

Carrara S, Arcidiacono PG, Mezzi G et al. Pancreatic endoscopic ultrasound–guided fine needle aspiration: complication rate and clinical course in a single centre. Dig Liver Dis 2010;42:520-523

Wiersema MJ, Vilmann P, Giovannini M et al. Endosonography-guided fine-needle aspiration biopsy: diagnostic accuracy and complication assessment. Gastroenterology 1997;112:1087-1095

Buscarini E, De Angelis C, Arcidiacono PG et al. Multicentre retrospective study on endoscopic ultrasound complications. Dig Liver Dis 2006;38:762-767

Jenssen C, Faiss S, Nürnberg D. [Complications of endoscopic ultrasound and endoscopic ultrasound-guided interventions-results of a survey among German centers]. Z Gastroenterol 2008;46:1177-1184

Wang KX, Ben QW, Jin ZD et al. Assessment of morbidity and mortality associated with EUS-guided FNA: a systematic review. Gastrointest Endosc 2011;73:283-290

表 22.6　超声内镜介入治疗并发症和诱发因素(参考文献[27])

并发症	诱发因素
穿孔	EUS 诊断:约 0.03%(颈部食道、十二指肠)
	治疗性干预措施:更高的并发症率
	内镜远端过硬
	肠壁和组织结构病理变化
	食道和胃部水肿
	上半身短小
抽吸	菌血症率高达 2%,症状通常没有后遗症
	发热高达 1%
	严重感染:囊性坏死肿瘤或淋巴结
	进针角度误差导致无菌区域被细菌感染
	传染性物质来自脓肿或感染的坏死组织
菌血症和感染性并发症 胆汁性腹膜炎和胆管炎	渗透或穿孔的胆管梗阻
	大约有 2%的胰腺穿刺
	良性胰腺疾病
	穿刺胰管
急性胰腺炎	高达 4%,在临床上大多数情况下无关紧要
	丰富血管性病变的穿刺
	穿刺途经血管丛
	门脉高压
	抗血小板治疗
	INR > 1.5、治疗肝素化抗凝血剂开始太早
出血	非常罕见(仅发布过 7 例)
	针的处理不当
肿瘤种植	注入气体过多
	针道种植
	操作过程中时间过长
腹部或胸部疼痛	

（陈吉东　译）

参考文献

[1] Dietrich CF. Evidenzbasierter Einsatz der Endosonographie in der gastroenterologischen Diagnostik. Up2Date 2007; Themenheft Gastroenterologie

[2] Dietrich CF, Hocke M, Jenssen C. Interventional endosonography [Article in German]. Ultraschall Med 2011; 32: 8–22, quiz 23–25

[3] Dietrich CF, Jenssen C. Evidence based endoscopic ultrasound [Article in German]. Z Gastroenterol 2011; 49: 599–621

[4] DiMagno EP, Buxton JL, Regan PT et al. Ultrasonic endoscope. Lancet 1980; 1: 629–631

[5] Strohm WD, Phillip J, Hagenmüller F, Classen M. Ultrasonic tomography by means of an ultrasonic fiberendoscope. Endoscopy 1980; 12: 241–244

[6] Dimagno EP, Regan PT, Clain JE, James EM, Buxton JL. Human endoscopic ultrasonography. Gastroenterology 1982; 83: 824–829

[7] Heyder N, Lutz H, Lux G. [Ultrasound diagnosis via the gastroscope]. Ultraschall Med 1983; 4: 85–91

[8] Asaki S, Ota K, Kanazawa N, Ohara S, Onodera H, Goto Y. Ultrasonic endoscopy. Tohoku J Exp Med 1983; 141: 9–12

[9] Rösch T, Classen M. A new ultrasonic probe for endosonographic imaging of the upper GI-tract. Preliminary observations. Endoscopy 1990; 22: 41–46

[10] Vilmann P, Khattar S, Hancke S. Endoscopic ultrasound examination of the upper gastrointestinal tract using a curved-array transducer. A preliminary report. Surg Endosc 1991; 5: 79–82

[11] Vilmann P, Hancke S, Henriksen FW, Jacobsen GK. Endosonographically-guided fine needle aspiration biopsy of malignant lesions in the upper gastrointestinal tract. Endoscopy 1993; 25: 523–527

[12] Giovannini M, Seitz JF, Monges G, Perrier H, Castellani P. [Guided puncture-cytology under electronic sectorial ultrasound endoscopy. Results in 26 patients]. Gastroenterol Clin Biol 1993; 17: 465–470

[13] Dietrich CF. Echtzeit-Gewebeelastographie. Anwendungsmöglichkeiten nicht nur im Gastrointestinaltrakt. Endosk Heute 2010; 23: 177–212

[14] Giovannini M, Hookey LC, Bories E, Pesenti C, Monges G, Delpero JR. Endoscopic ultrasound elastography: the first step towards virtual biopsy? Preliminary results in 49 patients. Endoscopy 2006; 38: 344–348

[15] Dietrich CF, Ignee A, Frey H. Contrast-enhanced endoscopic ultrasound with low mechanical index: a new technique. Z Gastroenterol 2005; 43: 1219–1223

[16] Dietrich CF. Contrast-enhanced low mechanical index endoscopic ultrasound (CELMI-EUS). Endoscopy 2009; 41 (Suppl 2): E43–E44

[17] Wiersema MJ. Endosonography-guided cystoduodenostomy with a therapeutic ultrasound endoscope. Gastrointest Endosc 1996; 44: 614–617

[18] Wiersema MJ, Wiersema LM. Endosonography-guided celiac plexus neurolysis. Gastrointest Endosc 1996; 44: 656–662

[19] Burmester E, Niehaus J, Leineweber T, Huetteroth T. EUS-cholangiodrainage of the bile duct: report of 4 cases. Gastrointest Endosc 2003; 57: 246–251

[20] Bataille L, Deprez P. A new application for therapeutic EUS: main pancreatic duct drainage with a "pancreatic rendezvous technique". Gastrointest Endosc 2002; 55: 740–743

[21] Janssen J, Dietrich CF. Radial-, Longitudinal- oder Minisonden-Endosonographie: Wie viele Systeme braucht eine Endoskopieabteilung? In: Dietrich CF, ed. Endosonographie. Stuttgart, New York: Thieme; 2008:39–46

[22] Sudholt HW, Vilmann P. Die endosonographisch gesteuerte diagnostische Feinnadelpunktion – Ausrüstung und Technik. In: Dietrich CF, ed. Endosonographie. Stuttgart, New York: Thieme; 2008:76–86

[23] Gerke H, Rizk MK, Vanderheyden AD, Jensen CS. Randomized study comparing endoscopic ultrasound-guided Trucut biopsy and fine needle aspiration with high suction. Cytopathology 2010; 21: 44–51

[24] Ardengh JC, Lopes CV, de Lima LF et al. Cell block technique and cytological smears for the differential diagnosis of pancreatic neoplasms after endosonography-guided fine-needle aspiration. Acta Gastroenterol Latinoam 2008; 38: 246–251

[25] Riphaus A, Wehrmann T, Weber B et alSektion Enoskopie im Auftrag der Deutschen Gesellschaft für Verdauungs- und Stoffwechselerkrankungen e.V. (DGVS). Bundesverband Niedergelassener Gastroenterologen Deuschlands e. V. (Bng). Chirurgische Arbeitsgemeinschaft für Endoskopie und Sonographie der Deutschen Gesellschaft für Allgemein- und Viszeralchirurgie (DGAV). Deutsche Morbus Crohn/Colitis ulcerosa Vereinigung e. V. (DCCV). Deutsche Gesellschaft für Endoskopie-Assistenzpersonal (DEGEA). Deutsche Gesellschaft für Anästhesie und Intensivmedizin (DGAI). Gesellschaft für Recht und Politik im Gesundheitswesen (GPRG). [S3-guidelines—sedation in gastrointestinal endoscopy]. Z Gastroenterol 2008; 46: 1298–1330

[26] Jenssen C, Dietrich CF. Endoscopic ultrasound-guided fine-needle aspiration biopsy and trucut biopsy in gastroenterology – an overview. Best Pract Res Clin Gastroenterol 2009; 23: 743–759

[27] Jenssen C, Alvarez-Sánchez MV, Napoléon B, Faiss S. Diagnostic endoscopic ultrasonography: assessment of safety and prevention of complications. World J Gastroenterol 2012; 18: 4659–4676

[28] Wallace MB, Kennedy T, Durkalski V et al. Randomized controlled trial of EUS-guided fine needle aspiration techniques for the detection of malignant lymphadenopathy. Gastrointest Endosc 2001; 54: 441–447

[29] Bhutani MS, Suryaprasad S, Moezzi J, Seabrook D. Improved technique for performing endoscopic ultrasound guided fine needle aspiration of lymph nodes. Endoscopy 1999; 31: 550–553

[30] Voss M, Hammel P, Molas G et al. Value of endoscopic ultrasound guided fine needle aspiration biopsy in the diagnosis of solid pancreatic masses. Gut 2000; 46: 244–249

[31] Larghi A, Noffsinger A, Dye CE, Hart J, Waxman I. EUS-guided fine needle tissue acquisition by using high negative pressure suction for the evaluation of solid masses: a pilot study. Gastrointest Endosc 2005; 62: 768–774

[32] Jenssen C, Möller K, Wagner S, Sarbia M. [Endoscopic ultrasound-guided biopsy: diagnostic yield, pitfalls, quality management part 1: optimizing specimen collection and diagnostic efficiency]. Z Gastroenterol 2008; 46: 590–600

[33] Jenssen C, Dietrich CF. [Ultrasound and endoscopic ultrasound of the adrenal glands]. Ultraschall Med 2010; 31: 228–247, quiz 248–250

[34] Jenssen C, Dietrich CF. Endoscopic ultrasound of gastrointestinal subepithelial lesions. Ultraschall Med 2008; 29: 236–256, quiz 257–264

[35] Will U. [Therapeutic endosonography]. Z Gastroenterol 2008; 46: 555–563

[36] Hancke S, Henriksen FW. Percutaneous pancreatic cystogastrostomy guided by ultrasound scanning and gastroscopy. Br J Surg 1985; 72: 916–917

[37] Bernardino ME, Amerson JR. Percutaneous gastrocystostomy: a new approach to pancreatic pseudocyst drainage. AJR Am J Roentgenol 1984; 143: 1096–1097

[38] Dunkin BJ, Ponsky JL, Hale JC. Ultrasound-directed percutaneous endoscopic cyst-gastrostomy for the treatment of a pancreatic pseudocyst. Surg Endosc 1998; 12: 1426–1429

[39] Seifert H, Dietrich CF. Pancreatic interventions. In: Dietrich CF, ed. Endoscopic Ultrasound, an Introductory Manual and Atlas. Stuttgart, New York: Thieme; 2011: 366–386

[40] Seifert H, Biermer M, Schmitt W et al. Transluminal endoscopic necrosectomy after acute pancreatitis: a multicentre study with long-term follow-up (the GEPARD Study). Gut 2009; 58: 1260–1266

[41] Nealon WH, Walser E. Main pancreatic ductal anatomy can direct choice of modality for treating pancreatic pseudocysts (surgery versus percutaneous drainage). Ann Surg 2002; 235: 751–758

[42] Jenssen C, Dietrich CF. [Endoscopic ultrasound in chronic pancreatitis]. Z Gastroenterol 2005; 43: 737–749

[43] Dietrich CF, Jenssen C, Allescher HD, Hocke M, Barreiros AP, Ignee A. [Differential diagnosis of pancreatic lesions using endoscopic ultrasound]. Z Gastroenterol 2008; 46: 601–617

[44] Dietrich CF, Ignee A, Braden B, Barreiros AP, Ott M, Hocke M. Improved differentiation of pancreatic tumors using contrast-enhanced endoscopic ultrasound. Clin Gastroenterol Hepatol 2008; 6: 590–597, e1

[45] Beyer-Enke SA, Hocke M, Ignee A, Braden B, Dietrich CF. Contrast enhanced transabdominal ultrasound in the characterisation of pancreatic lesions with cystic appearance. JOP 2010; 11: 427–433

[46] Seifert H, Dietrich C, Schmitt T, Caspary W, Wehrmann T. Endoscopic ultrasound-guided one-step transmural drainage of cystic abdominal lesions with a large-channel echo endoscope. Endoscopy 2000; 32: 255–259

[47] Seifert H, Faust D, Schmitt T, Dietrich C, Caspary W, Wehrmann T. Transmural drainage of cystic peripancreatic lesions with a new large-channel echo endoscope. Endoscopy 2001; 33: 1022–1026

[48] Will U. Forcierte Interventionelle Endosonographie – Praktische Tipps und Tricks. In: Dietrich CF, ed. Endosonographie. Stuttgart, New York: Thieme Verlag; 2008: 463–475

[49] Besselink MG, de Bruijn MT, Rutten JP, Boermeester MA, Hofker HS, Gooszen HG. Dutch Acute Pancreatitis Study Group. Surgical intervention in patients with necrotizing pancreatitis. Br J Surg 2006; 93: 593–599

[50] Levy MJ, Topazian MD, Wiersema MJ et al. Initial evaluation of the efficacy and safety of endoscopic ultrasound-guided direct ganglia neurolysis and block. Am J Gastroenterol 2008; 103: 98–103

[51] Jürgensen C, Schuppan D, Neser F, Ernstberger J, Junghans U, Stölzel U. EUS-guided alcohol ablation of an insulinoma. Gastrointest Endosc 2006; 63: 1059–1062

[52] Levy MJ, Wong Kee Song LM, Farnell MB, Misra S, Sarr MG, Gostout CJ. Endoscopic ultrasound (EUS)-guided angiotherapy of refractory gastrointestinal bleeding. Am J Gastroenterol 2008; 103: 352–359

[53] Levy MJ, Chak A. EUS 2008 Working Group. EUS 2008 Working Group document: evaluation of EUS-guided vascular therapy. Gastrointest Endosc 2009; 69 (Suppl): S37–S42

[54] Jenssen C. Diagnostische Endosonographie – State of the Art 2009. Endosk Heute 2009; 22: 89–104

[55] Dietrich CF, Leuschner MS, Zeuzem S et al. Peri-hepatic lymphade-nopathy in primary biliary cirrhosis reflects progression of the dis-ease. Eur J Gastroenterol Hepatol 1999; 11: 747–753

[56] Dietrich CF, Lee JH, Herrmann G et al. Enlargement of perihepatic lymph nodes in relation to liver histology and viremia in patients with chronic hepatitis C. Hepatology 1997; 26: 467–472

[57] Hirche TO, Russler J, Braden B et al. Sonographic detection of perihe-patic lymphadenopathy is an indicator for primary sclerosing cholan-gitis in patients with inflammatory bowel disease. Int J Colorectal Dis 2004; 19: 586–594

[58] Dietrich CF, Stryjek-Kaminska D, Teuber G, Lee JH, Caspary WF, Zeu-zem S. Perihepatic lymph nodes as a marker of antiviral response in patients with chronic hepatitis C infection. AJR Am J Roentgenol 2000; 174: 699–704

[59] Jenssen C, Dietrich CF. Endoscopic ultrasound in chronic pancreatitis. In: Dietrich CD, ed. Endoscopic Ultrasound, an Introductory Manual and Atlas. Stuttgart, New York: Thieme; 2011: 284–322

[60] Ho KY, Brugge WR. EUS 2008 Working Group. EUS 2008 Working Group document: evaluation of EUS-guided pancreatic-cyst ablation. Gastrointest Endosc 2009; 69 (Suppl): S22–S27

[61] Puli SR, Reddy JB, Bechtold ML, Antillon MR, Brugge WR. EUS-guided celiac plexus neurolysis for pain due to chronic pancreatitis or pan-creatic cancer pain: a meta-analysis and systematic review. Dig Dis Sci 2009; 54: 2330–2337

[62] Kaufman M, Singh G, Das S et al. Efficacy of endoscopic ultrasound-guided celiac plexus block and celiac plexus neurolysis for managing abdominal pain associated with chronic pancreatitis and pancreatic cancer. J Clin Gastroenterol 2010; 44: 127–134

[63] O'Toole TM, Schmulewitz N. Complication rates of EUS-guided celiac plexus blockade and neurolysis: results of a large case series. Endos-copy 2009; 41: 593–597

[64] Alvarez-Sánchez MV, Jenssen C, Faiss S et al. Interventional endo-scopic ultrasonography: an overview of safety and complications. Surg Endosc 2014; 28: 712–734

第 23 章

关于脾脏介入手术的特殊问题

C. F. Dietrich

脾脏疾病方面的介入手术比较少见。这不仅是由于缺乏脾脏活检的"明确指征",还包括许多操作者的态度(文化上的灌输)。许多医师认为脾脏穿刺太危险,因为其出血风险很高。造成这种情况的根本原因在于缺乏脾脏活检的必要指征(益处),以及接近胸膜(胸部腹腔互通损伤的风险)和肠道(肠道损伤的风险)风险的评估[1]。经皮脾脏活检技术和肝活检技术基本上是一样的,详细步骤不需要在这里赘述。

23.1 弥漫性脾脏病变

弥漫性脾脏病变的鉴别诊断包括门静脉高压、急性和慢性传染病、肿瘤和医源性脾大。潜在的系统性或恶性原因会使淋巴瘤和骨髓增生综合征广泛浸润。右心衰、门静脉血栓形成、脾静脉血栓形成、代谢疾病和淀粉样变性也应该被考虑。脾大可能由很多其他原因导致:

- 门静脉高压
- 骨髓增生综合征(慢性粒细胞白血病、真性红细胞增多)
- 骨髓硬化症
- 毛细胞白血病
- 贮积病(尤其是戈谢病——葡萄糖脑苷脂沉积症)
- 黑热病等慢性感染(利什曼病)
- 贫血或严重溶血
- 急性感染
- 慢性感染
- 充血性心力衰竭
- 溶血性贫血
- 血液肿瘤疾病（除了骨髓增殖性疾病综合征）

- 急性和慢性淋巴细胞白血病
- 急性髓系白血病
- 何杰金氏病和非霍奇金淋巴瘤
- 门静脉血栓形成、脾静脉血栓形成
- 自身免疫性疾病
- 贮积病(戈谢病除外)

正常脾脏超声成像呈层次清楚的、回声均匀一致的结构。肺结核、念珠菌病、梅毒等可能产生回声不均匀,减少或大大增强回声。

实践已经证明了超声造影剂有助于发现微小病灶,恶性肿瘤、炎症浸润、微小脓肿形成、念珠菌败血症或其他细菌感染可导致局限性脾的变化[1-7]。应该强调的是,普通 B 型超声与高分辨率超声(7~17MHz)均可以获得较好的结果[8]。类似的研究可能发现噬血细胞性综合征(以前未发表的个人数据)。

脾脏弥漫性病变本身并不是脾活检的适应证,例如,门静脉高压患者是绝对禁忌证。

脾大可能出现的并发症:

- 脾梗死(脾脓肿)
- 脾包膜破裂出血
- 脾纤维化
- 肺通气障碍

> **注意**
>
> 脾脏弥漫性病变不是脾活检的适应证。

23.2 特殊的疾病

23.2.1 脾破裂

脾破裂很危险,因为它可能会导致出血性休克而死亡。脾脏损伤在急性阶段通常表现为高回声病灶。脾破裂的病因可能是外伤或发生自发脾脏的病理变化。脾损伤在第 31 章将进一步讨论。

脾实质内损伤不同于包膜下血肿形成和脾脏裂伤。不明原因腹水和疑似脾破裂,超声引导下抽出不凝血可确认出血。极少数情况下脾脏血肿形成脓肿,可后期引流治疗(见第 15 章)。

23.2.2 脾梗死

脾梗死有无后遗症取决于梗死的面积。最常发生于心内膜炎、骨髓增生综合征和感染性疾病。一般不需要行超声引导下介入治疗[1]。

23.2.3 局灶性脾脏囊性病变

囊肿

个体发育不良的囊肿出现无回声,其壁很光滑,可能出现内部分隔,并显示典型囊性特性,出现一个条状回声,并且远端回声增强。脾脏囊肿回声比肝脏囊肿更常见,且只有在特定的病例中才需行介入治疗。单个的包虫囊肿是非常罕见的,该疾病管理在第 17 章的 PAIR 法治疗(穿刺、引流、注射、再引流)肝包虫囊肿中已讨论过[9]。

原发性脾肿瘤

脾脏的良性肿瘤比较少见。在肝脏,最常见的实体是有回声的毛细血管瘤,以及低回声或可变回声的海绵状血管瘤。肝血管瘤需要从其他间质肿瘤和脾脏窦岸细胞血管瘤分化。只有组织学可以提供一个明确的诊断。良性或恶性鉴别在大多数情况下依靠超声(成像)发现的进展。脾的恶性肿瘤极为罕见,大部分是间质肿瘤(血管肉瘤、纤维肉瘤)。

继发性局灶性脾脏改变

这些变化通常是由淋巴瘤的二次浸润引起的。这可能决定了个体的预后[Ⅰ期或Ⅱ期(包括原发性纵隔)对脾介入Ⅳ期]。淋巴瘤的细胞浸润通常表现为高回声,局限性病变有不同的大小,不同的边界。只有通过组织学检查来区别他们和其他疾病(细菌和真菌脓肿)的变化。惰性非霍奇金淋巴瘤往往显示弥漫性或结节性形态,而更积极的淋巴瘤会形成可见的团块,混合回声和扇形的边缘。

脾脓肿

脾脓肿分为大脓肿(>10mm)和微小脓肿(<10mm)。脾脓肿通常具有低回声或混合回声,很少无回声。一个有回声的病灶,可能会看到其周边反应,这取决于宿主的免疫状态。较大的脾脏脓肿是梗死区域继发感染、胰腺炎的播散或血液播散形成的。脓肿的早期阶段(化脓性炎症)可显示血管增多。微小脓肿是典型的念珠菌感染。可在免疫抑制患者或有中性粒细胞减少性发热患者体内发现很多小病灶。肝脾念珠菌病在中性粒细胞减少伴发热患者体内没有发现,仅在粒细胞计数恢复后的影像学检查中才能有所表现。因此,超声对排除 HLC 的血球减少阶段帮助不大。

抗真菌治疗后可以利用超声监测脓肿消退。鉴别诊断很广泛,包括细菌和真菌脓肿、寄生虫病、肉芽肿性炎症淋巴瘤和噬血细胞综合征。

在任何情况下,经病理证实(建议针直径:0.95mm 或 1.2mm),孤立的微小脓肿< 10mm 可以确定其预后。脓肿达到 50 或 70mm 大小可以经皮穿刺引流,而较大的脓肿在第 15 章中描述过,要求行导管引流。

脾转移

进展期癌症疾病的最后阶段发生脾转移通常被认为很常见,但很少能确定其预后。脾转移往往出现低回声区,但一些有囊性外观与回声元素,而有的则显示为复杂的和可变的回声强度。神经内分泌肿瘤、肾细胞癌通常伴随血管转移,而在胃肠道癌症中,乏血供转移为其特征。

23.3 步骤

23.3.1 临床概述

脾病变经常是其他器官病变的表现形式。脾大很少单独发生(门静脉高压、感染和出血性肿瘤疾病)。局限性的脾脏改变,对无症状的患者来说通常是一个良性病变,只需要随访。

由于前面描述的优点,脾脏疾病的诊断性和治疗性介入(引流)主要在超声引导下进行。其指征和步骤并不是标准化的[超声引导下脾活检、腹腔镜检查(探查)、剖腹手术(脾切除术)或随访]。相对于出血的风险,作为诊断和脾切除术的备选方案,细针穿刺(FNAB)的适应证应该仔细考虑。但是,FNAB 的诊断准确性高,介入术后并发症发生率低。

23.3.2 脾脏介入术中的解剖因素

脾脏介入术前应考虑脾脏解剖因素。脾脏是腹腔内的器官,在左腹部上象限占据了膈下和肋下的位置。脾脏的上极与胃底部、主动脉、胰尾、肾上腺和肝脏左叶紧密相连。深吸气时,与介入术相关的是,在肋膈角的脾脏可能被空气覆盖。脾脏的下极在左肾前外侧且接近结肠左曲。脾动脉冠状运行,沿着胰体和胰尾至脾门。可在左肾上侧面扫描到脾脏,并在肋间隙确定脾门(抬高患者左上臂,打开肋间隙)。脾静脉和胰尾也应该是可见的。光束直入可显示胃下侧和左肾。

23.3.3 特定的应用程序

我们倾向于用细针穿刺(针直径 0.095mm)来检查脾转移,以及针刺细切活检(针直径 1.2mm)来确定脾肿瘤的特征。这是因为,对肝脏而言,针越细越不容易破坏肿瘤结构(尤其是良性肿瘤和淋巴瘤),而更大的针头会增加出血的风险。

23.4 脓肿引流术

脓肿引流遵循的规则在第 15 章中已经阐述(图 23.1)[10]。

23.5　适应证

在所有情况下,脾脏活检或引流都是合适的,这对临床有益,并且预后良好。同时,希望脾脏活检或引流可以改变诊断和(或)治疗管理,或认为其对预后是必要的[3,11,12]。因此,尽管能在适应证的范围

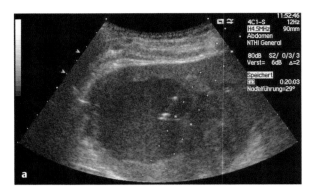

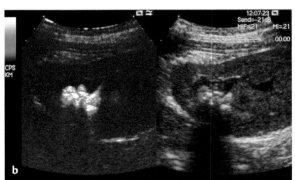

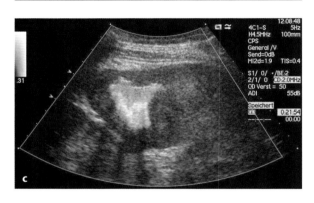

图 23.1　(a~c)脾脓肿引流。脓肿内清楚显示穿刺针(a)。注入造影剂后,通过冲洗脓肿腔,囊壁结构得以显示,之后没有脓肿和囊壁结构的回声差异(b,c)。

内来说明,但我们不能提供任何简单和一般的规则。

23.6 禁忌证

除了在肝脏和脓肿引流的章节指出的禁忌证外,如果脾脏介入的临床效益不明显,同时活检不能改变诊断和(或)治疗管理,或其对预后是不必要的,这些情况下应保留脾介入术。

已知的淀粉样变患者自发脾出血的风险相对

较高。一般来说,脾活检不适合淀粉样变的患者[13]。

23.7 脾活检适应证

我们的中心执行了 100 多例脾脏介入术,脾脏活检适应证是从这些案例数据中分析得出的。案例报告和有限的参考文献的说明,可以明确地列出脾活检的适应证,并通过脾活检得出明确诊断。我们不参考中心分析得出的脾活检适应证,而是邀请了对此感兴趣的读者提供他们自己的观点和经验(如在欧盟医学生物学超声学会的官网中"每月案例"的专栏下分享自己的观点和经验。网址:www.ef-sumb.org)。由此我们分析得出的适应证如下。

- 与脾脏局部病变相关的局部纵隔淋巴结肿大,会影响非霍奇金氏病和霍奇金淋巴瘤的诊断和治疗。例如,排除良性间质瘤导致的脾脏受累(如脾血管瘤、脾大或其他肿瘤)可能影响治疗方案[3]。
- 接受免疫抑制剂治疗的系统性红斑狼疮患者出现的小的、孤立的、限制性的脾脏变化(<10~20mm)。
- 脾活检发现或排除继发性淋巴瘤,其表现局限于脾真菌感染或噬血细胞综合征。
- 系统性血液病治疗期间真菌感染的鉴别诊断。
- 通过骨髓抑制伴孤立的限制性脾脏改变发现或排除外淋巴瘤造血与浸润[14]。
- 胰假性囊肿浸润对囊性胰腺肿瘤[15]对原发性脾肿瘤(例如为胰腺脓肿或感染性胰腺假性囊肿提供最佳引流治疗控制)。
- 脾结节病区孤立的脾脏肿块区分脾的肉芽肿性浸润和其他的肿瘤浸润[8]。
- 脾脏的瘢痕形成和脾梗死与不同部位的淋巴瘤相联系,例如,艾滋病病毒感染中的孤立性的胰腺淋巴瘤[14,16,17]。
- 孤立性脾结核(罕见)[18-21]。
- 脾包虫病[9,22,23]。
- 孤立性脾转移瘤、卵巢癌、低分化小细胞肺癌[24]等(说明:脾切除术无术前活检可能是一个更好的选择)。

- 侵袭性 T 细胞淋巴瘤的分离器官表现[7]。
- 脾脏炎性假瘤[25-27]。
- 边缘细胞血管瘤[28-31]。
- 胰腺癌主要浸润脾脏并表现为脾脏肿瘤[32]。
- 非典型副脾[33](说明:几乎每一个病例,超声造影检查都可准确诊断副脾[34])。
- 原发性脾脏肿瘤[35-38](说明:在日常的肿瘤实践中,可疑的脾脏原发性肿瘤不用进行术前活检,建议采取脾脏切除术)。

23.8 介入术后护理

对于经皮脾脏介入术后护理遵循的规则与经皮肝活检和脓肿引流相似。如果出现不适症状,应立即行超声扫描以排除液体外流和脾出血。常规超声检查应安排在脾脏介入后的第二天。

23.9 并发症

脾活检并发症很少报道[1,39-43]。在 20 年间随访的 100 多例脾介入手术中,我们已经报道了 3 例需要进行栓塞治疗的,但没有出血并发症需要手术治疗或输血的病例。Civardi 等报道,在 398 例脾脏细针活检中主要并发症的发生率小于 1%[41]。

23.10 介入治疗前行疫苗接种

因为脾脏缺失(无论手术、外伤或功能性)减弱了宿主对荚膜多糖细菌的抵抗能力,为了对抗以下细菌,在行介入干预前患者应接种疫苗。

- 脑膜炎球菌。
- 肺炎双球菌。
- B 型流感嗜血杆菌。

接种疫苗的时机。必要的疫苗应该在选择性脾切除术前至少 10 天接种。计划外的脾切除术,疫苗应在患者已经康复但出院前接种。免疫抑制患者应尽快接种疫苗;一些患者可能需要抗生素的维持作用,直到手术。

(陈吉东 译)

参考文献

[1] Nuernberg D, Ignee A, Dietrich CF. Ultrasound in gastroenterology—liver and spleen [Article in German]. Z Gastroenterol 2006; 44: 991–1000

[2] Görg C, Faoro C, Bert T, Tebbe J, Neesse A, Wilhelm C. Contrast enhanced ultrasound of splenic lymphoma involvement. Eur J Radiol 2011; 80: 169–174

[3] von Herbay A, Barreiros AP, Ignee A et al. Contrast-enhanced ultrasonography with SonoVue: differentiation between benign and malignant lesions of the spleen. J Ultrasound Med 2009; 28: 421–434

[4] Görg C. The forgotten organ: contrast enhanced sonography of the spleen. Eur J Radiol 2007; 64: 189–201

[5] Görg C, Bert T. Second-generation sonographic contrast agent for differential diagnosis of perisplenic lesions. AJR Am J Roentgenol 2006; 186: 621–626

[6] Görg C, Bert T. Contrast enhanced sonography of focal splenic lesions with a second-generation contrast agent. Ultraschall Med 2005; 26: 470–477

[7] Dietrich CF. 3D real time contrast enhanced ultrasonography, a new technique [Article in German]. Rofo 2002; 174: 160–163

[8] Dietrich CF, Ignee A, Trojan J, Fellbaum C, Schuessler G. Improved characterisation of histologically proven liver tumours by contrast enhanced ultrasonography during the portal venous and specific late phase of SHU 508A. Gut 2004; 53: 401–405

[9] Dietrich CF, Mueller G, Beyer-Enke S. Cysts in the cyst pattern. Z Gastroenterol 2009; 47: 1203–1207

[10] Schwerk WB, Görg C, Görg K, Richter G, Beckh K. Percutaneous drainage of liver and splenic abscess [Article in German]. Z Gastroenterol 1991; 29: 146–152

[11] Bert T, Tebbe J, Görg C. What should be done with echoic splenic tumors incidentally found by ultrasound? Z Gastroenterol 2010; 48: 465–471

[12] Görg C, Hoffmann A. Metastases to the Spleen in 59 cancer patients: a 14-year clinicosonographic study [Article in German]. Ultraschall Med 2008; 29: 173–178

[13] Barreiros AP, Otto G, Ignee A, Galle P, Dietrich CF. Sonographic signs of amyloidosis. Z Gastroenterol 2009; 47: 731–739

[14] Huynh MQ, Barth P, Sohlbach K, Neubauer A, Görg C. B-mode ultrasound and contrast-enhanced ultrasound pattern of focal extramedullary hematopoiesis of the spleen in a patient with myeloproliferative disease. Ultraschall Med 2009; 30: 297–299

[15] Beyer-Enke SA, Hocke M, Ignee A, Braden B, Dietrich CF. Contrast enhanced transabdominal ultrasound in the characterisation of pancreatic lesions with cystic appearance. JOP 2010; 11: 427–433

[16] Görg C, Seifart U, Görg K. Acute, complete splenic infarction in cancer patient is associated with a fatal outcome. Abdom Imaging 2004; 29: 224–227

[17] Görg C, Zugmaier G. Chronic recurring infarction of the spleen: sonographic patterns and complications. Ultraschall Med 2003; 24: 245–249

[18] Dixit R, Arya MK, Panjabi M, Gupta A, Paramez AR. Clinical profile of patients having splenic involvement in tuberculosis. Indian J Tuberc 2010; 57: 25–30

[19] Udgaonkar U, Kulkarni S, Shah S, Bhave S. Asymptomatic, isolated tubercular splenic abscess, in an immunocompetent person. Indian J Med Microbiol 2010; 28: 172–173

[20] Barreiros AP, Braden B, Schieferstein-Knauer C, Ignee A, Dietrich CF. Characteristics of intestinal tuberculosis in ultrasonographic techniques. Scand J Gastroenterol 2008; 43: 1224–1231

[21] Mahi M, Chaouir S, Amil T, Hanine A, Benameur M. [Isolated tuberculosis of the spleen. Report of a case]. J Radiol 2002; 83: 479–481

[22] Culafić DM, Kerkez MD, Mijac DD et al. Spleen cystic echinococcosis: clinical manifestations and treatment. Scand J Gastroenterol 2010; 45: 186–190

[23] Yuksel M, Demirpolat G, Sever A, Bakaris S, Bulbuloglu E, Elmas N. Hydatid disease involving some rare locations in the body: a pictorial essay. Korean J Radiol 2007; 8: 531–540

[24] Busić Z, Cupurdija K, Kolovrat M et al. Isolated splenic metastasis from colon cancer—case report and literature review. Coll Antropol 2010; 34 (Suppl 1): 287–290

[25] Chen WH, Liu TP, Liu CL, Tzen CY. Inflammatory pseudotumor of the spleen. J Chin Med Assoc 2004; 67: 533–536

[26] Oz Puyan F, Bilgi S, Unlu E et al. Inflammatory pseudotumor of the spleen with EBV positivity: report of a case. Eur J Haematol 2004; 72: 285–291

[27] Yesildag E, Sarimurat N, Ince U, Numan F, Buyukunal C. Nonsurgical diagnosis and management of an inflammatory pseudotumor of the spleen in a child. J Clin Ultrasound 2003; 31: 335–338

[28] Wang YJ, Li F, Cao F, Sun JB, Liu JF, Wang YH. Littoral cell angioma of the spleen. Asian J Surg 2009; 32: 167–171

[29] Tee M, Vos P, Zetler P, Wiseman SM. Incidental littoral cell angioma of the spleen. World J Surg Oncol 2008; 6: 87

[30] Qu ZB, Liu LX, Wu LF, Zhao S, Jiang HC. Multiple littoral cell angioma of the spleen: a case report and review of the literature. Onkologie 2007; 30: 256–258

[31] Görg C, Barth P, Backhus J, Boecker J, Neubauer A. Sonographic patterns of littoral cell angioma: case report and review of the literature [Article in German]. Ultraschall Med 2001; 22: 191–194

[32] Wang HJ, Zhao ZW, Luo HF, Wang ZY. Malignant nonfunctioning islet cell tumor of the pancreas with intrasplenic growth: a case report. Hepatobiliary Pancreat Dis Int 2006; 5: 471–473

[33] Kanazawa H, Kamiya J, Nagino M et al. Epidermoid cyst in an intrapancreatic accessory spleen: a case report. J Hepatobiliary Pancreat Surg 2004; 11: 61–63

[34] von Herbay A, Vogt C, Häussinger D. The ultrasound contrast agent levovist helps with the differentiation between accessory spleen and lymph nodes in the splenic hilum: a pilot study [Article in German]. Z Gastroenterol 2004; 42: 1109–1115

[35] Trojan J, Hammerstingl R, Engels K, Schneider AR, Zeuzem S, Dietrich CF. Contrast-enhanced ultrasound in the diagnosis of malignant mesenchymal liver tumors. J Clin Ultrasound 2010; 38: 227–231

[36] Chen WL, Hsu YJ, Tsai WC, Tsao YT. An unusual case of febrile neutropenia: acute myeloid leukemia presenting as myeloid sarcoma of the spleen. J Natl Med Assoc 2008; 100: 957–959

[37] Hsu JT, Ueng SH, Hwang TL, Chen HM, Jan YY, Chen MF. Primary angiosarcoma of the spleen in a child with long-term survival. Pediatr Surg Int 2007; 23: 807–810

[38] Thompson WM, Levy AD, Aguilera NS, Gorospe L, Abbott RM. Angiosarcoma of the spleen: imaging characteristics in 12 patients. Radiology 2005; 235: 106–115

[39] Kang M, Kalra N, Gulati M, Lal A, Kochhar R, Rajwanshi A. Image guided percutaneous splenic interventions. Eur J Radiol 2007; 64: 140–146

[40] Zerem E, Bergsland J. Ultrasound guided percutaneous treatment for splenic abscesses: the significance in treatment of critically ill patients. World J Gastroenterol 2006; 12: 7341–7345

[41] Civardi G, Vallisa D, Bertè R et al. Ultrasound-guided fine needle biopsy of the spleen: high clinical efficacy and low risk in a multicenter Italian study. Am J Hematol 2001; 67: 93–99

[42] Zeppa P, Picardi M, Marino G et al. Fine-needle aspiration biopsy and flow cytometry immunophenotyping of lymphoid and myeloproliferative disorders of the spleen. Cancer 2003; 99: 118–127

[43] López JI, Del Cura JL, De Larrinoa AF, Gorriño O, Zabala R, Bilbao FJ. Role of ultrasound-guided core biopsy in the evaluation of spleen pathology. APMIS 2006; 114: 492–499

第 **3** 篇

超声引导介入治疗：胸部

第24章

胸部介入

W.Blank, A. Heizmann

胸壁,包括胸廓入口和腋窝,通过小巧而分辨率高的超声探头和现代超声技术能够详尽地识别胸部结构(图 24.1)。

若肺病变靠近脏层胸膜,或通过声传导媒介(胸腔积液、肺不张)进行超声扫查,可以显示这些肺部病变[1-4]。

成人临床上明显的纵隔肿块大约 75% 位于前、中纵隔,可从胸骨上窝或胸骨旁位置(左、右侧卧位)进行超声探查[5]。

仅少数胸部团块可依据典型的超声表现对其病因学进行准确分类。通常,精确诊断需要其他额外的生化、微生物、细胞学或组织学评估。这些研究所必需的标本可通过不同方式获得。

- 经皮穿刺抽吸或活检(超声或 CT 引导)。
- 腔内通路(支气管镜、腔内超声)。
- 外科方式(纵隔镜手术、纵隔镜超声、胸腔镜或手术暴露)。

24.1 超声介入的进展

通过超声能检测到的团块,通常经皮活检亦能获得,除非靶向病变或穿刺针的路径不能清楚显示。

胸壁与其他部位一样,如病例选择适当,超声引导介入较 CT 引导则具有明确的优势[6,7]。

- 该操作过程可以快速地在床旁进行。
- 对患者、医生或工作人员均无辐射。
- 可引导穿刺向任意方向进针,可以连续观察穿刺路径。
- 超声引导可保护血管(彩色多普勒)、神经(胸腔入口处神经丛,图 24.1),以及充气的肺免受损伤(气胸发生率低)(图 24.2)。

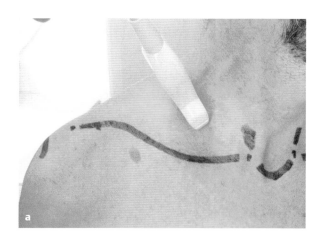
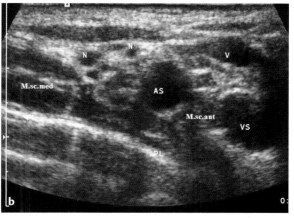

图 24.1 (a)矢状位、轴向、冠状和随病变不同的胸廓入口超声检查切面。使用小巧而分辨率高的超声探头,最好用扇形图像模式(具有可变电子格式的系统上),有利于显示胸廓入口的复杂解剖结构。该图所示的扫查面可以显示臂丛和前斜角肌区间的锁骨下动脉。(b)a 图中扫查区域的超声图像。中斜角肌(M.s.c.med)和前斜角肌(M.s.c.ant)之间的结构,前方是锁骨下动脉(AS),后方是臂丛低回声神经束的横断面(N)。在经皮穿刺活检淋巴结、肺尖肿瘤时保留这些神经血管结构非常重要,要求熟练的活检技术。VS,锁骨下静脉;PL,由壁层胸膜、脏层胸膜及肺表面总和回声。

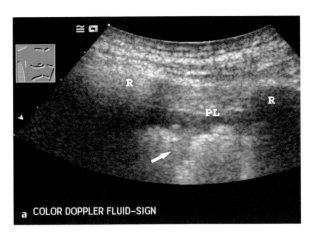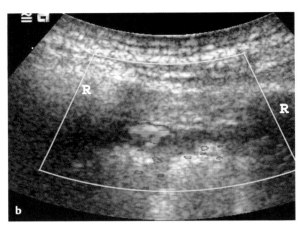

图 24.2 (a)壁层胸膜(PL)超声表现为一条细的回声线,沿着不规则肺表面(箭头)可见胸膜下沉积物。低回声带出现于肺表面和壁层胸膜之间。即使是呼吸运动的图像(深呼吸)亦不能肯定是少量积液或固体肿块。R,肋骨。(b)能量多普勒图像展示了深呼吸时典型的彩色多普勒液体征象。这种"运动伪影"是因液体移动(低脉冲重复频率,仪器设置为敏感)引起。甚至微小的胸腔积液亦可被检出,并能精确定位病变而避免活检无结果。

● 肿瘤活性部分显示(彩色多普勒、超声造影剂)有助于针对性选择取样,成功率高(图 24.3)。

● 外周肺肿瘤可通过彩色多普勒和超声造影剂与肺炎和肺不张区域(运动伪像少)进行鉴别[8,9]。

24.2 适应证

原则上,虽然超声能查见的团块都可用于活检,但仅有治疗指征(如化疗或放疗)或预计会带来重要预后信息的时候,才进行超声引导下的经皮穿刺活检。当患者检查时被怀疑外周肿瘤为恶性时,此时不必活检而应当进行一期手术切除。通过穿刺活检去证实那些已获得确诊或可能诊断的病变,显然毫无意义。能通过微创手段获取相同信息时,同样不选择活检[10-13]。

如下情况为胸部经皮穿刺活检或胸腔引流的适应证。

1. 胸膜腔积液(良性/恶性积液、脓胸)的研究。极少量的积液可通过彩色多普勒图像显示的"流体彩色征"(图 24.2)与胸膜增厚加以鉴别;从而避免活检无结果[9]。如怀疑脓胸,可选择性穿刺抽吸包裹性胸腔积液中单个的脓腔。

2. 穿刺和胸腔引流治疗恶性和血性胸腔积液。早期对脓胸进行确诊和治疗,可有效阻止脓腔分隔

的形成。如分隔已形成,可注射尿激酶溶解[3]。

3. 胸壁肿块(肿瘤、血肿、脓肿)包括肿块和肋骨、胸骨的破坏性病变。

4. 胸膜肿块。

5. 与胸壁相邻的外周肺部病变(肺肿瘤、肺炎、肺脓肿)。

6. 纵隔病变,尤其是前纵隔或上纵隔病变。

24.3 禁忌证

严重凝血功能障碍如 INR>2,血小板计数<50×10^9/L 是胸腔穿刺的绝对禁忌证。

相对禁忌证:大泡性肺气肿和肺动脉高压。严重的呼吸障碍和血气值低是穿刺引流的禁忌证,除非穿刺能改善患者状况[14]。

如果穿刺靶目标显示不佳或无法确认针道的安全性,则应当阻止穿刺活检或引流的进行[15]。

24.4 方法的选择

24.4.1 超声技术

高频探头(7.5~12MHz)以极高分辨率能详尽显示近场的胸壁结构。小探头(4~6cm)有利于声耦

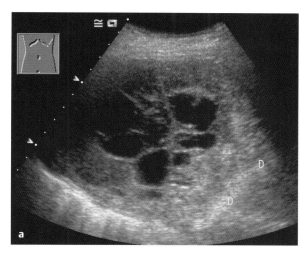
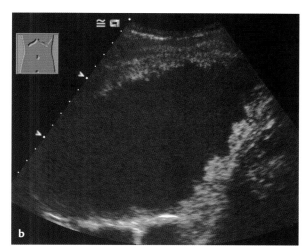
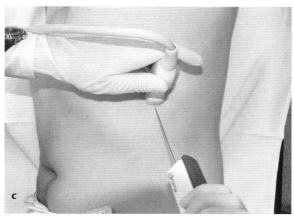

图 24.3　（a）放射显示左下肺区，B 型超声显示固体外形中心为囊性成分，即使将彩色多普勒调节至非常敏感的状态下仍无确切血流信号。D，膈肌。（b）超声造影剂以低机械指数（低 MI）显示肿块周边局限性增强回声。（c）以 BioPince 针（Peter Pflugbeil）对增强区域[Sono Vue（Bracco）]选择性活检。组织学显示为腺癌。

合和本身穿刺的过程。梯形图像可扩宽视野，改善肋间隙和肋骨边缘的胸膜区的显示。小头扇形探头有利于扫查肺病变。

彩色多普勒和超声造影剂检测能更加敏感地检测肿瘤的活性部分，能使活检位置更加精确，成功率更高（图 24.3）[16]。这些技术也可用于评估治疗的有效性，如姑息性射频热消融（RFTA）治疗胸壁肿瘤[如，转移性肝细胞癌（HCC）]。

彩色多普勒超声能识别内乳动脉和其他血管，经皮穿刺过程中要避免伤及这些血管[5]。

24.4.2 活检装置

无探针的穿刺针性价比高，抽吸细胞满意。外径 0.9mm（20G）的 1 号针，抽血时可产生较好回声，

针头显示为高振幅双回声反射，这些针也可用于积液的抽吸（Sterican，Braun Melsungen）。

切割活检针可切取标本并用于组织学检查。

超声探头和穿刺针尖的协调操作是最容易实现的"一人一手"的技术。这更容易在三个维度操控仪器，针尖调节更加迅速[7]。

自动单手使用的针系统或活检枪，尤其适合胸部病变。该系统有助于瞄准靶目标，缩短操作时间，这种快速针刺倾向于穿入而非偏离肺组织。这就带来更好的活检结果，并发症发生率较低，而且气胸发生少。

市场上一些活检针，几乎雷同，但作为操作者最好熟悉每一种针型。

当前我们更喜欢 BioPince 的工作原理

(BioPince 全芯活检装置,Peter Pflugbeil),其中一种特殊的活检钳将切割的标本留在针内,通过这种针能获取更大的标本,并可安全地取出。

直径 1.2mm 的针较细针(<1mm)能提供更多的组织以用于组织学评估,而并发症发生率仅较少增加。

Trucut 原理是使采集到的标本留在取样槽内,以使组织标本不致掉落(Trucut 针,Bard)。相对针径而言,其缺点是获得的标本短而小,系统控制相对较难。

Bard(以前的 Angiomed)开发的带有真空吸引装置的一次性穿刺活检系统(Surecut 原理)较 BioPince 针具有价格上的优势。其由快速向前推动的针切割标本。当针头往后退,通过抽吸即可使标本保留在针内。与 BioPince 相比,如果抽吸装置失效,标本可能会弄丢(肿瘤种植在针道上的风险,图 24.4)。

很少有必要使用针径大于 1.2mm 的活检针。简单的抽吸针用于黏度很高的液体。大容量的 Trucut 针可用在组织学分级,特别是胸壁良性病变,偶尔用于肺间质性改变。

引流管的直径取决于引流液体的黏滞度。原则上,抽吸时可放置套管针或使用 Seldinger 技术。套管针技术是胸部穿刺时最常用技术(图 24.5)。

可用设备

● Sterican 一次性使用注射针,1 号针(G20/0.9×40/80mm)。B. Braun Melsungen AG,D-34209 Melsungen,德国。

● Sonocan 一次性使用的超声引导下全芯活检针(G 20/0.9×100/150mm),B.Braun Melsungen。供

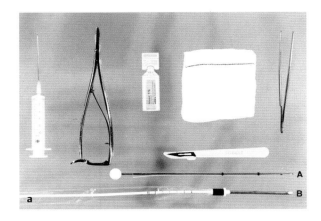

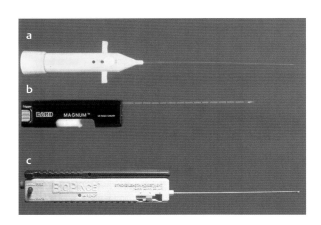

图 24.4 显示三种类型的活检枪,每一种装置都能设置其理想的活检深度(超声测量)。(a)带有真空装置的一次性穿刺活检系统(Bard,以前的 Angiomed)。通过快速向前运动的针切割样本,并通过负压保留组织。(b)重复使用的活检枪以 Trucut 针植入(Bard)。Trucut 针通过取样槽采集样本,以便拔针时样本不致丢落。这一设备仅半径芯,然而,有时候使用起来很累赘。(c)BioPince 活检枪(Pflugbeil-Amedic)。活检钳把切割的样本保留在针内,以使标本不致丢失。[Source: Reprinted from Chest Sonography, 3rd ed. (ed. Gebhard Mathis), 2011 with kind permission of Springer Science and Business Media.]

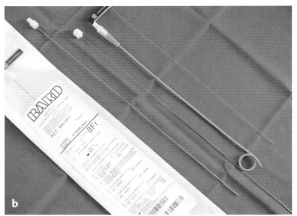

图 24.5 (a)胸腔引流设备(套管针技术)。A,经典的套管针导管(Argyle);可用的小口径和大口径导管。B,小口径 Pneumocat 导管(12F,Intra)。(b)Navarre 通用引流导管(Bard-Angiomed,8~12F),这是我们当前最喜欢用的导管。它有许多优点:可以直接通过小切口进针;不需预先扩张即可很轻松插入;抗扭曲;很少堵塞;保留有猪尾管。[Source: Reprinted from Chest Sonography, 3rd ed. (ed. Gebhard Mathis), 2011 with kind permission of Springer Science and Business Media.]

应商：Nicolai GmbH & Co. Ostpassage 7,D-30853 朗根哈根,德国。

- BioPince 一次性使用全芯活检枪（G 18/1.2 × 100/150mm），InterV-MDTech, Gainesville, 佛罗里达州,美国。供应商：Pflugbeil-Amedic。
- 一次性使用最大芯的标本活检装置(G 20~16/0.9 ~1.2 ×100/160mm)。 Bard GmbH, Wach-hausstrasse 6, D-76227,卡尔斯鲁厄,德国。
- Magnum 可重复使用的活检仪器,Bard。
- Magnum 一次性针（G 20~16/0.9~1.2 × 100/160 mm),Bard。
- Navarre 通用的镍钛合金做成的引流导管(6~12F×30cm),Bard。通用鲁尔锁适配器,Bard。
- Argyle 穿刺导管（12~17F/4~6mm)。Sher-wood Medical,塔尔莫尔,爱尔兰。电子商务代表：戈斯波特,PO13,OAS,英国。
- Argyle 密封胸腔积液引流装置。Tyco Healthcare,塔拉莫尔,爱尔兰。

24.5 准备

经皮活检或穿刺引流的基本设备及程序包括注射器、导管、活检针、手套、局部麻醉和无菌覆盖材料。在做任何干预时,患者必须有关于操作的步骤和风险的知情权。

准备工作还应包括凝血状态的评估(除胸壁活检外)。在选择穿刺前,抗血小板药应在手术前 4~5 天停止使用。对于需紧急穿刺时(如脓肿、有症状的胸腔积液),应当具体情况具体分析风险。

首先需要对病情做出诊断, 包括胸部超声,可能还包括胸部放射线或 CT 检查。接下来,需要确定穿刺目标、穿刺部位、进针的方向和针的路径。

血管和神经(如丛)是可视化的、能确定的,从而预防神经血管损伤(图 24.1)。

去除有菌的超声凝胶。经皮穿刺活检术需要无菌手套和局部消毒的喷雾(所有超声探头均不允许使用;必要时与制造商协商)或无菌导管凝胶(其价格低于超声消毒凝胶)。

虽然很多患者愿意选择局部麻醉,但局部麻醉仅在多次穿刺时或大口径针头时使用。

患者体位有坐位、仰卧位、侧卧位或俯卧位,以助于病灶的影像学检查及介入治疗。穿刺针穿刺的时候,患者应当屏气浅呼吸。

24.6 技术

24.6.1 胸壁病变

超声能清晰显示大多数胸壁肿瘤。穿刺时穿刺针尽可能平行于肺表面(图 24.6)。这就使穿刺针回

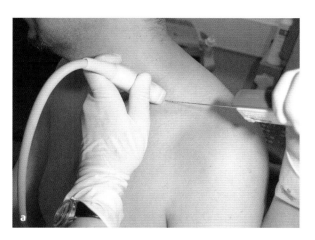
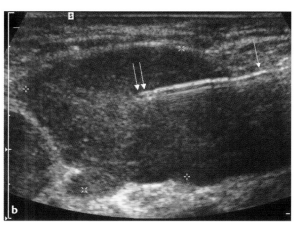

图 24.6 胸廓入口的低回声淋巴结活检(+ - +),穿刺针穿刺角度小,几乎平行于皮肤表面(a),以提高穿刺针的可视化程度,保护更深的结构。穿刺针的双层回声清晰可见(b)。针尖(↓↓);针杆(↓)(BioPince 针,1.2mm 针径)。这种技术也用于较大口径的针 （1.2~2mm）, 这对淋巴瘤分型或鉴别胸壁良性病变可能是必要的。[Source: Reprinted from Chest Sonography, 3rd ed. (ed. Gebhard Mathis), 2011 with kind permission of Springer Science and Business Media.]

声最小，发生气胸的风险最小。即使大口径针头（1.2~2mm），对于良性病变的区分，使用这种技术尤其有用[3,17-19]。

通常，一次性经皮穿刺抽吸积液，如有必要，可反复抽取。如果这些方式不成功，就放置引流。

肋骨转移通常会导致骨皮质破坏，超声可清晰界定这些病变，并伴随周围软组织反应，可以在超声引导下活检[20]。

细针穿刺活检（FNAB）可足够用于区分炎症和恶性肿瘤，其提供的成功率是88%~100%。如果怀疑浆细胞瘤，FNAB是最适合用于穿刺活检的，这是因为涂片诊断病变更加容易（图24.7）。针吸活检有时也许需要确定恶性肿瘤的组织学类型。

24.6.2 胸膜间隙

胸腔穿刺术

大量积液时，超声能确定胸腔的积液程度并标记穿刺部位的最佳肋间。然后在床旁进行（图24.8a）。对于复杂的积液（小量、分隔、包裹性、位置不佳），连续的超声引导下进行胸腔穿刺术更加安全（图24.8b）。这将显著减少气胸的发生率（小于1%），成功率是97%。注意避免彩色多普勒的"液体彩色征"（图24.2）而导致不必要的胸腔穿刺。由于金属套管对肺损伤的风险而优先选择塑料留置套管[21]。

▶**技术的简要概括**。局部麻醉后，带探针的塑料套管[如Abbocath（Hospital）]沿着预先选择的肋间隙的肋骨上缘进入胸膜，到穿刺针进入胸膜时会感到阻力轻微增加。然后取出探针，接入允许人工抽吸液体的专用胸腔闭式引流装置。

心力衰竭引起的单纯胸腔积液乃至穿刺活检所引起的少量气胸，均可通过胸腔穿刺术治疗。恶性胸腔积液和脓性或血性积液的穿刺抽液，由于有积液分隔的风险，应当采用导管引流（图24.9）

恶性胸腔积液的细胞学检查检出成功率仅有50%~75%。结核性胸腔积液的病原学检出的成功率仅20%~40%。鉴于采用经典的Abrams或Ramell技术对恶性胸腔积液进行盲穿胸膜活检的成功率仅50%，胸腔镜辅助穿刺越来越多地被应用。超声

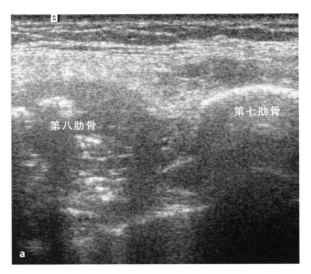

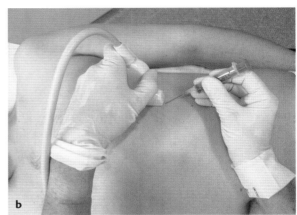

图24.7 （a）正常的第七肋骨是弯曲的，强回声的后方声影遮挡了肋骨深面的肺胸膜结构。第八肋骨显示出皮质表面破坏性回声变化，肋骨下方胸膜部分显示。肋骨变化的周围显示为低回声边缘，与周围软组织反应是一致性的。通常破坏性肋骨的这种改变是很容易活检的。（b）活检过程如图所示。细针穿刺抽吸活检用于鉴别炎症与恶性肿瘤已是足够，并优于切割针活检诊断浆细胞瘤。

引导的胸膜穿刺活检提供了一种可能的选择。据一项小样本数据报道，其准确率达到83%。如果胸腔镜不能使用或者需要重症监护的患者不可操作时，比如，超声引导的钳式胸膜活检即可代替完成（图24.10）[22]。胸膜增厚的FNAB是毫无价值的，应当局限于局灶性病变的研究。

经皮胸腔引流

选择一些恰当的病例，如恶性的、血性的、炎性胸腔积液可以通过超声引导经皮穿刺引流得以治

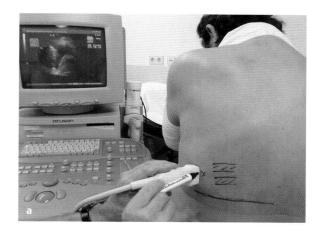

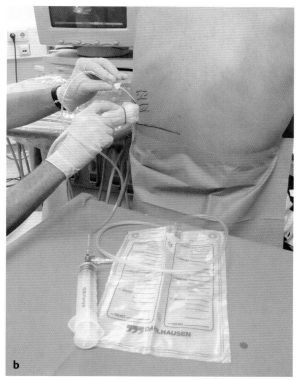

图 24.8 (a)有更多胸腔积液时,穿刺部位标记于最佳肋间,患者最好处于坐位。然后在病房进行胸腔穿刺。(b)复杂的胸腔积液应当在超声引导下穿刺引流。塑料导管经肋骨上缘植入。专用胸腔引流装置允许在密闭系统内人工抽吸液体。

疗。孔径小的导管[7~12F,如 Pleurocath(Prodimed)]能用于恶性积液的引流。通常以套管法,将导管置于胸膜腔最低位置引流。导管放置正确与否可滴入氯化钠溶液(10mL),通过超声显示检测。如有合适的设备提供,加入一滴超声造影剂(SonoVue,Bracco)到溶液中,可增强超声显示的灵敏度。可以高灵敏度检测导管错位或移位。造影剂不能进入整个胸膜腔从而识别出胸腔积液有分隔导致的引流不畅[23,24]。

恶性胸腔积液的胸膜固定术

由于胸腔积液分隔形成快,应当避免对恶性胸腔积液进行多次经皮抽吸。胸膜固定术是在第一次将胸腔积液引流完之后,注入硬化剂(细胞生长抑制剂、酸性四环素、纤维蛋白胶)。如有残余积液,不论积液有无分隔,均会显著降低胸膜固定术成功率,在注入硬化剂治疗之前,应当完全吸除积液。

脓胸

对脓胸做出及时诊断很重要,因为只有在急性期的 1~4 周,经皮穿刺治疗才可能取得成功(成功率 72%~88%)。当脓肿已形成,注入尿激酶(每次 50 000~100 000IU)可使穿刺引流的结果得到改善。

24.6.3 胸膜下肺病变

邻近胸膜的肺部周围型病变,或狭窄后肺不张或肺炎提供了超声声窗时,超声即可清晰显示肺部周围型病变,并在超声引导下活检。纵隔、膈肌,以及肋骨和肩胛骨后方区域是最不宜穿刺的部位。

大约 2/3 的肺癌在诊断时已不可治愈。在姑息治疗开始前(化疗、放疗),就应当取得组织学信息。外周肿瘤大于 3cm 时应当通过细针穿刺活检以对组织学进行评估(图 24.11b),其成功率是 70%~90%[25]。小于 3cm 的外周肺病变应当通过细针穿刺抽吸细胞学检查[25](图 24.11a)。

细针穿刺活检通常不能完全区分良恶性肿瘤(成功率仅约 70%),而最好使用胸腔镜楔形切除术[14]。

对于体积较大的肿瘤,可在连续超声引导下用传统技术,类似于甲状腺穿刺活检(见第 27 章)。穿刺针应当与探头同一平面,针尖进入壁层胸膜,确认肺部周围病变,将活检枪对准目标,即可快速获取样本组织。预先测量活检深度,以能最大限度地自由调节活检枪为进针长度标准。以此保护健康肺组织,并最大程度减少气胸的发生。

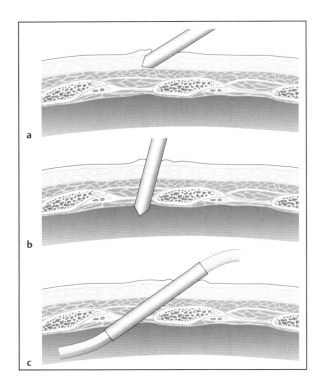

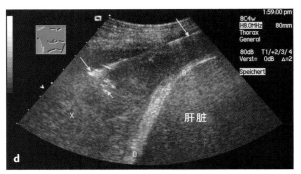

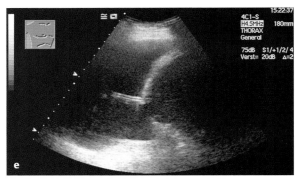

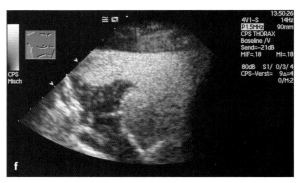

图 24.9 胸腔引流。(a~c)是胸腔穿刺技术示意图,皮肤切口(局麻下)处以引流导管(Navarre)斜向上沿着肋骨上缘进入胸膜腔,最好是在超声引导下,表现为平滑的线状强回声。(d)当盐溶液注入时,导管头端显示为云雾状回声(→←)。(e)移出导引钢丝,引流管显示为双线状回声,复杂积液时则很难看到这种结构。(f)加入少量超声造影剂(一滴 SonoVue),加入盐溶液并注入胸腔积液,显示造影剂迅速进入胸腔积液,则证明引导位置正确,预示着很好的结果。

即便外周肺病变小,有经验的术者也可操作活检。然而,经典的穿刺活检技术必须要加以修正改进才可能使用。就如甲状腺小病变,亦可对其进行"非典型"的活检(见第 27 章)。穿刺针贴近探头中心,并几乎垂直于皮肤进针,以扇形扫查"雷达"模式检测针尖。这种活检技术比较难学。

对于病灶小的另一种选择是用圆珠笔尖标记穿刺部位,比如在皮肤上做一环形标记,而后凭"记忆"穿刺活检。有经验的术者其效果并不逊色于连续超声引导下的穿刺活检。

如有小的穿孔活检转换器,也可以使用(穿刺针导引技术)[10]。

24.6.4 肺脓肿

极少数肺脓肿是经皮穿刺术的适应证。小脓肿比胸片显示清楚得多。超声造影剂检测小脓肿更加敏感。如果脓肿对主要的抗生素治疗无效果(如免疫抑制的患者),超声引导下脓肿穿刺能够确定 2/3

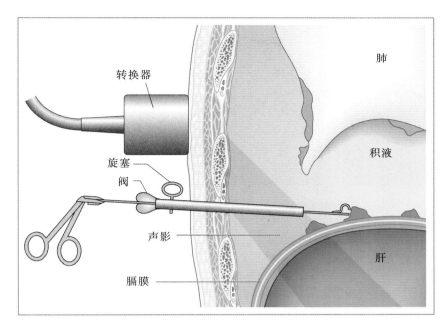

图 24.10　Seitz 技术下使用 Seitz 胸膜活检钳（Karl Storz）进行胸膜活检示意图。

病例的致病微生物（图 24.12）。其他治疗失败后超声引导下穿刺引流的必要性是极其少见的。必要时可经最短的径路,穿过实体、均质组织及受累部位或肺不张病变接近病灶,使瘘形成的风险降低[8]。

24.6.5 纵隔

只有少数纵隔肿块（胸骨后甲状腺肿、动脉瘤、囊肿、血栓）的病原学可通过典型的超声表现进行准确分类。

手术摘除肿块时,无创而组织切口不明显进行取样尤其重要,经皮穿刺活检较切除活检更容易达到这一目标。

大多数肿块位于前纵隔,超声引导下通常从胸骨上或胸骨旁（右侧卧位或左侧卧位）经皮穿刺活检[7,26]（图 24.13）。

因为大多数浅表纵隔肿块都是胸腺瘤或淋巴瘤,这些病变的病理分化需要较大的组织样本。我们使用的 BioPince 针（内径 1.2mm）通常能获取到足够样本以对病变加以鉴别。仅在特殊情况下使用更大口径的穿刺针。

通常情况下,超声引导下经皮穿刺活检无法达到后纵隔和下纵隔的病变。在某些情况下,可通过超声内镜和经食道超声对这些部位进行活检[19,27-30]。

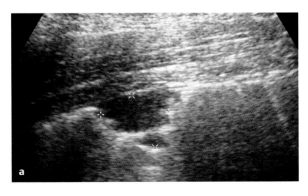

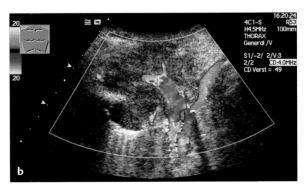

图 24.11　(a)多个小的(15mm)外周肺结节怀疑肺转移病变,细针穿刺活检显示病变为甲状腺滤泡状癌转移。(b)包绕血管的肺上钩瘤,通过切割针活检(1.2mm BioPince 针)证实该诊断。组织学:鳞状细胞癌。

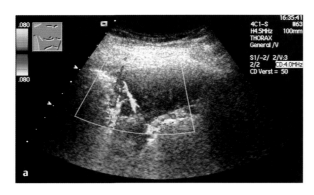 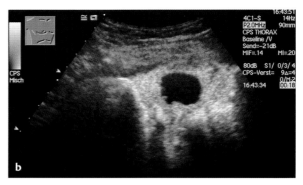

图 24.12 (a)难治性肺炎。B 型超声没有发现脓肿的证据,彩色多普勒扫查显示血管分布部分"缺失"。(b)超声造影剂发现边缘不规则缺损,该缺损为可经针吸培养的脓液。

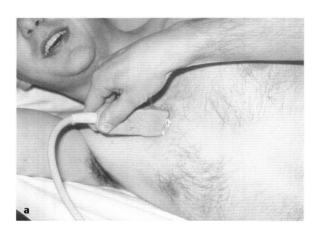 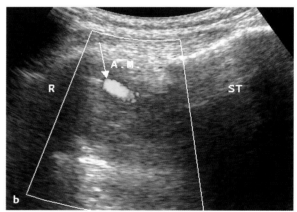

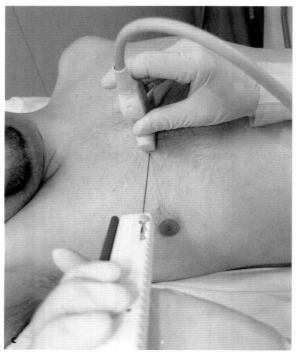

图 24.13 (a)右侧卧位胸骨旁超声扫查显示前纵隔和中纵隔部分。超声探头放置于肋间隙,在胸骨侧横断或矢状面扫查。(b)右侧位胸骨旁扫查显示前纵隔低回声团块,彩色多普勒(这里使用彩色多普勒能量图或能量模式)显示胸骨旁乳腺血管以避免穿刺活检过程中受损。(c)活检过程中采用经典技术(在探头平面的 BioPince 针)。

24.7 操作步骤

24.7.1 准备

将需要回答的问题作为穿刺前的准备,并按如下步骤进行。

- 回顾以前的检查结果(胸片、CT、纤维支气管镜)。
- 确定胸部超声状况。
- 是否有经皮穿刺活检的适应证?
- 超声引导下穿刺活检技术是否可行?
- 有无经皮穿刺活检的禁忌证?
- 从患者处获得书面同意书。
- 细针穿刺细胞学检查或活检?
- 选择适当的设备(针、引流)。

24.7.2 技术

步骤如下。

1. 患者体位(坐位、仰卧位、侧卧或俯卧)。
2. 选定穿刺位置和到病变部位的径路。
3. 擦除未消毒超声耦合剂。
4. 如有需要,给予局部麻醉。
5. 屏气时进针。
6. 对于穿刺细胞学检查:准备穿刺物涂片和细胞学检查分析。
7. 针活检术:评估活检组织。
8. 如有必要可重复。

24.7.3 术后护理

活检一侧应位于患者身体下方。如患者有不适或常规术后 3~4 小时,应当行超声检查。分析图像、与患者交流,并将结果简单地写在报告中。若无并发症,患者可出院,如有必要可加以随访。

24.8 问题和并发症

如经皮穿刺活检由经验丰富的术者操作,病例选择适当的情况下,其并发症发生率很低[31]。

24.8.1 活检后气胸

经皮穿刺活检后如病灶不能显示,即应当怀疑气胸的发生。当气胸存在时,正常运动的肺表面(呼吸时"胸膜"滑动征)不再显示。B 型超声显示的位于肺表面后方的混响(伪像)在彩色多普勒模式下显示为相应的彩色伪像。呼吸运动产生的滑动征用彩色多普勒能量显像(CDE、能量模式)以极高清晰度显示,甚至于静态图像也可记录到这种征象。当气胸发生时,彩色伪像("运动伪像")不再显示(图 24.14)。

超声检测气胸的敏感性很高(90%~95%)。若滑动征消失,超声不能定量游离气体,然而,胸部 X 片可定量[2]。

其他并发症如出血或咯血都很少见 (0%~2%)。迄今为止还没有气体栓塞或死亡的报道。

针道肿瘤细胞种植(接种转移)是非常罕见的(少于 0.003%),通常无显著的临床意义。肿瘤种植通常更多见于恶性胸膜间皮瘤的患者[32]。

24.9 术后护理和随访

通常术后 3 小时气胸达最大积气量,因此超声扫查应当在穿刺术后至少 3 小时进行,即使患者并无不适。超声引导下经皮穿刺活检后常规胸片是不必要的。如果已诊断为气胸(肺滑动征消失),胸部 X 片即可用于定量游离气体量。如果患者有症状或被发现有大量气体,即应当进行胸腔穿刺治疗,类似于经皮抽吸胸腔积液(见第 8 章),塑料套管针[如 Abbocath (Hospiral)、Angiocath (Becton Dickinson)] 即沿着上一肋骨缘进入胸膜腔。当穿刺针穿入胸膜腔时会感觉阻力轻微增加。肥胖患者,可以通过超声确定皮肤-胸膜的距离。随后拔出探针,塑料套管更适宜连于允许手动抽吸气体的特殊胸腔闭式引流设备。如果去除了所有"游离"胸腔积气,肺滑动征即能再次出现。第一个 10 小时的成功率是 90%。如果肺压缩再次发生,则需放置经皮引流装置。

如果术毕超声未显示有气胸或出血,患者出院时应告知,一旦出现呼吸短促、疼痛、发烧、脸色苍

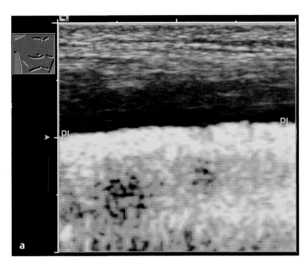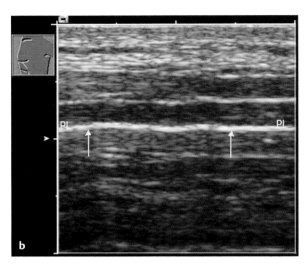

图 24.14 （a）呼吸时肺的运动可以进行动态跟踪检查（深呼吸跟踪），即便是 B 超也可以。彩色多普勒（尤其在使用彩色多普勒能量图或能量模式）能生动地描绘该滑动征，甚至于静态图像亦可记录到这种征象。（b）当气胸发生时，胸膜腔的气体取代了肺表面，胸膜滑动征就不再呈现。彩色伪像（"运动伪像"）便消失了。超声不能量化胸膜腔气体容积、评估气胸的程度，这就需要胸部 X 光检查。

白，或眩晕应立即返回医院。最后，告知患者获取活检结果的确切时间。

（左明良　译）

参考文献

[1] Chandrasekhar AJ, Reynes CJ, Churchill RJ. Ultrasonically guided percutaneous biopsy of peripheral pulmonary masses. Chest 1976; 70: 627–630

[2] Mathis G, ed. Bildatlas der Lungen- und Pleurasonographie. 3rd ed. Berlin Heidelberg New York: Springer-Verlag; 2010

[3] Sistrom CL, Wallace KK, Gay SB. Thoracic sonography for diagnosis and intervention. Curr Probl Diagn Radiol 1997; 26: 1–49

[4] Wang HC, Doelken P. Ultrasound guided drainage procedures and biopsies. In: Bolliger CT, Herth FJF, Mayo PH, Miyazawa T, Beamis JF, eds. Clinical Chest Ultrasound. From the ICU to the Bronchoscopy Suite. Basel: JF Karger-Verlag: 2009. Progress in Respiratory Research; Vol 37

[5] Blank W, Schuler A, Wild K, Braun B. Transthoracic sonography of the mediastinum. Eur J Ultrasound 1996; 3: 179–190

[6] Heilo A. US-guided transthoracic biopsy. Eur J Ultrasound 1996; 3: 141–151

[7] Ikezoe J, Morimoto S, Arisawa J, Takashima S, Kozuka T, Nakahara K. Percutaneous biopsy of thoracic lesions: value of sonography for needle guidance. AJR Am J Roentgenol 1990; 154: 1181–1185

[8] vanSonnenberg E, D'Agostino HB, Casola G, Wittich GR, Varney RR, Harker C. Lung abscess: CT-guided drainage. Radiology 1991; 178: 347–351

[9] Wu RG, Yang PC, Kuo SH, Luh KT. "Fluid color" sign: a useful indicator for discrimination between pleural thickening and pleural effusion. J Ultrasound Med 1995; 14: 767–769

[10] Blank W. Sonographisch gesteuerte Punktionen und Drainagen. In: Braun B, Günther R, Schwerk WB, eds. Ultraschalldiagnostik. Lehrbuch und Atlas. Landsberg/Lech: Ecomed; 1994;III-11.1:1–79

[11] Koegelenberg CF, Bolliger CT, Plekker D et al. Diagnostic yield and safety of ultrasound-assisted biopsies in superior vena cava syndrome. Eur Respir J 2009; 33: 1389–1395

[12] Mathis G, Bitschnau R, Gehmacher O, Dirschmid K. Ultrasound-guided transthoracic puncture [Article in German]. Ultraschall Med 1999; 20: 226–235

[13] Pedersen OM, Aasen TB, Gulsvik A. Fine needle aspiration biopsy of mediastinal and peripheral pulmonary masses guided by real-time sonography. Chest 1986; 89: 504–508

[14] Beckh S, Bölcskei PL. Biopsy of thoracic space-occupying lesions—from computerized tomography to ultrasound-controlled puncture [Article in German]. Ultraschall Med 1997; 18: 220–225

[15] Yang PC, Chang DB, Yu CJ et al. Ultrasound-guided core biopsy of thoracic tumors. Am Rev Respir Dis 1992; 146: 763–767

[16] Zimmermann C, Werle A, Schuler A, Reuss J, Gemacher O, Blank W. Echosignalverstärker in der sonographischen Diagnostik des Thorax. Ultraschall Med 2003; 24: 31

[17] Bradley MJ, Metreweli C. Ultrasound in the diagnosis of the juxtapleural lesion. Br J Radiol 1991; 64: 330–333

[18] Diacon AH, Theron J, Schubert PT et al. Ultrasound-assisted transthoracic biopsy: fine-needle aspiration or cutting-needle biopsy? Eur Respir J 2007; 29: 357–362

[19] Gleeson F, Lomas DJ, Flower CDR, Stewart S. Powered cutting needle biopsy of the pleura and chest wall. Clin Radiol 1990; 41: 199–200

[20] Civardi G, Livraghi T, Colombo P, Fornari F, Cavanna L, Buscarini L. Lytic bone lesions suspected for metastasis: ultrasonically guided fine-needle aspiration biopsy. J Clin Ultrasound 1994; 22: 307–311

[21] Reuss J. Sonographic imaging of the pleura: nearly 30 years experience. Eur J Ultrasound 1996; 3: 125–139

[22] Seitz K, Pfeffer A, Littmann M, Seitz G. Ultrasound guided forceps biopsy of the pleura [Article in German]. Ultraschall Med 1999; 20: 60–65

[23] Heinzmann A, Müller T, Leitlein J, Braun B, Kubicka S, Blank W. Endocavitary contrast enhanced ultrasound (CEUS)—work in progress. Ultraschall Med 2012; 33: 76–84

[24] Weiss H, Weiss A. Therapeutic interventional sonography [Article in German]. Ultraschall Med 1994; 15: 152–158

[25] Hsu WH, Chiang CD, Hsu JY, Kwan PC, Chen CL, Chen CY. Ultrasound-guided fine-needle aspiration biopsy of lung cancers. J Clin Ultrasound 1996; 24: 225–233

[26] Heilo A. Tumors in the mediastinum: US-guided histologic core-needle biopsy. Radiology 1993; 189: 143–146

[27] Gupta S, Gulati M, Rajwanshi A, Gupta D, Suri S. Sonographically guided

fine-needle aspiration biopsy of superior mediastinal lesions by the suprasternal route. AJR Am J Roentgenol 1998; 171: 1303–1306

[28] Rubens DJ, Strang JG, Fultz PJ, Gottlieb RH. Sonographic guidance of mediastinal biopsy: an effective alternative to CT guidance. AJR Am J Roentgenol 1997; 169: 1605–1610

[29] Schlotterbeck K, Schmid J, Klein F, Alber G. Transesophageal ultrasound for staging lung tumors [Article in German]. Ultraschall Med 1997; 18: 153–157

[30] Schuler A, Blank W, Braun B. Sonographisch-Interventionelle Diagnostik bei Thymomen. Ultraschall Med 1995; 16: 62

[31] Weiss H, Düntsch U. Complications of fine needle puncture. DEGUM survey II [Article in German]. Ultraschall Med 1996; 17: 118–130

[32] Wang HC, Yu CJ, Chang DB et al. Transthoracic needle biopsy of thoracic tumours by a colour Doppler ultrasound puncture guiding device. Thorax 1995; 50: 1258–1263

第 **4** 篇

超声引导介入治疗：泌尿系统

第 25 章

经皮肾穿刺

U. Goettmann, B. K. Kraemer

经皮肾穿刺活检术已成为诊断肾脏疾病的金标准。活检标本光镜检查、免疫组化和电子显微镜检查三者结合对其诊断成为现实。同时肾活检已成为移植肾中不可或缺的工具。除了零点活检(手术中组织采样),有计划性的活检再次被越来越多地用于监测器官功能。肾活检的结果应该始终与临床表现和实验室检查相结合来解读。

25.1 适应证

目前,在需要肾活检的特定患者中没有标准化的流程可供提供。肾活检的频率从每百万人口中 75~250 人不等,取决于肾病专家所选择的标准。作出肾活检决定主要需要权衡治疗益处和潜在并发症。排除肾前性和肾后性的原因后,无法找到原因的肾衰竭伴有肾功能恶化应该被考虑为绝对禁忌证。特别是出现肾尿沉渣时,怀疑肾小球肾炎产生了快速的进展[1]。

当蛋白尿的含量大于 $3.5g/(24h \cdot 1.73m^2)$,则可认为是肾病综合征,肾活检一般在成人中推荐,这是由于治疗方案往往十分不同,而且肾活检的结果能指导合适的免疫抑制疗法[2]。肾活检一般不在六岁以下伴有肾病综合征症状的儿童中开展,这是由于在这类患者中有超过 90% 伴有轻度的肾小球血管炎。

在移植医学中,肾活检在短期术后康复期(用于鉴别急性免疫排斥与急性肾衰竭)和慢性移植器官功能衰退的患者中都会使用到。

用于适用肾活检的主要情形列如下。

● 在排除肾前性或者肾后性原因后且怀疑是快速的肾小球肾炎时的急性肾衰竭伴快速的功能减退。

● 肾病综合征 [尿蛋白>$3.5g/(24h \cdot 1.73m^2)$];在疑似糖尿病肾病的患者中需要依照个案进行决定。

● 肾小球性血尿和相关的尿蛋白大于 1g/d。

● 肾脏受累的全身性疾病,尤其是在红斑狼疮、脉管炎和淀粉样变。

● 需要评估对免疫抑制剂治疗的疾病敏感程度。

● 急性和慢性的肾移植后的肾功能减退。

● 怀孕期间的严重急性肾衰竭 (除子痫前期外)。

单纯的显微镜下血尿并不需要进行肾活检。如果显微镜下血尿与持续性的蛋白尿>1g /d 相关,大多数中心都建议进行组织学评价。在慢性肾衰竭患者中(肾小球滤过率<30mL/min,肾脏尺寸<9cm),一般不进行肾活检,因为缺乏治疗意义且有较高的并发症发生率(出血的危险)。某些文献或建议对肾活检的适应证作进一步的调整[1-5]。

25.2 禁忌证

进行肾活检的必要前提是患者配合及完整的凝血功能,包括有正常的前凝血酶时间、部分促凝血原激酶时间和正常的白细胞计数。血小板功能在先前有凝血障碍和正在服用抗血小板药物或 NA-SAID 药物时应该进行评估。血小板功能可以由出血时间或进行评估血小板功能检测(PFA)测定[6]。PFA-100 分析仪比在体内测试出血时间提供了更好的灵敏度和特异性[7]。肾活检后,已经有关于延长的出血时间或 PFA 异常的患者与出现出血并发症之间的相关性的有争议的数据被发表[8-11]。但是,最近的研究已经表明,即使使用阿司匹林也不增加超声引导下经皮肾穿刺后的严重并发症风险[12,13]。

另一方面,我们认为,抗血小板药物和 NSAID

应尽可能地在穿刺前停用。在一些情况下,延长的出血时间能被去氨加压素（0.3μg/kg 静脉注射)掩盖[14]。

相对禁忌证是肾盂积水、肾盂肾炎、肾周围脓肿、不受控制的高血压(上限 150mmHg 的收缩压和 95mmHg 舒张压)、肾脏形状和位置的异常(马蹄肾)、大肾肿瘤和小肾(增加出血的危险)。在仔细检查过的患者中,只有一个肾脏不算是相对禁忌证[2,14]。

25.3 材料和设备

完整的活检通道和侧面安装有可调针导向的特别的活检探头(线阵探头)证明能在超声引导下进行有效的肾组织活检。线性阵列探头提供高近场分辨率并与皮肤接触稳定,从而允许更准确的针导向。换能器和针导向应该在每次使用前进行灭菌。

该换能器具有更小的体积和多个可变扫描角度,例如,这可能对处理肋骨阴影或上覆肠等有帮助。它也具有很好的性价比,通过将 3.5 MHz 的探头活检传感器添加一个活检装置而变为活检探头(图 25.1 和图 25.2)。

大多数超声制造商为他们的传感器系统提供了可以调节的针导向。我们使用无菌的、一次性的程序套件包括针导向、用于 14G 至 18G 针头的插口、无菌超声凝胶剂和消毒的传感器套(图 25.3)。

特殊的 14~18G 的穿刺枪针 (长度为 16cm 或 20cm)已被广泛的经皮肾活组织检查采用。大针每针能取出更多的肾小球。最近的一项前瞻性随机研究显示,在进行 14G 或 16G 针穿刺中没有出血并发症的差别,同时,在移植肾中 14G、16G、18G 针也没有差别[9,15]。头我们在非移植患者和移植患者中通常使用 16G 针(或在特定情况下用 18G 针)。

不同的供应商应同时提供一次性无菌活检系统和可以单独使用的活检枪和穿刺针。

25.4 准备工作

知情同意书应包括过程中的所有步骤、可能出现的并发症、穿刺后的患者须知。出于法律的要求,知情同意书应该在穿刺前就以书面记录的方式签

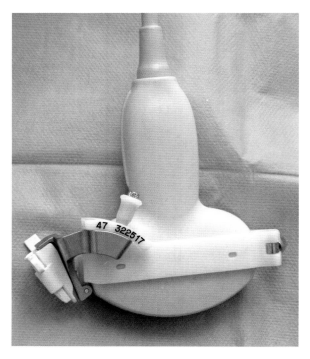

图 25.1 弧形线阵传感器具有可调节的针导向。

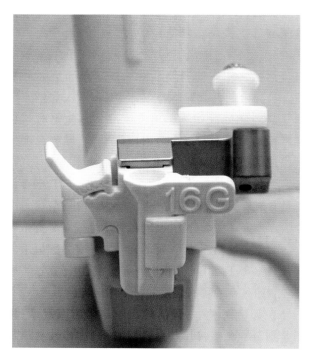

图 25.2 弧形线阵传感器具有可调节的针导向、特写视图。

订。对非移植肾脏的左侧或右侧肾下极的活检通过在患者俯卧的后方进行穿刺。大多数现代的超声系统可以在屏幕上添加穿刺针具体路径的特殊活检

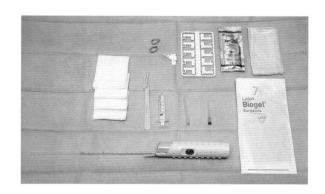

图 25.3　无菌的、一次性操作包(包括针导向和插口),超声凝胶包,以及无菌一次性探头套 [Ultra-Pro Ⅱ 的针导向(CIVCO)]。最大号的一次性粗针穿刺装置(Bard)和其他的材料也展示在图中。

程序。患者在穿刺前应禁食 6 小时但允许喝液体。早上服用的药物,特别是高血压患者,应像往常一样服药。对于新近的移植患者,应延长液体摄入的中断时间。实验室值应包括当前凝血状态、血液计数、肌酐、尿素和尿常规。静脉通路应始终建立,穿刺部位应该大面积备皮。

25.5　步骤

25.5.1 非移植肾的活检

　　所有必要的器械都备齐放在无菌台上后,非移植肾的患者采取俯卧。在患者腹部下方肚脐处放一个泡沫垫。当患者处于这样的体位时,应该在放置无菌铺巾和做穿刺点标记之前进行肾脏的超声检查。在完全吸气的状态下,穿刺点应越靠近肾脏的下方越好,这样能避开下方肋骨的影响。由于可能导致气胸,通过肋间的活检路径应避免。如果穿刺路径被肋或肠挡住,该穿刺应该换到对侧肾进行。应该测量从肾包膜到皮肤的距离以保证穿刺针不会进入太深。

　　肾活检应始终在无菌条件下操作。首先,皮肤部位应备皮,喷抗菌剂并盖上无菌单,只留出未遮盖的活检部位的大部分面积。之后,进行外科手消毒,操作人员应戴上无菌手套和口罩(如果患者处于高风险的感染,再穿一层无菌罩衣)。在这个阶

段,助理可操作传感器,维持肾脏的图像在屏幕上。助理仅仅进行这些操作,也必须戴上口罩和无菌手套。

　　当使用一个常规的 3.5MHz 腹部超声探头时,它配有针导向配件,然后套上一次性无菌探头罩。在套上之前,应在探头涂抹大量超声波凝胶以改善机械耦合。用于活检穿刺的无菌针导向应固定在针导向配件侧面的把手上(图 25.1 和图 25.2)。当使用无菌线阵活检探头时,合适的针导向是安装在探头的小孔上的。

　　例如,当使用 2% 甲哌卡因进行局麻时可见皮肤有水泡。用尖锐的手术刀纵向切开皮肤,以帮助渗透表皮。对于深层组织浸润,在超声引导下用 21G 皮下注射针头推送至肾包膜,足量的麻醉剂顺针穿刺路径进入体内。仔细进行深部浸润麻醉能使患者在穿刺过程中几乎感觉不到疼痛。

　　活检针插入活检枪,弹簧机构是竖直的然后安全锁被松开。接下来进行喷雾消毒,通过连续的超声引导使引导针缓慢地推进穿刺,穿刺针靠近肾包膜越垂直越好。助理在针推入到肾包膜时保持超声屏幕的最佳影像(图 25.4)。

　　当针尖到达包膜时能感受到明显阻力。如果针尖回声在屏幕上不明显的话,探头可以略微倾斜一点。当患者屏气时,针尖接触肾包膜,提示患者继续

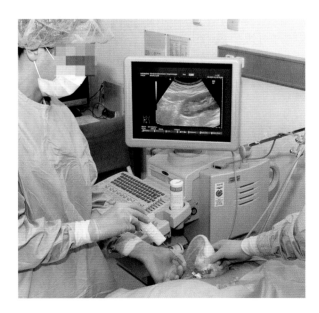

图 25.4　在超声引导下穿刺针小心地推送到左肾。

屏气然后激活穿刺枪(图 25.5)。

因为针刺入肾实质时呈现高回声,在该穿刺枪开关被触发前,应注意,该针尚未进入肾包膜。否则将导致一个取样过深的活检,将取到肾髓质并增加出血风险。激活穿刺枪应该在屏住气息时进行,以避免刺破肾脏表面。

获得的组织芯应该在浸泡在预制好的 4%甲醛溶液中。质量合格的标本应该立即送往病理学检查。详细的病理报告需要一个组织芯,它至少应有 1cm 长,大约 1.2mm 直径。组织芯内应含有至少 10~12 个肾小球。如果不能确定样品是否合适,其肾小球数量可由通过 6 倍的光学显微镜下进行检查,为了提高诊断率,建议取两个肾组织芯。

活检后应该立即在活检区域仔细用超声检查是否有出血并发症。穿刺区域局部按压 5 分钟后,患者躺在沙包上(自身肾脏)或沙包放置在活检部位(移植肾)。

25.5.2 回顾操作步骤

1. 无菌器械准备,建立静脉通道,检查血压,并且让患者俯卧在一个泡沫垫上。

2. 屏幕上可见穿刺针的穿刺路径。

3. 在屏气状态下决定最佳的穿刺路径,超声可视左肾或右肾的下端,穿刺点在皮肤上标记

4. 穿刺区域用无菌铺巾覆盖

5. 针导向连接到探头上,无菌条件下,穿刺点用超声再次检查

6. 穿刺区皮肤用局部麻醉浸润,用手术刀切开一个小口。至肾包膜的深层组织在用超声引导下用

21G 针进行浸润。

7. Trucut 针被安装在活检枪,弹簧开关被板起,松开保险。

8. 超声引导下活检针是通过活检穿刺路径并仔细推入肾包膜下极。

9. 活检枪在屏气状态下激发。

10. 得到的组织芯小心地固定在 4%甲醛中并评估其质量是否可接受。

11. 活检区域超声检查,穿刺位点压迫止血 5 分钟,并且患者躺在沙袋上 8 小时。

25.5.3 移植肾的活检

经移植的肾(图 25.6)通常活检取在患者仰卧位时肾的上端,这是由于在移植肾的表面,腹膜外的位置在髂窝。检查上覆肠是很重要的,特别是在联合肾和胰腺移植患者中(肾移植位置在腹膜内)。如果由于解剖学原因而必须取肾的下端,靠近穿刺区域的吻合血管和输尿管可以通过彩色多普勒超声来鉴定。浅表皮肤水泡可以保证足够剂量的麻醉。该过程的其余部分是类似于上述的非肾移植的肾脏活检。

25.6   并发症

肾活检主要并发症是出血,这可能出现在三个部位的任何一处。

- 尿流出道,造成轻微或明显的血尿。
- 肾包膜下方,由于压力导致填塞,并表现疼

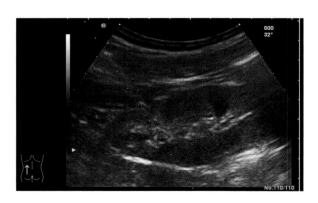

图 25.5   左肾活检。针的回声线清晰可见。

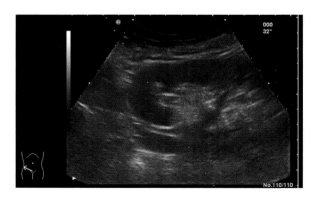

图 25.6   调节针导向的角度后,右下腹移植肾的超声波图像(这里设置为 32°)。

痛症状。

● 出血至肾周间隙，并形成大块的血肿，血红蛋白下降。

自从超声引导下活检和全自动穿刺枪出现，严重的肾活检出血并发症已很罕见。短暂的血尿发生在几乎所有患者身上，大量血尿的发病率是 0.8%~7.5%，其中 0.3%~5% 受影响的患者需要输血[9,11,16-18]。血尿合并膀胱填塞已成为极其罕见的并发症[19]。最常见的出血并发症是肾周血肿，而且这通常是无症状的。穿刺后的 CT 研究已经揭示 50% 的肾穿刺有出现小血肿[5]，临床显著的血肿的发病率（肋肋疼痛，Hb 下降>20g/L）只有 1.5%~2.5%[9,16,20]需要手术治疗的血肿是非常罕见的，显著的出血需要在血管造影下卷曲受损肾动脉来治疗（至多只有病例的 1.2%）[11,16,17,19-21]。肾活检后死亡是罕见的，有几项研究报告死亡率为 0.02%~0.1%[5,18,20]。事实上，在许多高度专业化的肾脏病中心，肾活检的实行由经验丰富的术者操作，几十年来无一例死亡。自彩色多普勒超声出现以来，肾活检后偶然的超声检查时，更多的动静脉瘘被检查出。肾移植的发病率（16.9%）高于自体肾脏（4.4%）[14]，但由于有超过 95% 的自发愈合率，这些瘘管的临床意义不大。只要执行了 8 个小时的术后观察期，将肾穿刺活检作为一般门诊手术不会增加风险[5,22]。报道显示对于自体肾脏的活检，67% 的并发症出现在术后前 8 小时，90% 出现在术后 12 小时[18]。对于移植肾脏 87.5% 的并发症出现在术后前 8 小时[23]。因此，门诊进行肾穿刺还是残存一定的风险，我们不建议这样做。

25.7 穿刺后护理

活检穿刺后，患者应维持处于仰卧姿势，而且应 24 小时卧床休息。沙袋放置活检部位下方 8 小时，以防止穿刺后出血。前两小时我们每 30 分钟检查一次脉搏和血压，然后接下来 4 小时每小时检查一次，最后，每 2 个小时检查一次。血液计数和超声检查在第二天早晨例行检查。在我们医院，每 6~8 小时还要检查血常规。保持大量的体液补充（约 3L / 24 小时），并取尿液检查血尿。患者在第一个正常的血细胞计数后就可以进食。患者应避免提重

物，避免剧烈运动，有可能的话活检后两星期内避免服用抗血小板药。在条件允许情况下，采取全抗凝的患者应该住院观察一周。门诊穿刺的患者应至少观察 8 小时[5]。我们医院的自体肾或移植肾的穿刺患者会住院观察一个晚上，直到第二天可以离开。

25.8 耗材和器械清单

● 线阵或传统的 3.5 MHz 的曲阵探头。

● 用于线阵探头的可调节角度的针导向，用于曲阵探头的可调针导向 [例如，EZU PA7C1（Hitachi)]（图 25.1、图 25.2 和图 25.3）。

● 一次性无菌操作包，含针导向、消毒的超声耦合剂和无菌的一次性探头套 [Ultra Pro II 的针导向（CIVCO)]。

● 为进行更深入的浸润麻醉所用的针（如 21 号，长 50mm）。

● 16G 或 18G Trucut 活检针（如 Magnum 活检针，长 20cm，1.7mm 标本槽）。

● 活检枪 [如 Bard Magnum 或 MAX-Core 自动化一次性活检系统（Bard)；图 25.3]。

（周果 译）

参考文献

[1] Andreucci VE, Fuiano G, Stanziale P, Andreucci M. Role of renal biopsy in the diagnosis and prognosis of acute renal failure. Kidney Int Suppl 1998; 66: S91–S95

[2] Fuiano G, Mazza G, Comi N et al. Current indications for renal biopsy: a questionnaire-based survey. Am J Kidney Dis 2000; 35: 448–457

[3] Feneberg R, Schaefer F, Zieger B, Waldherr R, Mehls O, Schärer K. Percutaneous renal biopsy in children: a 27-year experience. Nephron 1998; 79: 438–446

[4] Gerth J, Wolf G. Nierenbiopsie: Indikation und Durchführung. Nephrologie 2008; 3: 169–177

[5] Korbet SM. Percutaneous renal biopsy. Semin Nephrol 2002; 22: 254–267

[6] Harrison P. Assessment of platelet function in the laboratory. Hamostaseologie 2009; 29: 25–31

[7] Favaloro EJ. Clinical utility of the PFA-100. Semin Thromb Hemost 2008; 34: 709–733

[8] Islam N, Fulop T, Zsom L et al. Do platelet function analyzer-100 testing results correlate with bleeding events after percutaneous renal biopsy? Clin Nephrol 2010; 73: 229–237

[9] Manno C, Strippoli GF, Arnesano L et al. Predictors of bleeding complications in percutaneous ultrasound-guided renal biopsy. Kidney Int 2004; 66: 1570–1577

[10] van den Hoogen MW, Verbruggen BW, Polenewen R, Hilbrands LB, Nováková IR. Use of the platelet function analyzer to minimize bleed-

ing complications after renal biopsy. Thromb Res 2009; 123: 515–522

[11] Waldo B, Korbet SM, Freimanis MG, Lewis EJ. The value of post-biopsy ultrasound in predicting complications after percutaneous renal biopsy of native kidneys. Nephrol Dial Transplant 2009; 24: 2433–2439

[12] Atwell TD, Smith RL, Hesley GK et al. Incidence of bleeding after 15,181 percutaneous biopsies and the role of aspirin. AJR Am J Roentgenol 2010; 194: 784–789

[13] Mackinnon B, Fraser E, Simpson K, Fox JG, Geddes C. Is it necessary to stop antiplatelet agents before a native renal biopsy? Nephrol Dial Transplant 2008; 23: 3566–3570

[14] Stiles KP, Yuan CM, Chung EM, Lyon RD, Lane JD, Abbott KC. Renal biopsy in high-risk patients with medical diseases of the kidney. Am J Kidney Dis 2000; 36: 419–433

[15] Nicholson ML, Wheatley TJ, Doughman TM et al. A prospective randomized trial of three different sizes of core-cutting needle for renal transplant biopsy. Kidney Int 2000; 58: 390–395

[16] Hergesell O, Felten H, Andrassy K, Kühn K, Ritz E. Safety of ultrasound-guided percutaneous renal biopsy-retrospective analysis of 1090 consecutive cases. Nephrol Dial Transplant 1998; 13: 975–977

[17] Meola M, Barsotti G, Cupisti A, Buoncristiani E, Giovannetti S. Free-hand ultrasound-guided renal biopsy: report of 650 consecutive cases. Nephron 1994; 67: 425–430

[18] Whittier WL, Korbet SM. Timing of complications in percutaneous renal biopsy. J Am Soc Nephrol 2004; 15: 142–147

[19] Bach D, Wirth C, Klein B, Hollenbeck M, Grabensee B. Perkutane Nierenbiopsie. Nieren und Hochdruckkr 1998; 27: 355–360

[20] Mendelssohn DC, Cole EH. Outcomes of percutaneous kidney biopsy, including those of solitary native kidneys. Am J Kidney Dis 1995; 26: 580–585

[21] Riehl J, Maigatter S, Kierdorf H, Schmitt H, Maurin N, Sieberth HG. Percutaneous renal biopsy: comparison of manual and automated puncture techniques with native and transplanted kidneys. Nephrol Dial Transplant 1994; 9: 1568–1574

[22] Fraser IR, Fairley KF. Renal biopsy as an outpatient procedure. Am J Kidney Dis 1995; 25: 876–878

[23] Yablon Z, Recupero P, McKenna J, Vella J, Parker MG. Kidney allograft biopsy: timing to complications. Clin Nephrol 2010; 74: 39–45

第 26 章

泌尿系统介入

D. Brix, A. Ignee, C. F. Dietrich

第一例的连续超声引导下的泌尿系统介入术的报道是在 1979 年发表的。该介入术成功地在连续超声引导下完成,全过程没有采用放射线照射。

由于我们的读者可能对泌尿系统的介入相对其他介入而言了解得要少一些,所以我们对泌尿系统介入的讨论将包括一些基本的概念[1]。

26.1 经直肠超声检查前列腺

26.1.1 引言

经直肠超声检查(TRUS)前列腺已成为泌尿科成熟的诊断和治疗工具,直肠到前列腺的距离很近,这使得可以采用空间分辨率较高的 6~10MHz 的高频探头来进行检查。

组织学研究发现前列腺[2]存在三个腺体区(周边、中央和过渡区)和一个基质区(前段)的存在。这样的分区方法也可以在超声图像上进行采用[3]。

26.1.2 设备要求

TRUS 应在具有高频探头(6~10MHz)的设备上进行至少两个标准的平面检查。此外,探头应该有一个活检通道或穿刺架,以允许超声引导下进行穿刺活检、注射抗生素、脓肿引流或近距离放射治疗。大多数现代超声探头具有彩色多普勒和双重功能,而且一些设备允许造影剂成像和弹性成像。

26.2 前列腺疾病

26.2.1 前列腺癌

病因和发生率

前列腺癌是影响西方男性人群的最常见的器质性癌症。每年在美国新发前列腺癌为 241 740 例[4]。

这有多种致病原因:人种(发病率较高的非裔美国人比日本裔高 30 倍)、饮食(高脂肪、低纤维的食物提高了发病风险,多吃豆类减少风险)、基因(有家族史的具有更高的风险)、环境(职业原因导致镉摄入)和激素(雄激素的刺激)。

诊断

前列腺癌诊断是基于直肠指检、血清 PSA(前列腺特异性抗原)水平、前列腺的经直肠超声检查。大多数前列腺癌发生在腺体的周边区,若肿瘤体积 > 0.2mL,在该区域是可以被触诊的。因此,一个可扪及的可疑结节是前列腺活检的绝对适应证。

TRUS 具有大约 36% 的特异性,被认为是在前列腺癌诊断中的辅助手段。一些研究表明,TRUS 的检出率大约为 20%,阳性预测值为 30%~58%。阴性预测值是 50%~65%。一些研究还研究了 TRUS 的灵敏度,特别是一些包膜受累或浸润至精囊的重要术前检查中,累及外包膜的可达到 83% 的敏感性和 67% 的特异性,精囊浸润的为 43% 的灵敏度和 86% 的特异性。今天 TRUS 无可争议的领域是超声引导下经直肠前列腺穿刺活检。经会阴的穿刺方法主要是用在曾经进行过直肠切除的患者中[5]。

前列腺癌通常会是一个低回声区域,并且这样的图像应该在轴向平面和径向平面重复检查。在 35% 的病例中,病变出现等回声甚至高回声。相反,不是所有的低回声都是前列腺癌。基于一些分析比较 TRUS 与组织学检查的研究,我们发现腺体的周边区域稍高回声区可以提示为正常前列腺组织、急性或慢性前列腺炎、前列腺萎缩、前列腺梗死或前列腺上皮内瘤(PIN)。

因此,以下几个超声标准被认为是提示患有前列腺癌。

●周围区域的低回声区伴不规则边界。

●通过前列腺包膜的高回声带,异常区域渗透或延伸到直肠壁。

●前列腺叶不对称。

●前列腺和精囊之间贴合部分消失。被癌症侵袭的精囊也呈现不对称扩张。

治疗

根据患者年龄和健康状况、PAS、病理阶段(TNM)和超声引导下的肿瘤分级(Gleason 评分)进行治疗。局部的前列腺癌主要通过前列腺切除来根治,其他方法则是采用现代的放射治疗手段[高剂量率(HDR)和低剂量率(LDR)],经皮或不经皮的近距离放射治疗,甚至主动监测。转移性前列腺癌主要是采用抗雄激素治疗。如果肿瘤变得抗激素治疗不敏感(激素难治性前列腺癌,HRPC)则采用不同的抗肿瘤药物(紫杉烷类、米托蒽醌类药物)来进行姑息治疗[6]。

26.2.2 前列腺脓肿

诊断

脓肿的形成破坏了前列腺的正常带状结构。正如在其他器官一样,脓肿一般出现低回声与边界不清的特征。该低回声区,有时包含内部回声。

治疗

穿刺治疗按照 TRUS 指南,经直肠或经会阴超声引导下的穿刺引流可以被用来进行治疗。 如果抽吸出有感染的液体, 大于 2cm 的脓肿应进行引流。这可以通过使用 Seldinger 技术顺着导丝用特氟龙扩张器来扩张穿刺通道来完成。 接着, 插入猪尾管,然后将庆大霉素 40mg 灌输进入脓腔并保持一小时。 然后将脓腔内的液体全部排出到引流袋内。当彻底排完后,取出导管,用腔内超声评估引流位点的情况。

另一种治疗方法是用经尿道前列腺切除术(TURP)切开脓肿。

26.3 前列腺穿刺

26.3.1 介绍

前列腺的粗针检查一般都是采用经直肠来进行的。经会阴的方法常规用于近距离放射治疗,但不常用于活检穿刺。该活检用 18G 针头和一个含弹簧装置的活检枪[如 Biopty 设备(Bard)]。没有任何证据表明活检针会在前列腺癌穿刺中引起肿瘤的扩散。要区分靶向活检和系统性活检,靶向活检已经通过超声或触诊进行确认了取样区域,系统性活检则是按照标准流程对前列腺所有的区域都进行取样。经典的由 Hodges 制定的六分活检法已经被更有利的取样容量和年龄依赖型的穿刺策略所取代,如 Vienna 算法。

26.3.2 适应证

只要一出现可能的有前列腺癌治疗指征的病例都应该进行穿刺活检。有关 PAS 水平和前列腺相关风险的相关性, 对于 PAS 水平为 0~0.5 的为 6.6,对于 PAS 水平为 3.1~4.7 的为 26.9。

26.3.3 知情同意书和相关准备

患者需要被告知与穿刺活检相关的利弊,并进行书面签署(如 Diomed 同意书表格)。

我们经常在穿刺前进行清洁灌肠。并在穿刺前的上午口服一次抗生素与促旋酶抑制剂(1×500mg 诺氟沙星), 并在穿刺后的 3 天内每日服用一次。肠道被清空后, 局部麻醉剂给药 [Instillagel(Farco Pharma)药物,15mL]15 分钟后,患者取左卧位并保持膝盖和臀部弯曲。首先进行直肠指检是以评估括约肌张力和可触及部分,然后用 TRUS 进行容量测定。在我们医院我们一般遵循 Vienna 算图来进行系统性活检(图 26.1)。取得的组织样品单独固定在甲醛中,并用以进行组织学检查。

26.3.4 并发症和其对应方法

患者如有较高肛门括约肌张力或肛门括约肌硬化可能会出现用腔内探头检查后几天的不适应。

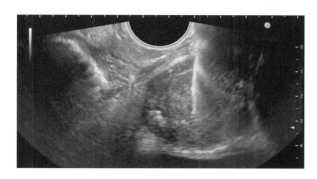

图 26.1　超声引导下前列腺穿刺活检。Vienna 算图用于确定最佳的组织取样量。

经直肠前列腺活检的并发症发病率(不论取组织的数量),包括以下几种[8]:血精,37.4%;持续尿道出血>1 天,14.5%;直肠出血,2.2%;前列腺炎,1.0%;发热,0.8%;附睾炎,0.7%;尿脓毒症,0.3%;尿潴留,0.2%。

根据不同的症状,并发症的管理可能包括以下措施。

- 寒战:住院及抗生素静脉注射治疗(如头孢曲松,每天一次,每次 2g)。
- 直肠出血:填塞 6~12 小时(展开纱布绷带,在介入前应用 Instillagel)。

26.3.5 经会阴活检

准备好抗菌剂,截石位会阴局部麻醉后,从会阴皮肤刺入活检针,这种方法通常不需要使用抗生素。

26.4　经皮肾造瘘术

26.4.1 引言

经皮肾造瘘术(PCN)将透视和超声引导相结合,已经完全取代了传统的手术技术。大部分患者可在局部麻醉下完成这一过程。患有扩张肾集合系统的儿童和成人,经皮肾造瘘术的成功率可达到95%~98%。非扩张性集合系统的患者,即使是有经验的操作者,手术的成功率也会急剧下降。

26.4.2 适应证

经皮肾造瘘术与输尿管支架相比较,其优点和缺点需要根据各种临床表现来权衡。

- 肾积水减压。
- 肾盂肾盏结石的去除 (经皮肾碎石取出术,PNL)。
- 下尿路的解压:单边或者双边经皮肾造瘘以处理尿瘘,处理肿瘤浸润造成的无功能膀胱的缓解性造瘘。
- 诊断:顺行肾盂输尿管造影。
- 病史:肾盂测压(Whitaker 测试)。

26.4.3 相对禁忌证

凝血功能障碍、肾肿瘤和肾盂肿瘤。

26.4.4 并发症

短暂性血尿比较常见,少数病例会由于经皮肾造瘘而显著出血(1%~2% 有大血管的损伤,因出血所致的死亡率约 0.2%)。刺穿临近器官(肠道、肺、肝、脾)比较罕见。PCN 能挽救败血症患者的肾盂积水,但也可能偶然因为细菌释放入循环加速败血症。

肾盂引流管有随时被移出或者堵塞的可能。

26.4.5 准备

PCN 的准备包括以下几方面。

- 固定患者。
- 估计气管插管的可能。
- 外周静脉通道建立。
- 确定血细胞计数、快速值、PTT、肌酐、电解质。
- 超声已检测目标集合系统的扩张。
- X 线透视系统:在 PACS 里获得。
- 骨盆区设置 A 导联。

26.4.6 材料和仪器

有顶端中心开口,且比经尿道导管略短的肾造瘘导管。通常采用尾端卷曲的单向聚氨酯导管(猪尾管), 必须采用缝合术固定于皮肤。单向导管有6~12F 各种型号。长期造瘘治疗需采用双向气囊封闭、顶端中心短开口的硅树脂导管,此导管有 10~24F 各种型号,见图 26.2 和图 26.3。

26.4.7 技术

患者俯卧或者侧卧位。空针穿刺进入较后面的下级肾盏(图 26.4),再引入坚硬的 Seldinger 引导线(Lunderquist 导丝, Cook Medical Europe)。较后面的肾盏穿刺容易进入肾盂。针必须侧偏 20°~30°。然后沿着导丝扩大通道,造瘘管(最初 8~12F)通过导丝进入肾盂。X 线透视引导在安装造瘘管时有用。

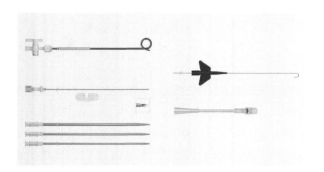

图 26.2 肾造瘘术套件(OptiMed),通过传统的 Seldinger 技术置入导管,用于尿液和黏性液体的体外引流。由 OD 材料(软聚氨酯)制成。套件包括: 带双通道的猪尾管(直径 7~16F,长 30cm);Schüller 交换导丝(直径 0.035 英寸,长 90cm,其中包括 10cm 的可屈导管顶端,3mm 的 J 形弯折,40cm 的刚性轴,柔性末端);扩张器(直径 6~10 F,长 20cm)。

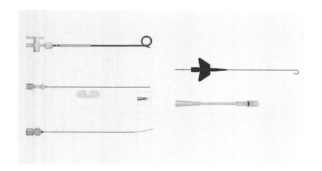

图 26.3 特殊肾造瘘术套件 (OptiMed),通过传统的 Seldinger 技术置入导管,用于尿液和黏性液体的体外引流。该封闭器可以不需穿孔就拉直引流管。由 OD 材料(软聚氨酯) 制成。套件包括: 带双通道的猪尾管 (直径 7~ 9F,长 30cm);两个可以产生回声的穿刺针 (直径 1.3mm,17.5G,长 20cm),由两部分组成的密闭装置,其中含有带圆钝头的塑料置入器 (直径 1.2~1.3mm);带有聚四氟乙烯涂层的导线 (直径 0.035 英寸,长 100cm,柔性顶端,3mm J 形弯折);旋转的公头鲁尔锁适配器。

26.4.8 麻醉

首先,针道采用局部麻醉浸润(例如 1%甲哌卡因, 5~20 mL)至肾包膜,麻醉区灭菌铺巾后,长的黄色(1 号)麻醉针进入,由无菌套盖住针导的超声探头来确定针的通路。

26.4.9 步骤

体位

患者俯卧在泌尿外科床的充气卷上。同侧身体尽量卷曲以提供理想的后位张力。针道检查和准直器调整后, 用抗菌溶液 (Braunoderm, Braun Mel-sungen)消毒皮肤并铺巾。肾造瘘术在图 26.3 阐述("每月案例",www.efsumb.org)。传统猪尾管的放置在图 26.4 中显示。

穿刺及肾造瘘管的布置

警示
X 线透视不能用于孕妇。

穿刺及肾造瘘管的放置包括以下步骤。
1. 皮肤上涂耦合剂。
2. 灭菌探头固定位置,以进行次级肾盏的穿刺

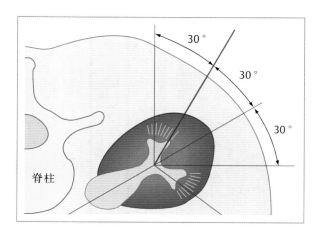

图 26.4 图中所示的角度为经皮肾镜穿刺针进入较后方的肾盏提供了穿刺指导。横向进针在 20°~30°角度之间,穿过较后方的肾盏即可进入肾盂。在该角度穿刺到肾盏,将不会进入肾盂。

引导。

3. 局部麻醉后，Schülle 针进入次级肾盏，确定针是定向放射状的（垂直于深表面，穿过一个肾乳头）。

4. 如需要，吸取尿液进行细菌学或者细胞学检查。

5. 然后，用针注射少量造影剂，用透视显示。

6. Seldinger 线通过穿刺针进入肾盂（图 26.5 和图 26.6）。

7. 用 X 线透视或者超声检查，确定线放置正确

8. 用手术刀切开皮肤下至筋膜层，如需要，穿刺通道在导丝上进行扩张。之后在导丝上引入经皮肾造瘘管。

9. 再注入造影剂以确定集合系统。

10. 经皮肾造瘘管用缝合固定于皮肤，如需要，充盈导管球囊使其保留在肾盂内。

11. 最后，切口用灭菌自粘敷贴覆盖。

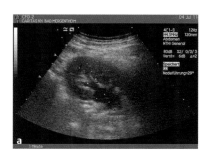
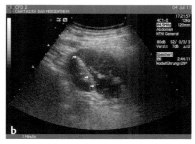
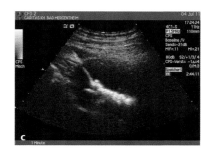
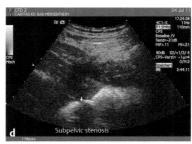
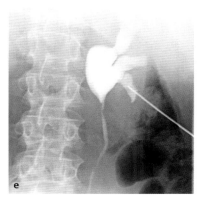
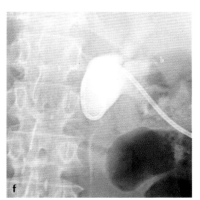
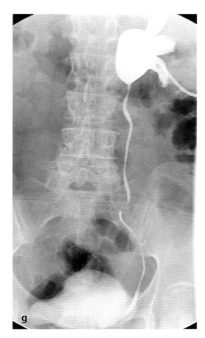
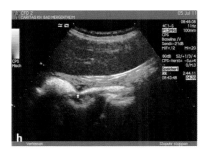
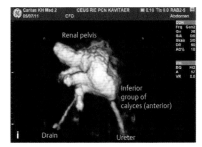

图 26.5　经皮肾造瘘术。扩张的肾盏的(a)和穿刺(b)的超声图像。声诺维造影剂(c)显示了一个假定肾盂下端狭窄(d)。注意患者的卧姿体位和屏幕方向相反，下端结构在图像的左侧。射线图像可以更加确认正确的穿刺针位置(e)，显示猪尾导管的位置(f)并记录功能性肾造瘘术的完成(g)。第二天的经腹超声造影演示了肾盂下端狭窄(h)。3 维重建图像显示肾盂引流管、下端肾盏、肾盂、输尿管(i)。

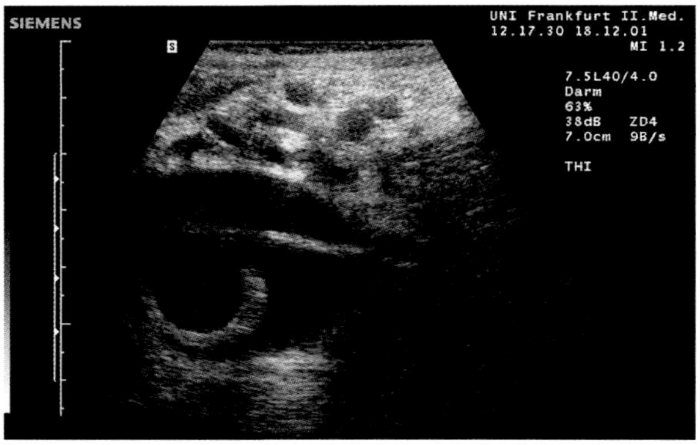

图 26.6　标准定位超声图像记录了肾盂内的传统猪尾管置入。

集合系统的扩张不足

如果集合系统没有足够扩张，经皮肾造瘘术必须停止，输尿管导管必须通过经尿道通路来安装。

26.4.10 手术后护理

● 如果发生出血，将造瘘管夹紧以填塞集合系统。大多数出血病例通过此法得到控制。如还不行，造瘘管用球囊管取代，以增加局部压力。如果出血依旧持续，可通过对损伤血管进行超选择经导管栓塞。肾切除是最后的解决方案。

● 液体入量和出量保持平衡非常重要。对于反应性多尿患者（例如肾盂积水减压术后），入量必须比出量大 500mL（考虑无感觉性出汗）。发热患者的入量也相应增加。

● 肾盂积脓、发热、寒战的患者需静脉注射抗生素治疗（如 2g 头孢曲松）。

● 实验室检查包括血红蛋白水平、电解质和保留值。

● 瘘管的护理同样重要（警告：瘘管在换衣服时需稳定，以防止表面胶布移除后瘘管脱出），瘘管需 4~6 周更换。

（周果　译）

参考文献

[1] Keberle E, Dietrich CF, Wolff JM. Transrektaler Ultraschall der Prostata (TRUSP) und der Samenblasen. In: Dietrich CF, ed. Endoskopischer Ultraschall, eine Einführung. Konstanz: Schnetztor Verlag; 2005: 428–441

[2] McNeal JE. Origin and development of carcinoma in the prostate. Cancer 1969; 23: 24–34

[3] Watanabe H, Igari D, Tanahashi Y, Harada K, Saitoh M. Transrectal ultrasonotomography of the prostate. J Urol 1975; 114: 734–739

[4] Siegel R, Naishadham D, Jemal A. Cancer statistics, 2012. CA Cancer J Clin 2012; 62: 10–29

[5] Hara RY, Jo Y, Fujii T et al. Optimal approach for prostate cancer detection as initial biopsy: prospective randomized study comparing transperineal versus transrectal systematic 12-core biopsy. Urology 2008; 71: 191–195

[6] Heidenreich A, Bellmunt J, Bolla M et al. European Association of Urology. EAU guidelines on prostate cancer. Part 1: screening, diagnosis, and treatment of clinically localised disease. Eur Urol 2011 Jan; 59: 61–71

[7] Thompson IM, Pauler DK, Goodman PJ et al. Prevalence of prostate cancer among men with a prostate-specific antigen level < or =4.0 ng per milliliter. N Engl J Med 2004; 350: 2239–2246

[8] Moran BJ, Braccioforte MH, Conterato DJ. Re-biopsy of the prostate using a stereotactic transperineal technique. J Urol 2006; 176: 1376–1381; discussion 1381

第 **5** 篇

超声引导介入治疗:其他器官系统

第 27 章

甲状腺介入超声

B. Braun, T. Mueller

甲状腺超声检查优于其他所有影像学检查(如闪烁扫描术、CT、MRI、PET)方法。超声是继询问病史、查体、重要的实验室检测 [如促甲状腺激素(TSH)、游离甲状腺素(fT4)、游离三碘甲状腺原氨酸(fT3)]之后诊断甲状腺疾病及功能障碍的必要检查手段[1]。

超声引导下的甲状腺介入操作的应用既能诊断,又能治疗。

- 活检:
  - 细针穿刺(FNA);
  - 粗针活检(CNB)。
- 液体排除:
  - 单次或多次细针抽吸;
  - 导管引流。
- 消融手术:
  - 经皮乙醇注射(PEI);
  - 射频消融术(RFA,很少);
  - 经皮激光消融(PLA,很少)。

27.1 介入诊断

传统的甲状腺活检技术是运用一只手的拇指及示指固定甲状腺,另一只手持穿刺针进入到显而易见的或肉眼可见的甲状腺肿块、结节或囊肿中。每一病例运用新的穿刺针及注射器,并附加涂片标本质量评估,其准确性可提高 2%~6%[2]。

超声引导提高了甲状腺穿刺技术,可穿刺不可触及的结节及病灶,超声所见的可疑结节及囊性结节周边有血供的区域可以准确定位,从而避免损伤气管、颈总动脉、颈静脉。在超声可视化监测下,针尖在针道中的行径可动态及精确地显示。相对于触诊引导下的穿刺活检,一次进针通常就足够了,但当针吸物中有较多血液、大片不均匀组织时,进行第二次穿刺是必要的。超声引导穿刺降低了非诊断性活检的概率,提高了诊断准确性,降低了费用。超声引导下 FNA 活检减少了 25% 的可疑甲状腺肿瘤误被手术,同时使甲状腺癌的手术标本由低于 15% 提高到 40%~50%[3-6]。仅仅通过触诊引导穿刺甲状腺已经过时了。

27.1.1 适应证

甲状腺穿刺最常见的适应证为超声提示的可疑恶性结节。超声可疑恶性结节的声像图表现如下。

- 低回声。
- 回声不均匀。
- 微钙化。
- 边界不清或呈微分叶。
- 不规则的穿支血管。
- 弹性显示为硬结节。

仅仅是单个可疑的指标不足以诊断恶性结节,但有两个或更多的指标提示可疑恶性结节的概率更高。结节的大小并不重要[7,8],大的恶性结节中心将趋于液化,所以部分囊性结节应穿刺其周边组织。影响患者选择做甲状腺穿刺的其他因素还有病史(一级亲属患甲状腺癌、以前曾有辐射史)、临床指征(声音嘶哑、触诊为硬的结节)、实验室发现(血钙)及其他超声指标(结节穿透甲状腺包膜、淋巴结肿大)

公认的经皮甲状腺穿刺的适应证如下。

- 临床、超声或其他影像指标怀疑为恶性的甲状腺结节(图 27.1a,b)。
- 确诊亚急性肉芽肿甲状腺炎(图 27.2a,b)。
- 确诊桥本氏甲状腺炎或怀疑淋巴瘤时 (图 27.3)。

确诊急性甲状腺炎,识别感染的生物体(图 27.4)。

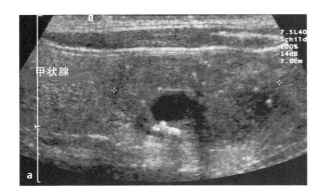

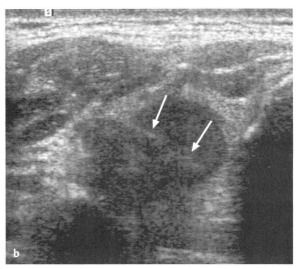

图 27.1 (a)甲状腺髓样癌超声显示有多种恶性结节的征象:低回声、回声不均匀、微钙化、边界不清。(b)甲状腺乳头状癌显示为低回声、边界不清,箭头所指为 20G 穿刺针。

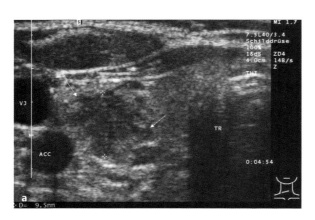

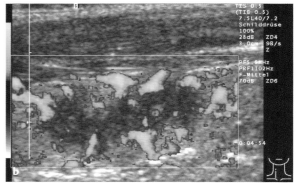

图 27.2 (a)45 岁老年女性,探头轻微加压,颈部横切显示右侧甲状腺回声不均匀(++)。试验室检查显示 C 反应蛋白(CRP)增高。此患者童年时因颈部血管瘤曾接受过放射治疗,考虑两种诊断:肿瘤浸润或亚甲炎。FNA 穿刺结果为亚急性肉芽肿性甲状腺炎。(b)彩色多普勒(能量多普勒)显示炎性病变的低回声,血流稀少。

- 有症状的甲状腺囊肿硬化剂治疗前。
- 甲状腺术后淋巴结肿大。

27.1.2 禁忌证

甲状腺细针穿刺(FNA)禁忌证如下。

- 凝血功能明显异常(PTT>50 秒,INR>1.6,血小板<50×10⁹/L)。
- 没有治疗意义的病例。
- 没有签写知情同意书。

27.1.3 方法

细针穿刺(FNA)

鉴别甲状腺良恶性结节的方法是甲状腺穿刺细胞学检查。可疑的甲状腺结节行 FNA 检查的敏感性为 83%(65%~98%)、特异性为 92% (72%~100%),假阴性率文献报道为 1.1%~23.7%[9-11],这么大范围的差异主要是由于不同的操作者的熟练程度及病理学家的专业水平所致。甚至是很小的结节

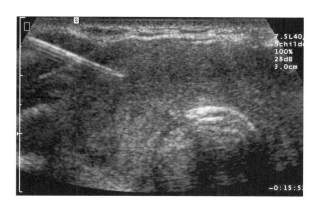

图 27.3 类风湿性关节炎和白癜风患者甲状腺增大，回声低。FNA 穿刺时运用传统技术。超声显示了倾斜的针道（左图所示）。细胞学及组织学显示淋巴细胞浸润。而这是一种较为罕见的桥本氏甲状腺炎伴甲状腺肿大。

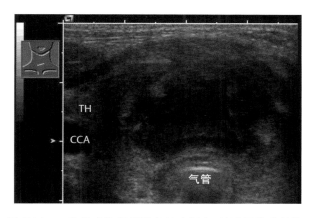

图 27.4 一位儿童的颈部肿大且皮温高，触诊甲状腺很软，细针穿刺细胞学检查表明是由葡萄球菌感染所致的急性细菌性甲状腺炎伴脓肿形成。

（<5mm）也可由取样和分类来确定。

粗针活检（CNB）

粗针活检通常是在甲状腺恶性结节细胞学分类困难时采用，可获得充足的恶性结节组织样本及细胞学样本（多形性细胞核、细胞核染色过深、包膜不清、显著核仁、多核肿瘤巨细胞、显著的细胞分裂）。

对未分化癌做出准确的细胞学甚至是组织学诊断是极其困难的，又由于预后及治疗方式的不同，准确的分类十分重要，例如鉴别未分化癌与高级的淋巴瘤时，选择免疫组化基础上的组织学诊断是必

需的[9]。特别是对于准确诊断甲状腺淋巴瘤[13,14]。对于肉瘤及血管内皮瘤这种很少的病例也需免疫组化检查确定。

虽然 CNB 及 FNA 诊断准确性不同，但后者（FNA）仍然被认为是诊断、评价可疑甲状腺结节的基本方法[15-17]。

27.1.4 并发症

由于甲状腺位于浅表部位，即使患者有凝血功能障碍，局部压迫针道便可防止出血。甲状腺活检前也不需停用阿司匹林。

FNA 最主要的并发症是血肿，发生率为 0.2%，大多数并发症仅偶尔发生，但尚无大型文献研究报道[11,18]。

肿瘤细胞沿针道播种是罕见的，并且不重要，因为播种造成的转移灶易被清除[19]。

穿刺有关的次要并发症为血肿及感染，粗针活检明显高于 FNA，其他并发症尚未见报道[15-17]。

27.1.5 材料及设备

超声技术

甲状腺超声成像需要运用高频率探头（7.5~12MHz），延伸到胸骨后的非常大的甲状腺肿需用 5~7.5MHz 的凸阵探头以获得肿块及甲状腺背景的全景图像。探头应尽可能的小角度以便于穿刺针在颈部引导及刺入（图 27.5）。

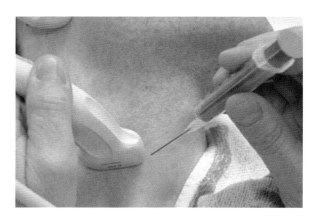

图 27.5 在长轴切面运用 FNA 技术。20G 针连接 5mL 空针，建议针与皮肤及超声探头呈 45°角。

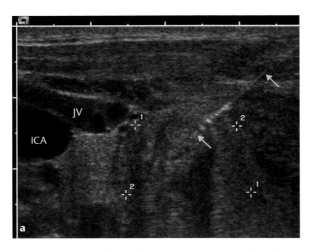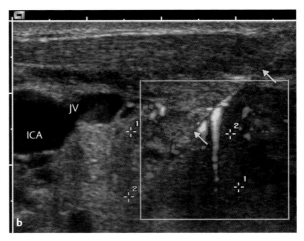

图 27.6　(a)甲状腺右侧叶横切。B 型超声图:整个长度的针在不均匀的甲状腺中均可见(箭头),边界不清的甲状腺结节(++),箭头显示针经过颈部皮肤及肌肉的路径。低位置的箭头提示针尖。(b)针的快速运动在彩色多普勒成像中产生人为的彩色多普勒信号,在抽吸囊肿内容物及注射乙醇时也同样产生人为的彩色多普勒信号(ICA,颈内动脉; JV,颈静脉)。

彩色多普勒成像 (传统的多普勒或能量多普勒)可清楚显示移动的穿刺针、从囊肿抽吸的囊液,或者是向病灶注入的乙醇(图 27.6a,b)。

将乙醇注入自主高功能性甲状腺腺瘤中,我们运用超声造影检查(CEUS)可显示结节内的血管,以引导在结节内两次或三次注入乙醇。乙醇可选择性地注入结节内有血管的部位。

专用的穿刺引导探头有几个不足:昂贵;穿刺角度难以变化;经换能器呈现的超声图像面积有

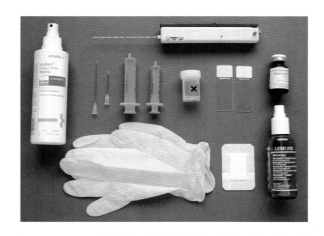

图 27.7　FNA 活检材料、粗针活检枪、注射乙醇、皮肤消毒液[Kodan 酊剂(Schülke & Mayr)]、两根长的 20G 针、5mL 或 10mL 空针、18G 自动活检针、4%甲醛固定标本容器、显微镜玻片、装有 96%乙醇的 10mL 安瓿、无菌手套、黏胶敷料、喷雾固定剂[Merckofix (Merck Millipove)]。

限;每个人用后探头需消毒。按我们的经验,盘式引导针对于甲状腺组织活检也没多大用处。

活检材料

标准的活检材料及运用说明见图 27.7。

我们用(经济的)20G 注射针用于甲状腺 FNA,就像普通穿刺血管的针, 直径 0.9mm,4cm 或 7cm 长,超声图像中清楚可见,用 2mL 或 5mL 注射器获得样本以便吸取细胞学组织及缓慢注入治疗性乙醇,也可根据囊肿内容物多少而任选 20 或 50ml 针管用于抽出甲状腺囊肿中囊液。

组织学标本最好用直径为 0.8~0.9mm 的穿刺针获得(约 20~21G)。组织活检时单手操作针尖有切割槽的 18G 自动穿刺枪(Biopince, Argon Medical Devices),穿刺过程简单且可得到充填整个穿刺针管腔的长的组织条。

27.1.6 准备

穿刺的目的、可能的选择、穿刺的步骤由护士或其他现场助理充分向患者解释,签写同意书,也会告知患者有可能通过两种或三种方法取得足量的组织标本。甲状腺穿刺犹如外周静脉穿刺,多数在门诊进行。超声引导下甲状腺穿刺总的时间不到 15 分钟,通常包括术前准备、超声检查及穿刺术后护理。

患者体位

患者仰卧位,上半身抬高 45°~50°,颈垫放置的位置有利于颈部伸展使得下颌与锁骨及胸骨之间的距离足够长,这个体位使得胸骨后的甲状腺容易可见[20],同时也是超声检查的常规位置。

建议选择的靶点

囊肿在任何位置都可吸出,实性结节及可疑结节选择穿刺靶点非常重要,这已被术前超声所见与手术标本对照分析所证明。当结节可疑为恶性时,应穿刺结节的外周部分,因为这个区域是肿瘤细胞增殖的部位,而中心部位更可能有坏死组织导致细胞学诊断困难[20,21]。囊性为主的结节应穿刺它的实性部分[22]。

消毒

皮肤准备的第一步剃须是必不可少的,然后用乙醇消毒皮肤,探头在使用前必须清洁及彻底消毒[如用乙醇及 Microbac (BODE Chemie) 的甲醛湿巾],当然针及注射器必须是无菌的。

由于操作者没有接触针及患者皮肤,所以没有必要戴无菌手套。然而,一次性手套还是应该使用,以防止患者的血液污染。

应在无菌条件下安置甲状腺囊肿及脓肿引流管。在手术室里需运用消毒铺巾、消毒衣、消毒口罩、消毒头巾及无菌设备盖。

手术结束后,探头应用(未消毒的)毛巾及清洁湿巾清洁干净[23-25]。

27.1.7 流程

长轴穿刺技术

一个相对较小的甲状腺结节靠近血管及喉,穿刺针沿着探头短的一端并与皮肤呈小角度进入,有助于看见整个穿刺的长度。理想情况下应该经常可见针的全程为双线回声(图 27.6 和 27.8b)。

在有回声时针尖并非总是可见的,轻轻地来回移动针可有助于看见针尖。操作者可一手持探头,另一只手操作注射器和针头。

短轴穿刺技术

短轴穿刺技术为穿刺针沿着探头长边的中心进针,并且进针方向几乎与皮肤垂直。当结节小及进针路径困难时这个技术有时是必须使用的。由于在显示屏上没有显示针的全长,针尖只能通过探头的"雷达模式"移动扫查来显示(图 27.9a, b 和图 27.10a)。

细针穿刺

FNA 不需局部麻醉[26],我们更喜欢在长轴切面上徒手穿刺,这种方法经济而且可以如预期的那样

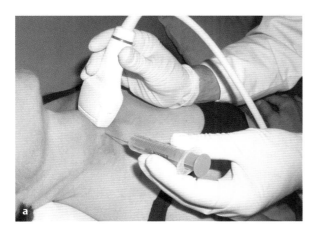
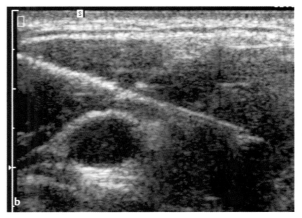

图 27.8　经典的"长轴"切面穿刺甲状腺可疑结节。(a)当左手拿着 20G 穿刺针及 10mL 空针时,右手持 7.5MHz 探头。引导穿刺针从探头的短端进入并保持针与皮肤是小角度。(b)颈部横切显示探头穿刺针犹如对角回声线从左前方到颈总动脉,针尖进入低回声的甲状腺结节中。

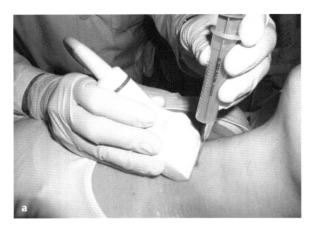
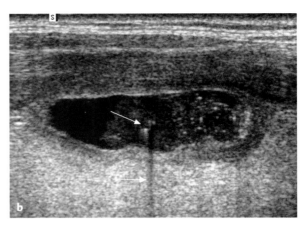

图 27.9　不常用的"短轴"技术抽吸甲状腺囊肿。(a)在探头长边的中心进针。(b)在椭圆形囊肿内针尖显示为高回声(上箭头)及后方声影(下箭头)里面包含了散射的内部回声。在动态图像中,通过不同的扫描角度和快速抖动针使得针尖比在静态图像更容易识别。

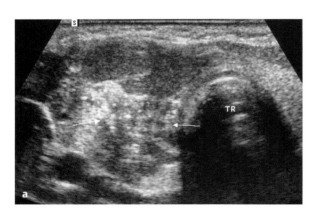
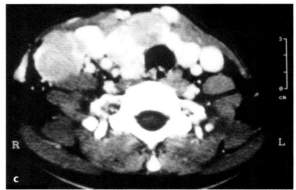

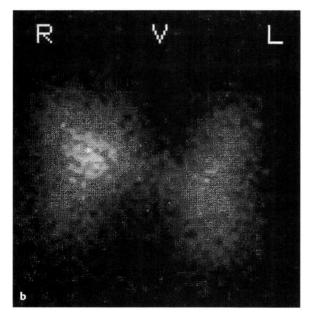

图 27.10　用短轴技术行 FNA 活检。(a)颈部横切扫查显示位于图像右边的甲状腺左侧叶为均匀回声的正常组织, 紧邻气管(TR),右侧叶为不均匀的肿块(箭头),小砂粒体样钙化回声使得针尖难以确定,在动态图像中抖动几下针使得针尖比在静态图像更容易识别。FNA 确定病变为混合性滤泡性甲状腺癌。(b)同一患者进行甲状腺核素扫描显示正常。(c)同一患者其他部位进行增强 CT 检查。请注意这种类型的扫描会干扰甲状腺术后行放射性碘治疗。

重复使用,也可以从任何角度上进行穿刺[27]。

当穿刺针进入结节前,针的活塞往回退 2cm[3],保持吸力在扇形图像中针来回反复提插 3~4 次(图 27.11a,b)。重要的是样本结节的边缘,那里的活体组织具有更高的合格率[20]。

针应该在活塞撤回之前,或者至少在吸入的组织出现在注射筒中时(图 27.12),停止抽吸。这种方法使得进入注射器的组织量减少到最小,并且防止肿瘤在针道中传播。

当组织活检完成,医生处理吸出物时,患者应该用消毒纱布以一定压力按压穿刺点几分钟。

穿刺抽吸的准备

操作员将注射器与针头分离,使空气填充大约一半的注射器内,再次将针头与注射器相接。穿刺后的针头斜面向下放置在准备好的载玻片上,然后将抽吸物滴在载玻片上,取另一个载玻片用于涂片。标本的进一步处理(例如空气干燥或固定在

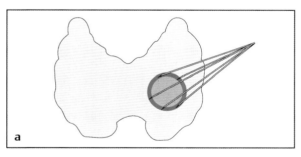

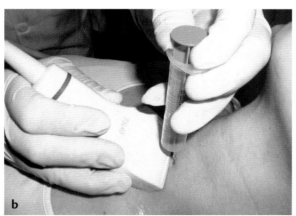

图 27.11 (a)图中所示为穿刺针位于甲状腺结节周围,当针从结节退回到正常甲状腺组织时不要抽吸组织。(b)抽吸时手的位置:当可见注射器的针尖来回移动时,左手拇指及示指持续抽吸。

Merckofix)应与细胞病理学人员进行讨论。乙醇固定涂片应该在涂片准备好后立即完成。

一个完整的标本应由至少六组保存完好的甲状腺滤泡上皮细胞组成,每个标本至少包括 10 个细胞[8]。

抽吸出的囊液应使其处于新鲜状态,并立即送往细胞学实验室进行离心分离。如果这步做不到(比如在周末),就应该把样本保存在冰箱里。

钻孔技术,非抽吸性细针穿刺术

如前所述,这项技术应用在穿刺活检中,显示屏上跟踪显示穿刺针尖至靶点。此时放下探头,操作员一只手将注射器牢固地固定着,另一只手拿着注射器(不抽吸或尽量少抽吸)沿长轴方向转动一至两次,然后轻柔地推进。在此操作过程中,注射器针头必须固定在一个不变的角度上。"转动"针的目的是为了获得有效的甲状腺组织,同时对组织造成最小的创伤。这种技术比细针穿刺术更加难学习。

钻孔技术的优点是减少组织创伤,并且抽取物中血液更少[20]。

粗针穿刺活检(CNB)

CNB 需经皮肤局部麻醉后 (2%利多卡因 0.5~2mL)进行。我们一只手持带有 18G 切割针的活检枪,活检前需精准地测量结节的深度,以便控制进针长度。

将探头纵切,显示屏上显示完整的活检针,而

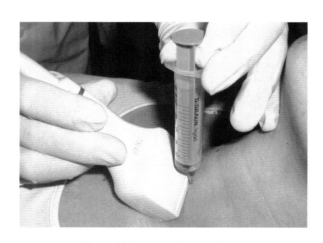

图 27.12 注射器针管内有少量带血的抽吸物,松开针栓,注射器撤回不再抽吸。

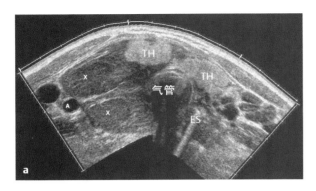

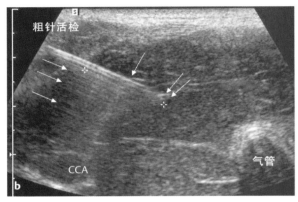

图 27.13　（a）细针穿刺后 3 天甲状腺肿瘤行粗针穿刺活检，颈部行宽景成像。可见残余的正常甲状腺组织（TH）位于气管的前方及左侧。明显的低回声浸润性结节（X）位于甲状腺右侧叶。反射是食管内空气造成的。A，右侧颈总动脉横断面；ES，食管。（b）长轴切面显示针的整个长度，穿刺针斜穿过皮肤进入肿瘤组织（单箭头：针杆；双箭头：针尖；三箭头：穿刺针杆的多重反射）。组织学和免疫组化显示甲状腺恶性淋巴瘤。

不仅仅是针尖（图 27.13a,b）。

　　当针尖到达活检的结节时，活检枪"发射"切割针（穿刺前手柄上的深度为 13~33mm）。取出穿刺针中的组织条，并将组织条浸泡在 4% 的甲醛溶液中。

　　活检完成后，用无菌垫按压针孔 5~10 分钟，以防止皮下血肿或甲状腺出血。然后应用一种黏合剂敷料贴在穿刺部位的皮肤上，让患者从门诊部离开即可。

27.1.8 问题

　　可能的问题是怎样清楚地看见针尖及吸入了（过多）带血的组织，其他可能的问题及解决方法见表 27.1。

表 27.1　技术问题及解决方案

问题	解决方案
难以显示针尖	● 运用长轴技术
	● 以"雷达"扫视的方式移动探头
	● 抖动针尖
	● 运用组织谐波成像技术（THI）
	● 启动彩色多普勒功能并抖动针尖
	● 学习曲线、专业知识！
没有组织吸出	● 将穿刺靶点放在结节周边位置
	● 粗针活检
吸出带血的组织	● 第二次少吸一些或者不抽吸
	● 运用"钻孔"技术
	● 停止抽吸（松开针栓），当针管内出现抽吸组织时拔针

27.1.9 甲状腺穿刺不足

　　FNA 穿刺结果与超声医生及病理医生的经验及患者的原发病有关。一般情况下，虽然越大的甲状腺结节 FNA 假阴性率越低，但>4cm 的结节假阴性率仍有 50%[28]。

　　细胞学可能不能区分滤泡性腺瘤及滤泡性腺癌。因此，当检查怀疑为"滤泡性腺瘤"时，应当粗针活检及手术而确诊[29]。部分乳头状癌可能发生囊性变及躲过细胞学检查[10,29]。不能诊断的标本和（或）仍怀疑为恶性的但组织学穿刺却为阴性结果的应当再次做 FNA、CNB 或手术切除[9]。

　　最常见的原因为假阳性细胞学发现（"恶性"细胞学来自良性病变的组织结构）将桥本氏甲状腺炎误诊为淋巴瘤（图 27.3），滤泡性细胞腺瘤、嗜酸性细胞腺瘤误诊为乳头状癌。

　　对于甲状腺局灶性病变，有下列几种方法有助于降低 FNA 假阴性率。

● 运用长轴切面连续动态的超声扫查引导穿刺。
● 样本从病变边缘取得比（坏死）中心获得更好。
● 使用 2~3 种路径。
● 运用恰当的涂片技术。
● 与细胞学家商议标本固定方法。
● 有一位有经验的细胞病理学家。

27.2　介入治疗

甲状腺疾病的常规治疗方法主要有两种：消除及消融。方法及其适应证见表 27.2。

27.2.1 消除方式

这一类包括单次或多次的穿刺抽吸（用 20G 针）和导管引流术（用 6~8F 猪尾导管）。

适应证：有症状的囊肿

大多数甲状腺囊肿是良性的，是一种退行性改变或胶体结节或腺瘤病灶内的出血导致的。因为恶性肿瘤也可能偶尔由复杂囊肿发展而来，以及恶性肿瘤可能发生囊性变[30]，局部消融治疗前应排除恶性肿瘤。实性成分应做活检定性。

因此，我们首先应对甲状腺囊肿进行详细的超声检查，包括彩色多普勒超声评价周边的实性成分。之后用 20G 针把囊肿抽空，抽取的液体做细胞学检查（图 27.9a，b）。

取出穿刺针后，患者用无菌垫按压穿刺部位至少 10 分钟。我们的经验是，约 20%的经皮甲状腺囊肿抽吸不会因针头对囊壁的刺激而复发。在囊液抽吸过程中有轻微的出血（内源性纤维蛋白！），所以抽吸后应局部压迫。

如果症状性囊肿复发并且最初抽吸时肿瘤细胞未被排除，则患者可选择手术治疗或经皮乙醇注射两种方法。

适应证：脓肿

甲状腺脓肿是一种严重的急性疾病，需要立即治疗。确诊需细针穿刺吸取活组织。如果已形成脓腔，在送微生物检查后应就地治疗。根据脓肿治疗的一般原则，针吸适用于小脓肿（<3cm，图 27.4），而较大的脓肿应用 8F 的猪尾导管在超声指导下穿刺引流[31]。

27.2.2 消融术

经皮乙醇注射

甲状腺腺瘤传统的治疗方法有药物、手术及放射性碘治疗。基于超声引导下经皮乙醇注射(PEI)小肝癌的姑息疗法的疗效观察及经验，Livraghi 等人在 1990 年首次报道了经皮乙醇注射治疗自主性甲状腺腺瘤的积极经验。现在我们很多中心采用在多普勒超声引导下多个点少量注入无水乙醇的改良方法[33-35]。

PEI 是通过注入无水乙醇使肿块实质及结节内血管局部栓塞导致凝固坏死从而使自主腺瘤无功能。有效的 PEI 将使结节大小收缩 50%以上。体积小于 10cm³ 的孤立的腺瘤和结节直径大于 3~4cm 的结节 PEI 治疗的效果更好。血管的丰富程度，是公认的诊断腺瘤活性的标准，并且也可作为早期疗效指标，PEI 治疗后早期即可出现血管的减少。相比之下，PEI 治疗后 TSH 水平恢复正常需要几个星期[33,34]。

在本研究中，患者的有效率约 90%。结节的部分损毁（体积缩小约 50%）足以使甲状腺功能恢复正常[33]。与其他中心的报道相同[36-39]。我们对在我中心治疗的患者经过 12 年的随访（n=113），结果显示有 80%毒性腺瘤和 73%的潜在毒性腺瘤治疗有效。两组复发率均为 12%，初次治疗无效率分别为 8%和 15%。

因此，在治疗因为单发或少发的自主腺瘤引起潜在的或明显甲状腺功能亢进上，PEI 跟手术及放射性碘治疗相比具有低风险、性价比高的优点（表 27.3 和表 27.4）。由于随机对照研究尚未进行，PEI 只是用在选择性的病例中。

表 27.2　甲状腺介入治疗的适应证和手术方法

适应证	消除方式	消融方式
脓肿	单次或多次的冲洗引流	
有症状的囊肿	单次或多次穿刺置管引流	经皮注射无水乙醇
高功能结节		经皮无水乙醇注射（射频消融术、经皮激光消融）
冷结节		（经皮无水乙醇注射）

据文献报道,PEI 用于治疗甲状腺囊肿同样有效[40]。根据症状,通常注射 1~2 次无水乙醇即有效。囊肿经 PEI 治疗后疼痛的发生率较腺瘤少见,也没观察到有发生晚期并发症如发声困难或甲状腺功能减退的病例。与 PEI 相比,手术可能引起疤痕,且成本显著提高,并且出现并发症(出血、喉返神经损伤、低钙血症、实质损伤造成的显著甲减)的风险也较高。

在对甲状腺冷结节的随机研究中,Bennedbaek 等(1998 年)发现,单独的无水乙醇注射到一个胶体状的甲状腺结节中比使用 1 年的抗甲状腺素治疗更能有效地控制结节的增长,甚至使它缩小[41]。我们不使用注射无水乙醇来治疗甲状腺的冷结节[42],因为冷结节仍然有恶性的风险,而注入无水乙醇造成的坏死及肉芽肿性瘢痕组织的形成会影响后续的细胞学和组织学检查。一些报告表明,PEI 可用于复发性甲状腺癌姑息治疗,但缺乏确凿的数据研究[43]。基于现有的长期研究结果的国际指南推荐 PEI 只能用于囊肿的治疗[9]。

表 27.5 中列出了适用及不适用 PEI 治疗的情况。

表 27.3　无水乙醇注射:适应证和治疗目标

适应证	治疗目标
有或没有甲亢的单个结节	甲状腺功能正常化
甲状腺囊肿	治愈
无功能结节(冷结节)	结节缩小
甲状腺癌(复发)	肿瘤缩小

表 27.4　无水乙醇注射:优点和缺点

优点	缺点
无手术并发症	需多次治疗
不留疤痕	无随机对照研究
无辐射暴露	
保留了健康组织	
甲状腺功能减退的风险降低	
没有甲状旁腺功能减退症	
成本低	

表 27.5　适用及不适用 PEI 治疗的情况[33,34,38,52]

适用情况	不适用情况
1~2 个腺瘤	大结节性甲状腺肿
腺瘤直径<4cm(体积<30mL)	结节>4.5cm(>45mL)
有多个疾病	结节突出甲状腺包膜外
患者拒绝手术及放射性碘治疗	有凝血功能障碍
结节位置:结节在甲状腺靠中间的位置,与颈动脉、颈静脉、喉返神经有一定的间隙超声(彩色多普勒超声)能清晰显像	患者<20 岁(?)
患者>40 岁(?)	

Source:modified from Blank W, Braun B. Ethanol instillation of adenoma of the thyroid gland—a five-year experience. Minimally Invasive Therapy & Allied Technologies 1998;7:581–588, with permission from Informa Healthcare.

禁忌证

主要禁忌证和以下所列出的甲状腺细针穿刺的禁忌证相同。正在行抗凝治疗、血小板计数小于 80×10^9/L 的患者不能进行无水乙醇注射治疗,毒性甲状腺肿没有经药物控制的患者也不能进行无水乙醇注射治疗,因为它可能引起血清甲状腺激素水平的一过性升高而导致甲状腺危象。Graves 病在有明显甲亢症状或者处于潜伏期时,禁忌行无水乙醇注射。对多灶性病灶或弥漫性病变,行无水乙醇注射时需进行严格的筛选。

材料及物品

基本材料和所需物品与甲状腺细针穿刺相同。所需物品也应包括 96% 的乙醇和 0.5~2mL 的局部麻醉液(2% 利多卡因)。

准备

由于 PEI 的并发症发生率比甲状腺 FNA 高,我们需将这些更全面地告知患者。书面知情同意书应全面涵盖 PEI 的优势及缺点,PEI 的治疗原理、步骤,其他可选的治疗方式(手术或放射性碘治疗自主腺瘤;手术治疗囊肿)等。

行 FNA 时,患者取半卧位,最好是一个医生独立操作,旁边有一个护士或助手帮忙。

　　患者被告知在注射乙醇的过程中如感到疼痛可举手示意或"哼哼",不痛时就把手放下(一般为 20~30 秒之内)。患者在注射过程中应避免吞咽动作。

适应证:腺瘤

　　PEI 治疗自主功能性腺瘤(甲状腺腺瘤)的适应证如下。

- 小的、孤立性结节(<15mL)。
- 经放射性碘治疗前的大结节。
- 大结节或多个结节(2~3 结节)的患者。
- 甲状腺药物副作用大者。
- 碘致甲状腺功能亢进症。
- 拒绝手术或放射性碘治疗者。
- 妊娠期甲亢。

步骤

　　当使用徒手技术时,一只手握探头,另一只手控制针头和注射器。这使得操作人员能够随时了解颈部结构,多切面扫查,选择合适的点注射乙醇,使乙醇注入得更精准。

　　步骤如下:

- 皮肤无菌准备 [例如用 Kodan 酊剂(Schülke & Mayr)消毒剂清洁皮肤];以及探头消毒[用 Microbac 纱布(BODE Chemie)消毒探头]。
- 确定目标结节的体积(长×宽×高×0.5)。
- 局部皮肤麻醉用最小量(0.5~1mL),既要消除进针时的疼痛又要防止注入过多产生声影。

- 接下来用注射器抽吸乙醇(96%,5mL)。操作者应亲自操作,以避免任何混乱。
- 用带有乙醇注射器的 20G 针头缓慢地进针。长轴切面可理想地监控进针过程(图 27.14a)。必要时可选择短轴切面。检查过程中应显示针尖的位置,并记录两个平面图像。
- 当针尖到达目标位置时,先试验性注射 0.1mL 乙醇,产生"暴风雪"征,确认位置正确。
- 接下来持续注射,在 30~60 秒内注入不超过 1mL 乙醇。整个过程患者应尽量不要吞咽,也可让患者在注射过程中发"E"的音来避免吞咽。乙醇在结节内扩散时在 B 超图像中呈现出非常高回声的"暴风雪"征(图 27.14b)。
- 由于针尖会被"暴风雪"征遮蔽,所以初始注射应在结节的较深部分进行。然后缓慢退针,注射更浅的位置。
- 如果患者在注射过程中感到疼痛,可以手势示意或发出"哼哼"声;这时立即暂停注射,直到疼痛消除。
- 根据患者的耐受力来决定乙醇注入的多少,通常情况下每 1cm 的结节可注入约 1mL 乙醇。这个剂量不会造成因结节内的压力上升而引起的疼痛,同时也将降低通过甲状腺包膜乙醇扩散至喉返神经及乙醇回流到针道的风险(这样将导致敏感的皮下组织疼痛)。
- 当注射完成时,注射器和针头多留在原位一

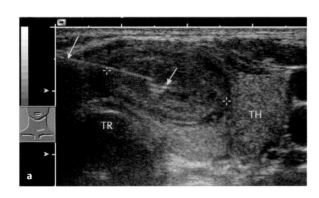
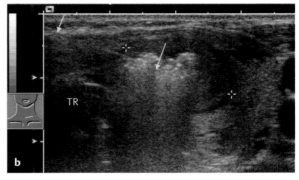

图 27.14　(a)甲状腺左侧叶腺瘤注入无水乙醇。用经典的经颈部右侧倾斜进针的方法,针的整个长度可见(箭头)。针尖有其明显的标志性回声,位于该结节(++)的中心。TR,气管;TH,回声正常的甲状腺左侧叶。(b)乙醇注入所产生的典型"暴风雪征",部分掩盖了针尖端(右侧箭头)。

分钟。

● 取出穿刺针后,患者用无菌纱布垫轻轻按压穿刺部位约 2~3 分钟。

● 之后,患者坐直并用黏合剂敷料包扎。注射部位放置冰袋 10~15 分钟。

● 大约 15 分钟后,在患者离开康复室前,主治医生与患者说话,评估语音质量,如有必要,预约下一次会诊。

● 数天到一周后,通过超声造影评估治疗结果。高增强的部分表示未被 PEI 消融的腺瘤部分(图 27.15)。

● PEI 治疗每周可进行 1~2 次,通常要做 3~5 次,这取决于结节大小(图 27.16)。

并发症

高达 21% 的患者在 PEI 治疗后最初 24 小时内有轻微的颈部疼痛。少见的并发症为短暂的皮肤刺激性疼痛、发音困难和压迫感。有一例因乙醇不小心注入甲状腺旁组织而引起喉坏死的报道[36,44]。

▶颈部疼痛。由于针要在结节的不同部位反复移动几分钟,以便在超声图像中清楚显示针尖并调整乙醇在结节中的分布,进针的部位应当用 2% 的利多卡因 0.5~1mL 麻醉。

在乙醇注射中,患者可能感受到局部压迫感并向下颚和同侧耳后辐射。这是由于注射使结节体积增大及张力增加引起的。我们限制的注射剂量上限

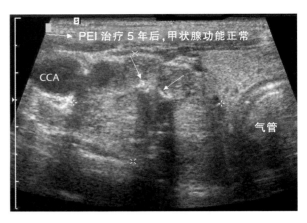

图 27.16 结节性甲状腺肿和甲状腺功能亢进 PEI 治疗 5 年后。甲状腺右叶的腺瘤(++)体积缩小至初始体积的 40%,并有中心钙化瘢痕(箭头)。气管前方可见均匀回声的甲状腺组织。患者临床症状消失,生化检查甲状腺功能正常。

是每个结节 1~5mL,而 Livraghi 等[32]每个结节注射了超过 10cm³ 乙醇。我们还通过减慢推注的速度来减轻疼痛,且当发生疼痛时我们暂停注射(通常约 30 秒),直到疼痛消除再继续注射(表 27.6)。

乙醇反流回针道对颈浅结构(颈阔肌、皮下组织、皮肤)产生化学刺激也可引起疼痛。可用以下方法预防。

● 避免注入过快。

● 一次不要注入过多乙醇(绝不超过 5mL)。

● 注射完毕后穿刺针留置 30~60 秒。

● 如果想要退针可缓慢注入 2% 利多卡因 0.5~1mL。

● 注入乙醇后在颈部放置冰袋约 10~15 分钟。

▶加重甲亢。PEI 治疗后由于甲状腺滤泡细胞破坏导致血中甲状腺球蛋白水平的急剧升高,而甲

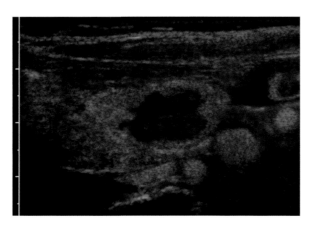

图 27.15 PEI 1 周后的超声造影(低机械指数模式,西门子 Acuson CPS 造影技术)显示治疗后的腺瘤中心有大片坏死区,但周边区域仍有灌注。需要再次治疗。

表 27.6 PEI 治疗要点

操作标准/观察要点	反应/应对措施
选择合适的注射部位	针尖放置在结节中心,距结节边缘至少为 3~5mm
确认针的位置	从两个切面观察
如果针尖穿透甲状腺的后缘或结节的后缘	不要注入乙醇(有损伤喉返神经的风险)
有压迫感	暂停注射无水乙醇

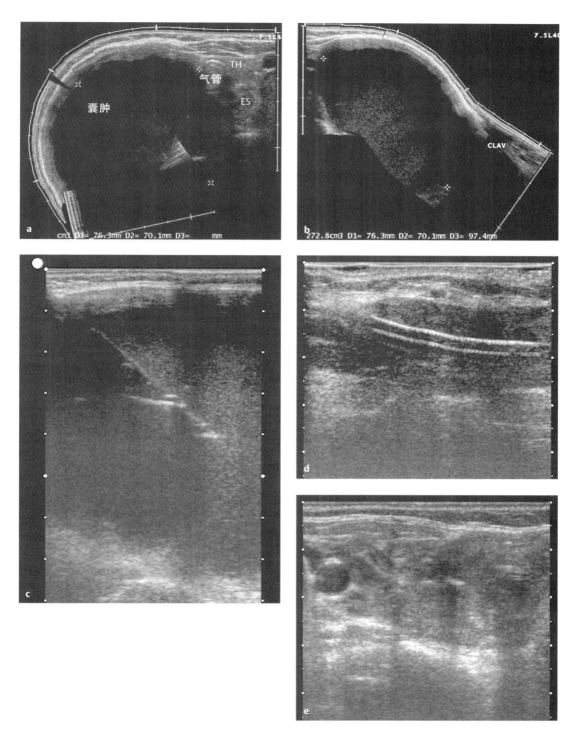

图 27.17 (a)甲状腺右侧叶容积为 273mL 的有症状的囊肿轴向全景扫描。(b)同个囊肿纵向全景扫描。(c)长轴切面显示一个 14G 针头已进入囊肿。随后放置一个带 Seldinger 导丝的引流管。(d)引流管表现为平行的线状回声。(e)70mL 乙醇注入囊肿内部,回声立即产生改变。引流管就不能显示了。

状腺激素只有很小幅度的上升。

老年患者或有心脏病的患者在 PEI 治疗前应服用 β 受体阻断剂 5 天（例如，普萘洛尔 3×10~

20mg/d），或服用卡比马唑 10 天（10~30mg/d）。

▶驾驶机动车的能力。经皮无水乙醇注射后对肝脏的研究显示血液内乙醇水平无显著上升[45]。

►**粘连**。研究显示，如果乙醇注射的方法正确，之后不会造成甲状腺或颈部的疤痕或粘连。如果以后需再进行甲状腺操作，不会对操作造成任何影响[46]。

无水乙醇注射的误区

PEI 治疗的误区如下。

- 未被发现的恶性结节。这就是冷结节不做 PEI 治疗的原因！
- 热结节几乎可以肯定是良性的。
- 我们认为，以前行颈部放射治疗或有甲状腺恶性肿瘤家族史的高危患者应禁忌做 PEI 治疗。可疑肿瘤应首先行 FNA 排除诊断。
- 当处理囊肿时，应等针吸细胞学结果出来后再治疗。只有复发性囊肿才能行 PEI 治疗。

适应证：囊肿

经皮乙醇灌注选择性地用于排除恶性肿瘤后有症状的甲状腺囊肿及复发性囊肿。治愈率约为 82%，复发率近 6%。PEI 比简单的针吸或生理盐水灌输更为有效[40,47]。

步骤如下。

- 我们使用单人操作技术，即操作者一手拿超声探头，另一只手拿穿刺针。
- 当囊肿>50mL 时（图 27.17），我们放置的是 8F 的猪尾导管，并灌输乙醇。囊肿内容物不应被完全排出，以确保引流管侧孔不会滑出已塌陷的囊肿。
- 应显示针所在的长轴切面（图 27.17c）。依据计算的囊肿体积，用 20mL 或 50mL 的注射器抽吸，尽量抽干。
- 仅有少量残余液体时，超声图像上针的尖端仍然清晰可见，固定针尖不动，连接装有 96% 乙醇的注射器。
- 缓慢滴入乙醇（2~3 分钟），注入量相当于吸出容积的 25%~50%。
- 然后将针留在原位，至少 1 分钟。等待残余囊肿内的压力下降，以避免乙醇逆流入针道。
- 取出穿刺针后，轻微按压针道 1~2 分钟，然后敷料包扎，并冰敷颈部 10~15 分钟。

- 如果放置了引流管，乙醇将在 30 分钟后从囊肿排出。留置引流管直至次日，以防止乙醇渗入周围组织。

术后护理和随访

患者在治疗后约 30 分钟进行注射部位的局部检查和发声的评估后离开医院。术后如果复发颈部肿胀可超声复查随访。

射频消融；经皮激光消融

目前，有的提倡用超声引导下的射频消融术（RFA）替代 PEI 治疗腺瘤和恶性肿瘤[48,49]，提倡用经皮激光消融（PLA）来治疗腺瘤、冷结节和囊肿[50,51]。这些过程比 PEI 技术更昂贵也更复杂。虽然一些随机研究表明了这两种方法有良好的治疗效果，但这些研究大部分案例数较少。因此，在治疗甲状腺腺瘤和恶性肿瘤的标准流程中，没有 RFA 和 PLA[9]。

（陈琴 译）

参考文献

[1] Braun B, Blank W. Ultrasonography of the thyroid and parathyroid gland [Article in German]. Internist (Berl) 2006; 47: 729–746, quiz 747

[2] Gharib H. Changing concepts in the diagnosis and management of thyroid nodules. Endocrinol Metab Clin North Am 1997; 26: 777–800

[3] Can AS, Peker K. Comparison of palpation-versus ultrasound-guided fine-needle aspiration biopsies in the evaluation of thyroid nodules. BMC Res Notes 2008; 1: 12

[4] Danese D, Sciacchitano S, Farsetti A, Andreoli M, Pontecorvi A. Diagnostic accuracy of conventional versus sonography-guided fine-needle aspiration biopsy of thyroid nodules. Thyroid 1998; 8: 15–21

[5] Gharib H. Changing trends in thyroid practice: understanding nodular thyroid disease. Endocr Pract 2004; 10: 31–39

[6] García-Mayor RV, Pérez Mendez LF, Páramo C et al. Fine-needle aspiration biopsy of thyroid nodules: impact on clinical practice. J Endocrinol Invest 1997; 20: 482–487

[7] Kim EK, Park CS, Chung WY et al. New sonographic criteria for recommending fine-needle aspiration biopsy of nonpalpable solid nodules of the thyroid. AJR Am J Roentgenol 2002; 178: 687–691

[8] Paschke R. Diagnostic work-up of euthyroid nodules: which nodules should undergo fine-needle aspiration biopsy? Relevance of ultrasound [Article in German]. Dtsch Med Wochenschr 2009; 134: 2498–2503

[9] Gharib H, Papini E, Paschke R et al. AACE/AME/ETA Task Force on Thyroid Nodules. American Association of Clinical Endocrinologists, Associazione Medici Endocrinologi, and EuropeanThyroid Association Medical Guidelines for Clinical Practice for the Diagnosis and Management of Thyroid Nodules. Endocr Pract 2010; 16 (Suppl 1): 1–43

[10] Berner A, Pradhan M, Jørgensen L, Heilo A, Grøholt KK. Fine needle cytology of the thyroid gland [Article in Norwegian]. Tidsskr Nor Laegeforen 2004; 124: 2359–2361

[11] Bhatki AM, Brewer B, Robinson-Smith T, Nikiforov Y, Steward DL. Adequacy of surgeon-performed ultrasound-guided thyroid fine-needle aspiration biopsy. Otolaryngol Head Neck Surg 2008; 139:

27–31

[12] Kim DW, Park AW, Lee EJ et al. Ultrasound-guided fine-needle aspiration biopsy of thyroid nodules smaller than 5 mm in the maximum diameter: assessment of efficacy and pathological findings. Korean J Radiol 2009; 10: 435–440

[13] Cha C, Chen H, Westra WH, Udelsman R. Primary thyroid lymphoma: can the diagnosis be made solely by fine-needle aspiration? Ann Surg Oncol 2002; 9: 298–302

[14] Kwak JY, Kim EK, Ko KH et al. Primary thyroid lymphoma: role of ultrasound-guided needle biopsy. J Ultrasound Med 2007; 26: 1761–1765

[15] Harvey JN, Parker D, De P, Shrimali RK, Otter M. Sonographically guided core biopsy in the assessment of thyroid nodules. J Clin Ultrasound 2005; 33: 57–62

[16] Khoo TK, Baker CH, Hallanger-Johnson J et al. Comparison of ultrasound-guided fine-needle aspiration biopsy with core-needle biopsy in the evaluation of thyroid nodules. Endocr Pract 2008; 14: 426–431

[17] Screaton NJ, Berman LH, Grant JW. US-guided core-needle biopsy of the thyroid gland. Radiology 2003; 226: 827–832

[18] Polyzos SA, Anastasilakis AD. Clinical complications following thyroid fine-needle biopsy: a systematic review. Clin Endocrinol (Oxf) 2009; 71: 157–165

[19] Ito Y, Tomoda C, Uruno T et al. Needle tract implantation of papillary thyroid carcinoma after fine-needle aspiration biopsy. World J Surg 2005; 29: 1544–1549

[20] Kim MJ, Kim EK, Park SI et al. US-guided fine-needle aspiration of thyroid nodules: indications, techniques, results. Radiographics 2008; 28: 1869–1886; discussion 1887

[21] Yokozawa T, Fukata S, Kuma K et al. Thyroid cancer detected by ultrasound-guided fine-needle aspiration biopsy. World J Surg 1996; 20: 848–853; discussion 853

[22] Bellantone R, Lombardi CP, Raffaelli M et al. Management of cystic or predominantly cystic thyroid nodules: the role of ultrasound-guided fine-needle aspiration biopsy. Thyroid 2004; 14: 43–47

[23] Merz E. Transducer hygiene—an underrated topic? [Article in English, German]. Ultraschall Med 2005; 26: 7–8

[24] Caturelli E, Villani MR, Schiavone G et al. Safety and low cost of "freehand" technique with ordinary antisepsis in abdominal US-guided fine-needle punctures: clinical report of a four-year experience. Eur J Ultrasound 1997; 6: 131–134

[25] Robert Koch-Institut. Anforderungen an die Hygiene bei Punktionen und Injektionen. Bundesgesundheitsblatt 2011; 54: 1135–1144

[26] Kim DW, Rho MH, Kim KN. Ultrasound-guided fine-needle aspiration biopsy of thyroid nodules: is it necessary to use local anesthesia for the application of one needle puncture? Korean J Radiol 2009; 10: 441–446

[27] Jakobeit C. Ultrasound-controlled puncture procedures: free-hand puncture versus transducer biopsy puncture. 5 years' experience [Article in German]. Ultraschall Med 1986; 7: 290–292

[28] Pinchot SN, Al-Wagih H, Schaefer S, Sippel R, Chen H. Accuracy of fine-needle aspiration biopsy for predicting neoplasm or carcinoma in thyroid nodules 4 cm or larger. Arch Surg 2009; 144: 649–655

[29] Lee YH, Lee NJ, Kim JH, Suh SI, Kim TK, Song JJ. Sonographically guided fine needle aspiration of thyroid nodule: discrepancies between cytologic and histopathologic findings. J Clin Ultrasound 2008; 36: 6–11

[30] de los Santos ET, Keyhani-Rofagha S, Cunningham JJ, Mazzaferri EL. Cystic thyroid nodules. The dilemma of malignant lesions. Arch Intern Med 1990; 150: 1422–1427

[31] Yeow KM, Liao CT, Hao SP. US-guided needle aspiration and catheter drainage as an alternative to open surgical drainage for uniloculated neck abscesses. J Vasc Interv Radiol 2001; 12: 589–594

[32] Livraghi T, Paracchi A, Ferrari C et al. Treatment of autonomous thyroid nodules with percutaneous ethanol injection: preliminary results. Work in progress. Radiology 1990; 175: 827–829

[33] Blank W, Braun B. Ethanol instillation of adenoma of the thyroid gland – a five-year experience. Minim Invasive Ther Allied Technol 1998; 7: 581–588

[34] Braun B, Blank W. Color Doppler sonography-guided percutaneous alcohol instillation in the therapy of functionally autonomous thyroid nodules [Article in German]. Dtsch Med Wochenschr 1994; 119: 1607–1612

[35] Braun B, Blank W. Ultrasound-guided alcohol instillation in treatment of autonomous thyroid adenoma [Article in German]. Ultraschall Med 1994; 15: 159–162

[36] Janowitz P, Ackmann S. Long-term results of ultrasound-guided ethanol injections in patients with autonomous thyroid nodules and hyperthyroidism [Article in German]. Med Klin (Munich) 2001; 96: 451–456

[37] Lippi F, Ferrari C, Manetti L et al. The Multicenter Study Group. Treatment of solitary autonomous thyroid nodules by percutaneous ethanol injection: results of an Italian multicenter study. J Clin Endocrinol Metab 1996; 81: 3261–3264

[38] Livraghi T, Paracchi A, Ferrari C, Reschini E, Macchi RM, Bonifacino A. Treatment of autonomous thyroid nodules with percutaneous ethanol injection: 4-year experience. Radiology 1994; 190: 529–533

[39] Monzani F, Caraccio N, Goletti O et al. Five-year follow-up of percutaneous ethanol injection for the treatment of hyperfunctioning thyroid nodules: a study of 117 patients. Clin Endocrinol (Oxf) 1997; 46: 9–15

[40] Bennedbaek FN, Hegedüs L. Treatment of recurrent thyroid cysts with ethanol: a randomized double-blind controlled trial. J Clin Endocrinol Metab 2003; 88: 5773–5777

[41] Bennedbaek FN, Nielsen LK, Hegedüs L. Effect of percutaneous ethanol injection therapy versus suppressive doses of L-thyroxine on benign solitary solid cold thyroid nodules: a randomized trial. J Clin Endocrinol Metab 1998; 83: 830–835

[42] Caraccio N, Goletti O, Lippolis PV et al. Is percutaneous ethanol injection a useful alternative for the treatment of the cold benign thyroid nodule? Five years' experience. Thyroid 1997; 7: 699–704

[43] Kim BM, Kim MJ, Kim EK, Park SI, Park CS, Chung WY. Controlling recurrent papillary thyroid carcinoma in the neck by ultrasonography-guided percutaneous ethanol injection. Eur Radiol 2008; 18: 835–842

[44] Mauz PS, Stiegler M, Holderried M, Brosch S. Complications of ultrasound guided percutaneous ethanol injection therapy of the thyroid and parathyroid glands. Ultraschall Med 2005; 26: 142–145

[45] Livraghi T, Lazzaroni S, Pellicanò S, Ravasi S, Torzilli G, Vettori C. Percutaneous ethanol injection of hepatic tumors: single-session therapy with general anesthesia. AJR Am J Roentgenol 1993; 161: 1065–1069

[46] Monzani F, Caraccio N, Basolo F, Iacconi P, LiVolsi V, Miccoli P. Surgical and pathological changes after percutaneous ethanol injection therapy of thyroid nodules. Thyroid 2000; 10: 1087–1092

[47] Del Prete S, Caraglia M, Russo D et al. Percutaneous ethanol injection efficacy in the treatment of large symptomatic thyroid cystic nodules: ten-year follow-up of a large series. Thyroid 2002; 12: 815–821

[48] Jeong WK, Baek JH, Rhim H et al. Radiofrequency ablation of benign thyroid nodules: safety and imaging follow-up in 236 patients. Eur Radiol 2008; 18: 1244–1250

[49] Monchik JM, Donatini G, Iannuccilli J, Dupuy DE. Radiofrequency ablation and percutaneous ethanol injection treatment for recurrent local and distant well-differentiated thyroid carcinoma. Ann Surg 2006; 244: 296–304

[50] Døssing H, Bennedbaek FN, Hegedüs L. Beneficial effect of combined aspiration and interstitial laser therapy in patients with benign cystic thyroid nodules: a pilot study. Br J Radiol 2006; 79: 943–947

[51] Papini E, Bizzarri G, Pacella CM. Percutaneous laser ablation of benign and malignant thyroid nodules. Curr Opin Endocrinol Diabetes Obes 2008; 15: 434–439

[52] Blank W, Braun B. Sonography of the thyroid—part 2: thyroid inflammation, impairment of thyroid function and interventions [Article in English, German]. Ultraschall Med 2008; 29: 128–149, quiz 150–155

第 28 章

肌肉骨骼系统介入治疗

W. Hartung, T. Weigand

肌肉骨骼系统疾病的经皮介入治疗已广泛用于风湿、骨科领域,在肌肉骨骼系统的炎性及退行性病变的诊断和治疗中具有重要作用。经皮关节腔、滑膜囊肿、腱鞘囊肿、腱鞘及滑囊穿刺已在日常临床工作中广泛开展。

目前,有很大一部分的经皮穿刺治疗仍采用"盲穿"的方法,术者根据肉眼观察和触摸解剖标志确定穿刺路径。但是,大量研究表明"盲穿"不够精准,Eustace [1] 报道盂肱关节腔穿刺准确率只有37%,Jones[2]对 108 个关节穿刺进行回顾性分析发现,有 56 例(52%)针尖准确进入关节腔内,其中盂肱关节穿刺的准确率仅有 10%。

> **经验**
>
> 大量研究表明,对于容易触摸和明显肿胀的关节(例如关节腔积液或三角肌肩峰下滑囊炎),"盲穿"应该被严格控制。

随着关节超声在风湿科和骨科广泛应用,超声逐渐成为引导关节腔和软组织穿刺的首选影像学方法[3-7],超声引导可大大提高诊断性和治疗性介入操作的准确性[1],即使是极少量的关节腔积液(<1 mL)也能在超声引导下被准确地抽吸出来。

此外,超声引导下关节腔穿刺和抽吸相对于CT 或 X 线引导而言,更能节约时间[8],也能让患者和工作人员免受辐射。

超声引导下肌肉骨骼系统介入治疗主要有两种方法,一种是用超声定位进针点后,用防水笔在皮肤上做标记,然后直接从该标记点进针,在这个过程中超声定位和穿刺是分开的。但是我们更喜欢用下面这种方法,即在超声实时观察下进针,我们认为这种方法对于小关节的穿刺和少量关节积液

的抽吸尤其准确和有效。

28.1 适应证和禁忌证

28.1.1 适应证

超声引导下关节腔和软组织介入操作的适应证基本上与经皮操作的适应证是一样的。

主要的适应证有以下几点。

● 抽吸关节腔的积液,降低关节腔的压力(减小关节囊的张力)。

● 分析抽吸物的性质(痛风性关节病变、细菌性渗液等;炎性还是非炎性渗出液)。

● 药物注射(如局部抗感染治疗关节炎或急性期骨性关节炎、化学放射性滑膜切除术等)。

特殊的适应证有以下几点:

● 超声检查发现有积液,但没有抽出液体,而临床需要抽取样本以明确诊断。

● 进针位置紧邻重要的解剖结构(神经、血管等),例如治疗指屈肌腱腱鞘炎。

28.1.2 禁忌证

● 关节腔注射治疗的禁忌证:全身性感染。

● 注射部位皮肤破损或皮肤病。

● 穿刺部位长有肿瘤。

● 穿刺部位有新鲜骨折。

● 病变关节疑有细菌感染。

● 同一部位注射治疗失败,本次治疗间隔小于6 周者。

● 没签知情同意书。

● 诊断性关节腔穿刺的相对禁忌证:凝血功能障碍或正在接受抗凝治疗 (快速值<30%,PTT>50

秒）。

●注意：当高度怀疑化脓性关节炎时，关节腔穿刺不是禁忌，因为此时明确诊断很重要。

28.2　材料和器材

材料的选择主要取决于关节大小和具体的解剖学特征（表 28.1）。小关节如掌指关节与大关节如膝关节相比，需要的针型更短、更细。另外，我们要考虑临床需要而制订操作内容：只对关节腔注射或抽吸或两者均需要？根据我们的经验，超声显示有回声的积液往往含有较多的细胞成分，因此需要使用直径较大的针头。

关节的介入治疗并没有特定的穿刺器材，我们会根据具体的关节和临床需要来选择合适的一次性注射器和针头（Luer 系列）（表 28.1）。

我们使用探头套包裹探头并涂上无菌耦合剂，注意探头套的尺寸应与线阵探头的长度相匹配（表 28.2）。

28.3　步骤

28.3.1　准备工作

根据患者要进行注射或抽吸的关节选择体位。下肢关节操作时，患者一般取仰卧位；上肢关节操作时，患者一般处于坐位（血液循环障碍的患者例外）。关节的正确体位非常重要，有助于提高关节穿刺的速度和准确性。

根据关节大小选择探头，小关节选择高频线阵探头（如 8~18MHz），中等或大关节选择 5~10 MHz 的线阵探头。一些少见的病例中，对于髋关节，若患者皮下软组织较厚，则选择曲阵探头，因为曲阵探头中心频率低（3.5 MHz），扫查范围更广，穿透性更强。

操作房间内要保持清洁，操作物品及朝向患者的一面要保证无菌，另外，接触受感染组织的材料因被污染，也需要消毒杀菌。操作过程中要限制治疗室的工作人员数量，医生和助手穿的衣物有造成污染的风险，因此我们只需在操作室穿上防护衣

表 28.1　关节注射和抽吸的针型

关节部位	生产商	尺寸	色码	说明
小关节（例如：手指、脚趾）	Braun	26G×1 (0.45×25mm)	棕色	
中等大小的关节（例如：腕、肘）	Braun	22G×1$\frac{1}{4}$ (0.7×30mm)	黑色	
大关节（例如：膝关节）	Braun	20G×1$\frac{1}{2}$ (0.9×40mm)	黄色	
髋关节	Braun	20G×2$\frac{3}{4}$ (0.9×70mm)	黄色	首先要测量进针深度！
		21G×4$\frac{3}{4}$ (0.8×120mm)	绿色	首先要测量进针深度！
骶髂关节	Braun	20G×2$\frac{3}{4}$ (0.9×70mm)	黄色	首先要测量进针深度！
		21G×4$\frac{3}{4}$ (0.8×120mm)	绿色	首先要测量进针深度！

ª 我们部门习惯使用的产品代表。

表 28.2　超声探头套

探头尺寸	生产商	产品标志	尺寸	说明
线阵长度达 5cm	Microtek Medical	Ultracover PC1297	8×61cm	
线阵长度达 7cm	Microtek Medical	Ultracover PC1298	10×61cm	
曲阵探头	Microtek Medical	Ultracover PC1291	13×61cm	髋关节

ª 我们部门习惯使用的产品代表。

(长袖手术衣),术前需对手杀菌消毒,戴无菌手套、口罩,操作过程中尽量避免交谈,如果操作过程中需要更换注射器,则需要戴口罩[9]。

穿刺点及周围皮肤需充分暴露以避免被衣物污染,并铺上无菌铺巾,而这些无菌准备之前需要进行必要的清洁。头发应该用剪刀剪掉,而不是用剃刀剃(以免皮肤破损引起感染)。穿刺点应该用消毒喷雾喷或消毒剂擦拭,消毒液完全润湿皮肤并至少停留 1 分钟(或更长时间,注意厂家建议的接触时间)。

操作中使用一次性无菌注射器和针头,在操作前无菌物品都需密封,在使用时才打开铺好,最好放在一旁的治疗桌上并用无菌铺巾覆盖(图 28.1)。抽吸药物时要遵循无菌操作规范(抽吸了药物的针头不能再用来注射!)。

最后,用无菌套套好探头。在套无菌套前需在探头上涂抹无菌耦合剂。

对关节腔进行注射治疗时,穿刺针不能通过切口进针。

> **注意**
>
> 若用冷的喷雾低温麻醉皮肤,不要让其接触探头避免损坏探头。因此,我们不建议也认为没有必要使用局部低温麻醉。

28.3.2 技巧概述

当超声引导下肌肉骨骼介入治疗常规开展后,操作者可以练习一手持针和一手握探头完成操作。

当在两个图像平面确认相关解剖结构后,针尖方向一般与探头长轴平行(图 28.2),运用这个方法可以显示整个针体(利用整个探头长度),从而精确追踪的针尖位置。

28.3.3 操作细节

操作者一手握探头("引导手"),一手持针("工作手"),同时进行超声引导和介入治疗。

在操作以前,操作者需要一系列准备工作。首先,术者通过超声扫查目标区域,确定穿刺平面,优化图像质量,调节深度,聚焦,确定视野。测量进针

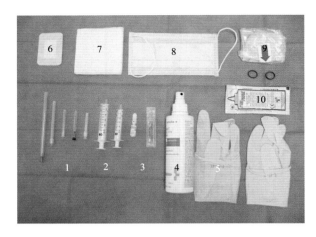

图 28.1　超声引导关节腔注射和抽吸所需材料和物品。1:注射针头(根据关节部位和适应证来选择,小关节所用的针较大关节更小,抽吸黏稠液体时需要较大的针头)。2:用于抽吸和注射的一次性注射器。3:注射药品(例如:曲安奈德或 0.5%利多卡因);抽吸药物的针头要单独准备。4:消毒喷雾(消毒皮肤和当耦合剂使用)。5:无菌手套 6:介入穿刺后覆盖穿刺点的敷料。7:无菌垫。8:口罩。9:消毒探头套。10:无菌超声耦合剂。

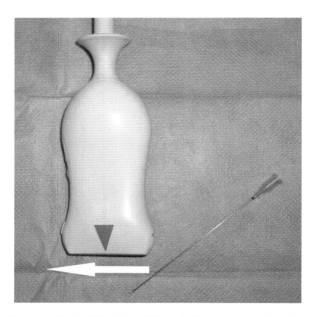

图 28.2　针尖平行于探头长轴,这样我们可以观察到整个针尖针体(利用整个探头宽度),并观察针尖整个穿刺路径。短轴切面法(探头与针的长轴垂直)观察视野有限。

深度,决定所需针尖的长度。以上设备的调节设置应该贯穿到接下来的整个操作过程中,操作者在操作过程中必须始终手持探头。

助手将消毒液涂抹在皮肤上作为透声窗,由于皮肤消毒后,整个皮肤被浸湿,从而起到了很好的耦合剂的作用,因此没有必要再涂抹消毒耦合剂。然后超声显示穿刺目标的长轴切面,探头要轻放在软组织表面,以利于消毒液聚集在探头周围(同时避开了穿刺针),这可以进一步降低污染的风险并更好地起到耦合作用。

一般不需要在皮肤上做小切口,局麻有时可以缓解患者的焦虑情绪(如用 1% 利多卡因造皮丘)。操作者用"优势手"持连接有针头的空注射器,徒手操作,穿刺针从距探头边缘约 0.5~1cm 处刺入皮肤约,尽管有无菌套保护超声探头,但是要注意针不要接触探头,然后在超声引导下将针刺入目标位置。

接着回抽注射器来抽吸滑液,如果还要注射药物,则需换注射器。注意单手从针头上取下注射器并重新连接新的注射器是需要技巧的。如果需要注射药物,那么可以在超声图像上观察药物的注射情况,同时也可调整针尖位置。最后更换注射器将针孔内的药物(如 1~2 mL1% 利多卡因或 0.9% 生理盐水)冲洗干净,再拔出针头。如果皮下软组织很薄,应该充分压迫针道以防止出血和注射的药物外渗,最后贴上敷料胶布。

特定部位操作技巧

可以采用超声引导下介入治疗的关节非常多,本章节我们主要介绍一些常见的关节和肌腱腱鞘的操作技巧。

所有操作之前都需用超声观察穿刺的局部解剖结构、目标区域及周围的血管神经。

髋关节

我们采用前方入路法对髋关节进行注射和抽吸。患者取仰卧位,髋关节轻微内旋(大约 10°),使用 5~12MHz 的线阵探头。

用前面介绍的方法做好皮肤和探头的准备工作,探头长轴平行于股骨颈显示前方髋关节长轴切面,这一切面应显示出股骨头、颈交界处并让穿刺目标位于图像中央。通过超声图像可以精确测量所需穿刺针的长度(测量皮肤到股骨颈的距离)。我们

一般使用 12cm 长的穿刺针(0.8×120mm),对于体型较瘦的患者,7cm 长的穿刺针(0.9×70mm)就足够了。

探头挤压皮肤可使消毒液聚集于探头周围,起到耦合作用,同时消毒液离开穿刺点流向探头,可减少被污染的风险。

穿刺针与探头长轴平行,距离探头远端约 1cm,与皮肤表面约呈 45° 角刺入(图 28.3a)。针尖不能刺到股骨头,因为这会损伤关节软骨。针尖的最佳位置是位于股骨头、股骨颈交界处(图 28.3b),此时即使针尖和骨面接触也很安全。超声能清晰显示针尖刺入扩张的关节囊,然后在超声实时监测下可以进行关节液体抽吸和关节内注射(图 28.3c)。

当药物(如:1mL 40mg/mL 的曲安奈德)注射完毕后,我们可以用 1~2mL 1% 利多卡因(或 0.9% 生理盐水)将针孔内剩余的药物冲洗到关节腔内。

肩关节

做好皮肤和探头的准备工作后,选择最佳穿刺点,穿刺点的选择主要依据积液的分布和多少。操作者一手握探头放于肩关节前部显示横切面,一手持注射器。从探头外侧约 1cm 处进针(图 28.4a),注意穿刺针不要接触探头。在超声引导下穿刺针以 30°~45° 角由外侧向中间进针直至针尖准确进入三角肌下滑囊内(图 28.4b)。当超声扫查发现积液且临床又要诊断性抽液时,我们可以用空的注射器将渗出液抽吸出来。液体抽出后,需要用持注射器的手将注射器从针头上取下,再连接新的装有药物的注射器准备注射。这个方法可以保证当关节表面的肌肉和软组织发生移动时,针尖仍保持在目标位置。

盂肱关节

盂肱关节腔穿刺时,可以从关节前方或后方进针,我们一般选择从后方进针进行超声引导下盂肱关节腔注射或抽吸,理由有以下三点[10]。

- 后方进针时不容易损伤神经、血管和肌腱。
- 超声更能清晰地显示重要解剖标志,如关节盂、关节唇、股骨头。
- 即使是很少量的积液也能在后隐窝处观察

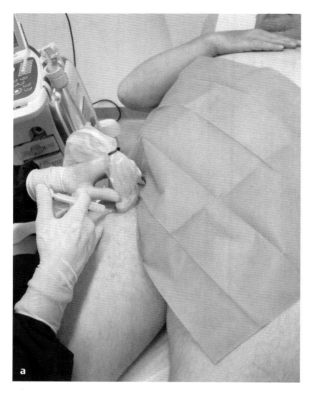

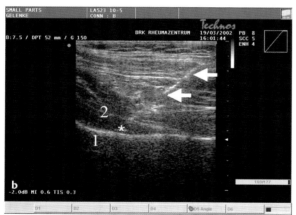 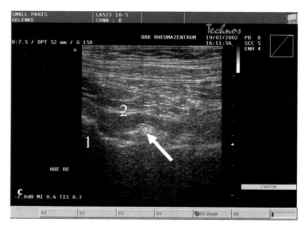

图 28.3 我们一般选择从髋关节前方进行关节腔抽吸和注射治疗。给皮肤消毒,给探头套上无菌套,探头显示股骨颈长轴切面,穿刺针从探头远端约 1cm,与皮肤表面约呈 45°角刺入。(a)探头不能接触穿刺针,针尖不能刺到股骨头的关节软骨。(b)超声引导下穿刺针(箭头)以一定倾斜角度刺入关节腔。针尖(*)位于关节囊内。1:股骨颈。2:关节囊。(c)注射曲安奈德后的超声图像,图像显示药物准确分布于关节腔内(箭头显示高回声的注射液)。1:股骨。2:关节囊。

到。

操作者坐在患者斜后方,患者上臂放松、外旋,放在身体一侧(该体位可以使很少量的积液显示出来并使后方关节囊放松)。探头横切显示盂肱关节腔,穿刺针约呈 60° 角从中间向外侧进针(图 28.5a),注意识别一些重要标志,如股骨头、关节盂、关节唇

和后隐窝。穿刺针穿过三角肌、冈下肌到达后隐窝,针尖应位于关节盂唇和肱骨头之间(图 28.5b)。如果进针角度过陡,超声可能难以显示穿刺针的回声,只能通过小幅度震荡穿刺针所产生运动伪影来判断针尖位置。当进针角度较小时,就能直接在超声图像上显示针尖(图 28.5b)。

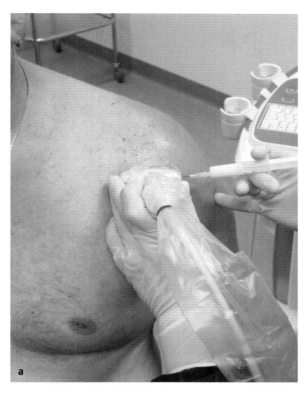

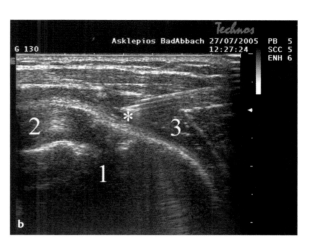

图 28.4　类风湿性关节炎患者三角肌下滑囊穿刺。(a)超声引导下以 30°~45°角度从外侧向中间进针,这可以保证当滑囊表面肌肉和软组织发生变异时,穿刺针仍能准确刺入滑囊。(b)继续进针直至针尖(*)到达三角肌下滑囊(3)。注意避开肩袖(2: 肩胛下肌)和肱骨头。当穿刺针准确进入滑囊后,就可以进行液体抽吸和(或)药物注射了。

28.3.4 肩袖(冈上肌)

肩袖的介入治疗主要针对冈上肌,因为其解剖原因很容易出现退行性改变[11]。当发现冈上肌病变后,最好的方法是在超声引导下进行穿刺。对于有症状的钙化性冈上肌腱炎患者,探头置于肩关节纵切显示肩袖,穿刺针以一定角度从下外侧向上内侧方向进针(图 28.6a),直至针尖位于强回声的钙化灶区域(图 28.6b)。我们用穿刺针反复针刺钙化灶,也可以注入局麻药和类固醇混合液。

手和手指

腕管内指屈肌腱腱鞘炎继发腕管综合征

对腕管进行注射治疗,患者取坐位,手掌向上,手腕轻微背屈(图 28.7a),医生坐在患者对面,同时观察超声屏幕。选择高频线阵探头(12~18 MHz),在手掌的长轴切面显示指屈肌腱,将目标位置放在图像远端 1/3 处(尽量缩短穿刺路径!)(图 28.7b)。应注意确定正中神经的位置,在正中神经内侧,沿肌腱腱鞘长轴方向进针。穿刺时应避免损伤正中神经,同时避免接触正中神经导致剧烈疼痛。由于穿刺目标位置表浅,所以进针角度要小(约 10°~20°),穿刺针在距离探头约 5mm 处由远端向近端进针。在超声引导下使针尖到达目标位置后进行抽吸和药物注射(如注射 4mg 类固醇治疗活动期风湿病)。

腱鞘囊肿或指屈肌腱的注射治疗

对手及手指关节,指屈肌腱及手部腱鞘囊肿进行注射治疗时,患者坐位,前方放一桌架,手放在桌架上,医生坐在患者对面,同时观察超声屏幕。

在手掌的长轴切面观察腱鞘囊肿或增厚的指屈肌腱腱鞘,将目标位置放在图像的远端 1/3 处(图 28.8b)(穿刺路径尽量短!),因穿刺的目标位置表浅,所以进针角度要小(约 10°~20°)。我们从探头远端向近端进针,穿刺针距离探头约 5mm(图 28.8a)。注意穿刺针不要损伤肌腱。在超声引导下将穿刺针刺入囊肿内,如果需要可注射治疗性药物(如注射

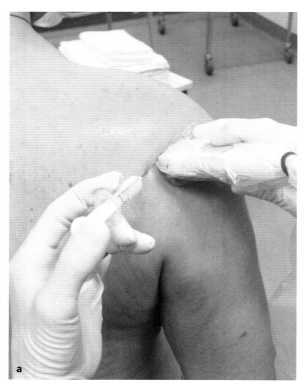

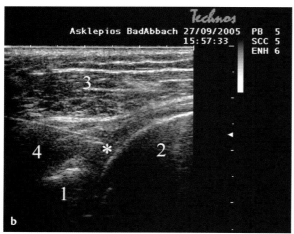

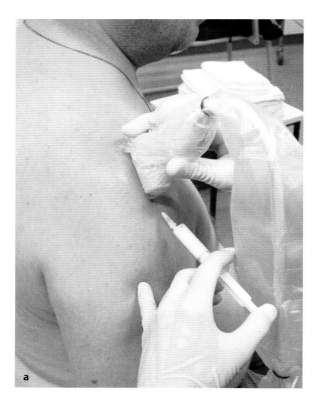

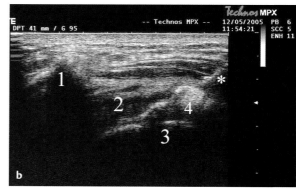

图 28.5 后方入路穿刺盂肱关节腔。操作者坐在患者斜后方,患者上臂放松、外旋,放在身体一侧(该体位可以使很少的积液显示出来并使后方关节囊放松)。(a)以约 60°~75°的角度从中间向外侧进针。(b)后方横切扫查显示位于关节盂(1)与肱骨头(2)之间的关节间隙。穿刺针从中间向外侧依次穿过三角肌(3)和冈下肌(4),呈线型强回声,针尖(*)位于后隐窝内。

图 28.6 患者坐位,上臂轻放于身体一侧。超声显示出病变部位,并选择出最佳穿刺路径。(a)由下方向中上方进针。(b)患者有典型的撞击综合征症状,纵切扫查发现冈上肌腱钙化灶。由于声束角度的原因,穿刺针(*)显示欠清晰,我们可以轻轻震荡穿刺针,确保针尖位于病灶内(4)。1:肩峰。2:冈上肌。3:肱骨。

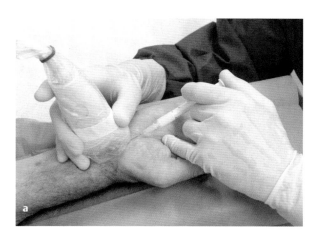

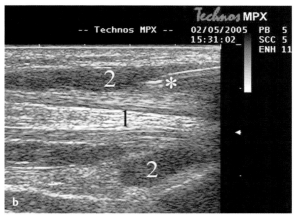

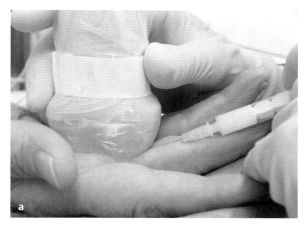

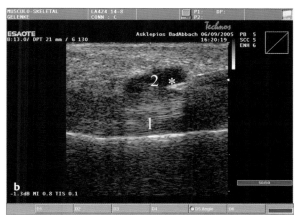

图 28.7　风湿性关节炎患者指屈肌腱腱鞘炎继发腕管综合征。(a)由于穿刺的目标位置表浅,穿刺针以小角度(约 10°~20°)朝向探头进针。(b)首先确定正中神经的位置,在正中神经内侧或外侧沿腱鞘长轴进针,应注意避开正中神经,以免引起剧烈疼痛。1:指屈肌腱。2:增厚的肌腱腱鞘。*:针尖位于腱鞘内。

图 28.8　指屈肌腱腱鞘或腱鞘囊肿的穿刺,患者坐位,医生坐在患者多面,同时观察超声屏幕。(a)因穿刺的目标位置表浅,所以我们从探头远端向近端以较小角度(约 10°~20°)进针。(b)针尖(*)准确位于腱鞘囊肿内(2),囊肿大小只有 3mm×8mm,穿刺针避开了指屈肌腱(1)。

1mg 类固醇治疗活动期风湿病)。

膝关节

腘窝囊肿穿刺

　　患者取俯卧位,膝关节微屈(屈曲约 10°,使膝关节低于踝关节),我们使用 7~12MHZ 线阵探头,探头纵切显示腘窝囊肿最大径线。用探头轻压皮肤使其形成一个低点,消毒液则会流向此处。穿刺针平行于探头长轴方向,在距离探头远端约 1cm 处以一定角度向近端进针(图 28.9a)。在超声引导下让针尖刺入囊腔并不困难(图 28.9b),当针尖进入囊腔后,就可以对囊肿进行抽吸和药物注射。

骶髂关节

　　风湿科医生常进行骶髂关节药物注射来治疗各种脊柱关节炎患者活动期骶髂关节炎。由于骶髂关节解剖结构比较复杂,因此骶髂关节的介入治疗常在影像引导下进行,通常通过 X 射线或 CT 确定骶髂关节的位置,而 2003 年首次报道了在超声引导下对骶髂关节进行注射治疗的案例[12]。我们喜欢用 A. Klauser[13]介绍的穿刺技巧,目前这项技术在我院已常规开展长达 4 年多[14],具体操作过程如下。

　　患者取俯卧位趴在检查床上,对大部分患者选择使用线阵探头(7~12 MHz),而对肥胖患者可选择曲阵探头(3.5~5 MHz)。

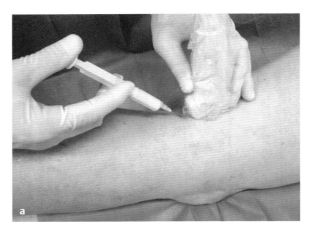

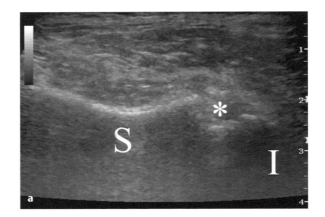

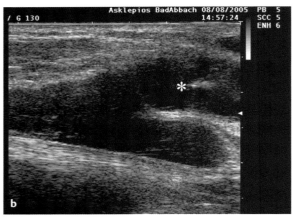

图 28.9 患者俯卧位进行腘窝囊肿抽吸或注射治疗。(a)长轴切面显示腘窝囊肿,从远端向近端进针。(b)*所示的弱混响伪像证实针尖位于有分隔的囊腔内。

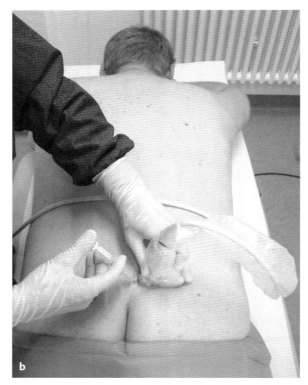

首先以髂后上棘作为体表标记,调整扫查平面使脊柱位于图像外侧,然后探头慢慢向下移动,显示骨性标志骶骨和骶棘。在第二骶孔水平可以清楚地显示骶髂关节后缘(图 28.10a)。在超声引导下,穿刺针以较陡的角度(约 70°~80°)从中间向外侧进针直至进入骶髂关节间隙(图 28.10b)。由于角度较陡,超声图像上常不能直接显示针尖的位置,但我们可以通过轻轻抖动穿刺针形成伪影来确定针尖位置。

图 28.10 骶髂关节注射。(a)骶骨(S)和回肠(I)是超声定位骶髂关节很好的标志,骶髂关节(*)位于二者之间。(b)穿刺针以较陡的角度从中间向外侧进针,针尖应准确位于骶髂关节间隙内。由于骶髂关节较窄,且可能发生骨化,因此穿刺针并不总是能够进入骶髂关节内。

28.4 经验教训和并发症

肌肉骨骼系统介入治疗时需注意以下问题。

- 对于一些比较表浅的结构(如指屈肌腱),常要求以小角度进针,以利于超声对穿刺针的显示。

- 操作者需要反复训练单手连接和分离针筒针尖。

- 如果因声束角度的原因不能直接在超声图像上显示穿刺针时,可以通过抖动穿刺针形成伪影来间接确定针尖的位置。

到目前为止,尚未见有关肌骨系统介入治疗并发症的报道，在我们的患者中没有一例出现并发症，据我们所知也没有一项研究涉及这个问题。但有一篇研究表明使用单手法进行超声引导下腹部细针穿刺术并不会增加并发症的发生率[15]。

　　然而，关节腔注射和抽吸治疗时可能发生的并发症包括副作用主要有：不同的关节、穿刺点和穿刺路径，可能会引起出血；穿刺过程中可能会损伤神经或透明软骨；也存在造成医源性关节腔感染的潜在危险。文献报道的医源性感染的发生率差异很大，从 1:1000[16]和 1:20 000[17]到 1:35 000[18]。当然，如果我们严格遵守前面所介绍的操作规范，那么出现并发症的风险就会非常低。

28.5　术后护理

　　注射点应贴上胶布敷料以免伤口和衣物相互污染。应告知患者术后可能会出现的不适、并发症和副作用及其处理方法(需立即返回医院)。特别是化学或放射性滑膜切除术后，反应性积液很可能会增多，可能需要对积液进行抽吸。一些患者在注射皮质类固醇后可能会出现脸红的现象。承重的关节治疗后不能负重(许多患者注射局麻药后，可能会因疼痛减轻或消失而过度活动关节!)，尤其是髋关节，由于其特殊的解剖结构，穿刺治疗后 24 小时内不能负重。化学或放射性滑膜切除术后，关节应完全制动 24 小时。在关节穿刺当天不能对关节进行任何浴疗法(药浴、泥浴等)，以减小感染的危险。所有的注射器和针头都应正确处理以降低损伤或感染的危险。

（卢漫　郭璇妍　译）

参考文献

[1] Eustace JA, Brophy DP, Gibney RP, Bresnihan B, FitzGerald O. Comparison of the accuracy of steroid placement with clinical outcome in patients with shoulder symptoms. Ann Rheum Dis 1997; 56: 59–63

[2] Jones A, Regan M, Ledingham J, Pattrick M, Manhire A, Doherty M. Importance of placement of intra-articular steroid injections. BMJ 1993; 307: 1329–1330

[3] Adler RS, Sofka CM. Percutaneous ultrasound-guided injections in the musculoskeletal system. Ultrasound Q 2003; 19: 3–12

[4] Cunnington J, Marshall N, Hide G et al. A randomized, double-blind, controlled study of ultrasound-guided corticosteroid injection into the joint of patients with inflammatory arthritis. Arthritis Rheum 2010; 62: 1862–1869

[5] Grassi W, Farina A, Filippucci E, Cervini C. Sonographically guided procedures in rheumatology. Semin Arthritis Rheum 2001; 30: 347–353

[6] Koski JM. Ultrasound guided injections in rheumatology. J Rheumatol 2000; 27: 2131–2138

[7] Micu MC, Bogdan GD, Fodor D. Steroid injection for hip osteoarthritis: efficacy under ultrasound guidance. Rheumatology (Oxford) 2010; 49: 1490–1494

[8] Rutten MJ, Collins JM, Maresch BJ et al. Glenohumeral joint injection: a comparative study of ultrasound and fluoroscopically guided techniques before MR arthrography. Eur Radiol 2009; 19: 722–730

[9] Gemeinsame Leitlinie der Deutschen Gesellschaft für Orthopädie und orthopädische Chirurgie (DGOOC), des Berufsverbands der Ärzte für Orthopädie (BVO), und des Arbeitskreises "Krankenhaushygiene" der AWMF. WMF Guideline Registry 029/006: Intraartikuläre Punktion und Injektionen [Intra-Articular Punctures and Injections]. AWMF Online; 2008 http://www.awmf.org/leitlinien/detail/ll/029-006.html accessed February 20, 2014)

[10] Schmidt WA, Schicke B, Krause A. Which ultrasound scan is the best to detect glenohumeral joint effusions? [Article in German]. Ultraschall Med 2008; 29 (Suppl 5): 250–255

[11] Aina R, Cardinal E, Bureau NJ, Aubin B, Brassard P. Calcific shoulder tendinitis: treatment with modified US-guided fine-needle technique. Radiology 2001; 221: 455–461

[12] Pekkafahli MZ, Kiralp MZ, Başekim CC et al. Sacroiliac joint injections performed with sonographic guidance. J Ultrasound Med 2003; 22: 553–559

[13] Klauser A, De Zordo T, Feuchtner G et al. Feasibility of ultrasound-guided sacroiliac joint injection considering sonoanatomic landmarks at two different levels in cadavers and patients. Arthritis Rheum 2008; 59: 1618–1624

[14] Hartung W, Ross CJ, Straub R et al. Ultrasound guided sacroiliac joint injection in patients with established sacroiliitis: precise injection verified by MRI scanning does not predict clinical outcome. Rheumatology 2010; 49: 1479–1482

[15] Caturelli E, Giacobbe A, Facciorusso D et al. Free-hand technique with ordinary antisepsis in abdominal US-guided fine-needle punctures: three-year experience. Radiology 1996; 199: 721–723

[16] Kendall PH. Local corticosteroid injection therapy. III. Ann Phys Med 1963; 7: 31–38

[17] Pal B, Morris J. Perceived risks of joint infection following intra-articular corticosteroid injections: a survey of rheumatologists. Clin Rheumatol 1999; 18: 264–265

[18] Bernau H, Heeg P. Haftpflichtprozess. Gelenkinfektion. Chir Praxis 1989; 40: 3–8

神经介入治疗，超声引导下的区域麻醉

第 29 章

H.H Wilckens, A.lgnee,M.Kaeppler,H.Boehrer,C.F.Dietrich

超声越来越广泛应用于区域麻醉的成像与引导，并且已经成为日常麻醉工作中的一种重要工具。

自 20 世纪 90 年代中期超声引导神经阻滞麻醉技术的开展以来，该项新技术的优势非常明显[1,2]。超声引导使操作者可以看见目标神经结构，从而选择性地进行神经阻滞。随后，超声引导神经阻滞技术被大量报道。

超声引导神经阻滞的临床应用需要先进的超声仪器及相应水平的培训。操作者需要熟悉神经目标结构的解剖，并具有使用超声仪器显示目标结构所必需的技术能力。

29.1　历史和发展

自 Carl Koller 于 1884 年实施了第一例体表定位麻醉之后，一个世纪以来区域麻醉的操作依赖于定位的体表标记、参照线、交叉线这种传统方法。但是人体解剖变异很大，不能总是被准确估测，导致较多外周神经阻滞不成功。因而超声技术被引入用于解决这个问题。1978 年，多普勒超声血流探头首先用于辅助锁骨上入路的臂丛神经阻滞[3]。1994年，超声第一次实时显像用于引导经锁骨上入路臂丛神经阻滞[1]。

近 10 年来，超声技术在区域麻醉中的应用持续发展，专用于外周神经阻滞的新扫描仪和软件也相应发展起来。

▶**已发表的文献。**自 1994 年第一例超声引导外周神经阻滞麻醉实施后[1]，这一领域逐年持续发展。超声引导可获得更高的成功率、较低的并发症率，提高患者的安全性和舒适度[4-7]。在过去 10 年中发表了数项随机研究和系列个案，均和超声引导外

周神经阻滞的改进有关。

29.2　引导

区域麻醉既可成为全身麻醉的补充，但当全身麻醉可能为禁忌证时，也可以单独应用实施局部麻醉。

涉及臂丛分布区的操作（如桡骨骨折或肩关节镜手术），可以应用超声技术对某一分支神经进行阻滞麻醉[8]。当然，也可应用于腰骶丛神经阻滞麻醉，例如在膝关节手术患者，应用经超声引导股神经置管行股神经阻滞麻醉[9]。

另外，超声还可以引导术后镇痛导管的放置[10]，有助于改善患侧肢体术后的早期复健运动。如果使用单次阻滞，应当选用长效局麻药，并辅以非阿片类镇痛药（如布洛芬、双氯芬酸、安乃近）。

29.3　禁忌证

29.3.1 患者拒绝

患者对知情同意的拒绝，是使用区域阻滞麻醉的常见绝对禁忌证。

29.3.2 临床已知的凝血和抗凝药物治疗

临床已知的凝血障碍一般是近端外周神经阻滞的禁忌证，然而，在某些特殊病例，经麻醉医生评估后，行神经阻滞的获益大于风险时，仍可实施神经阻滞麻醉。

除了腰丛阻滞外，其余外周神经阻滞尚没有关于抗凝患者的随机对照研究和指南（椎管内麻醉技

术则有相关研究和指南),仅有部分建议对此类患者应慎用外周神经阻滞。不过,有一些描述性的案例报告,显示外周神经阻滞置管可以安全地用于接受抗凝血药物治疗的患者[11]。另一方面,损伤神经外膜在理论上会增加服用抗凝药物患者血肿和微血肿形成的风险。

德国麻醉与重症监护协会推荐,对接受血栓栓塞预防性治疗的患者使用外周神经阻滞进行区域麻醉时,应使用超声引导。根据现有的数据,拟出下文所述外周神经阻滞指南。该指南用于服用药物预防血栓和抗凝的患者[12]。

1. 应尽可能将椎管内麻醉的预防措施用于周围神经阻滞。

2. 若此预防措施不能应用,应当对每个病例进行仔细的风险-获益分析。对使用抗凝药物的患者实施外周神经阻滞前,应当与患者讨论注意事项,并作书面记录。

3. 所有可能伤及血管的操作 (如动脉穿刺术)均应避免。

4. 服用阿司匹林、非甾体类抗炎药或低分子量肝素的患者(没有服用其他抗凝药物且无凝血临床表现) 进行区域阻滞麻醉风险比服用磺达肝素、氯吡格雷或噻氯匹啶治疗的患者低。

5. 对接受抗凝药物治疗的患者进行容易实施的浅表神经阻滞,损伤血管的概率较小,较之关节手术所需的深部神经阻滞更为安全。现将抗凝患者通常可以安全实施的神经阻滞罗列如下。

● 腋路臂丛神经阻滞(经动脉法除外)。

● 肌间沟臂丛神经阻滞(只使用不损伤椎动脉的穿刺技术,如 Meier 术)。

● 三合一阻滞(股神经、股外侧皮神经和闭孔神经阻滞)。

● 远端坐骨神经阻滞(后部或侧方途径)。

● 肘关节、膝关节的神经阻滞和对肘关节、膝关节远端的神经阻滞。

29.3.3 穿刺部位感染

穿刺部位有感染是绝对的禁忌证,虽然使用超声技术可以在感染区域外重新定位一个穿刺部位,但感染仍会累及需要神经阻滞的部位。有全身性感染(和可能的菌血症)患者禁忌置管[13,14]。

29.3.4 神经损伤

拟行外周神经阻滞区域的神经功能存在损伤只是相对禁忌证。精确、详细的记录和评估患者的神经状态是必不可少的。术后立即评估神经功能是非常必要的,以排除可逆的原因[15]。

29.4　穿刺方法

29.4.1 平面外对平面内法

在平面外进针法中,垂直于超声短轴平面进针(图 29.1)。针短轴成像为一个有后方声影的强回声结构。在大多数情况下,只有针尖可以显示。根据目标结构的深度调整进针角度:浅表阻滞时小角度进针,深部阻滞时角度增大。进针角度大比角度小可以更好地显示针尖。

在平面内进针法中,针与超声纵切面同一平面进入(图 29.2)。只有在进针平面与超声纵切面完全重合时针的进针路径才显示。在此方法中任何时候都可定位针尖,因此显著降低了神经血管损伤的风险[16]。小角度进针尖锐的较角度进针能更好地显示针尖。从穿刺点到目标结构的距离,平面内法距离是平面外法的 2~3 倍。

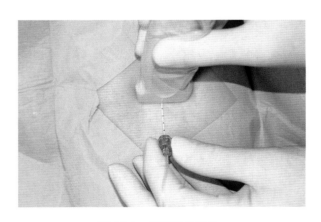

图 29.1　平面外进针法。

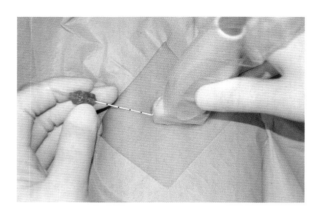

图 29.2　平面内进针法。

29.5　神经与肌肉的超声图像

29.5.1 神经

　　因为人体内存在多种神经结构,不同位置的神经有多种超声表现。近端神经表现为周边有高回声鞘的低回声结构(如肌间沟臂丛 C5-T1)。由于神经间的结缔组织比例较大,较远端位置的神经呈现高回声(如尺神经)。但回声也随超声束角度变化,这就是各向异性现象。在超声图像上,神经也呈现典型的几何形状,可被描述为圆形、椭圆形或三角形。因此,对神经超声图像的精确描述依赖于它的形状和声学特性。

29.5.2 肌肉

　　肌肉的超声图像为夹杂线状高回声（肌肉间隔)的不均匀回声结构或均匀回声结构。一般而言,在超声图像上肌肉呈纤维板样。

29.6　材料与设备

29.6.1 超声仪器

　　一些制造商提供专门设计用于麻醉的超声系统(图 29.3)。小型便携式超声仪或位置固定、较大型的非便携式超声仪器均可用于引导神经阻滞,后者往往能提供更好的对比度及分辨率。

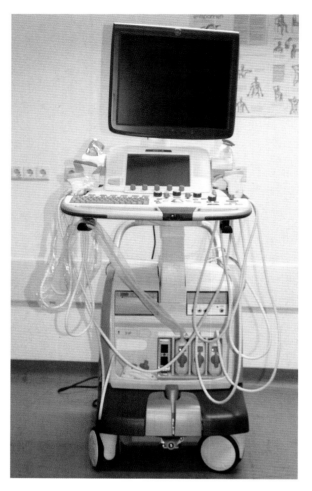

图 29.3　Logiq E9 超声系统。

29.6.2 麻醉针和导管

　　Pajunk 和 Braun 等厂商供应用于区域阻滞的各种不同规格注射针和导管(图 29.4 和表 29.1)。

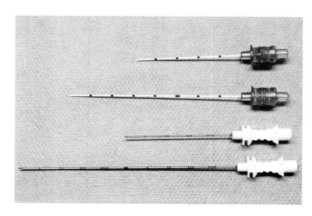

图 29.4　区域麻醉针。

包括单次注射针(带或不带神经刺激器)和用于连续神经阻滞的导管套装。

29.7　特定部位的区域阻滞麻醉:上肢

29.7.1　臂丛神经

肌间沟臂丛神经阻滞

1970 年 , Winnie 首先描述了肌间沟臂丛神经阻滞[17]。它作为全身麻醉的辅助手段可用于肩关节脱位复位术、肩关节镜术、关节置换术的麻醉,以及用于评估术中和术后肩关节活动。该阻滞还可适用于锁骨外侧手术和上臂手术的麻醉。根据手术类型选择单独使用阻滞或联合全身麻醉,因为上臂内侧的神经部分来自肋间臂神经(T12),需要另外进行阻滞。肩胛上神经(C5)的阻滞不全可导致肩关节手术中麻醉不完善[18]。除此之外,所有的臂丛神经根(C5–T1)可以通过超声显示,并在超声引导下选择性地阻滞。

适应证

肌间沟臂丛神经阻滞的适应证如下。
- 肩关节脱位复位术。
- 肩部手术的麻醉与镇痛,累及锁骨外侧和上臂手术的麻醉与镇痛。

禁忌证

肌间沟臂丛神经阻滞的禁忌证如下。
- 对侧膈神经麻痹。
- 对侧喉返神经麻痹。

并发症

可能的并发症包括以下。
- Horner 综合征(星状神经节阻滞:上睑下垂、瞳孔缩小、眼球内陷)。
- 膈神经麻痹:膈神经(C4)沿前斜角肌前缘下行。
- 喉返神经麻痹。
- Bezold-Jarish 反射:在一些患者中,用于肩部手术的沙滩椅体位可引起心动过缓和低血压,可能导致循环衰竭和心脏骤停[19]。

患者体位

患者仰卧位,头枕柔软的凝胶垫,头部轻微偏向对侧。按照第 8 章所述对皮肤穿刺区进行消毒备皮。

超声检查

为了确定臂丛神经的神经结构,将探头平行于锁骨放置在锁骨上窝。通过搏动性的血管结构图像辨认锁骨下动脉。胸膜图像特征为锁骨下动脉下方的高回声结构。臂丛神经位于锁骨下动脉外侧,由较小的有强回声外鞘的低回声结构汇聚成束状(图 29.5)。向头侧滑动探头,可追踪臂丛神经入肌间沟,并显示呈串珠样排列的 3~5 个低回声的圆形或椭圆形的结构,这就是 C5–T1 神经根。从外侧向内侧方向进针,可使用平面外法或平面内法。通常注射 20mL 麻醉药即可有效阻断神经根。局部麻醉之后可以相应放置导管,以帮助肩膀和手臂术后运动。

肌间沟臂丛阻滞相关论著

Goebel 等[20]对 70 例患者进行了一项随机对照

表 29.1　超声引导下使用的注射针

公司	针距	针长(mm)	针尖	特性
Pajunk	22	50	多斜面形,Sprotte	"基石"反射面,反射超声波时没有能量损耗
Braun	22	50/80	15°斜面,30°斜面	
Pajunk	19	50	多斜面形,Sprotte,Tuohy	适合连续置管技术
Pajunk	19	100	多斜面形,Sprotte,Tuohy	适合连续置管技术

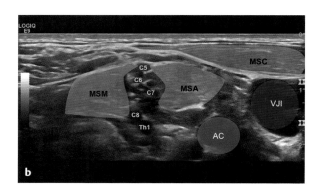

图 29.5 (a,b)肌间部位臂丛神经的超声表现(C5–T1)。MSC,胸锁乳突肌;MSM,中斜角肌;MSA,前斜角肌;AC,颈动脉;VJI,颈内静脉。

研究,对照组使用安慰剂,以研究肌间沟臂丛神经置管的术后镇痛效果。持续输注 0.2%罗哌卡因进行镇痛的患者,术后 24 小时对阿片类药物的需求少于通过导管输注 0.9%生理盐水溶液组的患者。肌间沟臂丛神经阻滞和导管安置均在超声引导下进行。

Mariano 等[21]研究了 32 例患者,也是肌间沟臂丛神经置管用于术后镇痛,但运用的是 Pippa[22]的后方途径行超声引导神经阻滞。这项研究表明,两种途径都可以有效阻滞臂丛神经。

锁骨上臂丛神经阻滞

经锁骨上入路臂丛神经阻滞技术由 Kulenkampff 在 1911 年首先描述。因为这一方法太靠近胸膜有气胸风险,所以对这个技术进行了数项改进[23,24]。超声引导可在可视条件下引导针到目标位置,从而减少了这一并发症的风险。

适应证

锁骨上臂丛神经阻滞用于上臂、前臂和手(如肱骨干骨折、肘部骨折或错位)的麻醉和镇痛。

禁忌证

锁骨上神经阻滞有以下禁忌证。
- 对侧膈神经麻痹。
- 对侧喉返神经麻痹。

并发症

可能的并发症如下。

- 气胸。
- Horner 综合征。
- 膈神经麻痹。
- 喉返神经麻痹。

患者体位

患者仰卧位,头枕柔软的凝胶垫,头部轻微偏向对侧。按照第 8 章所述对皮肤穿刺区进行消毒备皮。

超声检查

麻醉医生站在手术台的头侧,平行锁骨放置探头在锁骨上窝。锁骨下动脉是一个有脉动的无回声结构(图 29.6)。锁骨下动脉下方,第一肋显示为有声影的强回声线。在锁骨下动脉外侧,细小的低回声椭圆形结构代表锁骨上神经丛的神经束。转动探头显示与第一条线偏离的第二条高回声白线,它代表胸膜。识别这两条线非常重要,鉴别胸膜和第一肋可减少气胸的风险。偏转探头,改变超声图像,高回声线和后方声影向外侧移动,同时第二条高回声线在锁骨下动脉下方出现。沿外侧向中间方向进针,使用可提供更佳显像的平面内法。注射 20mL 麻药就足以获得满意的麻醉与镇痛效果。为确保锁骨上臂丛神经的前、后部分均被阻滞,应将针尖首先朝向第一肋以避免刺破胸膜,然后回退针尖阻滞锁骨上臂丛神经前支。

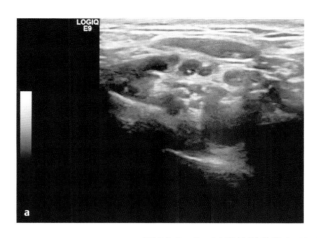
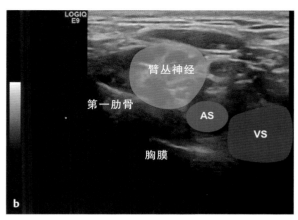

图 29.6　(a,b)锁骨下静脉(VS),锁骨下动脉(AS),侧方臂丛神经。

锁骨上臂丛神经阻滞相关文献

Perlas 等人[25]研究了 510 例上肢手术中运用锁骨上臂丛神经阻滞的患者。回顾研究中,94.6%的患者阻滞成功。361 例患者采取从内侧向外侧途径,而外侧向内侧的为 149 例。从内侧向外侧途径中 2 例发生医源性血管损伤,2 例发生术后麻木并持续数日。从外侧向内侧组无穿刺相关并发症发生。两组均无气胸发生。因此,我们也更推崇从外侧到内侧的方法。通过平面内方法引导进针,可以更好地显示针尖。

29.7.2 锁骨下臂丛神经阻滞

锁骨下臂丛神经阻滞是上肢麻醉镇痛的简单方法。它在手术需要上臂阻滞的情况下很有用。使用平面内进针法。锁骨下臂丛阻滞的缺点之一是医源性胸膜损伤危险,可能发展成气胸。从解剖角度看,其优势之一是途径更靠近神经近端。与腋窝途径比较,锁骨下臂丛阻滞不需要对从外侧束发出的肌皮神经进行单独阻滞。

适应证

锁骨下臂丛神经阻滞的适应证为从远端上臂到手的麻醉和镇痛。

禁忌证

锁骨下臂丛神经阻滞禁忌证如下。
- 对侧气胸。

- 对侧膈神经麻痹。
- 对侧喉返神经麻痹。
- 既往对侧肺切除术。

并发症

可能的并发症如下。
- 气胸。
- Horner 综合征。
- 膈神经麻痹。
- 喉返神经麻痹。

患者体位

患者仰卧位,手臂处于 90°外展位或任其处于中间位。如第 8 章所述消毒备皮。

超声检查

探头放置在锁骨下窝,识别腋动脉。腋动脉外侧是臂丛神经,表现为高回声和低回声混合的结构。腋动脉内侧为腋静脉(图 29.7)。动脉上方 2 个有翼的结构为胸大肌和胸小肌。向侧方转动探头,显示胸腔顶端,呈沿腋静脉走行的抛物线。平面内法用于更好地显示针尖,同时在腋动脉下方定位目标点。在显示"双泡"征后注射局部麻药[26],局麻药显示为腋动脉下方的椭圆形无回声区。

锁骨下臂丛神经阻滞的相关文献

Tran 等人[27]对 88 例接受上肢手术的患者进行前瞻性随机对照研究,比较从锁骨下动脉下方超声

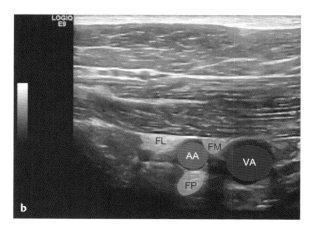

图 29.7　(a,b)腋动脉(AA),以及在它内侧的腋静脉(VA)。FP,后支;FM,内侧束;FL,外侧束。

引导单次注射局麻药物与从锁骨下动脉上方和下方各注射一次局麻药物之间的差异。在操作和耗时方面均无显著性差异,并且这两种方法有相同的成功率。平面内法用于更好地显示针尖。

29.7.3 腋路臂丛神经阻滞

腋路臂丛神经阻滞是上肢手术最常用的神经阻滞。Hirschel 于 1911 年首先记载,在腋窝经皮注射能麻醉臂丛神经。De Jong 在 1961 发表的用于上肢手术的该方法至今仍在使用[28]。1989 年,在 10 例患者中,超声仪首次用于引导腋路臂丛神经阻滞[29]。超声引导将腋路臂丛神经阻滞的成功率从 81.9%(使用神经刺激器或穿动脉法组)提高到了 91.6%(超声引导组)($P = 0.003$),局麻药物的使用从 46.7 ± 17.1mL 降到 39.8 ± 6.4mL($P<0.0001$)。此外,准备室总耗时也显著减少,从 40.1 ± 27.3 分钟减为 30.6 ± 14.2 分钟($P<0.0001$)[30,31]。超声还可以显示患者的特异性解剖,因此可以准确地针对尺神经、正中神经、桡神经和肌皮神经进行麻醉[32]。

适应证

腋路臂丛神经阻滞的适应证:远端上臂、肘关节、前臂和手(如桡骨骨折、腕管综合征)的麻醉与镇痛。

禁忌证

这一方法没有特殊的禁忌证。

并发症

可能的并发症是误伤血管和神经损伤。

患者体位

患者仰卧位,肩关节外展 90°,肘关节弯曲 90°。如第 8 章所述消毒备皮。可以使用平面外或平面内进针法。

超声检查

显示腋动脉横截面。腋路臂丛解剖变异极大[32],通过移动探头和调整探头角度识别单支神经。显像时静脉血管常处于被压缩的状态,所以要非常谨慎,防止不经意地把局麻药物注射进压扁的血管。

识别靠近探头的肱二头肌短头和远离探头的喙肱肌,可帮助辨认肌皮神经。其典型特征为上述两肌肉之间的高回声结构,但也存在变异[33](图 29.8)。其他三支神经通常成像为围绕腋动脉的椭圆形强回声或低回声结构。正中神经大约在 11 点的位置,尺神经在 2 点的位置,桡神经在 5 点的位置[32]。

腋路臂丛神经阻滞的相关文献

腋路臂丛神经阻滞可能是上肢手术麻醉最常使用的外周神经阻滞。鉴于腋窝存在的解剖变异[32],神经刺激法或经动脉法[28]的成功率明显低于超声引导腋路臂丛神经阻滞[30]。在 188 例患者的随机研究中,Chan 等[15]发现超声引导显著提高了腋路臂丛神经阻滞的成功率。

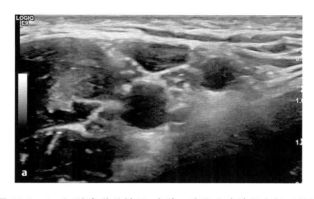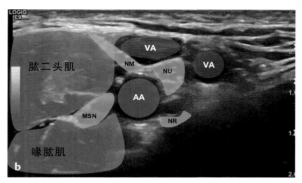

图 29.8　(a,b)腋窝臂丛神经。在肱二头肌和喙肱肌之间可见肌皮神经(MSN)。围绕腋动脉(AA)周围的结构分别是正中神经(NM)、尺神经(NU)、桡神经(NR)和腋静脉(VA)。

29.8　特定部位的神经阻滞麻醉:下肢

29.8.1 腰骶丛

腰丛神经阻滞

腰丛神经阻滞在 1976 年被首次描述[34],是一种通过单次定向注射阻滞股神经、闭孔神经、股外侧皮神经的技术。腰丛神经阻滞有较多需要注意的风险。其一就是鞘内注射可能性。因为区域阻滞麻醉使用的局麻药物剂量远大于椎管内麻醉,误注入鞘内可能导致全脊髓麻醉,有呼吸衰竭和心搏骤停的危险。靠近注射点的肾上极也暴露于肾损伤的危险中,此外,临近血管的损伤可导致腹膜后血肿[35]。超声可以显示目标结构, 从而最大限度地减少风险。绝大部分患者此处超声不能准确地辨认腰丛神经[36],但最新一代的超声仪可以显示消瘦患者的腰骶丛。凸阵探头(腹式探头)可能有利于该操作。

适应证

腰丛神经阻滞有以下适应证。
- 股神经、闭孔神经、股外侧皮神经的麻醉和镇痛。
- 联合运用坐骨神经阻滞和腰丛神经阻滞可为髋关节以下的下肢手术提供麻醉。这种组合是必要的, 因为腰丛神经阻滞只能阻滞从 L2 至 L4/L5

的神经纤维,而坐骨神经纤维来自 L4 到 S2/S3。联合阻滞确保了麻醉完善。

禁忌证

腰丛神经阻滞禁忌证包括抗凝药物使用(见第 29.3 节;与脊髓麻醉或硬膜外麻醉的应用指南相同)和凝血功能障碍。

并发症

可能的并发症如下。
- 意外的脊髓麻醉(高位或完全)、硬膜外麻醉。
- 肾损伤。
- 腹膜后血肿。
- 腰大肌脓肿。

患者体位

患者侧卧位,需要被阻滞的手术侧向上,手臂放置于头顶上方。如第 8 章所述备皮。

超声检查

触诊找到被阻滞侧的髂嵴,从该点画垂直线到脊柱,定位 L4 椎体。将探头放在 L4 水平棘突外侧约 5cm 处,首先将探头于棘突放置,移动探头到 L3 和 L2 及 L5 水平时应显示腰大肌及其周边结构(肾脏、竖脊肌、腰方肌)(图 29.9)。标志为横向的锥体,在超声图像上显示为声影。鉴于目标部位的位置较深,需用针轨引导器或活检探头引导进针。可能需要长达 120mm 的针。

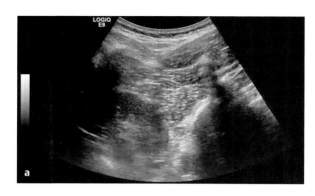
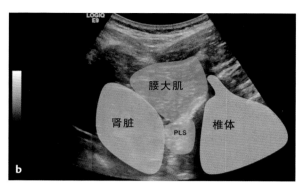

图 29.9　(a,b)腰大肌阻滞。PLS,腰骶丛。

29.8.2 股神经阻滞

股神经阻滞是一种简单、低风险的麻醉方法。Winnie 于 1973 年首先提出"三合一"阻滞[37]。其理论基础是:三支神经(股神经、闭孔神经、股外侧皮神经)在一个共同的筋膜鞘内走行,直到在腹股沟韧带下方分离。Winnie 证实在腹股沟韧带正下方注射能阻断这三支神经。

然而,Lang 显示,这项技术只能阻滞约 4% 病例的闭孔神经[38]。Marhofer 于 1997 年提示,超声引导可以改善阻滞的起效时间和质量[2]。

适应证

股神经阻滞有以下适应证。

● 单独使用时,该阻滞仅适用于股神经分布区小的外科手术(如网状移植物清除)。

● 膝关节或股骨手术的术后镇痛(如膝关节置换、交叉韧带成形)

● 与坐骨神经阻滞联合,可用于大腿和足以上小腿的手术。

禁忌证

没有严格的禁忌证,但在选择行股旁路手术的患者时应严格筛选指征。

并发症

尚无已知并发症。

患者体位

患者仰卧位,需被阻滞侧下肢稍外展外旋,膝关节稍屈曲。如第 8 章所述消毒备皮。

超声检查

首先在超声图像上识别股动脉:圆形低回声结构(图 29.10)。此时探头位于腹股沟韧带的水平,与股动脉走行呈直角。股动脉内侧是股静脉,不像动

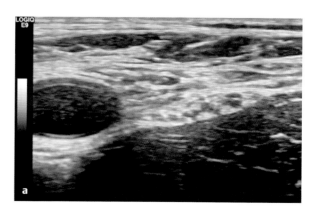
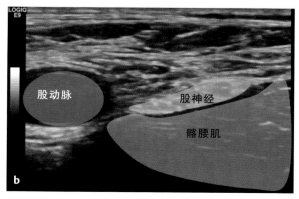

图 29.10　(a,b)股神经位于股动脉外侧,其下为髂腰肌。

脉,它是可压缩的。股动脉外侧是一明显的混合回声结构,这是股神经。在股外侧动脉外侧也可识别髂腰肌的羽毛状结构。一般情况下,股神经显示为前肌筋膜中从外向内的凹陷。

可以使用平面外法或平面内法进针,但平面外法是首选, 由于从皮肤表面到神经的路径相对较短,该法有利于导管置入。

股神经阻滞相关文献

在一项 40 例患者的研究中,Mariano 等[39]比较了使用超声引导和神经刺激法放置股神经导管的时间。较之神经电刺激组,超声引导组的导管可以更快速地放置。超声引导组无血管刺伤,而在神经刺激组发生四例。使用平面内法引导进针。

29.8.3 闭孔神经阻滞

闭孔神经阻滞用于泌尿外科内镜操作或膝关节手术的镇痛。

适应证

- 膝关节手术的辅助镇痛。
- 经尿道的膀胱或前列腺电切术。

禁忌证

闭孔神经阻滞没有禁忌证。

并发症

尚无已知并发症。

患者体位

患者仰卧位,被阻滞侧腿轻度外旋和外展。如第 8 章中所述消毒备皮。

超声检查

首先在腹股沟区识别股动脉, 其内侧是可压扁的股静脉。首先将探头向远端内侧的内收肌群移动,其外侧可见耻骨肌。耻骨肌旁边是长收肌,下面是被一条高回声线分开的短收肌和大收肌。长收肌和短收肌之间是闭孔神经的前支, 显示在高回声组织中的椭圆形强回声结构。如果神经难以识别,调整探头角度可能会改善显示效果。在短收肌和大收肌之间的是闭孔神经后支, 也表现为强回声椭圆形结构(图 29.11)。通常两支不能同时成像,探头必须调整角度,在不同超声图像上分别确认两个分支。

采用平面内法从外向内侧方向进针。根据我们的经验,先显示和阻滞后支再回撤针阻滞前支更好一些。如果先阻断前支,局部麻醉药物影像往往会掩盖后支。闭孔神经阻滞可以通过超声引导独立完成,不需要神经刺激[40]。

闭孔神经阻滞相关文献

在一项 30 例接受膝盖手术患者的研究中,Sinha 等[40]显示超声引导下不使用神经刺激阻滞闭孔神经,与使用神经刺激具有相同的成功率[41]。

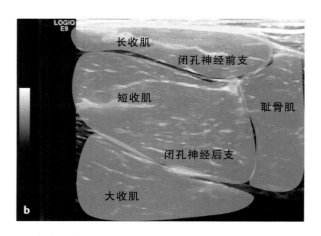

图 29.11　(a,b)闭孔神经的前支和后支,以及它们与长收肌、短收肌和大收肌的关系。

29.8.4 坐骨神经阻滞

许多方法可用于阻滞坐骨神经,它可以在下肢走行中的任何点被阻滞。一种优质的超声仪可以从臀部追踪该神经直到腘窝[42,43]。神经走行过程中在不同的部位往深面走,导致其无法用高频探头成像。凸阵探头(腹式探头)可用于肌肉发达的患者。我们更喜欢在腘窝定位坐骨神经,因为在该水平,胫神经和腓神经也可以选择性地单独阻滞。当然,这需要把患者置于侧卧位。当患者的体位受限时,可以通过前方入路阻滞坐骨神经[44]。

适应证

坐骨神经阻滞的适应证如下。

● 小腿远端到足部的手术(通常与隐神经阻滞相结合)。

● 腿任何部位的外科手术,与腰丛神经阻滞或股神经阻滞联合运用。

禁忌证

坐骨神经阻滞没有禁忌证。

并发症

无已知并发症。

患者体位

患者侧卧位,将被阻滞的腿位于上方,下方腿的膝关节弯曲。两条腿之间放置一块垫子。被阻滞的腿膝关节伸展,脚放在一个衬垫上休息。如第8章所述消毒备皮。操作员坐在患者后面。

超声检查

探头放置在腘窝,显示腘静脉横切面图像。腘静脉呈圆形,无回声结构,很容易被压扁(图 29.12)。腘动脉在其下方,显示为另一圆形无回声、搏动的结构。当腘静脉被压时只有腘动脉可见,腘动脉外侧圆形高回声结构可被确认为胫神经。然后将探头向外侧移动到腓骨头。辨认股二头肌,从股二头肌下方插入的低回声圆形或椭圆形的结构为腓神经。探头向近心端移动,直到两支神经融合在一起的水平,神经阻滞针在此水平进针。可以用平面外或平面内进针法。平面内法可用于从内侧或外侧进针。我们更喜欢平面外法,因为它缩短了从皮肤表面到神经的距离。

坐骨神经阻滞的相关文献

Danelli 等人[45]对 44 例下肢手术患者进行了一项前瞻性、随机对照研究。22 例患者用神经刺激法完成坐骨神经阻滞,余下 22 例患者进行超声引导。对感觉和运动阻滞的起效时间、成功率,以及术中需要补充芬太尼的情况进行了评价。患者的满意度和操作相关的疼痛也记录在案。使用平面内进针法有优势。两组感觉和运动阻滞的起效时间不相上下。超声引导组成功率高于神经刺激组。超声引导减少了实施阻滞的时间,操作相关疼痛也少一些。

29.8.5 隐神经阻滞

隐神经是股神经的末端感觉分支。它在内收肌

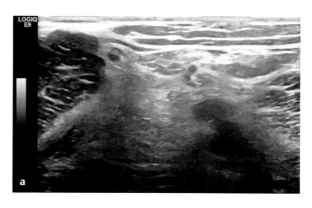
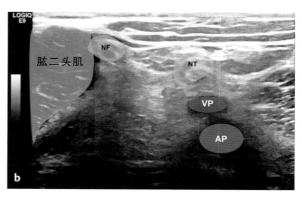

图 29.12 　(a,b)坐骨神经的胫部分(NT)和腓部分(NF)在腘动脉(AP)、腘静脉(VP)上方可见。股二头肌在外侧。

管内与股血管伴行,走行于缝匠肌和股内侧肌之间,直到膝关节内侧。它向下分布到足的内侧边界,与长隐静脉伴行。隐神经的髌下支在髌骨的下面弯曲走行。

适应证

隐神经阻滞有以下适应证。

- 小腿和脚的手术中与坐骨神经阻滞联合运用(如多种疾病患者的前脚截肢术)。
- 膝关节镜术后阻断髌下支以减轻疼痛。

禁忌证

隐神经阻滞没有禁忌证。

并发症

无已知并发症。

患者体位

患者仰卧位,腿轻度外展外旋,如第 8 章所述消毒备皮。

超声检查

首先定位显示为腹股沟圆形无回声结构的股动脉。用它作标记向远端追踪,直到在大腿中间 1/3 处出现桶形的羽状结构,这是缝匠肌,它标志着可以阻滞隐神经的位置(图 29.13)。隐神经显示为缝匠肌下缘的椭圆形低回声结构。使用平面内法引导进针[46]。该法可清晰显示针尖,降低误穿股动脉的风险。

隐神经阻滞的相关文献

Tsai 等[46]在一项回顾性研究中评估了 39 例患者超声引导下经缝匠肌下缘途径阻滞隐神经的效果。采用平面内法进行阻滞,成功率为 77%。

29.8.6 股外侧皮神经阻滞

股外侧皮神经是纯感觉神经分支。它在髂窝跨越髂内肌,然后在髂前上棘内侧约 1cm 处穿过肌间隙,并分布于大腿外侧的皮肤。借助现代超声仪,如今可以识别股外侧皮神经,并可以阻滞甚至非常小的神经。阻滞股神经、坐骨神经和闭孔神经之后,可以配合进行髂前上棘水平的股外侧皮神经阻滞,实现腿的完全麻醉。这个神经阻滞也可用于异常疼痛感的成功治疗[47]。

适应证

股外侧皮神经阻滞的适应证如下。

- 协助完成腿的完全麻醉;也可以用于术中放置止血带位置的单独局部麻醉。
- 治疗感觉异常性股痛(股外侧皮神经压迫综合征,特征为大腿的前外侧烧灼感、针刺痛和麻木)。

禁忌证

股外侧皮神经阻滞没有禁忌证。

并发症

尚无已知并发症。

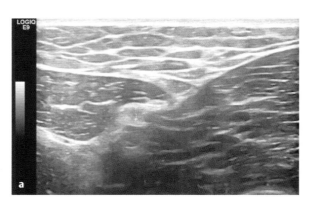
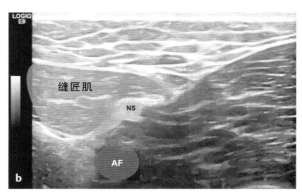

图 29.13 (a,b)隐神经(NS)和缝匠肌(桶形)在大腿中部 1/3 处成像。股动脉(FA)在隐神经下方。

患者体位

患者仰卧位,腿处于中立位。按第 8 章所述消毒备皮。

超声检查

首先触诊找到髂前上棘,然后将探头垂直放置在髂前上棘显像。骨性的髂前上棘超声显像为伴后方回声的明亮回声。沿内侧向下旋转探头显示内侧缝匠肌和阔筋膜张肌,两者都连于髂前上棘。探头

旋转向下,在该位置向外侧移动,直到股外侧皮神经出现于缝匠肌上方,它显示为椭圆形低回声结构,含有多条小的低回声束(图 29.14)。这种结构也被称为蜂窝征[48]。使用平面内法从外侧向内侧进针。

29.9 总结

表 29.2 列出了各种神经阻滞,包括技术、局部麻醉剂和适应证。

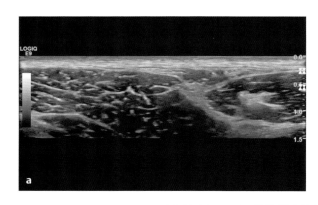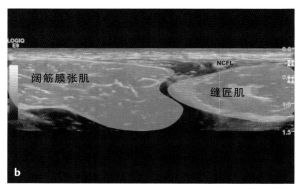

图 29.14 (a,b)股外侧皮神经(NFCL)成像于缝匠肌上方。

表 29.2 常见的神经阻滞

阻滞	进针法	进针方向	局麻药物	适应证和步骤
肌间沟臂丛神经阻滞	平面外法	斜角肌头尾之间	0.2%罗哌卡因 20mL,配合全身麻醉 1.5%普鲁卡因 30mL	肩关节脱位、肩部手术、锁骨外侧和上臂手术
锁骨上臂丛神经阻滞	平面内法	探头垂直于锁骨,沿外侧向中间方向	1.5%普鲁卡因 20~30mL,配合或不伴随全身麻醉	肱骨干骨折、肘部骨折或错位
锁骨下臂丛神经阻滞	平面内法	探头放置在锁骨下窝,垂直于锁骨下缘,在下方从外向内进针	1.5%普鲁卡因 20~30mL	尺沟综合征 前臂骨折 腕管综合征
腋路臂丛神经阻滞	平面外法	探头垂直腋动脉,分别辨认四支神经	1.5%普鲁卡因 30~40mL	前臂骨折 腕管综合征 关节镜手术
腰丛神经阻滞	平面内法	探头平行于脊柱,显示周边结构（肾脏、竖脊肌、腰方肌）	1.5%普鲁卡因 30~40mL	股骨颈骨折 与坐骨神经阻滞联合运用髋关节置换

(待续)

表 29.2(续)

阻滞	进针法	进针方向	局麻药物	适应证和步骤
股神经阻滞	平面外法	探头位于腹股沟韧带,识别股神经	0.25%丁哌卡因 20mL,配合全身麻醉 0.2%罗哌卡因术后镇痛 1.5%普鲁卡因 10mL	膝关节置换 十字韧带成形 关节松解术
闭孔神经阻滞	平面内法	股动脉横截面成像,探头向内移动,识别内收肌,有针对性地麻醉神经分支	1.5%普鲁卡因 10mL	膝关节手术的有用补充阻滞
坐骨神经阻滞	平面外法	腘窝水平胭血管横截面成像;有针对性地麻醉胫神经和腓神经	0.25%布比卡因 20mL,配合全身麻醉 1.5%普鲁卡因 20mL 0.375%布比卡因 10mL	前足截肢时与隐神经阻滞联合运用
隐神经阻滞	平面内法	在大腿下 1/3 处显示缝匠肌和股动脉横截面	1.5%普鲁卡因 10mL	参见坐骨神经阻滞
股外侧皮神经阻滞	平面内法		1.5%普鲁卡因 6~7mL	感觉异常性股痛的治疗 对术中止血带不耐受的镇痛

(卢漫 许婷 译)

参考文献

[1] Kapral S, Krafft P, Eibenberger K, Fitzgerald R, Gosch M, Weinstabl C. Ultrasound-guided supraclavicular approach for regional anesthesia of the brachial plexus. Anesth Analg 1994; 78: 507–513

[2] Marhofer P, Schrögendorfer K, Koinig H, Kapral S, Weinstabl C, Mayer N. Ultrasonographic guidance improves sensory block and onset time of three-in-one blocks. Anesth Analg 1997; 85: 854–857

[3] la Grange P, Foster PA, Pretorius LK. Application of the Doppler ultrasound bloodflow detector in supraclavicular brachial plexus block. Br J Anaesth 1978; 50: 965–967

[4] Bloc S, Mercadal L, Garnier T et al. Comfort of the patient during axillary blocks placement: a randomized comparison of the neurostimulation and the ultrasound guidance techniques. Eur J Anaesthesiol 2010; 27: 628–633

[5] Chan VW, Perlas A, McCartney CJ, Brull R, Xu D, Abbas S. Ultrasound guidance improves success rate of axillary brachial plexus block. Can J Anaesth 2007; 54: 176–182

[6] Gianesello L, Pavoni V, Coppini R et al. Comfort and satisfaction during axillary brachial plexus block in trauma patients: comparison of techniques. J Clin Anesth 2010; 22: 7–12

[7] O'Donnell BD, Ryan H, O'Sullivan O, Iohom G. Ultrasound-guided axillary brachial plexus block with 20 milliliters local anesthetic mixture versus general anesthesia for upper limb trauma surgery: an observer-blinded, prospective, randomized, controlled trial. Anesth Analg 2009; 109: 279–283

[8] Chan VW, Peng PW, Kaszas Z et al. A comparative study of general anesthesia, intravenous regional anesthesia, and axillary block for outpatient hand surgery: clinical outcome and cost analysis. Anesth Analg 2001; 93: 1181–1184

[9] Fredrickson MJ, Danesh-Clough TK. Ambulatory continuous femoral analgesia for major knee surgery: a randomised study of ultrasound-guided femoral catheter placement. Anaesth Intensive Care 2009; 37: 758–766

[10] Wang AZ, Gu L, Zhou QH, Ni WZ, Jiang W. Ultrasound-guided continuous femoral nerve block for analgesia after total knee arthroplasty: catheter perpendicular to the nerve versus catheter parallel to the nerve. Reg Anesth Pain Med 2010; 35: 127–131

[11] Plunkett AR, Buckenmaier CC, III. Safety of multiple, simultaneous continuous peripheral nerve block catheters in a patient receiving therapeutic low-molecular-weight heparin. Pain Med 2008; 9: 624–627

[12] Gogarten W, Van Aken H, Büttner J, Riess H, Wulf H, Buerkle H. Rückenmarksnahe Regionalanästhesien und Thromboembolieprophylaxe/ antithrombotische Medikation. A&I Anästhesiologie und Intensivmedizin 2007; 48: S109–S124

[13] Capdevila X, Pirat P, Bringuier S et al. French Study Group on Continuous Peripheral Nerve Blocks. Continuous peripheral nerve blocks in hospital wards after orthopedic surgery: a multicenter prospective analysis of the quality of postoperative analgesia and complications in 1,416 patients. Anesthesiology 2005; 103: 1: 035–1–0–45

[14] Neuburger M, Breitbarth J, Reisig F, Lang D, Büttner J. Complications and adverse events in continuous peripheral regional anesthesia Results of investigations on 3,491 catheters [Article in German]. Anaesthesist 2006; 55: 33–40

[15] Horlocker TT, O'Driscoll SW, Dinapoli RP. Recurring brachial plexus neuropathy in a diabetic patient after shoulder surgery and continuous interscalene block. Anesth Analg 2000; 91: 688–690

[16] Bigeleisen P, Wilson M. A comparison of two techniques for ultrasound guided infraclavicular block. Br J Anaesth 2006; 96: 502–507

[17] Winnie AP. Interscalene brachial plexus block. Anesth Analg 1970; 49: 455–466

[18] Yang WT, Chui PT, Metreweli C. Anatomy of the normal brachial plexus revealed by sonography and the role of sonographic guidance in anesthesia of the brachial plexus. AJR Am J Roentgenol 1998; 171: 1631–1636

[19] Campagna JA, Carter C. Clinical relevance of the Bezold-Jarisch reflex. Anesthesiology 2003; 98: 1250–1260

[20] Goebel S, Stehle J, Schwemmer U, Reppenhagen S, Rath B, Gohlke F. Interscalene brachial plexus block for open-shoulder surgery: a randomized, double-blind, placebo-controlled trial between single-shot anesthesia and patient-controlled catheter system. Arch Orthop Trauma Surg 2010; 130: 533–540

[21] Mariano ER, Afra R, Loland VJ et al. Continuous interscalene brachial plexus block via an ultrasound-guided posterior approach: a randomized, triple-masked, placebo-controlled study. Anesth Analg 2009; 108: 1688–1694

[22] Pippa P, Cominelli E, Marinelle C, Aito S. Brachial plexus block using the posterior approach. Eur J Anaesthesiol 1990; 7: 411–420

[23] Brown DL, Cahill DR, Bridenbaugh LD. Supraclavicular nerve block: anatomic analysis of a method to prevent pneumothorax. Anesth Analg 1993; 76: 530–534

[24] Korbon GA, Carron H, Lander CJ. First rib palpation: a safer, easier technique for supraclavicular brachial plexus block. Anesth Analg 1989; 68: 682–685

[25] Perlas AM, Lobo GM, Lo NM, Brull RM, Chan VWS, Karkhanis RM. Ultrasound-guided supraclavicular block: outcome of 510 consecutive cases. Reg Anesth Pain Med 2009; 34: 171–176

[26] Tran QH, Charghi R, Finlayson RJ. The "double bubble" sign for successful infraclavicular brachial plexus blockade. Anesth Analg 2006; 103: 1048–1049

[27] De Tran QH, Bertini PM, Zaouter CM, Muñoz LM, Finlayson RJM. A prospective, randomized comparison between single- and double-injection ultrasound-guided infraclavicular brachial plexus block. Reg Anesth Pain Med 2010; 35: 16–21

[28] De Jong RH. Axillary block of the brachial plexus. Anesthesiology 1961; 22: 215–225

[29] Ting PL, Sivagnanaratnam V. Ultrasonographic study of the spread of local anaesthetic during axillary brachial plexus block. Br J Anaesth 1989; 63: 326–329

[30] Lo N, Brull R, Perlas A et al. Evolution of ultrasound guided axillary brachial plexus blockade: retrospective analysis of 662 blocks. Can J Anaesth 2008; 55: 408–413

[31] O'Donnell BD, Iohom G. An estimation of the minimum effective anesthetic volume of 2% lidocaine in ultrasound-guided axillary brachial plexus block. Anesthesiology 2009; 111: 25–29

[32] Christophe JL, Berthier F, Boillot A et al. Assessment of topographic brachial plexus nerves variations at the axilla using ultrasonography. Br J Anaesth 2009; 103: 606–612

[33] Remerand F, Laulan J, Couvret C et al. Is the musculocutaneous nerve really in the coracobrachialis muscle when performing an axillary block? An ultrasound study. Anesth Analg 2010; 110: 1729–1734

[34] Chayen D, Nathan H, Chayen M. The psoas compartment block. Anesthesiology 1976; 45: 95–99

[35] Touray ST, de Leeuw MA, Zuurmond WWA, Perez RSGM. Psoas compartment block for lower extremity surgery: a meta-analysis. Br J Anaesth 2008; 101: 750–760

[36] Kirchmair L, Entner T, Wissel J, Moriggl B, Kapral S, Mitterschiffthaler G. A study of the paravertebral anatomy for ultrasound-guided posterior lumbar plexus block. Anesth Analg 2001; 93: 477–481

[37] Winnie AP, Ramamurthy S, Durrani Z. The inguinal paravascular technic of lumbar plexus anesthesia: the "3-in-1 block". Anesth Analg 1973; 52: 989–996

[38] Lang SA, Yip RW, Chang PC, Gerard MA. The femoral 3-in-1 block revisited. J Clin Anesth 1993; 5: 292–296

[39] Mariano ER, Loland VJ, Sandhu NS et al. Ultrasound guidance versus electrical stimulation for femoral perineural catheter insertion. J Ultrasound Med 2009; 28: 1453–1460

[40] Sinha SKM, Abrams JHM, Houle TTP, Weller RS. Ultrasound-guided obturator nerve block: an interfascial injection approach without nerve stimulation. Reg Anesth Pain Med 2009; 34: 261–264

[41] Kardash K, Hickey D, Tessler MJ, Payne S, Zukor D, Velly AM. Obturator versus femoral nerve block for analgesia after total knee arthroplasty. Anesth Analg 2007; 105: 853–858

[42] Bruhn J, Van Geffen GJ, Gielen MJ, Scheffer GJ. Visualization of the course of the sciatic nerve in adult volunteers by ultrasonography. Acta Anaesthesiol Scand 2008; 52: 1298–1302

[43] Perlas A, Brull R, Chan VWS, McCartney CJL, Nuica A, Abbas S. Ultrasound guidance improves the success of sciatic nerve block at the popliteal fossa. Reg Anesth Pain Med 2008; 33: 259–265

[44] Tsui BCH, Ozelsel TJ. Ultrasound-guided anterior sciatic nerve block using a longitudinal approach: "expanding the view". Reg Anesth Pain Med 2008; 33: 275–276

[45] Danelli G, Fanelli A, Ghisi D et al. Ultrasound vs nerve stimulation multiple injection technique for posterior popliteal sciatic nerve block. Anaesthesia 2009; 64: 638–642

[46] Tsai PB, Karnwal A, Kakazu C, Tokhner V, Julka IS. Efficacy of an ultrasound-guided subsartorial approach to saphenous nerve block: a case series. Can J Anaesth 2010; 57: 683–688

[47] Tumber PS, Bhatia A, Chan VW. Ultrasound-guided lateral femoral cutaneous nerve block for meralgia paresthetica. Anesth Analg 2008; 106: 1021–1022

[48] Hurdle MF, Weingarten TN, Crisostomo RA, Psimos C, Smith J. Ultrasound-guided blockade of the lateral femoral cutaneous nerve: technical description and review of 10 cases. Arch Phys Med Rehabil 2007; 88: 1362–1364

第 30 章

超声引导急诊与血管介入

T. Mueller , C. Jenssen

30.1 急诊介入

近年来,超声在急诊与重症医学中发挥着越来越重要的作用。在病史及体格检查后,超声是内科急腹症的检查方法之一[1]。外科急诊中,在 ATLS(高级创伤生命支持)中应用 FAST(创伤重点超声评估法),实践中也应用大量其他缩略词(FASTER、p-FAST、EFAST 等)。超声在急诊中用于快速检测腹腔、胸腔或心包腔中的游离液体。腹部超声检查的特异性>90%,敏感性的范围为 31%~83%[2-6]。FAST 尚未被证实在创伤患者中对存活率有影响[7],但在难于鉴别的病例中推荐首先进行超声检查,随后进行 CT 检查[8]。

超声在重症监护的情况下可提供床旁检查。诊断性应用是最主要的,有研究表明超声引导的介入仅占全部患者的 0.25%[9]。超声在 5.5% 的患者中用于即时诊断或治疗,另有 20% 患者短期应用超声进行检查。

超声在检测游离液体时具有快速、可移动、经济和敏感性高的特点。因此,在检查中也可进行经皮的介入诊疗。

- 可疑出血(胸腔积血、腹腔积血)、积脓或脓肿时,进行诊断性介入检查,必要时可即刻进行介入治疗。
- 在危及生命的情况下(心包填塞、张力性气胸)进行引流。
- 建立中心静脉和动脉及外周静脉和动脉通道。

数个国际超声学会对急诊超声检查已提出多种水平的培训方案。在这些方案的早期培训阶段中均包括超声引导介入[10-13]。

30.1.1 适应证

急诊及重症医学中超声介入的适应证总结在表 30.1 中。

几乎所有在急诊医学超声引导下的介入治疗也在"常规"情况下进行。

本章重点关注与急诊相关的有关问题,身体特定部位内容请参见有关章节。

超声也可用于调控急救措施前后:研究表明经皮气管切开前,颈部超声图像可使 24%~36% 的患者改变穿刺位置。严重并发症的发病率从 4% 减少到 0%,轻微并发症没有明显改变(0.7% 对 1%),同时穿孔的发生率从 10% 下降到 0.9%。超声引导也可防止气管插管位置过高[14-16]。

正确放置常规气管内插管可通过超声"肺滑动征"或相应内脏及胸膜壁层滑动征得到可靠证实。这种征象在肺不通气时缺如[17,18]。

超声能够可靠检测小肠中肠内营养饲管。这种方法在儿童中尤为有用,可防止放射暴露[19,20]。

30.1.2 禁忌证

急诊时也应考虑应用其他方法(CT 引导介入、外科干预)。尚无研究比较急诊时的不同方法选择之间的差异。急诊时禁忌证很少,当患者凝血机制受损时进行个体风险评估非常重要,例如,除非患者处于急性危及生命、不稳定状况或昏迷,医生应该采集必要的信息。采集信息的时机与范围取决于干预的严重性和紧迫性。

两个基本的禁忌证包括。

- 拒绝签署知情同意书。
- 缺乏实际意义。

表 30.1 超声引导急诊与血管介入的适应证

适应证	目的	方法
胸腔积液	确定病因	超声引导下 20G 针头抽吸
胸腔积血	建立引流,改善呼吸困难,防止器官血肿形成	超声引导下放置 12~14F 引流管
胸腔积脓	建立引流,改善呼吸困难,防止败血症	超声引导下放置 12~14F 引流管
气胸	肺复张,改善呼吸困难	超声引导下放置 8F 引流管
张力性气胸		
腹腔内游离液体	确定病因	超声引导下 20G 针头抽吸
自发性细菌性腹膜炎	建立引流,改善呼吸困难,防止败血症	超声引导下放置 10~12F 引流管
心包积液	鉴别诊断	超声引导下 20G 针头抽吸
心包填塞	建立引流,防止泵衰竭	超声引导下放置 14G 导管
脓肿、积脓	确定可疑诊断	超声引导下 20G 针头抽吸
	治疗性引流	超声引导下放置 8~12F 引流管
静脉置管	快速、简便的中心静脉置管	长轴或短轴切面超声引导
动脉插管	测量动脉压,BGA	长轴或短轴切面超声引导
假性动脉瘤	假性动脉瘤闭塞	超声引导注射凝血酶

30.1.3 材料与设备

超声技术

"床旁超声"和"即时超声"是指使用便携式超声仪几乎可以在任何地方完成检查。便携式超声仪的优点在于可以迅速运送到患者处,甚至可以由救援人员带到事故现场[21]。许多作者强调在医院里运用移动设备可以节省时间,这往往意味着在一些重要科室如急诊室和重症监护室没有超声仪器。

原则上,超声设备应能在所有情况下提供相应结构的图像及报告。便携式仪器在图像质量上逊于高端仪器[22,23]。

目前尚无便携式超声仪器进行介入治疗的前瞻性比较研究。一个小样本(n=12)研究报告使用便携式超声引导心包穿刺及胸腔穿刺结果很好[24]。根据我们的经验,无论是否为便携式仪器,超声引导介入治疗的成功取决于操作者对仪器的实际熟悉程度。

浅表动脉与静脉的介入使用 7.5~10MHz 线阵探头,穿刺使用标准的"腹部"凸阵探头。少量胸腔积液穿刺时,也可使用高频线阵探头。

介入材料

有一系列的介入材料和物品用于急诊中(表30.2)。尽可能应用没有差异的材料来简化步骤以达到解决最多问题的目的。

> **实践**
>
> ● 急诊治疗室有超声仪器与介入设备。
> ● 值班医生必须熟悉材料与设备。

30.1.4 消毒

消毒基本原则请参见第 8 章。

患者皮肤必要时需要剃毛并以乙醇消毒。探头使用前必须干净且无菌(如以无乙醇和无甲醛溶液擦拭)。在诊断性介入时,操作者不需要触及针头或患者皮肤,可不戴无菌手套。但是,需要戴一次性手套,以防止被患者血液污染[25]。

探头使用后以毛巾(有菌)清洁,再次消毒。

血管介入与脓肿及积液的引流必须在无菌条件下进行。无菌铺巾、手套、手术衣、口罩、帽子及设备无菌外罩(用于探头和键盘)是必需的,与在手术

表 30.2　急诊室与重症监护室必须具备的介入材料

目的	材料
诊断性穿刺(积液、脓肿、积脓、出血)	长 4cm 和 7cm 的 20G 针头
	10mL 和 20mL 注射器
引流置管(胸腔、腹腔)	8~14F 猪尾导管
	手术刀
	穿刺针头
	Seldinger 导丝
	扩张器
	三通管
	鲁尔锁袋
	密封水容器
	(或现成的材料)
引流置管(心包)	14G 单腔中心静脉管
	三通管
	50mL 注射器泵
	鲁尔锁袋
	(或现成的材料)
中心静脉置管	标准中心静脉导管
动脉插管	标准动脉套管
动脉瘤闭塞	长 4cm 和 7cm 的 20G 针头
	1mL 精密刻度注射器(胰岛素注射器)
	凝血酶

缩写:CVC,中心静脉管。

室一样。

30.1.5 问题和并发症

急诊超声常需要几分钟时间待患者处于平静、稳定的状态,必须使用无菌操作技术。当操作者对超声仪器不熟悉、空间有限、图像差或多个操作同时作用于患者时会出现问题(表 30.3)。

急诊介入时可能发生的并发症与择期介入治疗相同。迄今为止,尚没有关于急诊介入与正常状况下的介入治疗并发症发生率的系统性比较研究。时间紧迫、患者病情不稳定、繁忙的工作环境、空间有限及卫生条件可能会使并发症发生率增高。ICU 患者胸腔穿刺术并发症的发生率为 1.3%~1.8%,与报道的常规胸腔穿刺术并发症发生率相似[26,27]。

表 30.3　问题及解决方案

问题	可能的解决方案
设备操作困难	对所有急诊及重症监护室人员进行设备操作培训
	携带熟悉的便携设备
环境条件差	调暗房间亮度
	暂停其他操作
	寻求协助
困难患者	尽可能改善患者体位
	胸腔穿刺时使患者处于(半)坐位
	腹穿时使患者处于仰卧位
	必要时使用镇静剂
不确定进针路径	采用不同的进针途径
	改变患者体位
	召集专家
	考虑替代方法
无菌操作困难	诊断性介入:无菌备皮,确保探头消毒
	引流及血管穿刺时使用无菌操作室

30.1.6 腹腔内游离液体

根据患者病史迅速进行鉴别诊断。如果腹部钝伤患者受伤方式不清,或未发现器官损害,但是急诊超声发现游离液体的存在,需确认是否为腹腔积血。已发表的研究结果中,创伤患者 FAST 检查时,超声对腹腔内游离液体检测的敏感性差异很大,这有赖于操作者的熟练程度。若检测到液体,应立即进行细针抽吸以确定病因(腹腔积血、腹水或尿液)。该介入方法仅需要几分钟,但可能会对指导后继治疗具有决定性作用。

急腹症和(或)败血症伴有腹腔内游离液体的患者,腹水的诊断性抽吸可以迅速做出诊断,通过检测到肠内容物、胰性腹水、脓液或血液可影响急诊剖腹探查术的决策。

细菌性腹膜炎(自发性或继发性)在肝硬化、腹水及临床症状突然恶化的患者中需立即排除。应立即进行细针抽吸,当粒细胞计数>240μL 时,可做出自发性细菌性腹膜炎的诊断[28]。

腹腔内游离液体没有立即置管引流的急诊指征。即使是自发性细菌性腹膜炎,没有研究比较患者置管引流与单纯抗生素治疗疗效差异。

步骤

步骤如下。

1. 定位理想的穿刺位点(易于穿刺、不会穿刺到血管、积液明显处)。

2. 无需局部麻醉,在长轴或短轴超声引导下,用 20G 针头进行穿刺。

3. 检测到血液或血性腹水可能需要进行 (探查)剖腹手术。

4. 腹水需要进行化学与微生物分析。

警告

急诊室患者发现腹部游离液体需要立即进行诊断性穿刺。

脓肿、积脓

脓肿和积脓(如急性胆囊炎、感染性胰腺假性囊肿)是急症,但很少需要进行急诊经皮穿刺引流。这些疾病需要在一天内进行治疗。有足够的时间来从容进行"半选择性"介入治疗。穿刺及引流技术请参见第 15 章。

30.1.7 胸腔内游离液体

胸腔积血需要立即进行外科治疗(如主动脉夹层),根据受伤的方式而定。当急性出血已停止,但患者仍有明显的呼吸障碍时可以进行胸腔置管。长期的胸腔积血可以出现胸膜粘连。

大量(超过胸腔一半)、包裹性积液和积脓,当 pH 值<7.2 或微生物染色或培养阳性时也需要立即进行胸腔置管引流(图 30.1)[29,30]。

一般来说,胸腔积血和积脓需置入大口径的引流管进行治疗, 需要先对引流管道进行钝性分离。猪尾导管(8~14F)可快速并更容易置入。在 42 例患者中,积脓引流成功率为 80%,而外伤性胸腔积血引流成功率高达 100%[26,31]。我们常用 10~12F 的引流管。早期诊断及早期治疗很重要,因为晚期形成分隔及粘连后无法进行经皮介入治疗。

如果介入治疗不成功 (3 天内没有明显改善、

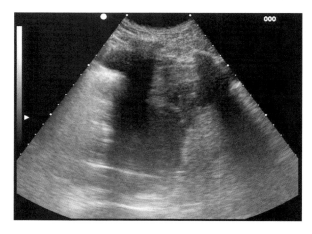

图 30.1 右侧肩胛下超声扫查胸腔积血伴多发肋骨骨折(车祸)。胸腔内可见不均匀低回声液体。

引流管阻塞、引流量低),引流管应更换为大口径的导管或通过胸腔镜进行治疗[30]。

脓胸也可以通过在胸腔内注入纤溶药物(链激酶、尿激酶)进行治疗,这种治疗方式比注入盐水治愈率高。目前尚无法准确评价引流与胸腔镜疗效差异[29,32]。

步骤

步骤如下。

1. 患者尽可能取坐位。

2. 定位理想的穿刺位点(易于穿刺、肋骨上缘、积液明显处)。

3. 无需局部麻醉,在长轴或短轴超声引导下,用 20G 针头进行穿刺(诊断)。

4. 必要时采用局麻。

5. 造一小切口。

6. 通过套管沿肋骨上缘置入猪尾导管。大量积液时,可在超声引导下皮肤定位后进行穿刺,无需持续监测图像(图 30.1 和图 30.2)。

7. 连接三通管及水封容器, 必要时进行吸引(15cmH$_2$O)。

8. 根据病因送检:感染性→微生物、抗酸染色、pH 值、白细胞、临床化学检查;外伤→血红蛋白;恶性→细胞学检查。

30.1.8 气胸

超声在诊断气胸时较常规胸片敏感[33,34],因此

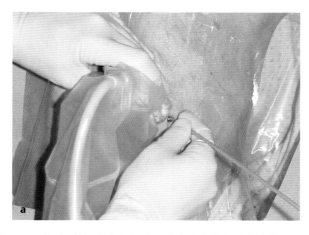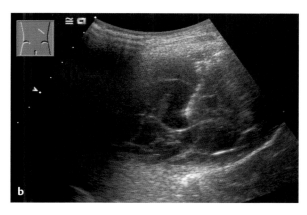

图 30.2 超声引导下对重度呼吸困难脓胸患者进行套管引流。(a)探头放置及以无菌操作置入套管。(b)相应的超声图像。套管显示为图像右侧的线状回声。脓胸内可见多个线状回声分隔。

超声是气胸治疗的有效引导方法。虽然超声无法显示气胸引流位置,但超声可以确定在拟穿刺点是否有气胸存在。

常用 7~9F 猪尾导管进行引流,对 2~4 天的引流,其成功率为 84%~97%。对于自发性气胸可采用单次或重复针吸[35,36]。如果放置引流管,其经皮及皮内通道应为斜形以免拔管后复发(见第 24 章)。

步骤

1. 上身抬高 30°~45°。

2. 采用超声定位游离气体位置,局麻 Monaldi 点(锁骨中线第二或第三肋间)或当气胸为局部或伴有粘连时在相应位置进行局麻。

3. 造一小切口。

4. 通过套管沿肋骨上缘置入 8~10F 猪尾导管。

5. 连接三通管及水封容器进行 15cmH$_2$O 吸引。

30.1.9 心包积液

心包填塞会危及生命,可能的病因为恶性、感染性、术后或偶为外伤。典型的超声心动图表现为心包内心脏"摆动"征(图 30.3)。右心房可见舒张期塌陷,左心房也可能出现舒张期塌陷,右心室在舒张晚期可见塌陷。少量心包积液也有可能危及生命:心包穿刺的适应证包括临床表现为低血压、心

动过速、奇脉(吸气时脉搏减弱)和颈静脉扩张。首先应排除主动脉夹层,因为主动脉夹层必须通过手术进行治疗[37]。超声检测外伤后心包积液的敏感性为 100%,特异性为 96.9%[38]。

> **警告**
>
> 心包积液:排除主动脉夹层!

几个临床研究结果表明超声引导下引流安全、有效,成功率为 97%~99.1%。绝大多数研究报道严重并发症(1.3%)包括心室损伤、血气胸及持续性室

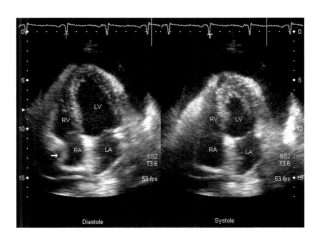

图 30.3 乳腺癌患者心包积液时心脏"摆动"征。心包内摆动的心脏显示右心房舒张期塌陷(左侧箭头)和右心室舒张晚期塌陷。(Source:image courtesy of Dr. M. H. Hust, Reutligen, Germany.)

性心动过速(3%),轻微并发症发生率为 3.5%[39,40]。

理想的穿刺点不一定必须为剑突下,剑突下曾被认为是标准穿刺点。超声引导下,针头可放置在积液最多处, 与皮肤表面间距短且没有重要的结构。注入生理盐水或 HES(羟乙基淀粉)会出现"白云"状征象,可以准确标记穿刺针头和导管的位置(图 30.4 和图 30.5)[41]。

应用 14G 单腔中心静脉导管进行心包引流,

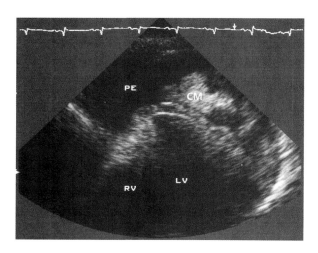

图 30.4 注射 HES 检查穿刺针位置。液体如同造影剂一样可产生"白云"状图像。LV, 左心室;PE, 心包积液;RV, 右心室。(Source:image courtesy of Dr. M. H. Hust, Reutligen, Germany.)

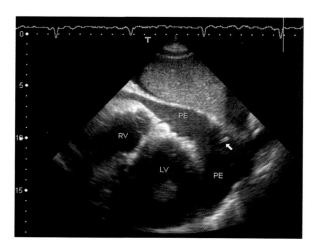

图 30.5 心包穿刺术。引流管显示为如箭头所示轨道回声。LV, 左心室;PE, 心包积液;RV, 右心室。(Source:image courtesy of Dr. M. H. Hust, Reutligen, Germany.)

因为所有医师都熟悉它的使用。心包穿刺包常包括 8F 引流管和扩张器(如 Cook Medical 产品)。超声引导时,ECG 采用皮肤表面电极。

步骤

1. 上身抬高 30°~45°。
2. 心电监护。
3. 超声引导下局麻。
4. 造一小切口。
5. 超声引导下穿刺。针头进入心包腔后,注射振荡生理盐水或 HES 确认针头位置。
6. 更换为 Seldinger 导丝, 插入引流管或扩张后插入引流管。
7. 再次注射生理盐水或 HES 确认位置。
8. 吸出鲜红血液提示可能损伤到冠状动脉、右心室或采用心尖通路时损伤到左心室。
9. 根据病因送检:感染性→微生物,抗酸染色;外伤 (或血性液体)→血红蛋白;恶性→细胞学检查。

30.2 经皮血管介入

30.2.1 血管穿刺

中心静脉置管通常是根据特定的解剖标记进行"盲穿"。超声允许操作者在两个切面观察目标血管并在皮肤表面标记血管走行再进行"盲穿"可以改善该技术(图 30.6a,b)。任何病例,在穿刺前必须以超声观察目标血管,以检查位置异常并避免穿入血栓形成的静脉(图 30.7)。

根据两个综合分析结果显示,持续超声引导下中心静脉置管可减少穿刺次数, 成人颈内静脉、锁骨下静脉和股静脉穿刺位置异常及儿童颈内静脉穿刺位置异常,使并发症由 10.2%减少至 4.6%。置管时间及花费(包括设备购买)未与解剖标记穿刺进行比较[42,44]。

另有研究表明使用便携超声仪器进行实时超声引导也可以减少急诊解剖标记穿刺相关并发症[45]。超声引导下中心静脉置管已被纳入英国国家卫生和护理优化研究所指南[46]。

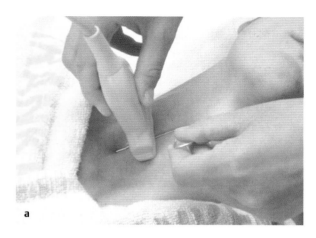
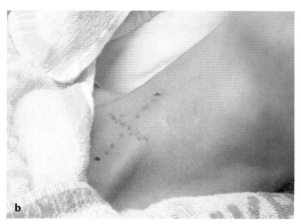

图 30.6 (a,b)超声辅助解剖定位技术。两个平面显示右侧颈内静脉,血管走行和穿刺位置以防水标记于皮肤。探头下回形针定位血管走行。

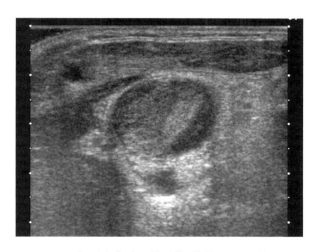

图 30.7 左侧颈内静脉短轴图像(横截面)。血管不可压缩且其内可见低回声充填:乳腺癌患者血栓形成。导管被放置到对侧。

当血管长轴显像时,可以显示穿刺针的长轴图像,也可以用短轴图像。短轴图像中,穿刺针断面显示为点状回声。轻轻摆动探头可以见到针尖。长轴图像显示穿刺针全长,易于避免穿刺到后方的血管壁(图 30.8 和图 30.9)。

颈内静脉是最常用的穿刺血管,很好地用于学习超声引导技术。即使医师对常规诊断性超声不熟悉,在短暂的学习后也可以迅速掌握长轴图像的技术。双手同步工作需要一段时间的学习,如一只手拿着探头,而用另一只手进行穿刺。

极少的情况下,必须在几分钟内无超声引导下放置中心静脉置管。持续超声引导下置入中心静脉导管(CVC)可减少穿刺次数及穿刺针重新定位,应为标准操作方法。这种技术可以明显减少并发症的发生。

> **实践**
>
> 持续超声引导 CVC 可减少置管差错,应为标准操作方法。

步骤

1. 最好穿无菌衣进行引导。

2. 把探头放入无菌探头套。

3. 操作者应着无菌手术衣。

4. 患者仰卧。头低位以增加静脉充盈。

5. 颈内静脉穿刺时,操作者站在患者头后,超声仪器置于患者旁边。锁骨下静脉穿刺时,操作者站在患者同侧(图 30.8a)。

6. 首先显示血管的长轴图像及短轴图像。

7. 观察血管及其周边结构(位置变异?血栓?静脉瓣?)。

8. 显示穿刺点近端血管长轴图像。

9. 超声引导下局麻。

10. 采用 Seldinger 技术进行穿刺,长轴图像显示整个穿刺路径。屏幕上监测穿刺针及导线的穿刺过程,可在实时超声引导下或无实时超声引导下进行导管扩张及更换中心静脉置管(图 30.8b~d 和图 30.9)。

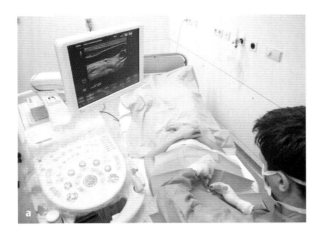
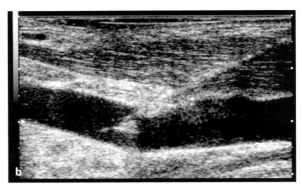
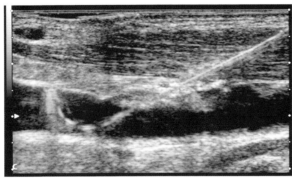
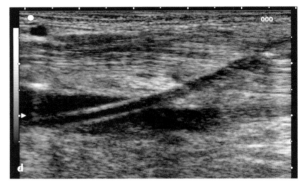

图 30.8　中心静脉置管。(a)右侧颈内静脉插管时的无菌状态。操作者着无菌衣站在患者头后,清楚见到穿刺点及显示屏。键盘及探头套无菌罩。(b)右侧颈内静脉穿刺:长轴图像清晰显示穿刺针,避免贯穿血管后壁。(c)清晰显示进针。(d)中心静脉管腔内可以清晰显示双层壁状回声(单腔透析导管)。

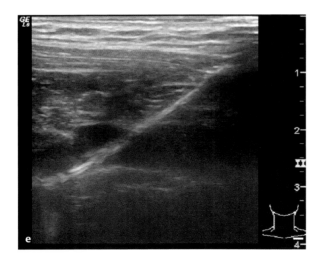

图 30.9　长轴图像显示锁骨下静脉内进针。(Source:image courtesy of Dr. C. Rex, Reutligen, Germany.)

在(肥胖)成人和儿童中静脉穿刺困难的患者中,外周深静脉或无法触诊的外周静脉在超声引导下也可以顺利穿刺[47,48]。上肢绑上止血带后,可以在长轴显示穿刺点近端静脉。操作者一手持探头,另一只手进行穿刺(图 30.10)。留置静脉插管时皮肤及探头消毒即可,注意不要让探头与管子接触。

超声也可成功用于动脉插管(血气分析、介入性血压测量)。进行动脉插管时,常用短轴图像引导穿刺(图 30.11)。穿刺前,通过彩色多普勒超声评价前臂两支动脉(桡动脉与尺动脉)是否均通畅,以免引起手部严重缺血。

实践

若外周静脉插管时需多次重新定位穿刺针:使用超声引导。

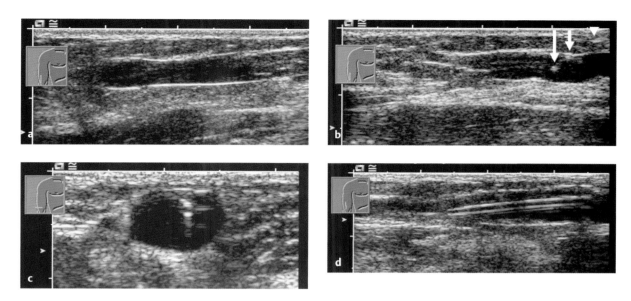

图 30.10　肘部外周静脉穿刺。肥胖上肢无法触及静脉。(a)超声清晰显示肘部头静脉(无法触及)。静脉位置非常表浅。(b)长轴图像间断显示静脉留置针,针尖(左侧箭头)显示清楚。(c)短轴图像。(d)长轴图像显示金属穿刺针位置稳定后插入塑料导管。清晰显示塑料导管壁并监测其推进血管腔内。

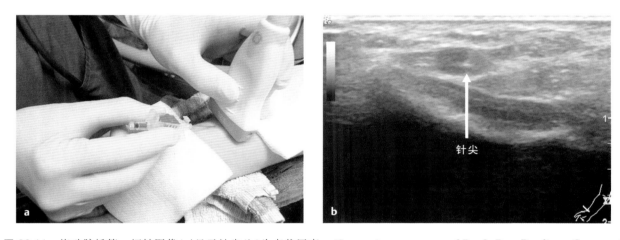

图 30.11　桡动脉插管。短轴图像(a)显示针尖(b)为点状回声。(Source：image courtesy of Dr. C. Rex, Reutligen, Germany.)

血管内治疗

　　血管造影时股动脉穿刺失败可能的原因包括股动脉搏动差、腹股沟区粘连及病理性肥胖。在股动脉搏动差或无的患者中,连续性多普勒超声引导股动脉穿刺最早见于 1980 年[49]。近期有随机前瞻性研究表明超声引导下股动脉逆行穿刺在速度与安全性方面明显优于透视引导[50]。在血管内置入主动脉支架的患者中需要大口径的鞘管系统(20F 或更大),超声引导可以减少血管并发症,明显缩短操作时间并提高经皮穿刺点闭合的成功率[51]。在由于肥胖或瘢痕(腹股沟条件不佳)的患者不可能进行顺行穿刺股总动脉时,采用彩色双功能超声(CDU)引导穿刺股浅动脉比穿刺股总动脉在技术上更容易且快捷,可以减少放射暴露及并发症[52]。

　　20 世纪 90 年代首次报道下肢所有的血管介入均可通过单独采用 CDU 引导进行 [53-57]。从那以后,包括几个大样本的一些研究表明,CDU 引导腘及小腿血管闭塞和狭窄病变的血管内治疗[经皮腔内血管成形术(PTA)和支架]在技术上可行、安全且有效。动脉穿刺及导丝在血管内推进均可在超声引导下进行。超声测量指导球囊长度和直径的选择，超声引导下进行球囊及支架定位和扩张。血管成形的效果可在操作过程中无需注入造影剂进行评价。结果与报道的透视引导效果相当[58-61]。

支架血管成形术治疗动脉粥样硬化性肾动脉狭窄是有争议的。在一个包括 30 例肾动脉狭窄和严重肾功能不全患者的对比研究中，意大利作者表明 CDU 引导下 PTA 支架治疗肾动脉狭窄与标准 DSA 技术同样有效，考虑到对肾功能的影响，CDU 引导甚至优于 DSA 技术[62]。

病例报告 CDU 成功引导介入治疗，包括腹主动脉与髂动脉闭塞[63,64]、股动脉长段闭塞[65]、腹股沟下旁路狭窄[66]、腘动脉动脉瘤[67]、颈动脉狭窄[68]、透析内瘘狭窄及透析内瘘造瘘中或之后所造成的前臂肱动脉狭窄[60,69-72]。CDU 引导也可指导急性和亚急性股腘部血栓性闭塞的腹腔内溶栓治疗[73,74]。

材料

超声引导血管内治疗所用材料和设备与血管造影相同。球囊内注入蒸馏水而不是放射性造影剂。探头与超声仪器控制面板应以无菌罩覆盖。超声耦合剂应使用无菌耦合剂或消毒喷雾剂。

CDU 引导介入基本步骤

1. 操作者应由助手帮助穿无菌衣。
2. 探头套无菌罩。
3. 操作者着无菌衣。
4. 通常操作在导管室或手术室完成，必要时需配备透视装置。
5. 操作者及仪器的位置有赖于介入方式（顺行或逆行血管穿刺）。
6. 通过 CDU 准确显示目标血管节段。
7. 血管长轴显像。
8. 超声引导下局麻。
9. 采用 Seldinger 技术进行穿刺，长轴图像显示整个穿刺路径。超声引导下插入穿刺针、导丝、鞘及介入导管。
10. 显示血管穿刺点近端血管图像，移动探头到穿刺点并在超声引导下送入导丝（图 30.12a~c）。

11. 根据超声测量的穿刺点及其近端和远端血管内径选择 PTA 球囊和（或）支架。
12. 采用 Seldinger 技术更换引导导管和导丝，必要时辅以透视引导。
13. 超声引导下沿留置导管送入球囊，在超声引导下进行球囊扩张（注入蒸馏水，图 30.12d,e）。必要时扩张支架。
14. 即刻评价穿刺点：管腔宽度、血流峰值速度、通过多普勒频谱进行定性评价；夹层？卷曲？（图 30.12f）。
15. 重复扩张或评价是否有必要更换支架（重复 PTA 失败、夹层、卷曲）。

特殊并发症、优点与缺点

CDU 引导血管介入没有已知的特殊并发症。前瞻性研究发现 CDU 引导与透视引导血管介入的并发症发生率没有明显差异（12.5% 对 18.3%，$P=0.4$）。肾功能损害仅在透视引导介入时发生（6.7%）。在该研究中，CDU 引导股腘血管成形术成功率稍低于透视引导（84.6% 对 98.1%，$P=0.001$），而 12 个月后通畅率相似。技术失败与介入性材料的超声可视性有关，尤其是存在明显钙化时[58]。

CDU 引导的其他缺点包括无法完整显示脚部动脉解剖，盆腔与腹膜后血管显示欠佳及交叉介入中相对较差的引导。因此，高达 10% 的患者需要额外运用透视或低剂量的造影剂[58]。

CDU 引导血管介入的显著优点包括降低患者与工作人员的放射暴露，无造影剂所致肾病的风险（血管造影时约为 15%）[75,76]，无造影剂过敏的风险。其他优点包括：血管穿刺更快且更安全，内膜下夹层和血管穿孔风险低，改善同侧顺行介入效果，穿刺相关并发症风险小，改善股浅动脉远端闭塞的穿刺，实时检测并发症或再通失败（夹层、卷曲、血栓形成）[50,58,59,64]。

> **注意**
>
> CDU 引导血管介入需要首先进行详细的超声血管显像！

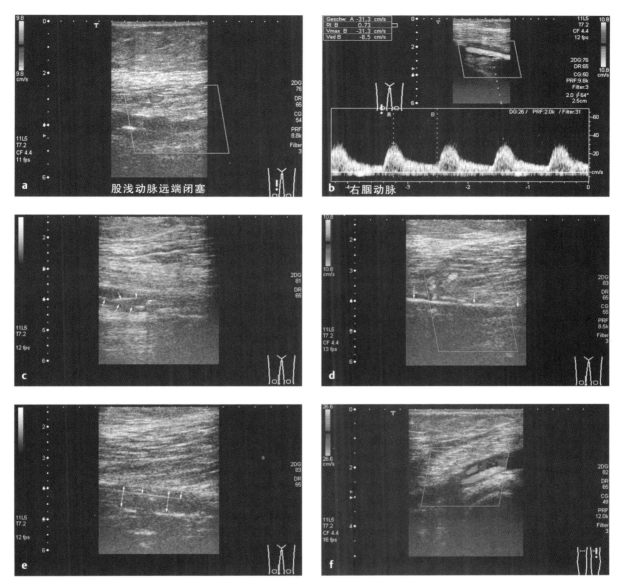

图 30.12 糖尿病肾病和 Fontaine 三级外周动脉闭塞性疾病(PAOD)的 82 岁肥胖女性患者,CDU 引导动脉血管介入:右侧股浅动脉远心段可见低回声,近乎闭塞(a),胭动脉可见闭塞后改变(b;收缩期峰值速度 0.3m/s)。超声清晰显示通过闭塞前的 35 英寸 Terumo 导丝(c;箭头指示弧形导管头端)及 80mm×5mm 的球囊导管,与闭塞处的超声形态一致,PTA 前(d,箭头;CDU 显示近闭塞处大的侧支)和球囊 PTA 过程中(e;双箭头指示水充盈的球囊直径;箭头指示导丝)。PTA 后的图像显示胭动脉第一段夹层(f)。

30.2.2 超声引导治疗假性动脉瘤

假性动脉瘤是动脉壁三层的局限性破裂。假性动脉瘤可能病因包括医源性穿刺(尤其是经皮血管介入)或血管吻合、外伤后或感染(后)。

假性动脉瘤在诊断性血管造影后发生率为 0.05%~2%,血管内介入后发生率为 2%~8%[77,78]。危险因素包括使用大口径输送系统(>7F)、长且复杂的介入、穿刺点非常高或非常深、拔出鞘后不恰当的压迫、使用动脉封堵器、抗血小板药物与抗凝剂联合应用及患者方面的特殊因素[77-79]。潜在并发症包括扩张、破裂和感染。也在可能遇到合并动静脉瘘(AVF)的复杂假性动脉瘤。

诊断

假性动脉瘤临床表现为穿刺点处疼痛肿胀伴异常杂音。诊断基于以下几点。

- 超声在近穿刺点处检测到低回声(单腔或多腔)团块(动脉瘤囊)。
- 彩色双功能超声在整个团块内或部分检测到血流信号(常为搏动性涡流)。
- 多普勒在载瘤动脉与假性动脉瘤相通处可检测到典型双向血流,收缩期快速流入血流及舒张期减速流出血流(高阻、湍流)(图 30.13)[77,80]。

与假性动脉瘤不同,动静脉瘘显示低阻血流模式且无双向血流。受累静脉可见明显动脉样血流频谱[77]。

诊断假性动脉瘤时,检查者需描述动脉瘤范围(长度、深度、宽度)、血流部分或血栓部分大小、形态(单腔、多腔)、相通管道的长度和宽度、多普勒波形(与动静脉瘘鉴别诊断)、受累动脉和伴随静脉血流特点及外周多普勒参数。

治疗后超声检查应指出假性动脉瘤内无血流,受累动脉和静脉血流特点及外周多普勒参数。

治疗适应证与治疗步骤

假性动脉瘤小(≤20mm)的患者,若仅有轻微症状且未使用抗凝剂或抗血小板药物治疗,其中约50%可自发形成血栓。需要进行超声随访[81,82]。如果必须进行治疗,选择包括(超声引导)压迫、超声引导动脉瘤旁注射生理盐水、超声引导注射凝血酶、其他超声引导注射技术、以覆膜支架覆盖破裂处及血管外科手术(图 30.14)。

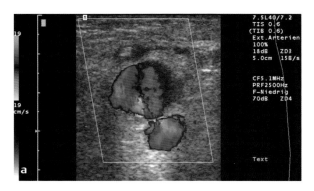
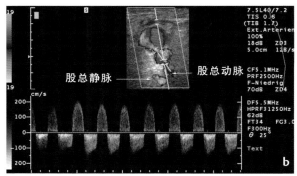

图 30.13 对侧股浅动脉狭窄 PTA 术后 10 天且阿司匹林与口服抗凝剂治疗 2 天后股动脉假性动脉瘤。(a)彩色多普勒显示沙漏状假性动脉瘤(分隔性),假性动脉瘤顶端血流方向翻转。(b)在与股总动脉相通处可见典型多普勒频谱。

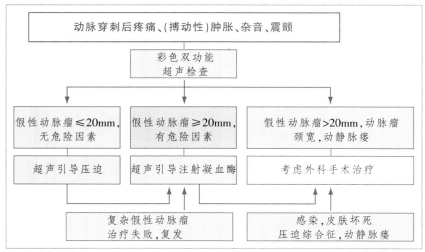

图 30.14 动脉假性动脉瘤诊断及治疗方案。

血管外科手术的发病率及死亡率较高。2009年，一项包括 70 例股动脉假性动脉瘤患者经血管外科手术治疗的回顾性研究结果显示，71% 的患者出现并发症，死亡率为 3.8%[83]。2009 年，一项回顾分析表明无论是否使用超声引导，压迫治疗是有效的[84]。在一项大样本（281 例患者）研究中，超声引导压迫治疗的成功率为 72.1%。压迫治疗成功的阴性预测因素包括抗凝剂（成功率仅为 30%）和假性动脉瘤大小[85]。

经皮注射凝血酶疗效优于单纯采用超声探头压迫[84]。据报道超声引导凝血酶注射成功率为 91%~100%（已发表数据平均为 97.5%）[78]。复发的危险因素包括肥胖、联合应用抗血小板药物与抗凝剂。

材料

超声探头压迫假性动脉瘤采用具有彩色双功能的凸阵探头最有效。

根据局部解剖凝血酶注射可以采用高频线阵探头、低频凸阵探头或活检专用探头。应用 20~22G 针头。凝血酶注射常用 1mL 的注射器。我们医院使用人凝血酶。牛凝血酶较便宜，但可能引起较强的过敏反应及朊病毒感染的不确定风险。在任何病例，使用牛凝血酶涉及药品核准标示外使用。有少许患者使用纤维蛋白原注射及超声引导下放置可移除的弹簧圈进行治疗[86]。

超声引导压迫技术

成功的超声引导探头压迫最早见于 1991 年[87]。在超声仔细评估假性动脉瘤后，探头（根据大小及局部解剖选择）直接放置于相通处或动脉瘤颈，压力逐渐增加直到血流中止。

探头位置和压迫角度应为用最小压力足以中止假性动脉瘤内血流，而保持动脉内血流。持续压迫约 10 分钟后，在彩色双功能监测下逐渐减小压力。如果血流重新出现，立即再次增加压力直到血流信号中止。以我们的经验，根据假性动脉瘤大小、形态和抗凝剂治疗的不同，假性动脉瘤内血液凝固需要 20~45 分钟。回顾性研究发现平均压迫时间为 33（10~120）分钟（图 30.15）[88]。

超声引导病灶旁注射治疗技术

假性动脉瘤治疗少见，但简单且廉价的一种治疗选择是以超声引导下在病灶旁注射生理盐水。先对皮肤及探头（无菌探头罩）进行无菌准备。超声引导下将 22G 的针头置于近动脉瘤颈处，注射等渗生理盐水（20~80mL）直到足够的液体压迫明显减少动脉瘤内血流[89,90]。随后以探头加压，直到假性动脉瘤内血流中止。

超声引导病灶内注射治疗技术

假性动脉瘤内注射凝血酶使假性动脉闭塞最早见于 1986 年[91]，后来在超声引导下操作。先对皮肤及探头（无菌探头罩）进行无菌准备。超声引导下将 20~22G 的针头穿入假性动脉瘤内。推荐将针头置于"流入道"处，但应与动脉瘤颈有一定间距。当确认针头位置正确，注入人凝血酶溶液（图 30.16）。

注射时使用胰岛素或结核菌素注射器。仅需少量凝血酶即可使假性动脉瘤闭塞：20~800IU 的剂

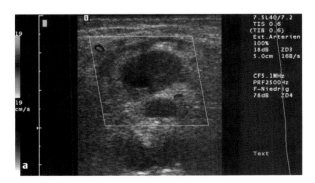
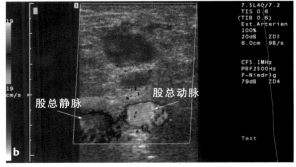

图 30.15　终止口服抗凝剂并以超声引导压迫 100 分钟后股动脉假性动脉瘤内全部形成血栓，见图 30.13。(a)假性动脉瘤的两个腔均闭塞。(b)仅在股血管内检测到血流。

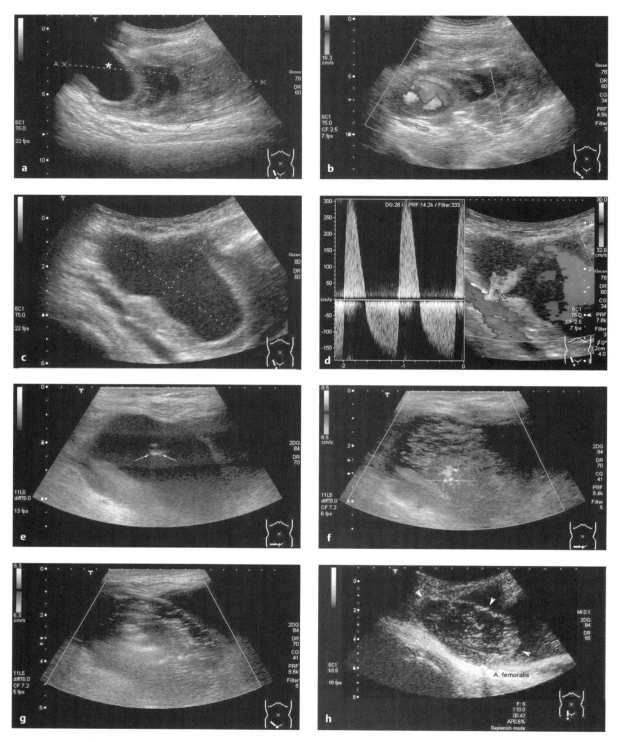

图 30.16　83 岁男性患者双联抗血小板治疗,冠脉介入后 4 周股动脉巨大假性动脉瘤(a)。仅近动脉处可见血流(a 图中星号;b 图中色彩血流;c 图中测径)。典型多普勒频谱表现(d)。细针穿入假性动脉瘤内(e;图中箭头指示针尖)。凝血酶注射引起血流中止(f,g;f 图中箭头指示针尖)。注入 SonoVue 清晰显示动脉瘤之前灌注区域内(h;箭簇)没有血流信号。股血管通畅。

量常常就足够了[77,92]。可通过假性动脉瘤的最大径线确定必需的剂量。对于直径为 15mm 的假性动脉瘤,通常剂量低于 500IU 已足够[93]。医院可使用连续的小剂量分装制剂。

假性动脉瘤内血流在注射后几秒内就会中止,可通过彩色双功能超声显像确认。对于单腔的假性动脉瘤,凝血酶注入瘤腔内近相通处最有效。对于瘤颈宽的假性动脉瘤,最好先使最表浅的腔闭塞。随后其他腔也常会形成血栓,偶尔对较深的腔可能会需要进行第二次或第三次注射。

超声引导凝血酶注射已有报道多为医源性股动脉和腘动脉假性动脉瘤。但是,无数病例报告表明这种操作对外伤后及感染后假性动脉瘤同样有效,无论位置如何,只要在超声引导下细针穿刺可到达该部位即可(图 30.17)。

特殊并发症、禁忌证、优点及缺点

超声引导下压迫治疗的并发症很少。有疼痛介导的血管迷走神经性反应、动脉瘤破裂、皮肤坏死或深静脉血栓的零星报道[85]。假性动脉瘤内或旁注射治疗后,假性动脉瘤闭塞形成的血肿可继发感染。在 14 个已有报道中,超声引导凝血酶注射治疗的并发症发生率为 1.3%(1329 例中 17 例)[78]。

小剂量的凝血酶漏入假性动脉瘤起源的动脉远端很常见,但一般不会引起不良反应。有研究发现在 58% 的病例中,注入凝血酶前在假性动脉瘤内注射的超声造影剂流入动脉内[94]。

不过,临床明显的动脉栓塞很少见(14 组病例1329 例患者中发生率为 0.5%)[78]。动静脉瘘是超声引导凝血酶注射的禁忌证,因为凝血酶迁移导致下肢深静脉血栓形成的风险很高。不过对于有些合并动静脉瘘的复杂假性动脉瘤,如果外压可以避免凝血酶进入深静脉系统,也可选用注射治疗(图30.18)。

凝血酶注射不推荐用于外科吻合术或真菌性假性动脉瘤的治疗。所有经皮超声引导治疗的禁忌证包括感染、皮肤坏死或局部压迫综合征(缺血、周围神经刺激)[78]。牛凝血酶可能引起过敏反应。

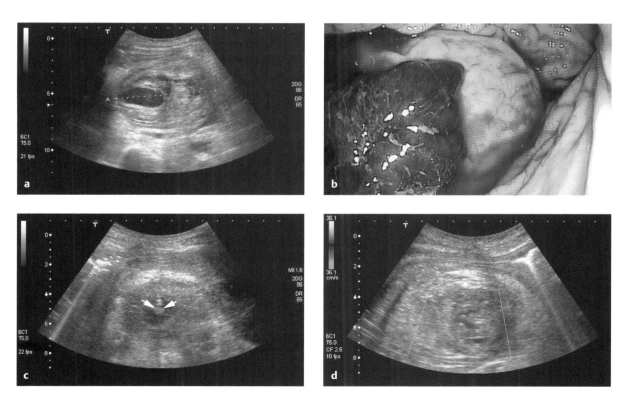

图 30.17　超声引导凝血酶注射治疗内脏大假性动脉瘤。(a)急性胰腺炎后继发脾动脉大动脉瘤。(b)临床表现为来源于胃后壁的上消化道出血。(c)超声引导经皮经胃细针穿刺(箭头指示针尖)并注入凝血酶。(d)假性动脉瘤内血流中止。

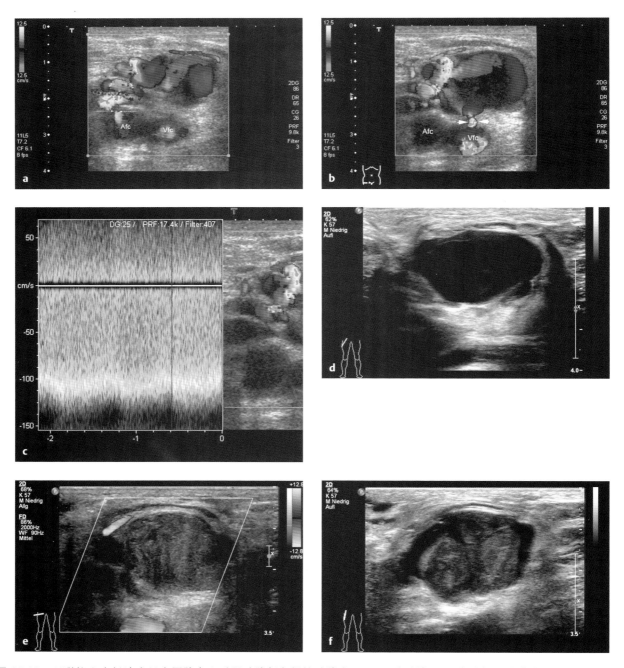

图 30.18 双联抗血小板治疗经皮冠脉介入后股动脉复杂假性动脉瘤。(a)股总动脉(Afc)多腔假性动脉瘤相互交通(箭头指示假性动脉瘤颈)。Vfc,股总静脉。(b)假性动脉瘤与股静脉相通,形成动静脉瘘(箭头)。(c)多普勒频谱分析。(d)血管外科会诊并评估患者血栓形成的风险后,进行凝血酶注射治疗。注射前假性动脉瘤在 B 型超声图像上表现为无回声。(e)极小量(0.3mL)凝血酶注射到近动脉端动脉瘤颈的第一个腔内。几分钟后,彩色双功能超声图像证实假性动脉瘤内完全形成血栓。(f)B 型超声图像显示假性动脉瘤内有回声物质。注射时及其后 2 分钟手动压迫动静脉瘘以避免股静脉血栓形成。

　　超声引导压迫比无超声引导的手动或器械压迫(加压包扎、止血加压器;St. Jude Medical)具有几个优势。对于大而复杂的假性动脉瘤,单纯超声引导可在动脉瘤颈或相通处进行压迫且可以确定压迫所需的程度。单纯超声引导压迫治疗(图 30.15)可以准确控制压迫持续时间、强度及必需的最少闭塞时间。压迫治疗很痛苦,患者往往会要求使用强镇痛药物。

超声引导经皮治疗方法的优点和缺点请见表30.4。诊断及治疗方案请见图30.14。

> **警告**
>
> 凝血酶注射治疗假性动脉瘤的成功率为94%~100%,但是,这种方法是在核准标志外的使用。

推荐压迫及闭塞治疗成功后,2小时卧床休息,24小时限制体力活动。只要可能,抗凝剂治疗应尽可能在治疗1天后才恢复。如果必须恢复抗凝剂治疗或因为其他原因再发风险高,在介入治疗后进行约6小时的加压包扎。必须在操作完成后即刻、治疗后1天或2天内及对症状复发的患者进行超声随访。

30.3　超声内镜引导血管介入治疗

30.3.1 适应证与治疗目标

目前,以下超声内镜引导血管介入见于病例报告或临床研究。

- EUS引导凝血酶注射、吸收性明胶海绵及微弹簧圈闭塞内脏假性动脉瘤[95,96]。
- EUS引导注射(氰基丙烯酸酯、凝血酶、纤维蛋白胶及微弹簧圈)交通支静脉或出血性血管曲张治疗复发性内脏出血(图30.19[95,97,98])。
- EUS辅助硬化治疗、闭塞或食管与胃曲张静脉结扎(参见参考文献[99])。

表30.4　经皮血管介入治疗股动脉假性动脉瘤各种方法的优点、缺点及特殊风险

方法	优点	缺点	特殊风险
压迫	适度的材料需求	有效性低,患者不适感强	低(破裂、皮肤坏死、静脉血栓形成?)
超声引导压迫	材料花费低,有效性高	操作时间长,操作者易疲劳,超声高机械压迫	低(疼痛、破裂、皮肤坏死)
病灶旁注射治疗	材料花费低,有效性高	无	非常低(感染?)
病灶内注射治疗	操作时间短,有效性非常高	材料花费高	低[动脉远端闭塞(栓塞),静脉血栓形成,感染,破裂]
手术	有效性非常高	材料及患者花费非常高,操作时间长	明显(出血、感染、伤口裂开、血栓形成、麻醉风险)

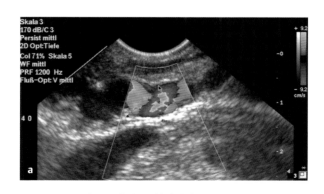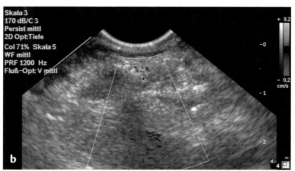

图30.19　EUS引导血管内注射治疗复发性静脉曲张出血。(a)41岁男性乙醇性肝硬化患者尽管重复内镜注射组织黏合剂,仍在近期出现1天两次来源于大贲门静脉曲张的出血。因肝功能差无法进行TIPS(经颈静脉肝内门体分流术)。(b)EUS引导血管内注射纤维蛋白胶是止血的初始治疗(箭头:血管内纤维明胶的回声及彩色伪像)。彩色双功能超声图像证实血流中止。(Source: images courtesy of Dr. Jürgensen, Berlin.)

● 通过血管内注射纤维蛋白胶、氰基丙烯酸酯或 99% 乙醇治疗无法通过内镜处理的复发性、非静脉曲张性胃肠道出血（Dieulafoy 病、弹性假黄瘤、消化道溃疡及胃肠道间质瘤）（图 30.20）[95,100]。

● EUS 引导经食管介入诊断心脏疾病（心包积液、心包肿瘤及左心房肿瘤）[101-103]。

● EUS 引导血管造影（门脉血管、肝静脉、主动脉及分支血管），EUS 引导肝内门体分流术，肝部分切除术前 EUS 引导门静脉闭塞，目前仅动物实验应用经食管介入治疗冠脉血管和心脏瓣膜，尚无法预测这些治疗的临床意义[103-109]。

材料

EUS 引导止血通常以 22G 的 FNA 针进行，可用于注入肾上腺素、硬化剂、凝血酶、纤维蛋白胶、氰基丙烯酸酯或弹簧圈。新研发出的正向成像介入超声内镜将使超声内镜血管介入更容易[110]。动物实验表明，25G 的针头适用于 CO_2 血管造影，但仅 22G 或 19G 的针头实际用于注射放射性造影剂[106,107]。其他动物实验发现用 Seldinger 技术时，超声内镜引导血管介入需要使用 19G 的针头[104,105]。25G 的针头在尸检时未见血管损伤或出血，22G 的针头可见穿刺点但无活动性出血的证据。5 例动物中，有 1 例出现 19G 针头引起血管壁局部血肿导致腹腔内出血[107]。

特殊并发症、禁忌证、优点与缺点

目前的小样本研究尚未发现 EUS 引导血管介入有严重并发症。但是，理论上来说，这些操作可能导致严重的缺血并发症、出血或感染。EUS 引导的优点之一是可以对经皮不易或无法到达的血管病变进行治疗。较内镜的另一优点是可以在超声引导下进行血管内止血。缺点是针管长且细会导致注射阻力增高。

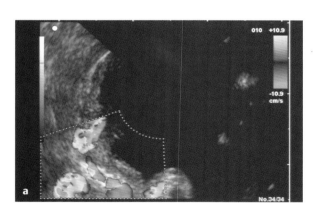
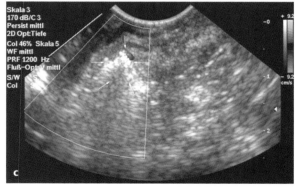
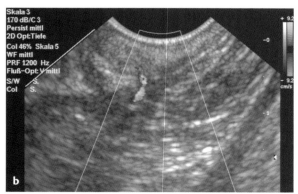

图 30.20 　EUS 血管内治疗复发性非静脉曲张性胃肠道出血。(a)51 岁男性患者不明原因反复发生上消化道出血。超声内镜径向图像揭示出血来源：弹性假黄瘤内大口径黏膜下动脉。(b,c)线阵探头显示相应血管后，超声内镜引导血管内注射纤维蛋白胶(箭头：黏膜下纤维明胶的高回声)。治疗后 12 个月患者未再出现出血。(Source: images courtesy of Dr. Jürgensen, Berlin.)

> **警告**
>
> 　　EUS 引导血管介入是试验性的！应由专家对高选择性病例在详细的知情同意后进行。

评价疗效；术后护理

　　疗效可在介入中通过超声内镜进行评价。根据经腹超声、其他成像技术或内镜安排高频率的随访。术后护理与内镜治疗胃肠道出血或经皮血管介入相似。

（邓燕　译）

参考文献

[1] Meuwly JY, Felley C, Vuilleumier H, Schnyder P, Hewig U. Ultrasound examination of non-traumatic acute abdomen [Article in German]. Ultraschall Med 2002; 23: 13–21

[2] Bahner D, Blaivas M, Cohen HL et al. American Institute of Ultrasound in Medicine. AIUM practice guideline for the performance of the focused assessment with sonography for trauma (FAST) examination. J Ultrasound Med 2008; 27: 313–318

[3] Blackbourne LH, Soffer D, McKenney M et al. Secondary ultrasound examination increases the sensitivity of the FAST exam in blunt trauma. J Trauma 2004; 57: 934–938

[4] McKenney M, Lentz K, Nunez D et al. Can ultrasound replace diagnostic peritoneal lavage in the assessment of blunt trauma? J Trauma 1994; 37: 439–441

[5] Hokema F, Donaubauer B, Busch T, Bouillon B, Kaisers U. Initial management of polytraumatized patients in the emergency department [Article in German]. Anasthesiol Intensivmed Notfallmed Schmerzther 2007; 42: 716–723

[6] Rippey JC, Royse AG. Ultrasound in trauma. Best Pract Res Clin Anaesthesiol 2009; 23: 343–362

[7] Stengel D, Bauwens K, Sehouli J et al. Emergency ultrasound-based algorithms for diagnosing blunt abdominal trauma. Cochrane Database Syst Rev 2005: CD004446

[8] Grundmann RT, Petersen M, Lippert H, Meyer F. The acute (surgical) abdomen – epidemiology, diagnosis and general principles of management [Article in German]. Z Gastroenterol 2010; 48: 696–706

[9] Schacherer D, Klebl F, Goetz D et al. Abdominal ultrasound in the intensive care unit: a 3-year survey on 400 patients. Intensive Care Med 2007; 33: 841–844

[10] Policy Statement ACEP American College of Emergency Physicians. Emergency ultrasound guidelines. Ann Emerg Med 2009; 53: 550–570

[11] Grau T, Mäcken T, Strunk H. Appendix 13: Intensive care ultrasound – minimum training requirements for the practice of medical ultrasound in Europe. Ultraschall Med 2009; 30: 414–417

[12] Neri L, Storti E, Lichtenstein D. Toward an ultrasound curriculum for critical care medicine. Crit Care Med 2007; 35 (Suppl): S290–S304

[13] Osterwalder J, Simanowski J, Breitkreuz R et al. Vorschlag für ein 3-Länder-übergreifendes Ausbildungskonzept und Curriculum Notfallsonographie. Unpublished manuscript; 2010

[14] Kollig E, Heydenreich U, Roetman B, Hopf F, Muhr G. Ultrasound and bronchoscopic controlled percutaneous tracheostomy on trauma ICU. Injury 2000; 31: 663–668

[15] Sustić A, Kovac D, Zgaljardić Z, Zupan Z, Krstulović B. Ultrasound-guided percutaneous dilatational tracheostomy: a safe method to avoid cranial misplacement of the tracheostomy tube. Intensive Care Med 2000; 26: 1379–1381

[16] Yavuz A, Ceken K, Yilmaz M et al. Advantage of ultrasound in percutaneous dilatational tracheostomy. Ultraschall Med 2005; 26: P: 147

[17] Chun R, Kirkpatrick AW, Sirois M et al. Where's the tube? Evaluation of hand-held ultrasound in confirming endotracheal tube placement. Prehosp Disaster Med 2004; 19: 366–369

[18] Weaver B, Lyon M, Blaivas M. Confirmation of endotracheal tube placement after intubation using the ultrasound sliding lung sign. Acad Emerg Med 2006; 13: 239–244

[19] Greenberg M, Bejar R, Asser S. Confirmation of transpyloric feeding tube placement by ultrasonography. J Pediatr 1993; 122: 413–415

[20] Hernández-Socorro CR, Marin J, Ruiz-Santana S, Santana L, Manzano JL. Bedside sonographic-guided versus blind nasoenteric feeding tube placement in critically ill patients. Crit Care Med 1996; 24: 1690–1694

[21] Ruesseler M, Kirschning T, Breitkreutz R, Marzi I, Walcher F. Prehospital and emergency department ultrasound in blunt abdominal trauma. Eur J Trauma Emerg Surg 2009; 35: 341–346

[22] Blaivas M, Brannam L, Theodoro D. Ultrasound image quality comparison between an inexpensive handheld emergency department (ED) ultrasound machine and a large mobile ED ultrasound system. Acad Emerg Med 2004; 11: 778–781

[23] Ziegler CM, Seitz K, Leicht-Biener U, Mauch M. Detection of therapeutically relevant diagnoses made by sonography of the upper abdomen: portable versus high-end sonographic units—a prospective study. Ultraschall Med 2004; 25: 428–432

[24] Osranek M, Bursi F, O'Leary PW et al. Hand-carried ultrasound-guided pericardiocentesis and thoracentesis. J Am Soc Echocardiogr 2003; 16: 480–484

[25] Caturelli E, Villani MR, Schiavone G et al. Safety and low cost of 'free hand' technique with ordinary antisepsis in abdominal US-guided fine-needle punctures: clinical report of a four-year experience. Eur J Ultrasound 1997; 6: 131–134

[26] Liang SJ, Tu CY, Chen HJ et al. Application of ultrasound-guided pigtail catheter for drainage of pleural effusions in the ICU. Intensive Care Med 2009; 35: 350–354

[27] Mayo PH, Goltz HR, Tafreshi M, Doelken P. Safety of ultrasound-guided thoracentesis in patients receiving mechanical ventilation. Chest 2004; 125: 1059–1062

[28] Lee HH, Carlson RW, Bull DM. Early diagnosis of spontaneous bacterial peritonitis: values of ascitic fluid variables. Infection 1987; 15: 232–236

[29] Koegelenberg CF, Diacon AH, Bolliger CT. Parapneumonic pleural effusion and empyema. Respiration 2008; 75: 241–250

[30] Kolditz M, Höffken G. Management des parapneumonischen Ergusses und des Pleuraempyems. Der Pneumologe 2008; 5: 219–228

[31] Silverman SG, Mueller PR, Saini S et al. Thoracic empyema: management with image-guided catheter drainage. Radiology 1988; 169: 5–9

[32] Cameron R, Davies HR. Intra-pleural fibrinolytic therapy versus conservative management in the treatment of parapneumonic effusions and empyema. Cochrane Database Syst Rev 2004; 2: CD002312

[33] Blank W, Braun B. Ultraschalldiagnostik bei Pneumothorax. Ultraschall Klin Prax 1989; 1 (Suppl): 66

[34] Wilkerson RG, Stone MB. Sensitivity of bedside ultrasound and supine anteroposterior chest radiographs for the identification of pneumothorax after blunt trauma. Acad Emerg Med 2010; 17: 11–17

[35] Henry M, Arnold T, Harvey J Pleural Diseases Group, Standards of Care Committee, British Thoracic Society. BTS guidelines for the management of spontaneous pneumothorax. Thorax 2003; 58 (Suppl 2): ii39–ii52

[36] Herth FJF. Pneumothorax: Klinik, Diagnostik und Behandlung. Der Pneumologe 2008; 5: 239–246

[37] Isselbacher EM, Cigarroa JE, Eagle KA. Cardiac tamponade complicating proximal aortic dissection. Is pericardiocentesis harmful? Circulation 1994; 90: 2375–2378

[38] Rozycki GS, Feliciano DV, Ochsner MG et al. The role of ultrasound in patients with possible penetrating cardiac wounds: a prospective multicenter study. J Trauma 1999; 46: 543–551; discussion 551–552

[39] Kil UH, Jung HO, Koh YS et al. Prognosis of large, symptomatic pericardial effusion treated by echo-guided percutaneous pericardiocent-

esis. Clin Cardiol 2008; 31: 531–537

[40] Tsang TS, Enriquez-Sarano M, Freeman WK et al. Consecutive 1127 therapeutic echocardiographically guided pericardiocenteses: clinical profile, practice patterns, and outcomes spanning 21 years. Mayo Clin Proc 2002; 77: 429–436

[41] Silvestry FE, Kerber RE, Brook MM et al. Echocardiography-guided interventions. J Am Soc Echocardiogr 2009; 22: 213–231, quiz 316–317

[42] Hind D, Calvert N, McWilliams R et al. Ultrasonic locating devices for central venous cannulation: meta-analysis. BMJ 2003; 327: 361–367

[43] Froehlich CD, Rigby MR, Rosenberg ES et al. Ultrasound-guided central venous catheter placement decreases complications and decreases placement attempts compared with the landmark technique in patients in a pediatric intensive care unit. Crit Care Med 2009; 37: 1090–1096

[44] Wigmore TJ, Smythe JF, Hacking MB, Raobaikady R, MacCallum NS. Effect of the implementation of NICE guidelines for ultrasound guidance on the complication rates associated with central venous catheter placement in patients presenting for routine surgery in a tertiary referral centre. Br J Anaesth 2007; 99: 662–665

[45] Leung J, Duffy M, Finckh A. Real-time ultrasonographically-guided internal jugular vein catheterization in the emergency department increases success rates and reduces complications: a randomized, prospective study. Ann Emerg Med 2006; 48: 540–547

[46] NICE-Leitlinie 2002. Guidance on the use of ultrasound locating devices for placing central venous catheters. 2002 (http://www.nice.org.uk/nicemedia/pdf/Ultrasound_49_GUIDANCE.pdf)

[47] Doniger SJ, Ishimine P, Fox JC, Kanegaye JT. Randomized controlled trial of ultrasound-guided peripheral intravenous catheter placement versus traditional techniques in difficult-access pediatric patients. Pediatr Emerg Care 2009; 25: 154–159

[48] Mills CN, Liebmann O, Stone MB, Frazee BW. Ultrasonographically guided insertion of a 15-cm catheter into the deep brachial or basilic vein in patients with difficult intravenous access. Ann Emerg Med 2007; 50: 68–72

[49] Kaufman SL. Femoral puncture using Doppler ultrasound guidance: aid to transluminal angioplasty and other applications. AJR Am J Roentgenol 1980; 134: 402

[50] Seto AH, Abu-Fadel MS, Sparling JM et al. Real-time ultrasound guidance facilitates femoral arterial access and reduces vascular complications: FAUST (Femoral Arterial Access With Ultrasound Trial). JACC Cardiovasc Interv 2010; 3: 751–758

[51] Arthurs ZM, Starnes BW, Sohn VY, Singh N, Andersen CA. Ultrasound-guided access improves rate of access-related complications for totally percutaneous aortic aneurysm repair. Ann Vasc Surg 2008; 22: 736–741

[52] Marcus AJ, Lotzof K, Howard A. Access to the superficial femoral artery in the presence of a "hostile groin": a prospective study. Cardiovasc Intervent Radiol 2007; 30: 351–354

[53] Cluley SR, Brener BJ, Hollier LH et al. Ultrasound-guided balloon angioplasty is a new technique for vascular surgeons. Am J Surg 1991; 162: 117–121

[54] Cluley SR, Brener BJ, Hollier L et al. Transcutaneous ultrasonography can be used to guide and monitor balloon angioplasty. J Vasc Surg 1993; 17: 23–30; discussion 30–31

[55] Ramaswami G, al-Kutoubi A, Nicolaides AN, Dhanjil S, Griffin M, Ryan MF. Peripheral transluminal angioplasty under ultrasound guidance: initial clinical experience and prevalence of lower limb lesions amenable to ultrasound-guided angioplasty. J Endovasc Surg 1995; 2: 27–35

[56] Ramaswami G, al-Kutoubi A, Nicolaides AN et al. Duplex controlled angioplasty. Eur J Vasc Surg 1994; 8: 457–463

[57] Ramaswami G, Nicolaides AN, Vilkomerson D. Principles of angioplasty guidance using ultrasound. J Cardiovasc Surg (Torino) 1996; 37 (Suppl 1): 27–31

[58] Ahmadi R, Ugurluoglu A, Schillinger M, Katzenschlager R, Sabeti S, Minar E. Duplex ultrasound-guided femoropopliteal angioplasty: initial and 12-month results from a case controlled study. J Endovasc Ther 2002; 9: 873–881

[59] Ascher E, Hingorani AP, Marks N. Duplex-guided balloon angioplasty of lower extremity arteries. Perspect Vasc Surg Endovasc Ther 2007; 19: 23–31

[60] Bacchini G, La Milia V, Andrulli S, Locatelli F. Color Doppler ultraso-

nography percutaneous transluminal angioplasty of vascular access grafts. J Vasc Access 2007; 8: 81–85

[61] Katzenschlager R, Ahmadi A, Minar E et al. Femoropopliteal artery: initial and 6-month results of color duplex US-guided percutaneous transluminal angioplasty. Radiology 1996; 199: 331–334

[62] Cianci R, Lavini R, Letizia C et al. Low-contrast medium doses for ultrasound imaging during renal revascularization by PTA-stenting. J Nephrol 2004; 17: 520–524

[63] Cook C, Rees M. Ultrasound and fluoroscopic-guided angioplasty over the aortic bifurcation in a patient with previous severe reaction to contrast medium. J Endovasc Ther 2001; 8: 648–651

[64] Kawarada O, Yokoi Y, Takemoto K. Practical use of duplex echo-guided recanalization of chronic total occlusion in the iliac artery. J Vasc Surg 2010; 52: 475–478

[65] Banerjee S, Das TS, Brilakis ES. Transcutaneous ultrasound-guided endovascular crossing of infrainguinal chronic total occlusions. Cardiovasc Revasc Med 2010; 11: 116–119

[66] Marks N, Ascher E, Hingorani AP. Treatment of failing lower extremity arterial bypasses under ultrasound guidance. Perspect Vasc Surg Endovasc Ther 2007; 19: 34–39

[67] Ascher E, Gopal K, Marks N, Boniscavage P, Shiferson A, Hingorani A. Duplex-guided endovascular repair of popliteal artery aneurysms (PAAs): a new approach to avert the use of contrast material and radiation exposure. Eur J Vasc Endovasc Surg 2010; 39: 769–773

[68] Ascher E, Marks NA, Schutzer RW, Hingorani AP. Duplex-assisted internal carotid artery balloon angioplasty and stent placement: a novel approach to minimize or eliminate the use of contrast material. J Vasc Surg 2005; 41: 409–415

[69] Ascher E, Hingorani A, Marks N. Duplex-guided balloon angioplasty of failing or nonmaturing arterio-venous fistulae for hemodialysis: a new office-based procedure. J Vasc Surg 2009; 50: 594–599

[70] Liang HL, Pan HB, Chung HM et al. Restoration of thrombosed Brescia-Cimino dialysis fistulas by using percutaneous transluminal angioplasty. Radiology 2002; 223: 339–344

[71] Marks N, Ascher E, Hingorani AP. Duplex-guided repair of failing or nonmaturing arterio-venous access for hemodialysis. Perspect Vasc Surg Endovasc Ther 2007; 19: 50–55

[72] Napoli M, Montinaro A, Russo F et al. Early experiences of intraoperative ultrasound guided angioplasty of the arterial stenosis during upper limb arteriovenous fistula creation. J Vasc Access 2007; 8: 97–102

[73] Higgins JN. Technical report: the use of ultrasound in positioning a catheter for thrombolysis of an occluded prosthetic femoropopliteal graft. Clin Radiol 1994; 49: 351–353

[74] Katzenschlager R, Ahmadi A, Atteneder M et al. Colour duplex sonography-guided local lysis of occlusions in the femoro-popliteal region. Int Angiol 2000; 19: 250–254

[75] Schillinger M, Haumer M, Mlekusch W, Schlerka G, Ahmadi R, Minar E. Predicting renal failure after balloon angioplasty in high-risk patients. J Endovasc Ther 2001; 8: 609–614

[76] Solomon R. The role of osmolality in the incidence of contrast-induced nephropathy: a systematic review of angiographic contrast media in high risk patients. Kidney Int 2005; 68: 2256–2263

[77] Hanson JM, Atri M, Power N. Ultrasound-guided thrombin injection of iatrogenic groin pseudoaneurysm: Doppler features and technical tips. Br J Radiol 2008; 81: 154–163

[78] Webber GW, Jang J, Gustavson S, Olin JW. Contemporary management of postcatheterization pseudoaneurysms. Circulation 2007; 115: 2666–2674

[79] Ates M, Sahin S, Konuralp C et al. Evaluation of risk factors associated with femoral pseudoaneurysms after cardiac catheterization. J Vasc Surg 2006; 43: 520–524

[80] Middleton WD, Dasyam A, Teefey SA. Diagnosis and treatment of iatrogenic femoral artery pseudoaneurysms. Ultrasound Q 2005; 21: 3–17

[81] Kent KC, McArdle CR, Kennedy B, Baim DS, Anninos E, Skillman JJ. A prospective study of the clinical outcome of femoral pseudoaneurysms and arteriovenous fistulas induced by arterial puncture. J Vasc Surg 1993; 17: 125–131; discussion 131–133

[82] Toursarkissian B, Allen BT, Petrinec D et al. Spontaneous closure of selected iatrogenic pseudoaneurysms and arteriovenous fistulae. J

Vasc Surg 1997; 25: 803–808; discussion 808–809

[83] San Norberto García EM, González-Fajardo JA, Gutiérrez V, Carrera S, Vaquero C. Femoral pseudoaneurysms post-cardiac catheterization surgically treated: evolution and prognosis. Interact Cardiovasc Thorac Surg 2009; 8: 353–357

[84] Tisi PV, Callam MJ. Treatment for femoral pseudoaneurysms. Cochrane Database Syst Rev 2009; 2: CD004981

[85] Eisenberg L, Paulson EK, Kliewer MA, Hudson MP, DeLong DM, Carroll BA. Sonographically guided compression repair of pseudoaneurysms: further experience from a single institution. AJR Am J Roentgenol 1999; 173: 1567–1573

[86] Bellmunt S, Dilmé J, Barros A, Escudero JR. Compression assisted by removable coils as a new treatment for iatrogenic femoral pseudoaneurysms. J Vasc Surg 2011; 53: 236–238

[87] Fellmeth BD, Roberts AC, Bookstein JJ et al. Postangiographic femoral artery injuries: nonsurgical repair with US-guided compression. Radiology 1991; 178: 671–675

[88] Cox GS, Young JR, Gray BR, Grubb MW, Hertzer NR. Ultrasound-guided compression repair of postcatheterization pseudoaneurysms: results of treatment in one hundred cases. J Vasc Surg 1994; 19: 683–686

[89] Finkelstein A, Bazan S, Halkin A et al. Treatment of post-catheterization femoral artery pseudo-aneurysm with para-aneurysmal saline injection. Am J Cardiol 2008; 101: 1418–1422

[90] Gehling G, Ludwig J, Schmidt A, Daniel WG, Werner D. Percutaneous occlusion of femoral artery pseudoaneurysm by para-aneurysmal saline injection. Catheter Cardiovasc Interv 2003; 58: 500–504

[91] Cope C, Zeit R. Coagulation of aneurysms by direct percutaneous thrombin injection. AJR Am J Roentgenol 1986; 147: 383–387

[92] Olsen DM, Rodriguez JA, Vranic M, Ramaiah V, Ravi R, Diethrich EB. A prospective study of ultrasound scan-guided thrombin injection of femoral pseudoaneurysm: a trend toward minimal medication. J Vasc Surg 2002; 36: 779–782

[93] Thees-Laurenz R, Kappes-Schädler C, Mertiny E, Wüstner M. Perkutane ultraschallgesteuerte Thrombininjektion vei iatrogenem A. spurium. Ist eine Bestimmung der zum Verschluss benötigten Thrombinmenge möglich? Ultraschall Med 2010; 31: S22

[94] Grewe PH, Mügge A, Germing A et al. Occlusion of pseudoaneurysms using human or bovine thrombin using contrast-enhanced ultrasound guidance. Am J Cardiol 2004; 93: 1540–1542

[95] Levy MJ, Chak A EUS 2008 Working Group. EUS 2008 Working Group document: evaluation of EUS-guided vascular therapy. Gastrointest Endosc 2009; 69 (Suppl): S37–S42

[96] Lameris R, du Plessis J, Nieuwoudt M, Scheepers A, van der Merwe SW. A visceral pseudoaneurysm: management by EUS-guided thrombin injection. Gastrointest Endosc 2011; 73: 392–395

[97] Romero-Castro R, Pellicer-Bautista F, Giovannini M et al. Endoscopic ultrasound (EUS)-guided coil embolization therapy in gastric varices. Endoscopy 2010; 42 (Suppl 2): E35–E36

[98] Romero-Castro R, Pellicer-Bautista FJ, Jimenez-Saenz M et al. EUS-guided injection of cyanoacrylate in perforating feeding veins in gastric varices: results in 5 cases. Gastrointest Endosc 2007; 66: 402–407

[99] El-Saadany M, Jalil S, Irisawa A, Shibukawa G, Ohira H, Bhutani MS. EUS for portal hypertension: a comprehensive and critical appraisal of clinical and experimental indications. Endoscopy 2008; 40: 690–696

[100] Levy MJ, Wong Kee Song LM, Farnell MB, Misra S, Sarr MG, Gostout CJ. Endoscopic ultrasound (EUS)-guided angiotherapy of refractory gastrointestinal bleeding. Am J Gastroenterol 2008; 103: 352–359

[101] Larghi A, Stobinski M, Galasso D, Amato A, Familiari P, Costamagna G. EUS-guided drainage of a pericardial cyst: closer to the heart (with video). Gastrointest Endosc 2009; 70: 1273–1274

[102] Romero-Castro R, Rios-Martin JJ, Gallego-Garcia de Vinuesa P et al. Pericardial tumor diagnosed by EUS-guided FNA (with video). Gastrointest Endosc 2009; 69: 562–563

[103] Fritscher-Ravens A, Ganbari A, Mosse CA, Swain P, Koehler P, Patel K. Transesophageal endoscopic ultrasound-guided access to the heart. Endoscopy 2007; 39: 385–389

[104] Buscaglia JM, Dray X, Shin EJ et al. A new alternative for a transjugular intrahepatic portosystemic shunt: EUS-guided creation of an intrahepatic portosystemic shunt (with video). Gastrointest Endosc 2009; 69: 941–947

[105] Giday SA, Clarke JO, Buscaglia JM et al. EUS-guided portal vein catheterization: a promising novel approach for portal angiography and portal vein pressure measurements. Gastrointest Endosc 2008; 67: 338–342

[106] Giday SA, Ko CW, Clarke JO et al. EUS-guided portal vein carbon dioxide angiography: a pilot study in a porcine model. Gastrointest Endosc 2007; 66: 814–819

[107] Magno P, Ko CW, Buscaglia JM et al. EUS-guided angiography: a novel approach to diagnostic and therapeutic interventions in the vascular system. Gastrointest Endosc 2007; 66: 587–591

[108] Matthes K, Sahani D, Holalkere NS, Mino-Kenudson M, Brugge WR. Feasibility of endoscopic ultrasound-guided embolization of the splenic vein. Endoscopy 2007; 39 (Suppl 1): E3–E4

[109] Matthes K, Sahani D, Holalkere NS, Mino-Kenudson M, Brugge WR. Feasibility of endoscopic ultrasound-guided portal vein embolization with Enteryx. Acta Gastroenterol Belg 2005; 68: 412–415

[110] Elmunzer BJ, Pollack MJ, Trunzo JA et al. Initial evaluation of a novel, prototype, forward-viewing echoendoscope in a porcine arterial bleeding model (with video). Gastrointest Endosc 2010; 72: 611–614

第 **6** 篇

超声引导介入治疗：其他应用

第 31 章

超声造影剂的血管外应用

A. Ignee, G. Schuessler, C. F Dietrich

超声造影剂(UCA)在日常临床工作中广泛使用,多数限于血管内造影。关于血管外或体腔内运用超声造影剂的研究最早出现在 1986 年,第一次将超声造影剂运用到了肾脏集合系统的显像[1]。真正的报道出现在 2000 年[2]。

此后,各种关于血管外超声造影(EVCEUS)的研究陆续发表,主要应用在以下领域。

- 尿路造影。
- 子宫输卵管超声造影(HyCoSy)。
- 胆道造影:
  ○ 内镜逆行胆管造影术(ERC)[3];
  ○ 经皮经肝胆管造影引流术(PTCD)[4]。
- 瘘管造影[5]。

与传统 X 线造影剂类似,超声造影剂也可以用来改善生理体腔(如胸膜腔、腹膜腔)和非生理体腔(如脓肿、囊性病变)的显像,尤其在介入治疗中。通过口服、注射或灌肠的方式引入显影剂也可以增强消化道成像。

31.1 批准的适应证

超声造影剂被批准用于血管内。SHU508A(Levovist,Bayer Schering Pharma)被批准用于尿路造影,尚未允许用于其他适应证。因此,造影剂使用前应权衡给患者带来的利益和风险,并取得患者的知情同意。

31.2 禁忌证和并发症

到目前为止,静脉内使用超声造影剂仅有极少数并发症发生。根据一项来自意大利的多中心回顾性研究,在超过 23 000 例检查中,不良反应 29 人

(0.0086%),其中 2 例严重(1 例支气管痉挛,1 例过敏性休克),无致命性事件发生。根据血管内应用极低的并发症发生率及血管外应用的极低剂量,有理由相信血管外使用超声造影剂其并发症发生率是极低的。

31.3 技术

静脉注射超声造影剂所给予的剂量极低。比如,1mL SonoVue(Bracco Imaging)包含 $1\sim5\times10^8$ 个微泡,1.2mL 造影剂适合在现代超声设备上作血管内成像。而在血管外应用时造影剂通常被稀释使用。由于这不是批准的应用,因此没有官方的推荐使用剂量。

造影剂在局部高浓度注射时,会在远场产生声影伪像[7]。因此必须减少给予剂量。如果已经注入过多的造影剂,高能超声脉冲可以把微泡浓度降到一个合理水平。

在最近发表的一些关于尿路超声造影(膀胱输尿管反流)的研究中,1mL SonoVue 加 120~210mL 生理盐水被注入儿科患者(2~5 岁)膀胱[8,9],稀释因子为 100~200。

超声造影剂的口服应用中,2~4 滴 SonoVue 与 200mL 自来水混合。行食管增强检查时,患者坐立位含一口混合液,在躺下时吞下溶液。作胃部增强时则需要服完所有溶液(个人经验建议)。

对于较低分布容积的应用(如胆道中),合理的稀释是 0.1mL SonoVue 兑 20mL 生理盐水[4]。非常大的分布容积(如腹腔积液、胸腔积液)则需要更多剂量的造影剂,应使用一整安瓿。

如果评价的主要目的是判断造影剂能否进入腔道(如瘘管、膀胱输尿管反流),可以使用更高浓

357

度。这种情况主要关注造影剂的有无,而不是影像美学。

在这一章里,我们将介绍最重要的超声造影剂的血管外运用,同时引导读者到相应的章节。

31.4 在生理体腔中使用超声造影剂

31.4.1 尿路超声造影检测膀胱输尿管反流

膀胱输尿管反流在儿童中是一个相对常见的疾病,可导致肾功能的恶化,因此早期诊断是至关重要的。

尿路超声通过观察膀胱内的造影剂在排尿过程中是否进入肾盂肾盏系统来判断有无膀胱输尿管反流。这通常需要插入导尿管,并通过尿管注入造影剂。Levovist 已经被批准作为此项应用。SonoVue 比 Levovist 更为先进,但还没有被批准。

相对于 X 线摄影,尿路超声造影更能辨识肾脏的解剖结构,且无电离辐射。还应该指出的是,膀胱输尿管反流并不是持续出现的,在 X 线射线的单次"快照"中很可能漏诊。

男性尿道可以由会阴超声成像检测尿道狭窄[10]。

31.4.2 超声造影评价输卵管通畅性

女性不孕检查可能包括评估输卵管通畅性。通过腹腔镜手术喷洒染料被认为是金标准,但属于侵入性手段。另一种方法是 X 线子宫输卵管造影术。为避免放射性辐射,子宫输卵管超声造影(Hy-CoSy)被相对较早提及。当时没有商用造影剂,而是使用振动过的生理盐水进行宫内注射。一些最新的研究表明使用超声造影剂能改善检测方法,提高检测灵敏度[11-13]。

检查前可以预防性给予抗生素(如术前 30 分钟使用 200mg 多西环霉素,或术前 2 日到检查当天每日给予 500mg 阿奇霉素)。使用 8F 球囊引流管插入宫颈管,然后通过引流管向宫腔注入稀释的SonoVue(5~10mL 生理盐水加入 1.2mL SonoVue)[14]。

31.4.3 使用超声造影剂对腹膜腔进行成像(检测腹水)

对利尿剂拮抗或有不良反应的患者来说(可能加重已经存在的肾功能不良),穿刺放液是必要的。当超声造影剂注入腹膜腔,将分布到所有相通的间隙。这种效果可以通过患者活动实现(如散步)。如果存在隔膜,造影剂分布则会比较局限。由于腹腔分布容积很大,需要注入一整安瓿造影剂而无需稀释。

Foschi 等人报道了 7 例有胸腹腔积液的肝硬化患者。他们记录到在 5 例患者中,有超声造影剂从腹膜腔进入胸膜腔,使得他们明确了胸腔积液的初步诊断,这也得到了核素扫描的确认。这些发现使手术治疗更简单可行。作者使用了 2 安瓿的SonoVue[15]及三维成像方法(图 31.1)。

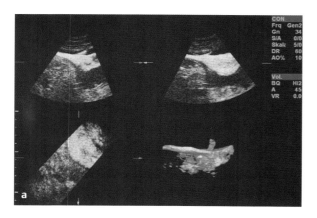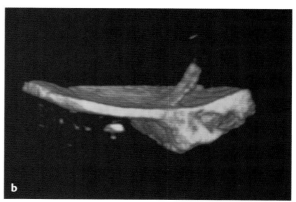

图 31.1 (a,b)术后腹膜炎伴慢性腹水,三维超声检查腹水引流管位置。

31.4.4 胆道系统

超声造影剂在经皮经肝胆管造影引流术(PTCD)中的应用

PTCD 在第 20 章中有所描述。

超声造影剂在经内镜逆行胰胆管造影术(ERCP)中的应用

Zuber-Jerger 等报道了一名体重指数>50kg/m² 的患者。她患有症状性黄疸,不能接受传统 ERC。作者在床边利用十二指肠肠镜进行了内镜检查,经过传统乳头切开将 SonoVue 注入胆道系统。这个方法成功地显示肝内胆管并找到了狭窄,随后进行了括约肌切开取石。作者认为这种方法也可用于怀孕妇女。

31.4.5 小肠造影

口服超声造影剂

目的

与传统 X 线透视的适应证相比,口服造影剂的适应证受制于结构,超声造影的优点是实时成像,没有放射性辐射,以及常规超声检查的快速无障碍性。

技术手段

2~4 滴 SonoVue 兑 200mL 水足够观察到十二指肠。更大容量(如 1 安瓿兑 500mL 水)用于显示较低位置肠管。患者在口服溶液后要求走动 10 分钟左右 (图 31.2)。

31.4.6 经皮胃内注射超声造影剂评估胃造瘘放置

在胃造瘘术中使用超声造影的内容详见第 21 章。

31.5 超声造影剂在非生理体腔的应用

31.5.1 瘘管超声造影

使用造影剂注入开放的瘘管可显示窦道,还能明确与之相通的体腔。也可使用探针,金属探针外套绿色或粉红色留置静脉套管是不错的办法。

可以使用各种超声检查方法。肛周瘘管可以使用线阵探头或凸阵探头经会阴扫查[16,17],这些探头具有最好的对比敏感度且使用方便(www.EFSUMB.org 中的 Case of the Month)。另一种方法是经直肠或经阴道扫查。当超声造影剂用于造影模式下,腔内探头必须能够支持该模式。Heinrich 等报道了在常规经阴道超声中通过注射 Echovist（一种 Schering 生产的右心造影剂）评价直肠阴道瘘。具体使用剂量没有提及[18]。Chew 及其他人研究使用 Levovist 注入瘘管并通过经直肠超声评价直肠瘘,同样没有

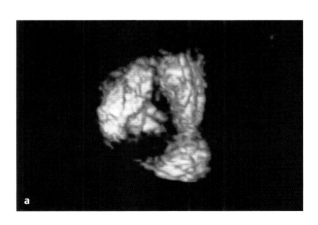
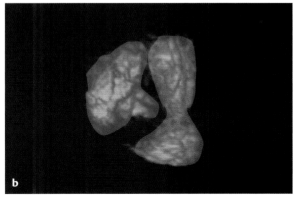

图 31.2 (a,b)男性,74 岁,进行性吞咽困难患者。(a)图是原始图像;(b)图中食道被染成绿色,憩室染成蓝色。锁骨上超声显示颈动脉和甲状腺背后突出的充气结构。口服超声造影剂后的图像显示子食管与滞留造影剂的憩室腔有交通。手术切除后患者健康状况良好。

关于剂量的陈述[5]。Volkmer 教授和他的团队在膀胱内注入 Levovist 后使用直肠腔内超声显示膀胱直肠瘘，作者使用了 4g Levovist 兑 200mL 生理盐水[19]。

随着剂量的关注,或许会对是否需要稀释产生争议。但出于经济和美学方面的原因,我们小组在血管外造影中仍然使用稀释的造影剂 (0.1mL SonoVue 兑 20mL 生理盐水)。如果结果阴性,我们将额外注射未经稀释的造影剂。

31.5.2 经皮注射超声造影剂脓肿显像

见第 15 章。

31.5.3 超声造影剂在内镜超声引导穿刺后胰腺炎相关囊性病灶中的应用

目的

使用低机械指数和特定造影模式进行内镜超声造影（低机械指数内镜超声造影,CELMIEUS)最早于 2005 年被描述[20],2009 年开始商业应用[21]。适应证和禁忌证目前尚未定义。

当今软件和硬件的发展允许我们考虑此项技术的血管外应用。以下指征可能会有前景。

● 在不确定的胰腺囊性病灶细胞学细针穿刺中使用超声造影剂。

● 在胰腺炎相关囊性病灶穿刺后使用造影检测与其他腔道(如网膜囊)的关系,这也可与经皮超声技术联合应用(图 31.3)。

● 在内镜超声引导的胆道引流中使用超声造影剂以确定胆道内穿刺针位置。

技术

EUS 引导下穿刺通常使用 22G 穿刺针。治疗过程用 19G 穿刺针完成，能匹配 0.035 英寸的导丝。两种规格的穿刺针均可用来注入造影剂。很少通过 25G 穿刺针注射造影剂，因为内径可能太小造成微泡破坏。当然这一假设还没有被证实。

31.6　总结

血管外超声造影(EVCEUS)技术上可行,正处研究阶段。除了使用 Levovist 进行的尿路超声造影外,它尚未批准任何应用。超声造影剂常规应用的副作用非常罕见,血管外应用的副作用想必更少。

已经发表的几项研究主题如下。
● 尿路超声造影诊断膀胱输尿管反流[22]。
● 子宫输卵管超声造影(HyCoSy)[11,13]。
已经发表的相关病例报告如下。
● PTCD 术中向胆道注入超声造影剂[4]。
● ERCP 中向胆道注入超声造影剂[3]。
● 小肠瘘中注入超声造影剂[5]。
已被证明可行的其他应用如下。
● 口服超声造影剂。
● 腹腔内注射超声造影剂。
● 经皮胃内注射超声造影剂。

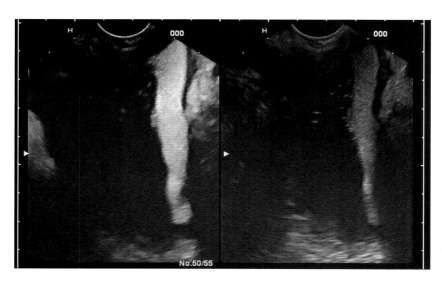

图 31.3　在巨大的假性囊肿中注入超声造影剂以定位并检测通畅性。本例难点在于得到超声造影剂在病灶中的合理分布。这需要恰当的造影剂用量。

这些应用需要前瞻性研究,获得许可也是必要的。

(蔡志清 译)

参考文献

[1] Meyer-Schwickerath M, Fritzsch T. Sonographic imaging of the kidney cavity system using a ultrasonic contrast medium [Article in German]. Ultraschall Med 1986; 7: 34–36

[2] Farina R, Arena C, Pennisi F, Di Benedetto V, Politi G, Di Benedetto A. Vesico-ureteral reflux: diagnosis and staging with voiding color Doppler US: preliminary experience. Eur J Radiol 2000; 35: 49–53

[3] Zuber-Jerger I, Endlicher E, Schölmerich J, Klebl F. Endoscopic retrograde cholangiography with contrast ultrasonography. Endoscopy 2008; 40 (Suppl 2): E202

[4] Ignee A, Baum U, Schuessler G, Dietrich CF. Contrast-enhanced ultrasound-guided percutaneous cholangiography and cholangiodrainage (CEUS-PTCD). Endoscopy 2009; 41: 725–726

[5] Chew SS, Yang JL, Newstead GL, Douglas PR. Anal fistula: Levovist-enhanced endoanal ultrasound: a pilot study. Dis Colon Rectum 2003; 46: 377–384

[6] Piscaglia F, Bolondi L. Italian Society for Ultrasound in Medicine and Biology (SIUMB) Study Group on Ultrasound Contrast Agents. The safety of Sonovue in abdominal applications: retrospective analysis of 23188 investigations. Ultrasound Med Biol 2006; 32: 1369–1375

[7] Dietrich CF, Ignee A, Hocke M, Schreiber-Dietrich D, Greis C. Pitfalls and artifacts using contrast enhanced ultrasound. Z Gastroenterol 2011; 49: 350–356

[8] Kis E, Nyitrai A, Várkonyi I et al. Voiding urosonography with second-generation contrast agent versus voiding cystourethrography. Pediatr Nephrol 2010; 25: 2289–2293

[9] Papadopoulou F, Anthopoulou A, Siomou E, Efremidis S, Tsamboulas C, Darge K. Harmonic voiding urosonography with a second-generation contrast agent for the diagnosis of vesicoureteral reflux. Pediatr Radiol 2009; 39: 239–244

[10] Berrocal T, Gayá F, Arjonilla A. Vesicoureteral reflux: can the urethra be adequately assessed by using contrast-enhanced voiding US of the bladder? Radiology 2005; 234: 235–241

[11] Boudghène FP, Bazot M, Robert Y et al. Assessment of Fallopian tube patency by HyCoSy: comparison of a positive contrast agent with saline solution. Ultrasound Obstet Gynecol 2001; 18: 525–530

[12] Tamási F, Weidner A, Domokos N, Bedros RJ, Bagdány S. ECHOVIST-200 enhanced hystero-sonography: a new technique in the assessment of infertility. Eur J Obstet Gynecol Reprod Biol 2005; 121: 186–190

[13] Lanzani C, Savasi V, Leone FP, Ratti M, Ferrazzi E. Two-dimensional HyCoSy with contrast tuned imaging technology and a second-generation contrast media for the assessment of tubal patency in an infertility program. Fertil Steril 2009; 92: 1158–1161

[14] Exacoustos C, Di Giovanni A, Szabolcs B, Binder-Reisinger H, Gabardi C, Arduini D. Automated sonographic tubal patency evaluation with three-dimensional coded contrast imaging (CCI) during hysterosalpingo-contrast sonography (HyCoSy). Ultrasound Obstet Gynecol 2009; 34: 609–612

[15] Foschi FG, Piscaglia F, Pompili M et al. Real-time contrast-enhanced ultrasound—a new simple tool for detection of peritoneal-pleural communications in hepatic hydrothorax. Ultraschall Med 2008; 29: 538–542

[16] Barreiros AP, Hirche TO, Ignee A, Nürnberg D, Dietrich CF. Indications and limitations of perineal ultrasound examination. Scand J Gastroenterol 2010; 45: 764–765

[17] Braden B, Ignee A, Hocke M, Palmer RM, Dietrich C. Diagnostic value and clinical utility of contrast enhanced ultrasound in intestinal diseases. Dig Liver Dis 2010; 42: 667–674

[18] Henrich W, Meckies J, Friedmann W. Demonstration of a recto-vaginal fistula with the ultrasound contrast medium Echovist. Ultrasound Obstet Gynecol 2000; 15: 148–149

[19] Volkmer BG, Nesslauer T, Küfer R, Löffler M, Maier S, Gottfried HW. [Diagnosis of vesico-intestinal fistulas by contrast medium enhanced 3-D ultrasound]. Ultraschall Med 2001; 22: 81–86

[20] Dietrich CF, Ignee A, Frey H. Contrast-enhanced endoscopic ultrasound with low mechanical index: a new technique. Z Gastroenterol 2005; 43: 1219–1223

[21] Dietrich CF. Contrast-enhanced low mechanical index endoscopic ultrasound (CELMI-EUS). Endoscopy 2009; 41 (Suppl 2): E43–E44

[22] Darge K. Voiding urosonography with ultrasound contrast agents for the diagnosis of vesicoureteric reflux in children. I. Procedure. Pediatr Radiol 2008; 38: 40–53

第 32 章

容积导航

C. F Dietrich, A. Ignee, M. Hoepfner

在超声诊断领域，"容积导航"指的是一种技术能力。这种技术能力可以重复确定一个特定剖面或者解剖部位的精确空间位置，并用这些信息进行图像融合、位置标记，或者进行 3D 干预指导。

容积导航需要一个连续实时监控传感器位置和射束方向的高精度跟踪系统。这个跟踪系统主要用于对超声图像和介入治疗之前的成像模式获取的一些其他截面的重要解剖信息进行匹配，并同时开发利用超声波的优势（高空间分布率、实时成像、便于活检指导）[1,2]。

迄今为止，已有文献对冠状动脉成像、肝脏成像、肛管直肠成像及指导神经外科手术等方面的融合应用进行了相关报道[2-11]。

32.1 跟踪原理

磁场产生于一个靠近患者的小型方形发射器，发射器内部是三个相互垂直且同心的空心电磁线圈。通过直流脉冲轮流对这三个电磁线圈进行激磁。每个线圈每秒进行 80 次脉冲调制，以便轮流交替产生三个正交的磁场（图 32.1）。

在发射器射程范围内，传感器可以检测到磁场并传递一个输出信号，该信号的强度正比于传感器与磁场线之间的角度和传感器与发射器之间的距离。因为磁场线的入射角在固定的时间间隔（每 4.2 毫秒）要旋转 90°，所以传感器输出的信号将发生相应的变化。那么，这三个输出电平之间的相互关系就可用来计算传感器相对于发射器的方向。就输出恒定信号的情况而言，这种关系也并不难理解。这种情况只会发生在三个磁场在相同的角度作用于传感器，比如，在与 x 轴、y 轴、z 轴成 45°的夹角方向上。于是，这就界定了传感器相对于发射器的具体方向。

在传感器外壳内部的不同角度增加几个（通常三个）磁场探测器，可以更加精确地确定入射磁力线的角度。

不仅要确定传感器的方向，而且要确定它与发射器的距离（即它的空间位置），那么就需要测量这三个信号的累积强度，并与参考值进行比较。因为磁场的振幅跟传感器与发射器间的距离是成指数衰减的，所以这个函数就可以用来确定传感器的空间位置。

这种跟踪系统可以用来实时监控传感器的三维空间位置，并为其他的联动装置提供空间坐标。

32.2 位置标记

连续监控传感器的位置和射束的方向，可以使技师在剖面图像中标明特别感兴趣的点（如可疑的结构），这样一来，这些标记点就可以在其他时间或者接下来的治疗中，从不同的角度进行重复定位。在检查期间，把光标放在目标结构的中心位置就很容易实现重复定位。因为光标位置给传感器提供了关于目标结构侧向和轴向关系的附加信息，使得跟踪系统捕获到传感器的位置和射束方向，所以这个标记特征在三维空间的绝对位置就可以唯一确定。

当剖面发生变化或者后来重新回到感兴趣区域，在活动视野靠近先前标记的位置时，这个位置标记将重新出现在屏幕上。标记符号的形状和大小表明与目标之间的距离，这就使得技师能够通过感兴趣的结构快速精确地指向扫描平面。

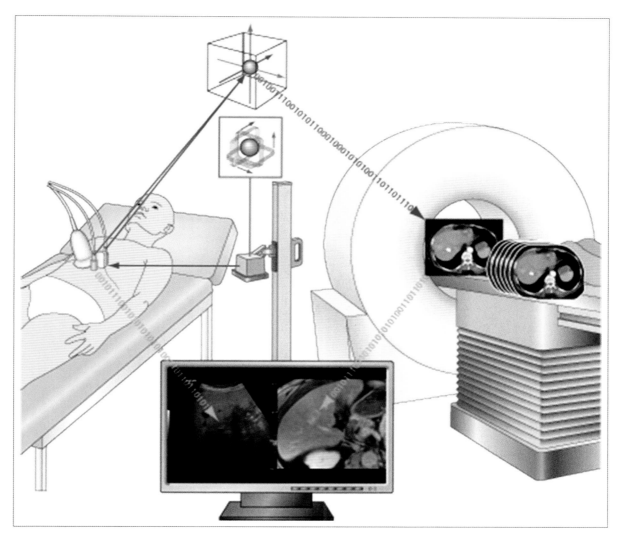

图 32.1　融合成像。在超声检查过程中,由一个固定的磁场信号发生器和两个安装在超声探头上的传感器组成的跟踪系统用来监控传感器的位置、方位及射束方向。传感器的空间坐标就可用来从之前采集的 CT 和 MRI 容积数据集中提取相应的解剖剖面,并与超声图像进行并排显示或者加载到超声图像上进行显示。

32.3　与 CT、MRI、PET 容积数据集进行融合

　　容积导航一个最重要的应用就是对超声图像和来自于 CT、MRI、PET 容积数据集的相应解剖截面进行精确的融合。在超声检查开始之前,这些数据通过便携式存储设备(U 盘、CD、DVD)导入并存储到超声系统的图像存储器中。数据传输采用标准的 DICOM 格式,通常耗时不到一分钟。

　　为了确保精确的图像融合,对每一位新患者,跟踪系统的空间坐标必须与输入的数据集坐标进行配准。在一个患者的 CT、MRI 或者 PET 容积数据中选择一个显著图像,并对同一平面进行超声成像,这种配准就容易快速实现。截面的一致性可以通过点击一个按钮来确认,这个按钮正是用于匹配两种模式的坐标系统。

　　使用标记进行图像配准在技术上更复杂也更精确[12]。采用这种方法,两类模态图像中可见的显著参考点可以被标记为匹配点。当这一过程在几个平面上重复进行,则两个坐标系统将在所有空间坐标轴建起精确的互相映射关系。通常初始配准大约

耗时 10 分钟[2],但随着学习曲线的进展可能耗时会更短。在不久的将来,采取 CT 扫描前设置外部标记的方式(由于磁性元件的影响,这种方式在 MRI 中是不可能的)将简化相应解剖截面的匹配过程。采用这种小型的外部设备,配准过程可以通过机器设备自动实现,并且在检查过程中患者的肢体动作不受限制。

一旦完成图像配准,就可以开始融合超声检查。由跟踪系统获取的有关传感器位置和方向的数据被传输到 CT、MRI、PET 图像存储器中,这些数据被用来提取与屏幕上显示的超声图像精确匹配的截面。这些截面可以并排显示或者重叠。传感器和射束方向的任何变化都会被及时记录,并几乎同时改变图像平面并显示。这样一来,两种图像就能在它们的解剖截面方向和位置上被连续精确地匹配,以便于用多种扫描技术从多个相同的视角对可疑结构进行评价。

融合成像不仅用于实质器脏,它在超声成像条件较差的区域(如胰腺炎鼓肠、结肠病变部位等)也特别有用。

在融合成像方面,采用超声造影似乎特别有发展前景。在只有通过 CT、MRI、PET 可以看到局部病灶的情况下,当从同一个视角观察病灶时,采用超声造影和其他形态的融合能够评估病灶的灌注特征。

32.4 与存档的超声容积数据进行融合

与 CT 和 MRI 数据集一样,治疗前或者说介入治疗前的超声数据集可以用来与当前的超声图像进行融合,以便用于评估治疗效果或者评估手术效果。

当然,只要原先采集的数据源自于 3D 超声检查,这种融合就是可能的。确保在介入治疗后的随访中对应于任意传感器位置的有效参考图像能够被重建,这也是必需的。

32.5 磁场辅助指针跟踪和引导

在基于磁场辅助跟踪应用的指针引导方面,直

径 0.9mm 的新型微小传感器正开启一种新的可能性。当微小传感器被插入到一个穿刺套管系统的内腔时,它就能够检测到源自发射器的脉冲磁场,类似于安装在超声探头上的传感器。但是,管腔内的传感器传递的信号不同于安在超声探头上的传感器传递的信号,它取决于穿刺指针与传感器间的距离和相对方向。从这种差异中,系统可以计算出穿刺指针的位置和预期的指针路径。然后,它们都被叠加到实时超声图像上,即使在穿刺指针进入身体之前也是可见的。这样,当穿刺指针还在体外的时候就能容许操作员沿着虚拟的目标线引导穿刺指针,并引导穿刺指针到任意想到的位置。正是由于有了跟踪系统,套管穿刺系统顶端的实时位置在整个手术过程是可见的,并且不依靠源于指针的超声返回。

如果介入之前在跟踪系统辅助下立即进行 3D 扫描,并把容积数据储存在存储器,则另外一个有意思的可能性会出现:在当前的扫描平面旁边而不是在当前扫描平面内引入指针。即使指针跟踪在扫描视野之外,但是指针的位置、预期路径和周围结构仍显示在屏幕上。这是因为虚拟截面图像可以根据穿刺套管内磁场传感器获得的空间信息从存储容积数据中提取,同时并排显示当前的截面图像。当前截面图像和虚拟截面图像在靶位点相交,靶位点处的指针尖端也将在当前图像形成一个主要的回声,将对指针尖端位置提供额外的控制。

在底层传感器结构面临的位置将阻碍或阻止直接访问的情况下,这种以离面指针跟踪而著称的技术值得推荐。

32.6 说明图像和案例报告

32.6.1 案例报告 1

一位 82 岁的男性已做了肝癌的射频消融术,在随访中 CT 检查到癌症复发情况。随后进行没有造影的腹部超声检查,在消融区附件显示有一个结节块(图 32.2a)。紧接着进行 CT 和超声造影的融合成像,对照两种图像模式的结果(图 32.2b, c)。随后,由融合成像来指导组织学活检,并提供复发的

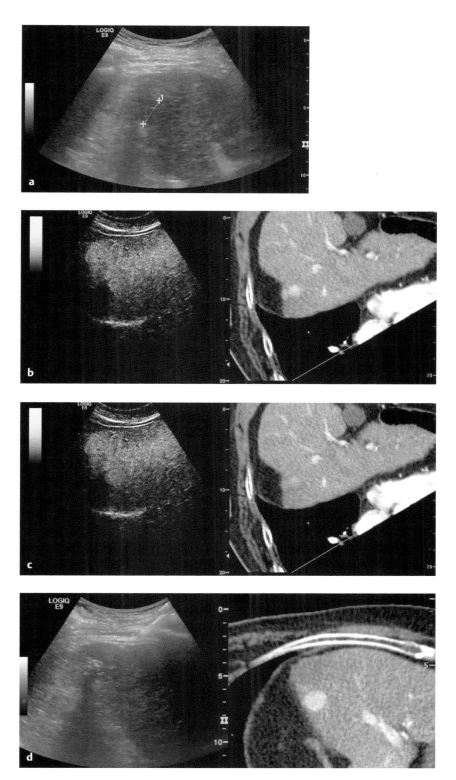

图 32.2　肝癌消融术后随访。(a)在消融区附近的结节块。(b,c)CT 和超声造影融合成像。(d)为了组织学确认和重复射频消融术融合成像引导活检。

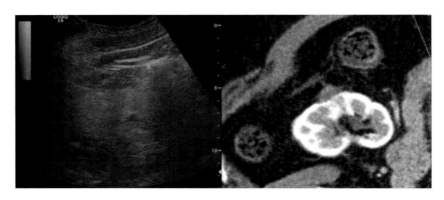

图 32.3　一个 75 岁的女性 15 mm 左肾透明细胞癌射频消融治疗后 3 天的随访检查结果。因为患者有严重的慢性阻塞性肺疾病,进行了介入治疗。

组织学证明。

32.6.2 案例报告 2

一位 76 岁女性正在接受恶化的慢性阻塞性肺病治疗。常规超声扫描发现了一个直径为 15mm 的肾占位性病变。这种不确定的病变通过穿刺组织学来鉴定,考虑到它属于重大并发症,因此需要采用射频消融来对其进行治疗(图 32.3)。与术后 CT 关联的超声造影证实肿瘤被完全消融。

（谢盛华　译）

参考文献

[1] Ewertsen C, Henriksen BM, Torp-Pedersen S, Bachmann Nielsen M. Characterization by biopsy or CEUS of liver lesions guided by image fusion between ultrasonography and CT, PET/CT or MRI. Ultraschall Med 2011; 32: 191–197

[2] Ewertsen C. Image fusion between ultrasonography and CT, MRI or PET/CT for image guidance and intervention – a theoretical and clinical study. Dan Med Bull 2010; 57: B4172

[3] Kaplan I, Oldenburg NE, Meskell P, Blake M, Church P, Holupka EJ. Real time MRI-ultrasound image guided stereotactic prostate biopsy. Magn Reson Imaging 2002; 20: 295–299

[4] Christensen AF, Nielsen BM, Engelholm SA. Three-dimensional endo-luminal ultrasound-guided interstitial brachytherapy in patients with anal cancer. Acta Radiol 2008; 49: 132–137

[5] Cothren RM, Shekhar R, Tuzcu EM, Nissen SE, Cornhill JF, Vince DG. Three-dimensional reconstruction of the coronary artery wall by image fusion of intravascular ultrasound and bi-plane angiography. Int J Card Imaging 2000; 16: 69–85

[6] Fuller DB, Jin H, Koziol JA, Feng AC. CT-ultrasound fusion prostate brachy-therapy: a dynamic dosimetry feedback and improvement method. A report of 54 consecutive cases. Brachytherapy 2005; 4: 207–216

[7] Porter BC, Rubens DJ, Strang JG, Smith J, Totterman S, Parker KJ. Three-dimensional registration and fusion of ultrasound and MRI using major vessels as fiducial markers. IEEE Trans Med Imaging 2001; 20: 324–329

[8] Penney GP, Blackall JM, Hamady MS, Sabharwal T, Adam A, Hawkes DJ. Registration of freehand 3D ultrasound and magnetic resonance liver images. Med Image Anal 2004; 8: 81–91

[9] Lindner D, Trantakis C, Renner C et al. Application of intraoperative 3D ultrasound during navigated tumor resection. Minim Invasive Neurosurg 2006; 49: 197–202

[10] Miller D, Heinze S, Tirakotai W et al. Is the image guidance of ultraso-nography beneficial for neurosurgical routine? Surg Neurol 2007; 67: 579–587, discussion 587–588

[11] Wein W, Röper B, Navab N. Automatic registration and fusion of ultrasound with CT for radiotherapy. Med Image Comput Comput Assist Interv 2005; 8: 303–311

[12] Ewertsen C, Ellegaard K, Boesen M, Torp-Pedersen S, Bachmann Nielsen M. Comparison of two co-registration methods for real-time ultrasonography fused with MRI: a phantom study. Ultraschall Med 2010; 31: 296–301

姑息性介入及超声在姑息治疗中的角色

第 33 章

D. Nuernberg

33.1 姑息治疗的内容和目标

姑息治疗在当代医学中发挥着越来越重要的作用。鉴于许多癌症及其他疾病无法治愈,或仅能部分治愈,减轻患者痛苦变得更重要。姑息治疗的目的不是治愈疾病或对抗病因,而是减轻其症状。通俗来讲,姑息治疗给患者提供"防护衣",安抚他们,使其免于不适当的治疗,特别是缓解疼痛。在这个意义上,姑息治疗包括所有针对缩短预期寿命的不治之症所采取的措施(包括医疗、护理、社会、心理)。它对解除诸如疼痛、呼吸困难、进食困难等痛苦的症状尤为重要。在某些情况下,症状改善要求必须保持适度[1-3]。姑息治疗的主要目标如下。

- 延长寿命。
- 管理症状。
- 解决精神和心理需求。
- 提供姑息护理。

根据 2002 年世界卫生组织的定义[4],这一概念已扩展到以下两点。

- 更加注重视患者的生命质量。
- 更早开始的姑息治疗,与以延长生命为目标的治疗同时进行。

超声在姑息治疗措施中具体的作用是什么("姑息性超声")[5]?

1. 超声在检测姑息条件(姑息分级)中是一个有价值的诊断工具。

2. 超声在检测姑息治疗患者并确定需要介入治疗的过程中,是一种相对廉价的手段。

3. 大量姑息性介入治疗可在超声引导下进行。

4. 这些介入治疗可以在患者住院时实施,也可以在门诊或在家里进行。

5. 最后,超声检查可以给姑息治疗患者提供舒适的照料,直至生命终结。

33.2 超声在姑息分级、随访及治疗监测中的作用

肿瘤自然史的特点是阶段进展。超声在诊断、分期及治疗监测中起主要作用,是唯一符合共识、所有实体肿瘤适用的影像学随访研究手段[6]。

大部分肿瘤疾病是无法治愈的。患者最终进入一个阶段,在这个阶段里疾病(如胰腺癌)不能被治愈,姑息性治疗成为优先考虑的措施[7]。

除了结直肠癌患者,检测到肝转移意味着疾病已经到了姑息治疗阶段。超声在这些病变的检测中具有较高灵敏度(>90%)。但检测腹膜转移癌的灵敏度较低(约 50%~60%)。在姑息治疗中,超声被用于评估临床进展,能准确评估基于标准的治疗反应,如肝转移灶大小或腹水量的多少。超声在预后评估中贡献巨大,这对患者和他们的家人来说非常重要。在以护理为主要意图的患者中,应使用超声作为随时可用的后续随访检查,目的之一就是节约资源。姑息分级的一个重要目标是使患者免于不必要的介入治疗、手术或化疗,已证明这些干预对患者无益,只会导致不良的副作用,提升虚假的希望。

在某些病例中,原发肿瘤已经治疗成功,进入肿瘤随访阶段。随访的目标是通过以下手段达到长期缓解。

- 转移灶的早期检测与治疗。
- 复发疾病的检测与治疗。

影像学随访有以下额外的目标。

- 可能的第二肿瘤检测。
- 治疗效果的评价。

当然,现今一般的后续治疗要符合一个更全面的"关怀医学"原则。但狭义上来讲超声随访主要关注的是发现肝转移。那么这对相关患者又有何意义呢？严格来说,这种意义仅存在于发现的转移灶在技术上可行外科手术切除,从而提高患者生存率(表33.1)。

当一种疾病在初始段或后续阶段被诊断为不治之症时,超声也能在姑息治疗监测中发挥特殊的作用。对介入而言,超声是一种非侵入性手段,通用性好,且具有成本效益,用于监测并记录姑息治疗效果很理想。

姑息治疗监测的经典应用包括恶性胆道梗阻支架的评价、腹膜癌腹水的评估、胰腺肿瘤化疗效果评价。姑息性化疗指南指出,上腹部超声在姑息性化疗过程中用来评价肿瘤治疗效果是合适的选择(图33.1和图33.2,表33.2)[7]。

表33.1 已被证实肝脏转移癌外科手术 (或用不同方法早期检测)的意义

文献已证实具有意义的肝转移癌检测及切除术	未被文献证实具有意义的肝转移癌检测及切除术
结直肠癌 +	胃 −
肺 −(+)	乳腺 −
NET(神经内分泌肿瘤)(+)	胰腺 −
淋巴瘤 +	胆管 −
	肾脏 −

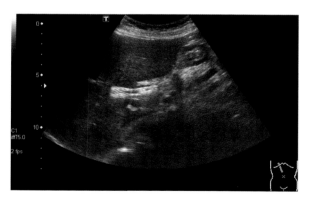

图33.1　胆道支架监测。超声显示胆管癌患者金属支架置入,该患者已排除近段胆管梗阻。(Source:image courtesy of Dr Albrecht Holle, University of Rostock, Germany.)

33.3　超声引导下姑息性介入

33.3.1 姑息性介入诊断

即便根据临床和影像学检查结果提示患者处于缓和阶段,通常也需要明确诊断。这样做是为了给患者和医生明确预后,对制订具体的姑息性治疗方案(化疗或放疗)也有重要作用。

肝转移癌的诊断性细针穿刺

如果在治疗前就明确可治愈手段不再可行,或者不可能有效，那就应该告知患者诊断程序的目标。一个主要目标是完善病理学诊断,以提示肝脏病变是已知的原发灶来源,还是其他来源。它也可以反应多病灶患者化疗成功的潜力。

胰腺癌的诊断性细针穿刺

外分泌胰腺癌诊疗指南[7]指出在任何姑息治疗前必须进行活检确诊,而不管癌灶是否为局部晚期、不可手术,或已经转移。这种确诊可以是细胞学或组织学,目的是确保治疗方法得当。优先选择通过超声内镜活检取样,因其能排除针道种植的风险(见第9章)。如果病灶经皮穿刺易于获得,可在较少的代价和可接受的费用下,传统的经皮穿刺可获得大致相同的效果。

恶性腹水的诊断性细针穿刺

癌症患者的腹水不应被理解为腹膜癌。它可能

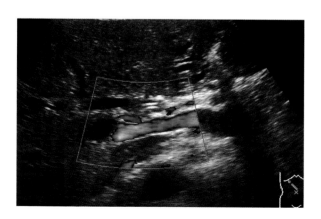

图33.2　胰腺癌患者支架术后化疗阶段的随访图像。

表33.2 姑息性超声引导介入手术

诊断/治疗	手术	指征、目标、注解	章节
诊断	胰腺癌 FNA[a]	姑息性化疗前明确诊断	12
	HCC FNA	TACE 或化疗前 HCC(>5cm);HiTT 或 PEIT 前 HCC(<5cm)	12,18,19
	肝转移癌 FNA	HiTT 消融治疗或姑息化疗前	12,18,19
	腹腔积液 FNA	姑息化疗前或局部治疗前	13,22
	胸腔积液 FNA	姑息化疗前或胸膜固定术前	12,24
	肺癌 FNA[a]	放化疗前	12,24
治疗	PTCD[a]	胆管癌、肝癌或胰腺癌患者胆道姑息性减压	20
	PEG	由于食管癌不能通过支架的患者	21
	肾造口术	用于膀胱肿瘤或盆腔肿瘤不能逆行插管减压的患者	26
	腹腔积液穿刺放液术	临时减压,局部化疗	13,22
	胸腔穿刺术	临时减压,可诱导胸膜固定术	12,24
	腹腔神经丛阻滞[a]	减轻胰腺癌疼痛	22
	HCC 消融术	适于 HCC<5cm,1~3 个病灶	18,19
	肝转移癌消融术	适于<5cm 的肝转移癌,1~3 个病灶	18,19
	肾肿瘤消融术	适于<5cm 的肿瘤,一般性姑息措施(如老年患者)	18,19

缩写:FNA,细针穿刺;HCC,肝细胞肝癌;HiTT,高频热疗;TACE,动脉化疗栓塞;PEIT,经皮乙醇注射治疗;PTCD,经皮经肝胆管造影引流术。[a] 某些情况下优先考虑 EUS 引导。

由伴发的心功能不全或门静脉血栓导致,尤其是那些有肝脏、胰腺或胆道肿瘤的患者。第13章提到了通常需要多次穿刺来做出诊断。如果穿刺有治疗意义的话应该和腹腔镜联合。胸腔积液也应有同样的考量(见第24章)[8]。

33.3.2 姑息性介入治疗

经典的姑息性介入治疗包括体外引流术,诸如经皮经肝胆管造影引流术(PTCD)、姑息性肾造瘘或胃造瘘。本分类中也包括姑息性肿瘤消融术[射频消融术(RFA)、高频热疗(HiTT)、经皮乙醇注射治疗(PEIT)]。

姑息性 PTCD

(见第20章)如果胆道梗阻不能在经内镜逆行胆道造影中内引流,则需要通过外引流或内-外联合引流减压。引流的主要目的是预防和控制黄疸引发的皮肤瘙痒,防止胆道梗阻引发的肝硬化,进而保护和维持肝功能。姑息性 PTCD 的主要适应证包括胰腺癌、胆管癌、肝内或肝外转移灶引起的梗阻。已行前期胃切除的复发性胃癌也会导致内引流不可实现。外引流的目标是转为内-外引流或仅仅是内引流。如果在透视控制下导丝导管能横跨肿瘤狭窄处那将是成功的。合理的 PTCD,定期冲洗或更换引流管不会困难。偶尔推荐通过外部置入金属支架来横跨肿瘤狭窄。这种方法存在较高的并发症概率,个性化评估潜在益处非常重要(见第9章)。单独的外引流从医学角度来讲是很不令人满意的,大多数患者对其耐受性差。

姑息性超声引导下经皮内镜胃造瘘

超声引导下经皮内镜胃造瘘的植入技术见第21章。当肿块阻挡内镜无法进入胃内、建立跨越病灶的通道风险太高时,适用本方法。这种情况常见于晚期食道癌或肺癌浸润患者。超声引导下 PEG 比开放式外科手术损伤小,在姑息措施中提供了另一种选择。

透视不可行的时候,超声追踪提供了另一种有效的选择。在内镜通路已建立却不能通过透视了解位置的时候，超声能帮助获得胃造瘘的位置。超声在诊断经皮胃造瘘并发症中也能发挥作用。它能监测固定板脱位，也能发现腹壁脓肿及炎症。超声造影在检测渗漏方面具有和透视一样的效果。

姑息性穿刺放液

（见第 13 章）姑息性治疗的一个选项是通过经皮穿刺或引流减轻恶性积液。这项措施直接有效，即便是门诊治疗并发症也极为少见。然而通常只是临时有效。7~10 天后胀痛和呼吸困难改善被认为是对治疗反应良好，可重复穿刺。后续的姑息性化疗抑或局部化疗能有效延长穿刺放液带来的疗效[8-11]。

姑息性肿瘤消融

肝脏肿瘤局部消融治疗的技术和指征详见第 19 章。Berchtold HiTT 电极及其他消融治疗技术是主要的姑息性选项。RFA 和其他消融技术也被用于治疗直径不超过 5cm 的肝转移癌（尤其是结直肠转移癌）。超声造影检查（CEUS）可以精确评估其治疗效果。

33.4 便携超声在专业门诊姑息治疗中的应用[12]

2009 年，德国启动了一项程序，旨在“专业门诊姑息治疗（SAPV）”的框架下改善姑息患者的门诊治疗。这项经过改善的针对不治之症患者的关怀治疗，其目标是为不治之症患者在其生命最后阶段提供家庭式的门诊医学治疗方案。

- 保留生命质量。
- 避免不必要诊疗及住院。

姑息治疗团队（PCT）已经建立起来，它由拥有资质的姑息治疗医师（包括来自医院的医师）组成，可以把便携式超声技术带到患者家里。小巧、便携的超声仪器使得姑息关怀医师在患者家里不仅可以检查疾病也能在需要的时候实施介入治疗（图 33.3）。这特别适用于姑息性引流积液（腹水、胸膜积液）。这种水平的治疗可以避免不必要的医院转诊。

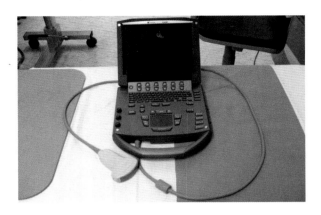

图 33.3 便携式超声机对家庭用指导姑息性腹腔穿刺极为有价值。

33.5 关怀医学中的姑息超声

作为现代检查方法，超声在非常短暂的医患接触中及匿名医学时代有特殊的作用。Greiner[13,14]及其他人已注意到，诊断超声在检查者和患者之间很自然地建立了如今很少体会得到的亲密关系。培养了信任氛围，也是亲近患者的范例，伴有对话、问询、皮肤接触，还有一心一意的关怀。

姑息治疗的患者应忍受尽可能少的不舒适的高科技治疗手段。这在医学技术和姑息关怀之间自然是个矛盾。医生经常会面对这样的问题，是明确拒绝高科技医疗技术，还是患者对于 21 世纪的医疗技术看似无限可能的极度期望。姑息治疗医师的一个主要挑战是在物理检查（“接触医学”）中发展关怀态度和信任氛围，以及每一次附加的影像学方法带来的常常不现实的希望之间达成平衡。

另外还有“高科技医学困境”，往往会使患者升起不可达到的希望，导致医患之间的疏远及信任的流失（日益增长的理想与现实的差异）[1,2]。临床超声是非常个性化的解决方案，在必要的技术和人文关怀之间提供良好的平衡。Mathis[15]指出诊断超声在不治之症患者中的接受程度高于其他检查。这当然与事实相关，超声是临床工具，其中的检查者与专业技术一起营造了密切的医患关系。

根据以上介绍的姑息治疗，超声代表了理想的临床检查手段，兼具诊断效率高、潜在人文关怀的特点。姑息治疗关注减轻痛苦，超声作为辅助诊断、随访（监测）理想的姑息工具，指导介入，提供人文联系，直到患者生命结束。某种意义上来说，超声必须被认为是心理学支持的真实形式。

33.6　结论

- 超声成像技术在关怀治疗中有大量应用。
- 姑息性介入手术可以在给患者带来较少不适的同时缓解症状。
- 超声可以在姑息治疗中提供人文关怀。

（蔡志清　译）

参考文献

[1] Aulbert E, Nauck F, Radbruch L. Lehrbuch der Palliativmedizin. 2nd ed. Stuttgart: Schattauer; 2007

[2] Huseboe S, Klaschik E. Palliativmedizin. 5th ed. Heidelberg: Springer; 2009

[3] Kloke M, Reckinger K, Kloke O. Grundwissen Palliativmedizin. Cologne: Deutscher Ärzteverlag; 2009

[4] World Health Organization. WHO Definition of Palliative Care. http:// www.who.int/cancer/palliative/definition/en/2011

[5] Nürnberg D. Sonographie in der Palliativen Care. 2009 Ultrasound Tri-National Meeting, Salzburg. Ultraschall in Med 2009

[6] Schmiegel W, Pox C, Reinacher-Schick A et al. Federal Committee of Physicians and Health Insurers. S3 guidelines for colorectal carcinoma: results of an evidence-based consensus conference on February 6/7, 2004 and June 8/9, 2007 (for the topics IV, VI and VII). Z Gastroenterol 2010; 48: 65–136

[7] Adler G, Seufferlein T, Bischoff SC et al. S3-Guidelines "Exocrine pancreatic cancer" 2007 [Article in German]. Z Gastroenterol 2007; 45: 487–523

[8] Nürnberg D. Peritonealraum. In: Schmidt G, Greiner L, Nürnberg D, eds. Sonografische Differenzialdiagnose. Stuttgart: Thieme; 2010

[9] Armstrong DK, Bundy B, Wenzel L et al. Gynecologic Oncology Group. Intraperitoneal cisplatin and paclitaxel in ovarian cancer. N Engl J Med 2006; 354: 34–43

[10] Glockzin G, Ghali N, Lang SA, Agha A, Schlitt HJ, Piso P. Peritoneal carcinomatosis. Surgical treatment, including hyperthermal intraperitoneal chemotherapy [Article in German]. Chirurg 2007; 78: 1100,1102–1106,1108–1110

[11] Ross GJ, Kessler HB, Clair MR, Gatenby RA, Hartz WH, Ross LV. Sonographically guided paracentesis for palliation of symptomatic malignant ascites. AJR Am J Roentgenol 1989; 153: 1309–1311

[12] Voltz R. Palliativmedizin – Eine Disziplin für den "ganzen Menschen." Deutsches Ärzteblatt 2008; 105: A80–A82

[13] Greiner L. Sono-psychology. Ultraschall Med 2009; 30: 94–95

[14] Greiner L. Sono-Psychology. EFSUMB European Course Book. EFSUMB; 2010: http://www.efsumb.org/ecb/ecb-ch021-sonopsychology.pdf

[15] Mathis G, Hackspiel S, Gehmacher O. Was empfinden Palliativpatienten bei der bettseitigen Sonografie? Ultraschall Med 2007; 28: DOI:10.1055/s-2007-989104

索 引